# 鍼灸臨床能力

北辰会方式 理論篇

監修 藤本蓮風
編著 一般社団法人 北辰会 学術部

緑書房

**ご注意**

本書中の診断、治療に関する情報については、細心の注意をもって記載されています。しかし、記載された内容がすべての点において完全であると保証するものではありません。実際の症例へ応用する場合は、各鍼灸師の責任のもと、注意深く診療を行ってください。本書記載の情報による不測の事故などに対して、監修者、編著者、編集者ならびに出版社は、その責を負いかねます。（株式会社 緑書房）

# 監修のことば

　我が北辰会は、東洋医学、鍼灸医学の究極を数十年にわたり真摯に追求している。東洋医学とは何か、鍼灸医学の極みは何か、追い求めてきたのである。

　そのベースは常に実践という臨床が基本であった。しかし、その実践も何らかの指針がなくては行動できない。

　中医学は、およそ2500年の昔に成立した『黄帝内経』の内容をほぼ継承している。いわば『黄帝内経』は中医学のバイブルだ。北辰会はこのバイブルを羅針盤として、臨床をつぶさに行ってきた。そして臨床を総括し、導き出されたものをここでは理論という。

　この「バイブルの内容を現代において検証し、そこから確かなる筋を描き出し、リアルな伝統理論を創り出すこと」こそが、我々の命題であった。本書『鍼灸臨床能力　北辰会方式　理論篇』を出版するにあたり、伝えたいことはこの一点に尽きる。

　本書が近々出版予定の『鍼灸臨床能力　北辰会方式　実践篇』とともに読まれることで、北辰会方式が生かされ、鍼灸医学が一層の発展を遂げるよう心から祈っている。

　最後に、本書の作成にご協力くださった北辰会 学術部の先生方、緑書房の皆様、北辰会の会員諸氏に感謝の意を表したい。

2016年8月

　　　　　　　　　　　　　　　　　　　　　　　一般社団法人 北辰会 代表理事
　　　　　　　　　　　　　　　　　　　　　　　鍼狂人　**藤本蓮風**

# はじめに

　「北辰会方式」とは、日本伝統鍼灸の学術研究団体である北辰会が1979年の設立以来、誰もが学べて実践できる鍼灸医学を目指して、診断から治療まで一貫性ある理論と実践法を構築し、まとめてきた伝統鍼灸医学の診療治療体系である。
　その特徴としては、主に下記のものが挙げられる。

① 理論のベースは中医学にある
② 体表観察を取り入れ、弁証論治に反映させ、そのうえで病因病理（病因病機）を重視した治療方式を構築している
③ 日本独自の夢分流打鍼術や腹診を弁証論治に取り入れ、打鍼術では刺さない鍼（古代鍼）や衛気を意識した撓入鍼法を編み出している
④ ①～③を踏まえたうえで、診断から治療までのプロセスを体系化している。また、日本の土壌と日本人に合った臨床実践のなかから、理論や法則、治療法を集約している

　WHO（世界保健機関）は2007年に世界基準としての経穴を決定し、同年、伝統医学における用語集『WHO International Standard Terminologies on Traditional Medicine in the Western Pacific Region』（『WHO 西太平洋地域伝統医学国際標準用語集』）を発刊した。これまで、各国・各地域の東洋医学は、それぞれ独自の治療体系や治療法則のもとで展開されてきたが、ここへきて一つの医学医療として世界標準化していこうという動きが具体化しつつある。そのベースに置かれるのは中医学基礎理論であり、今後は必然的に中医学が世界の東洋医学の共通用語となっていくことが予想される。
　本書は、北辰会方式、さらには伝統鍼灸医学の総合的手引き書として、臨床実践に必要不可欠な基礎理論を体系的にまとめようと試みたものである。まず中医学の基礎理論を説き、上記の用語集のなかから特に臨床面で必要と思われる重要ワードを抽出して解説しつつ、北辰会方式における見解と独自の理論を紹介している。本書を精読すれば、東洋医学のスタンダードな基礎理論を網羅的に学習でき、同時に、より実践的で臨床に役立つ北辰会方式の特徴的な理論と治療法則を学ぶことができるような構成となっている。
　第1章「伝統医学総論」から第3章「東洋医学の歴史」を通じて、鍼灸医学のベースとなる思想と哲学的背景を概説し、歴史的な発展過程の理解を通じて東洋医学の現在を考える視座を提示する。第4章「中医学の基礎」の基礎用語を把握したう

えで、第5章「病因病機学の基礎」と第6章「弁証学の基礎」を相互に読み合わせると理解が深まる。第6章では北辰会方式独自の弁証法である正邪弁証や空間弁証を紹介している。第7章「治則と治法」まで読み進めれば、どのような病因病理によって病に至ったのかがわかるようになり、その時点での証が決定できるだろう。そして、治療でどの経穴を使えばよいのか、選穴候補の見当がつくはずである。第8章「補瀉と刺鍼」では実践的な補瀉の知識と、北辰会方式独自の撓入鍼法について、続く第9章「確かな鍼を目指して」では予後診断について論じている。

体表観察、各種問診、病因病理の解析、選穴の絞り込み、術の選択、予後判定など、これらすべてを習得できるようになるには、実践に関する知識が必要となろう。実践面でのベースとなる体表観察に関しては、『体表観察学―日本鍼灸の叡智』（緑書房）を中心として、各診断学に関する書籍である『針灸舌診アトラス―診断基礎と臨床の実際』『弁釈鍼道秘訣集―打鍼術の基礎と臨床』（ともに緑書房）などを、また、選穴の詳細については『藤本蓮風 経穴解説（増補改訂新装版）』（メディカルユーコン）を参照していただきたい。

本書で基礎理論を学んだ諸氏は、北辰会方式の次なるステップとして書かれた『鍼灸臨床能力　北辰会方式　実践篇』（近々出版予定）を読み、両書を併せて、臨床実践の場で生かしていただければ幸いである。

本書が鍼灸治療家を目指す学生諸氏はもとより、鍼灸臨床を実践されている有資格者、さらに医師や医学部学生諸氏の手引きとなり、鍼灸医学のさらなる発展と展開に資することを願っている。

2016年8月

一般社団法人 北辰会 学術部

**編著者一同**

# 目　次

監修のことば ……………………………………… 3
はじめに …………………………………………… 4
凡例 ………………………………………………… 10

## 第 1 章 伝統医学総論 …………… 11

### I. 各国の伝統医学と特徴 ……………… 12
1　伝統医学 ……………………………… 12
2　日本の鍼灸医学 ……………………… 13

### II. 中医学 ………………………………… 14
1　基礎理論 ……………………………… 14
2　哲学思想の三大学説 ………………… 15
3　現代中医学の学術体系 ……………… 16
4　北辰会方式の学術体系 ……………… 17
5　WHO の鍼灸の教育 ………………… 18

## 第 2 章 東洋の哲学と思想 ……… 21

### I. 伝統医学の哲学思想 ………………… 22
1　中国医学と道家の思想 ……………… 22
2　気の思想と陰陽論 …………………… 23
3　「気」とは何か ……………………… 25
4　気の世界観 …………………………… 25
5　天人相応（天人合一思想）………… 27

### II. 精気学説 ……………………………… 33
1　気の捉え方 …………………………… 33
2　気は運動変化を重視する …………… 34

### III. 陰陽学説 ……………………………… 34
1　陰陽 …………………………………… 34
2　陰陽と易 ……………………………… 36
3　農耕民族としての天体観測
　　──『易経』の誕生 ………………… 37
4　太極・両儀・四象・八卦 …………… 38
5　先天八卦と後天八卦、河図と洛書 … 40
6　陰陽の法則 …………………………… 43

### IV. 五行学説 ……………………………… 44
1　陰陽五行論 …………………………… 44
2　五臓・五行の生成 …………………… 45
3　五行 …………………………………… 47
4　自然と五行と人体 …………………… 50

## V. 東洋哲学思想 ............ 51
  1 すべては運動変化のなかにある ............ 51
  2 東洋医学の疾病観 ............ 52
## VI. 太極陰陽論——森羅万象の法則 ............ 53
  1 太極陰陽 ............ 53
  2 太極陰陽を生み出した背景 ............ 54
  3 太極陰陽論の基礎 ............ 55
  4 太極陰陽論 16 の法則 ............ 56
  5 人間救済の論理
      ——老荘思想における太極陰陽論 ............ 59
  6 まとめ ............ 60

# 第3章 東洋医学の歴史 ............ 61

## I. 旧石器時代 ............ 62
## II. 新石器時代（夏） ............ 62
## III. 商（殷） ............ 62
## IV. 西周 ............ 63
## V. 春秋時代（前期） ............ 63
  1 巫医の活躍 ............ 63
  2 老子と孔子 ............ 63
  3 一気留滞説の誕生 ............ 64
## VI. 春秋時代（後期：戦国時代） ............ 64
  1 『黄帝内経』の編纂 ............ 64
  2 墨子、孟子、荘子 ............ 64
  3 『呂氏春秋』と『管子』 ............ 65
## VII. 漢（前期～後期） ............ 65
  1 黄老思想の台頭 ............ 65
  2 中国最古の診療記録「診籍」 ............ 66
  3 気一元論の提唱 ............ 66
  4 「玄」の思想の登場 ............ 66
  5 『神農本草経』の成立 ............ 66
## VIII. 漢（後期） ............ 67
  1 『難経』の成立 ............ 67
  2 世界初の全身麻酔による外科手術 ............ 67
  3 『傷寒雑病論』の成立 ............ 67
## IX. 三国時代～南北朝時代 ............ 68
  1 脈学をまとめた王叔和 ............ 68
  2 中国における書物 ............ 68
  3 日本における思想 ............ 68

## X. 隋・唐・五代 ............ 69
  1 中国における書物 ............ 69
  2 日本における医学史 ............ 69
## XI. 宋・金・元 ............ 69
  1 生体解剖の始まり ............ 70
  2 麻酔薬の誕生 ............ 70
  3 運気学説の普及 ............ 70
  4 弁証論治と外科の大発展 ............ 70
  5 二大思想の台頭 ............ 71
  6 金元四大家の活躍 ............ 71
  7 『医心方』の完成 ............ 71
## XII. 明 ............ 72
  1 『陽明学』の始まり ............ 72
  2 中国における医学書 ............ 72
  3 デカルトの登場 ............ 72
  4 日本における医学史 ............ 73
## XIII. 清 ............ 73
  1 中国における医学史 ............ 73
  2 日本における医学史 ............ 73
## XIV. 中華民国・中華人民共和国 ............ 74

# 第4章 中医学の基礎 ............ 75

## I. 精・神・気・血・津液 ............ 76
  1 精のはたらきと特徴 ............ 76
  2 神のはたらきと特徴 ............ 77
  3 気のはたらきと特徴 ............ 81
  4 血のはたらきと特徴 ............ 85
  5 津液のはたらきと特徴 ............ 86
  6 精・神・気・血・津液の関係 ............ 89
  7 日本漢方の気血水 ............ 90
## II. 臓腑の機能としくみ ............ 91
  1 臓象学説 ............ 91
  2 臓腑 ............ 92
  3 臓腑経絡の生理と病理 ............ 93
  4 心の臓と手少陰心経、小腸と手太陽小腸経 ............ 95
  5 肺の臓と手太陰肺経、大腸と手陽明大腸経 ............ 97
  6 脾の臓と足太陰脾経、胃と足陽明胃経 ............ 99
  7 肝の臓と足厥陰肝経、胆と足少陽胆経 ............ 101
  8 腎の臓と足少陰腎経、膀胱と足太陽膀胱経 ............ 103

|     | 9 三焦と手少陽三焦経 | 108 |
| --- | --- | --- |
|     | 10 奇恒の腑 | 113 |
| **III.** | **五臓間・臓腑間の関係** | 115 |
|     | 1 気には陰の作用と陽の作用がある | 115 |
|     | 2 五臓間の関係 | 115 |
|     | 3 臓腑間の関係 | 121 |

# 第5章 病因病機学の基礎 … 123

| **I.** | **病因病機を把握するためには** | 124 |
| --- | --- | --- |
| **II.** | **病因と病機** | 125 |
|     | 1 三因 | 126 |
|     | 2 外感の発病因子 | 127 |
|     | 3 内傷の発病因子 | 131 |
|     | 4 その他の発病因子 | 137 |
| **III.** | **病機学説** | 139 |
| **IV.** | **病因病理チャート図の組み立て方** | 141 |
| **V.** | **病機各論** | 145 |
|     | 1 陰陽病機 | 145 |
|     | 2 八綱病機 | 148 |
|     | 3 気血津液病機 | 153 |
|     | 4 臓腑病機 | 157 |
|     | 5 奇経病機・経脈病機 | 174 |
|     | 6 六気病機 | 175 |
|     | 7 衛気営血病機 | 176 |
|     | 8 病の移り変わり | 178 |
| **VI.** | **体質医学** | 181 |
|     | 1 体質とは何か | 182 |
|     | 2 日本漢方による体質分類 | 183 |
|     | 3 四象医学 | 183 |
|     | 4 北辰会方式における体質 | 184 |

# 第6章 弁証学の基礎 … 185

| **I.** | **病因弁証** | 186 |
| --- | --- | --- |
| **II.** | **八綱弁証** | 195 |
|     | 1 表・裏／寒・熱／虚・実の意味するもの | 196 |
|     | 2 伝変と転帰 | 196 |
|     | 3 表裏 | 197 |
|     | 4 寒熱 | 199 |

|     | 5 虚実 | 201 |
| --- | --- | --- |
|     | 6 陰陽 | 202 |
|     | 7 表裏弁証 | 203 |
|     | 8 寒熱弁証 | 207 |
|     | 9 虚実弁証 | 208 |
|     | 10 陰陽弁証 | 209 |
| **III.** | **気血弁証** | 214 |
| **IV.** | **津液弁証** | 224 |
| **V.** | **臓腑弁証** | 225 |
|     | 1 心病弁証 | 225 |
|     | 2 肺病弁証 | 228 |
|     | 3 脾病弁証 | 230 |
|     | 4 胃腸病弁証 | 233 |
|     | 5 肝胆病弁証 | 237 |
|     | 6 腎膀胱病弁証 | 243 |
|     | 7 臓腑兼病弁証 | 247 |
| **VI.** | **六経弁証** | 250 |
|     | 1 太陽病証・太陽病 | 251 |
|     | 2 陽明病証・陽明病 | 252 |
|     | 3 少陽病証・少陽病 | 253 |
|     | 4 太陰病証・太陰病 | 254 |
|     | 5 少陰病証・少陰病 | 255 |
|     | 6 厥陰病証・厥陰病 | 256 |
| **VII.** | **衛気営血弁証と三焦弁証** | 257 |
|     | 1 温病の認識と温病学の歴史 | 257 |
|     | 2 衛気営血弁証 | 258 |
|     | 3 三焦弁証 | 262 |
| **VIII.** | **正邪弁証** | 266 |
|     | 1 肉体負荷試験 | 267 |
|     | 2 体表所見における虚の反応 | 268 |
|     | 3 過去の治療法とその結果 | 268 |
|     | 4 試し鍼・試し灸による体表所見の変化 | 269 |
|     | 5 治療経過とその結果からの判定 | 269 |
|     | 6 正邪弁証による分析パターン | 270 |
| **IX.** | **空間弁証** | 271 |

# 第7章 治則と治法 … 275

| **I.** | **治療戦術はどうあるべきか** | 276 |
| --- | --- | --- |
|     | 1 証・治則・治法とは | 276 |

- 2 治則の基本鉄則 ……………………… 277
- 3 治法 ………………………………… 283

## II. 北辰会方式の治療と治則・治法 …… 295
- 1 北辰会方式の特色 …………………… 295
- 2 選穴 ………………………………… 295
- 3 治則・治法と選穴および術 ………… 295

## III. 証、治則・治法、選穴候補 ………… 296
- 1 気・血・津液 ………………………… 296
- 2 心・肺 ………………………………… 299
- 3 脾・胃 ………………………………… 302
- 4 肝・胆 ………………………………… 304
- 5 腎・膀胱 ……………………………… 306
- 6 小腸・大腸 …………………………… 308
- 7 複数の臓腑 …………………………… 308
- 8 外感病 ………………………………… 310
- 9 温病 …………………………………… 312
- 10 内傷病 ……………………………… 313

# 第8章 補瀉と刺鍼 …………………… 317

## I. 臨床における古典の重要性 ………… 318
- 1 鍼術の本質を説く『霊枢』九鍼十二原篇 … 319
- 2 『霊枢』九鍼十二原篇の解説 ……… 320
- 3 『霊枢』九鍼十二原篇の補足解説 … 326

## II. 補瀉論 ………………………………… 329
- 1 補瀉とは ……………………………… 329
- 2 空間的な虚実と補瀉 ………………… 331
- 3 補瀉のタイミング …………………… 332

## III. 刺鍼と衛気 …………………………… 332
- 1 衛気と営気（営衛） ………………… 333
- 2 鍼の扱い方 …………………………… 335

## IV. 『黄帝内経』にみる刺鍼の鉄則 …… 335
- 1 鍼の目的 ……………………………… 335
- 2 鍼と虚実 ……………………………… 336
- 3 刺してはいけない場合 ……………… 338
- 4 鍼の使い分け ………………………… 339

## V. 内経医学にみる補瀉手技 …………… 339
- 1 呼吸補瀉 ……………………………… 339
- 2 迎随補瀉 ……………………………… 340

## VI. 北辰会方式の補瀉と刺鍼 …………… 346
- 1 補瀉 …………………………………… 347
- 2 撓入鍼法 ……………………………… 348

# 第9章 確かな鍼を目指して ………… 349

## I. 医学の成り立ち ……………………… 350
- 1 論理的思考の重要性 ………………… 350
- 2 形式論理学に基づく弁証法的治療 … 350

## II. 不可能を可能にするための努力 …… 352
- 1 鍼の本質は陰陽の調整にあり ……… 352
- 2 少数穴治療のすすめ ………………… 353

## III. ていねいな治療 ……………………… 354
- 1 細やかな体表観察と刺鍼 …………… 354
- 2 適切な予後判定 ……………………… 356

## IV. 確かな鍼 ……………………………… 357
- 1 病因病理の徹底究明 ………………… 357
- 2 刺鍼術伝授の難しさ ………………… 359
- 3 謙虚な姿勢と飽くなき追求 ………… 359
- 4 北辰会方式が実現する確かな鍼 …… 360

# 付録 ……………………………………… 361

- 付録1 五臓六腑の関連チャート図 …… 362
- 付録2 交会穴一覧表 …………………… 363
- 付録3 肝の病理のベクトル図 ………… 366
- 付録4 肝鬱のバリエーションとその選穴 … 367
- 付録5 北辰会専用カルテ ……………… 368

文献 ……………………………………… 384
索引 ……………………………………… 387
監修者・編著者紹介 …………………… 399

# 凡　例

1. 本書は、弁証論治をするうえで必要な基礎知識を網羅し、より緻密な弁証論治を目指すためのテキストとして、北辰会方式の内容を盛り込んで体系づけたものである。本書は、『鍼灸臨床能力　北辰会方式　実践篇』（近々出版予定）との二冊構成であるので併せて精読いただきたい。

2. 本書は、WHOの用語集『WHO International Standard Terminologies on Traditional Medicine in the Western Pacific Region』（『WHO西太平洋地域伝統医学国際標準用語集』）を骨子とした。この用語集には、多くの中医学用語が掲載され、学術体系としては優れた内容を包括している。ただし、北辰会方式として、実際の臨床実践から得られる内容と異にする部分もあるので、該当箇所には解説や補足説明を付している。

3. 上記用語集の該当部分の翻訳は、『ハーマン英日中医学用語辞典』（イデア出版局）、『ジーニアス英和辞典（改訂版）』（大修館書店）、『A Practical Dictionary of Chinese Medicine』（Paradigm Publications）を中心に用いて、堀内齊毉龍が行った。

4. 『素問』『霊枢』の原文は、『現代語訳　黄帝内経素問』『現代語訳　黄帝内経霊枢』（ともに東洋学術出版社）を参考とした。ただし、「写」は「瀉」に統一している。その現代語訳は、原文をもとに、堀内齊毉龍が意訳したものもあれば、藤本蓮風講義録『臨床と古典Ⅰ―臨床実践から読み解く古典』（北辰会）から抜粋したものもある。より臨床の意に沿うように配慮した。その他の古典についても、巻末の文献に挙げている書籍から引用または参考とした。

5. 北辰会方式の内容は、藤本蓮風の著書、北辰会が出版している書籍、北辰会定例会での講義内容などをもとにしている。あくまで執筆時点での情報であるため、今後、臨床にて発展し、内容が追加される可能性があることを承知されたい。文献は本文中、また巻末にも列記した。

# 第1章

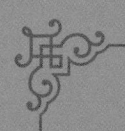

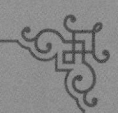

## 伝統医学総論

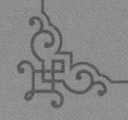

# I. 各国の伝統医学と特徴

## 1 伝統医学

『WHO International Standard Terminologies on Traditional Medicine in the Western Pacific Region』（WHO 西太平洋地域伝統医学国際標準用語集）では、伝統医学（traditional medicine）のことを「数多くの経験則に基づいた理論があり、治療実践のために必要な知識と技能を綿々と引き継ぎ発展してきている全人的医学である」としている。

伝統医学は悠久の歴史を有し、主に東アジア諸国において連綿と受け継がれてきた。それは糸巻きが原初の糸（原典である『黄帝内経』）の上に重ね続けられていくように、地域によってその糸の色が変化し、時間（歴史）の経過とともに厚みを増し、各地域・各時代において様々な織物をつくり出してきたということである。

その織物のもととなるものは『黄帝内経』という古典であり、「気」の思想である。古典とはそもそも何だろうか。『新明解国語辞典（第5版）』（金田一京助ほか、三省堂、1997年）には、「古典とは、古い時代に出来、現在まで何らかの価値が認められてきた本〔狭義ではもっぱら歴史的価値のあるものを、広義では昔つくられた芸術作品で、現代でもなお生命を保っているものを指す〕」である。伝統医学においての古典とは、古来伝承されてきた書籍や記録であり、現在においても医学としての実用的（臨床）価値を持つものと定義されるのではないだろうか。

東アジアを中心とする伝統医学には、**表 1-1** のようなものがある。

**表 1-1　東アジアの伝統医学**

| | |
|---|---|
| 中医、中医学<br>traditional Chinese medicine | 中国を起源とする伝統医学で、整体観念と弁証に基づく治療を特徴とする |
| 東洋医学<br>oriental medicine | 東アジア諸国（たとえば日本と韓国）で実践される伝統的な医学の一般用語 |
| 漢方、漢方医学<br>Kampo medicine | 日本で伝統的に実践されてきた医学で、古代の中国医学に基づいている。漢方薬を処方することを主とする医学で、江戸時代まで日本の投薬治療の主流をなしていた |
| 韓医学<br>traditional Korean medicine | 伝統的に韓国で実践されてきた医学で、古代中国医学に基づき、主に体質に焦点を当ててアプローチする |
| 越医学<br>traditional Vietnamese medicine | ベトナムで実践されてきた医学で、古代中国医学に基づく |
| 蔵医学<br>Tibetan medicine | チベットで伝統的に実践されてきた医学 |
| 蒙医学<br>Mongolian traditional medicine | モンゴルで伝統的に実践されてきた医学 |
| 維医学<br>Uyghur medicine | ウイグル地方において実践されてきた医学 |

このように、東アジアを中心とする伝統医学は、古代中国を起源としているものが多い。
　中国医学は、韓国や日本でそれぞれ独自の医学体系として発展してきたが、韓国では「韓医学」、日本においては「漢方医学」として区別されている。これらの医学体系は共通点も多いが、その国の地域性、民族の気質、国民性などによって、その特徴が異なっている。
　日本の漢方医学の「漢方」という名称は、江戸末期～明治初期にかけて、当時の西洋オランダ医学（蘭方）と区別するために使用されたようだ。"方"とは方技・方術の意味で、医術という意味に近い。江戸時代、特に古方派の医師たちは、『傷寒論』を柱として、急性熱病のみならず慢性雑病にも幅広く応用してきた。
　日本漢方の特徴の一つは、古方派、後世派、折衷派を問わず、診断に腹診を応用し取り入れてきたことにある。日本鍼灸の古流派でも、腹部へ巧みにアプローチし、様々な疾患に対処してきた歴史がある。
　韓医学では、「四象医学」という体質を重視した医学が体系化され、湯液処方が行われている。

## 2　日本の鍼灸医学

　鍼灸が日本に伝来したのは6世紀とされているが、その具体的な内容を示す史料は乏しく、詳細は不明である。現存する史料のなかで最も古いものは『大宝律令』（710年）で、鍼師、鍼博士、鍼生が置かれていたとの記載がある。
　最初に注目するべき日本独自の医書として、平安時代、丹波康頼による『医心方』（984年）がある。その後に続く日本鍼灸を代表する書物としては、鎌倉時代、梶原性全による『萬安方（漢文）』『頓医抄（邦文）』（1313～1327年、1315年、1315～1327年など諸説あり）や有隣による『福田方』（1302～1304年、1363年頃など諸説あり）、室町時代、曲直瀬道三による『啓迪集』（1574年）、江戸時代、管鍼法創始者とされる杉山和一の流派である杉山流の教育書『杉山流三部書』などが挙げられる。
　李朱医学が日本に入ってきた室町時代以降は、夢分流や吉田流などの流派が次々と誕生し、日本独自の鍼灸治療が展開されていく。この時期は特に腹部への治療が重視されていたようである。
　江戸時代に入ると、漢方、鍼・灸が分業化される。鍼においては幕府の擁護のもと、視覚障害のあった杉山和一によって鍼灸教育の場となる「鍼治講習所」が開校され、明治初年まで続いた。
　武家政治が終わり、明治新政府が政権を確立すると、医療は一変する。西洋医学が国策となり、「医制第53条」が公布され、明治4年、杉山流を教えていた鍼治講習所は閉鎖された。鍼治講習所で用いられていた『杉山流三部書』も前近代的とされ、免許試験問題は解剖学、生理学、病理学など西洋医学の基礎理論が中心となり、鍼灸教育はその傍流に置かれることとなる。
　1903年、「専門学校令」が発令、晴眼者の鍼灸師を養成する専門学校が設立され、学問としての鍼灸教育が本格化されていく。
　1918年、文部省より「改正孔穴学」が発表され、はり師・きゅう師の試験問題に「改正孔穴」が採用される。孔穴は123穴とし、指何本という取穴法が取り入れられた。これは1947年の法改正まで免許の試験問題の出題基準となっていくが、それに伴い、臨床においても、解剖を基本とした圧痛点治療が重視されるようになっていった。

政府による鍼灸教育が、西洋医学に重点を置きつつあるなか、昭和初期に古典を生かし灸治療を行った澤田健や、経絡を重要視した経絡治療一派などにより、伝統医学の復興運動が起こる。経絡治療派は1938〜1939年に弥生会を設立し、竹山晋一郎、岡部素道、井上恵理を中心に古典理論に基づいた治療方法を構築していく。

　第二次世界大戦後、GHQによる厚生省医療審議会への提案などから、石川日出鶴丸の内臓体壁反射などの論文をはじめ鍼灸に対して多くの科学的側面での研究が行われるようになり、それらを背景とする皮電点治療、良導絡治療などの流派が誕生した。

　昭和後期、1985年に厚生労働省所管の東洋療法学校協会が設立され、1988年には、はり師・きゅう師が国家資格となった。

　1993年、中医学基礎理論を導入した『東洋医学概論』（教科書執筆小委員会、東洋療法学校協会編、医道の日本社）が出版され、鍼灸基礎理論の国家試験出題基準となっている。文部科学省によると2014年5月1日時点でのはり師・きゅう師の養成施設は全国で150校ある。東洋療法学校協会によると、そのなかで2016年度に東洋療法学校協会に加盟している学校は46校のみである。つまり、日本の鍼灸教育は、現在、指定教科書を用いて統一的になされているとはいいがたい状況にある。

　北辰会は、藤本蓮風により1979年に設立された。当初より「黄帝内経」を基礎に中医弁証論治を主軸とした治療を行っていたが、さらに体表観察で得た情報を弁証論治のなかに取り入れることで、病因病理（病因病機）を重視した治療方式を構築している。施術面においては、刺鍼法は従来ある撚鍼法、管鍼法ではなく衛気を重視した撓入鍼法を編み出し、日本独自の治療法である夢分流打鍼術と腹診も復興し、より現代人の体質に合ったものへと改良している。中医学と日本伝統鍼灸を発展的に集約し、融合させ、体系化した治療方式が北辰会方式であるといえる。

　2007年、WHO（世界保健機関）の世界基準としての経穴が決定し、伝統医学における用語集である『WHO西太平洋地域伝統医学国際標準用語集』が出版された。この用語集には、中医学基礎理論が多く記載され、今後、必然的に医学分野において世界の共通用語となっていくことが予想されるが、中医学を主流とした伝統医学の世界標準化の流れを、日本鍼灸界が自国の特色ある鍼灸の歴史のなかでどのように受けとめ、消化していくか、また、将来的に、世界に向けて独自の理論と技術の優位性を発信していけるか、注目されるところである。

# II. 中医学

## 1　基礎理論

　中医学の基礎理論の特徴として、「整体観念」（Holism）と「弁証論治」（pattern identification / syndrome differentiation and treatment）が挙げられる。

### [1] 整体観念（整體觀念）
　人体を全宇宙とみなし、外的環境と結びつけて考える哲学思想の一つ。人間は大宇宙のなかで生きる小宇宙であり、精神も肉体もすべて全体として整った「整体」と捉える考え方である。整体観念に

は、次の二つの考え方がある。
①**人体は一つの大きな有機体**
　整体の各々の臓器や器官は、単体ではたらいているのではなく、相互に影響し作用し合い、生命活動を維持している。この全体を丸ごと一つとして捉え、それらは切り離せないものであるとする。
②**天人合一（人と自然は相互に関係する）**
　人と自然は深く関係しており、この関係においても切り離せないものとする。季節、月の満ち欠け、風の向き、時間帯、天候など、自然の変化に人間は影響を受け、自然宇宙とともに変化する、という考え方である。

## [2] 弁証論治（辨證論治）

　症状や徴候を包括的に分析することによる証の診断で、病の原因、性質、位置と患者の肉体面の状況とその治療法を決定することに関係している。患者の病態を把握し、その病態を分析して、弁証し、治療法を導き出す方法のことである。

# 2　哲学思想の三大学説

　中医学の哲学思想には、精気学説（essential qi theory）、陰陽学説（yin-yang theory）、五行学説（five phase theory / five elements theory）の三つの学説がある。

## [1] 精気学説

　気に関する伝統的な中医学の基本理論の一つで、肉体を構成し、生命活動や臓腑の機能や代謝を維持する根本部分である。
　精気というのは、宇宙および森羅万象の源であり、人間においてもその生命の本源部分である。精気によって、臓腑はその機能を果たし、臓腑間の協調を維持できる。精気が旺盛であればあるほど肉体や精神が強健となる、という思想である。
　「精気＝パワーの根源」という考え方が杓子定規的に運用されると、「病＝精気の衰え」という図式となり、補剤中心の処方や補法中心の鍼灸治療へと短絡化しやすい。
　北辰会方式では、この点を踏まえ、精気がその機能を十分に果たすには、「胃の気」の充実と「心神の安定」が不可欠であり、それによって精気が全身をめぐり、正常な運動をして初めて健全な肉体と精神が維持できると考える。

## [2] 陰陽学説

　古代中国の哲学概念。自然界の法則に従う、陰と陽の相反する事象のことで、相互に関連し合う。これらの理念は、伝統的な中医学に広く適用されている。
　陰陽は「陰」と「陽」との二元論ではなく、あくまで二元的一元論であり、相対論である。
　北辰会方式では、唯物論的陰陽学説ではなく、気一元論を旨とし、太極を踏まえた弁証法的陰陽論を重視して「太極陰陽論」として展開している。

## [3] 五行学説

　古代中国の医学実践における哲学理論の一つで、物質宇宙の構造と進化に関するもので、五つの要素、木・火・土・金・水の性質と相生・相剋関係が縮図的に示されており、生理学、病理学、医学的診断と治療を導く役割をしている。「五行学説」は、人体と自然環境との関係、天体観察、易学などから、類推と演繹によって五つの法則を中心としてつくり出された学説である。木・火・土・金・水の性質をシンボライズしている。人体の臓腑の生理機能も五つの特性に分け、五行に当てはめることができる。五方・五時・五気・五化・五色・五味などもあり、自然と人体は相互に関係しており五行の特性のいずれかを有すものである（天人合一説）。

　ただし、北辰会方式では、五行の機械的（形式論理的）運用は一切していない。なぜなら、五行は気の陰陽の状態から五つの特性のなかでどの性質が強いかをシンボライズしたものであり、たとえば「木」の性質とは「水」や「火」の要素を含むものであり、相対的状態にすぎない。よって、患者の状態は機械的に五行のうちのどれか一つに限定されるものではないと、北辰会方式では考える。

## 3　現代中医学の学術体系

### [1] 中西医結合

　中西医結合（integration of traditional Chinese and Western medicine）とは、伝統的な中国医学が、伝統的な中国医学と現代西洋医学の主な面だけでなく、現代科学の知識と尺度を合併させようと前進発展する過程である。東洋医学と西洋医学は、そのバックボーンとなる思想哲学が全く異なるため、「結合」することは困難である。しかし、両医学が協力し合って人類医学の発展のために貢献していくことは可能と思われる。

### [2] 中医学の基礎理論と診断学

　中医学といっても、その内容は「基礎理論」「診断学」「中薬学」「方剤学」などに分かれる。鍼灸においては基礎理論と診断学を基本としている。

#### ①中医基礎理論

　中医学の基礎理論（basic theory of traditional Chinese medicine）は、唯物論で展開しているため、気や精、心神なども「物質」と解釈しているが、実際はそうではない。

#### ②中医診断学

　『WHO 西太平洋地域伝統医学国際標準用語集』では、「the branch of traditional Chinese medicine dealing with the procedure and practice of examining patients, determining diseases and differentiating syndromes / identifying patterns of signs and symptoms of diseases」とされているが、要するに中医学に基づく診断学ということである。

　中医学の診断学（traditional Chinese diagnostics / traditional Chinese medical diagnostics）は、患者の病態把握（証の把握）のためのものである。そのために、四診（望聞問切）があるが、北辰会方式では、原穴診や背候診、空間診、夢分流腹診など、中医学では行わない体表観察を行うという点で、中医学の診断学以上の詳細かつ緻密な病態把握を試みるものである。

## 4　北辰会方式の学術体系

　北辰会方式は、「気」（患者を取り巻くすべての環境と心身の内部環境）を中心に、病を診立て道筋を立てて治療するため、気の哲学思想から具体的な診断学の各論に至るまで、非常に幅広く、深く理解しておく必要がある。
　その学術体系の支柱となる主な学問分野を次に紹介する。

①太極陰陽論
　気一元論の立場で、陰陽二元はあくまでも相対論であり、二元的一元論との認識である。様々な法則がある。詳細は『東洋医学の宇宙―太極陰陽論で知る人体と世界』（藤本蓮風、緑書房、2010年）参照。

②医易学
　理論としての医易学も重視する。易学はあらゆる学問に通じるものであり、東洋医学にとっても不可欠である。

③医学史・日本古流派の研究
　温故知新の精神で日本の風土、日本人の気質に合わせて工夫されてきた日本の古流派から、診断治療のヒントを得ることは重要である。北辰会方式では、吉田流、坂井流、夢分流など、様々な古流派を参考にしている。

④内経気象学
　気象や季節、その年の気温や湿度の変化・特徴の研究および未来予測に至るまで、天人合一思想のもとに発展してきた学問である。詳細は『鍼灸治療　内経気象学入門―現代に甦る黄帝内経による気象医学』（橋本浩一、緑書房、2009年）参照。

⑤弁証論治論理学
　東洋医学も医学である以上、論理が内在している。よって、弁証論治派は診断・治療・予後判定に至るまで、論理を駆使して行う。形式論理学を踏まえたうえで、太極陰陽にもリンクする「弁証法論理」を理解することで、治療の応用の幅が広がる。詳細は『弁証論治のための論理学入門―会話形式で学ぶ東洋医学の実践思考法』（堀内齊毉龍、緑書房、2011年）参照。

⑥臓腑経絡学
　臓腑の生理、経絡の流注と生理、臓腑と経絡は無二一体であるので、「臓腑経絡学」として理解する必要がある。詳細は『臓腑経絡学』（藤本蓮風監修、森ノ宮医療学園出版部、2003年）参照。

⑦体表観察学
　中医学では取り上げられていない夢分流腹診や胃の気の脈診、尺膚診を始めとする空間診、顔面気色診など、多面的観察に関する学問である。詳細は『体表観察学―日本鍼灸の叡智』（藤本蓮風、緑書房、2012年）、「空間診」については『鍼灸治療　上下左右前後の法則―空間的気の偏在理論　その基礎と臨床』（藤本蓮風、メディカルユーコン、2008年）参照。

⑧経穴学
　北辰会方式で用いてきた経穴について、実際の臨床実践から得られた事実に基づき、経穴の特性、位置、臨床上の注意点などに関する学問。詳細は『藤本蓮風　経穴解説（増補改訂新装版）』（藤本蓮風、メディカルユーコン、2013年）参照。

⑨**刺鍼テクニック**

　毫針を用いる撚入鍼法、打鍼や古代鍼による接触鍼、あるいは鑱鍼や金の鍉鍼による外射法など、様々な刺鍼術がある。

⑩**予後診断学**

　体表観察により、術後の変化を診て、快方に向かうか、悪化するのか、順逆の見極めなどを行う。

## 5　WHOの鍼灸の教育

　WHOの「鍼治療の基礎教育と安全性に関するガイドライン（翻訳改訂版 2000.4.7）」（川喜田健治・中村行雄・石崎直人ほか訳、『全日本鍼灸学会雑誌』50 巻 3 号、2000 年）では、鍼に関する必修項目が**表 1-2** のように提示されている。

　また、WHOの教育レベルの目標は、「国のヘルスサービス事業に採用されるはり師を養成することである。すなわち、この教育は、教育を受けた者が病院においては選ばれた患者に、保健センターや地域レベルの施設においてはプライマリ・ヘルスケアチームの一員として、安全で効果のある鍼治療を施すことのできる能力を身につけさせるものである。しかし、これらの人たちも初めは担当の医師の全般的な監督のもとで仕事をすることになる」とある。

　北辰会では、鍼灸師への教育として、教育ベースとなる伝統医学用語の知識習得とともに、臨床家のスキルとして重要な体表観察を重視したカリキュラムを組んでおり、医療の様々なシチュエーションにおいて、より実践的で応用力のある鍼灸師の育成を行っている。

**表1-2 鍼に関する必修項目**

| |
|---|
| ①簡単な鍼の歴史 |
| ②基礎理論 |
| ・中国伝統医学の哲学。陰陽・五行の概念を含むがそれだけに限定しない<br>・気・血・神・精と津液のはたらきと、相互の関係<br>・臓腑(内臓)の生理的ならびに病理的兆候と、それらの相互関係<br>・経絡、その分布と機能<br>・病の原因とメカニズム |
| ③経穴についての知識 |
| ・十二正経と任脈、督脈(十四経絡)上にある361の正穴、および48の奇穴の位置。基礎教育のために選ばれた常用経穴の位置と解剖学的記述<br>・文字数字式コードと名称、経穴の分類、鍼の刺入の方向と深さ、巻末の付録のリスト*に挙げた常用穴の作用と適応症 |
| ④診断 |
| ・診断法、病歴聴取、望診と舌診、切診と脈診、聞診と嗅診<br>・八綱弁証、臓腑弁証、気血弁証、経絡弁証 |
| ⑤治療(国の法律やヘルスサービス関連規則などで許される範囲の)治療原則 |
| ・個々の症例に、治療のための理論と診断を臨床的に適用すること<br>・鍼治療がその患者に適当であること<br>・施すべき鍼治療の計画を立てること<br>・適切な経穴と適切な鍼の手技を選ぶこと<br>・鍼治療の限界、ほかの保健専門家や専門医に照会する必要性の理解 |

「鍼治療の基礎教育と安全性に関するガイドライン(翻訳改訂版2000.4.7)」(川喜田健治・中村行雄・石崎直人ほか訳、『全日本鍼灸学会雑誌』50巻3号、2000年)より抜粋。
＊「付録のリスト」は抜粋元のガイドラインに含まれる。ここでは割愛する。

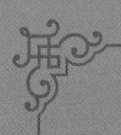

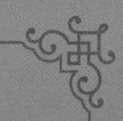

# 第 2 章

### 東洋の哲学と思想

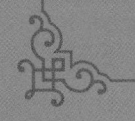

# I. 伝統医学の哲学思想

　これから学ぼうとしている医学の根底にある思想や哲学を、まず正しく理解することからすべてが始まる。この理解なくして、東洋医学の理解はあり得ない。そもそも、この医学は唯物論ではない。「気」の医学である。

## 1　中国医学と道家の思想

### [1] 道家の特徴
　伝統医学のよって立つところの哲学思想は、中国医学にも大きく影響を与えている。特に、道家の影響が大きいようだ。道家の特徴は次の二つに集約できよう。
①世界の始まり、天地開闢と万物生成を「気」によって説明する
②天地宇宙に生を享けた人間の生き方として、「あくせくせずに、無為自然の心の状態を保とう」(『荘子』天道篇「虚静恬淡、寂漠無為」・応帝王篇「恬淡寂漠、虚無無為」)とする、気の養生論

> 恬惔虚無、真気従之、精神内守、病安従来。是以志閑而少欲、心安而不懼。形労而不倦、気従以順。各従其欲、皆得所願。
> 　　　　　　　　　　　　　　　　　　　　　　　　　　　　　　　　『素問』(上古天真論篇)

> 天地と相似たり。故に違わず。知、万物にあまねくして、道、天下をすくう。故に過たず。傍行して流れず。天を楽しみ命を知る。故に憂えず。土に安んじ、仁に敦し。故に能く愛す。　　『易経』(繋辞上伝)

訳：易は天地の理になぞらえて、事の善し悪しを示す。易の含む智慧は、万物にあまねく、易の道は天下を救済するに足る。それは、天地の広大な智慧と恵みに似ている。また、易の変化は、ひろく自在にゆきわたって常則がないが、易の示すところは天の法則であり、人の運命である。易は天の法則を楽しみ、おのが運命を知ることを教える。運命を知って、それがいかなるものであれ、喜んで受容すること、それが同時に天を楽しむことである。だから、易は憂えるなと教えているのだ。易が法っている天ですら憂えることがないのだから。ゆえに、人は、それぞれの地位に安んじ、利己的欲望に駆り立てられることなく、天地の如く人徳に厚くあれ、と教えてくれている。

　①と②は根底においては相互連関しており、究極的には「一」つのものである。荘子は、「一気」という概念を明確に用い、人間を含む万物の生老病死の変化を「気の離合集散」で原理的に説明している。

### [2] 中国医学の死生観と疾病観（参考）
#### ①人の生と死

> 人の生は気の聚まりなり。聚まれば則ち生と為り、散ずれば則ち死と為る。……性命は汝のものに非ず、是れ天地の委順なり。……天地の彊陽の気なり。又なんぞ得てわがものとすべけんや。
> 　　　　　　　　　　　　　　　　　　　　　　　　　　　　　　　『荘子』(外篇・知北遊篇)

## ②魂と魄

> 始めを原ねて、終わりに反る。故に、死生の説を知る。精気物と為り、游魂変を為す。是の故に鬼神の情状を知る。
> 『易経』(繋辞上伝)

訳：生きている間は、魂と魄は結合しているが、死ぬと分離する。魂は軽くて天に昇り、魄は重くて地中に降る。

## ③人の誕生

『淮南子』(精神篇)の前半は『老子』からの引用、後半は『荘子』に由来する記述が多い。胎児が母親の胎内において、10カ月間に成育していくプロセスや五臓と感覚器官との関連性や、人体と天地との相関性などが説かれている。

> 一月にして膏たり、二月にして胅たり、三月にして胎し、四月にして肌あり、五月にして筋あり、六月にして骨あり、七月にして成り、八月にして動き、九月にして躁ぎ、十月にして生る。形体以って成り、五臓乃ち形す。これゆえに、肺は目を主り、腎は鼻を主り、胆は口を主り、肝は耳を主り、脾は舌を主る。外を表となし内を裏となし、開閉張歙して各々経紀あり。故に頭の円なるは天に象り、足の方なるは地に象る。天に四時・五行・九解・三百六十六日あり。人にも亦た四支・五臓・九竅・三百六十六節あり。天に風雨寒暑あり、人にも取与喜怒あり。故に胆を雲となし、肺を気となし、肝を風となし、腎を雨となし、脾を雷となし、以って天地と相三はる。而して心はこれに主たり。これ故に耳目は日月なり、血気は風雨なり。
> 『淮南子』(精神篇)

## ④病の成り立ち

人間の病気は、「陰陽の気の沴う」(『荘子』大宗師篇)こと(陰陽のアンバランス)がもとであり、「邪気が襲う」(同・刻意篇)ことによる。「気」は常に流動し純粋無垢な状態がよく、「忿滀の気が散じて反らざれば則ち足らずと為」し、「上りて下らざれば則ち人をして善く怒らしめ、下りて上らざれば則ち人をして善く忘れしむ。上らず下らず身に中り心に当れば則ち病を為す」(同・達生篇)といえる。

> 余知百病生於気也。怒則気上、喜則気緩。悲則気消、恐則気下。寒則気収、炅則気泄。驚則気乱、労則気耗、思則気結。九気不同。何病之生。
> 『素問』(挙痛論篇)

以上のことからも中国医学には、気の動き、流動、バランスを重視する道家の思想が色濃く反映されていることがわかる。

## 2　気の思想と陰陽論

伝統医学の哲学思想で、臨床において理解しなければならないのが「気の思想」であり「陰陽論」である。この二つの思想を理解することからすべては始まる。中国に現存する最古の伝統医学に関する専門書である『黄帝内経』を紐解こう。

> 上古之人、其知道者、法于陰陽　　　　　　　　　　　　　　　　　　　　　『素問』（上古天真論篇）

　「道」とは、「気」の思想である。気の思想を知ることは「陰陽に法る」ということである。では、どうすれば、気の思想が理解でき、陰陽に法ることができるのだろうか？　単に書物による勉強だけで理解できるだろうか？『易経』繋辞上伝に、「仰いで以って天文を観、俯して以って地理を察す」という文言がある。

> 此皆陰陽、表裏、上下、雌雄、相輸応也。而道上知天文、下知地理、中知人事、可以長久、以教衆庶、亦不疑殆。医道論篇、可伝後世、可以為宝。　　　　　　　　　　　　　　　　　　　　　『素問』（著至教論篇）
> 訳：天地の大原理とは、これはすべて陰陽・表裏・上下・雌雄の相対立するものが、互いに交流し調和していることに基づいている。上は天文を知り、下は地理を知り、中は人事を知り究めた医術であってこそ、永遠に存続すべき価値のあるものである。

　自然観察や人間理解に鍵がある、ということである。そして、「陰陽に法る」とは、以下のように記されている。

> 聖人之治病也、必知天地陰陽、四時経紀、五蔵六府、雌雄表裏、刺灸砭石、毒薬所主、従容人事、以明経道、貴賎貧富、各異品理、問年少長、勇怯之理。審于分部、知病本始、八正九候、診必副矣。
> 　　　　　　　　　　　　　　　　　　　　　　　　　　　　　　　　　　　　　　『素問』（疏五過論篇）
> 訳：人の病を治するには、必ず、天地陰陽の道理、四季の時序、五蔵六府（臓象、臓腑経絡）、陰陽表裏の関係、鍼灸毒薬の各種主治、人間模様を知ること。また、人の富貴卑賎、体質の強弱、腠理の粗密、年齢の高低、胆力の強弱を察し、八風正気、九部の脈候も詳しく掌握して病の大元を知ることだ。

　また、『素問』徴四失論篇に「診不知陰陽逆従之理、此治之一失矣」とあり、（天地と人体の）陰陽の道理を熟知せずに診療することこそ、第一の過失であるとしている。陰陽の理解がいかに重要かを示唆している。
　天地陰陽は、天文や地理、そして人間をよく観察することで把握できるとされる。ここで注意すべきは、陰陽は唯物的なものでもなく、常に固定的なものでもない、ということである。

> 且夫陰陽者、有名而無形、故数之可十、離之可百、散之可千、推之可万、此之謂也。
> 　　　　　　　　　　　　　　　　　　　　　　　　　　　　　　　　　　　　　　『霊枢』（陰陽繋日月篇）

　このように陰陽とは、形無きものであり、千変万化するものである、という認識が必要だ。

> 用鍼之要、在于知調陰与陽。精気乃光、合形与気、使神内蔵。　　　　　　　　　　　『霊枢』（根結篇）

　そして、この陰陽を調整するのが「鍼」であるとする。鍼の本質は陰陽を整えることにある（詳細は第8章「補瀉と刺鍼」・第9章「確かな鍼を目指して」参照）。

## 3 「気」とは何か

甲骨文の「气」という字は、一番上の横線が天、一番下が地、中央が流動する気を示す。後漢の許慎が著した『説文解字』によると、「気」とは雲気であり、気の上の部分と下の部分は、螺旋状に動く気の動きを示したものらしい。つまり、気とは、雲または雲となる気体で、下方より上方に立ち昇る気体の流動（すなわち「風」）を象ったもののようだ。

一方、「氣」という字もある。この場合、米（水穀）を食べて、バネのように活発になる、という意味で捉えられることが多い。別説では、中の「米」は、＋と×。赤道と南北子午線の結合（上下左右あるいは東西南北）と前後あるいは北東・南東・南西・北西（＋と×の交差点は太極の原点）を示しているという。あらゆる空間に存在するもの、というニュアンスを含む。

このように「気」は、雲と風を示すものである。雨と風（気の概念の原型は、殷代の甲骨卜辞に見られる「風」と「土」にある）であり、風は気と同義に近いとされる。風は気の異名であり、風は気の変化を知るのに最も体験しやすいものだ。また、風はすべての空間に存在するものであり、風の吹く方角は人々の生活に大きな影響を与えるものであるから、とても重視された。

中国の古典では、以下のように気を捉えている。

- 『孟子』（公孫丑篇）　「その気たるや、……天地の間に塞つ」
- 『管子』（心術下篇）　「気は身の充なり」
- 『荘子』（秋水篇）　「気を陰陽に受け……」
- 『荘子』（知北遊篇）　「気変じて形あり、形変じて生有り」
- 『荘子』（至楽篇）　「人の生は気の聚りなり」
- 『老子』（55章）　「心、気を使う」（『史記』〔律書〕では「神、気を使う」）

> 夫人生於地、懸命於天。天地合気、命之曰人。 　　　　　　　　　　　　『素問』（宝命全形論篇）

気とは、天地を満たす大元、形あるものの大元、人の生の根源的なもの、心の大元だと捉えていたことがわかる。

このように、気とは、風のように目には見えないが、運動変化し、何らかの作用を及ぼすものと定義できよう。この「目には見えない、形体に先立つもの」をこそ、東洋思想は重視する。言い換えれば、より機能的な部分を最も重視する、ということである。これが、現代科学・西洋医学と根本的に異なるところである。

## 4　気の世界観

### [1] 気によって万物が成り立っている

> 同気は同義よりも賢り、同義は同功より賢り…… 　　　　　　　　　　　『呂氏春秋』（応同篇）

『礼記』（月令篇）は、『呂氏春秋』のなかの1年＝12カ月に関する暦術や行事の記事を再編集した

ものが土台となっている。時令と自然界の気との密接な関係を認める考え方は、この『礼記』のみならず、『呂氏春秋』や『管子』『淮南子』にも出てくる。

> 天地の気、合して一と為り、分かれて陰陽と為り、判れて四時と為り、列して五行と為る。
>
> 『春秋繁露』（五行相生篇）

『淮南子』という書物がある。2000年以上前のもので、「至高無上、至深無下」（繆称訓）なる道の思想を総論し、天文・地理・時則という3篇を連ねて、「宇宙」についての各論を始め、道の原理に包摂された時空世界（天・地・四時）の秩序を述べ尽くそうとした書である。この書物の天文篇に次のようにある。

> 太始（天地のいまだ形あらざるとき）の話にはじまり、太始から宇宙へ、四方上下の空間的ひろがりとしての「宇」と古から今に至る無限の時間としての「宙」ができ、宇宙は気を生ず。気には分界があって、清陽の気は上って天となり、重濁の気は下って地となる。天が先にでき、地が後にできる。そして、天地の重なり集まった気が陰陽となり、陰陽から四時、四時から万物を生じる。陽が積もって火を生じ、火気の精なるものは日となる。陰が積もって寒気が水となり、水気の精なる者は月となる。　『淮南子』（天文篇）

河図を見てもわかるように、まず陽ありき（陽が一つ）である（図2-1）。

また、『五行大義』巻二に、「陽気は至神なり。故に隠顕有り」（陽気はいたって霊妙であるので、隠れたり顕われたりする）、また、巻一には、「天は一を以って水を北方に生じ、君子の位なり。陽気、黄泉の下に微動す。始めて動く時二無く、天の数は陽と合して一となる。水は陰物と雖も、陽は内に在り。陽の始めに従る。故に水の数は一なり。極陽、陰を生じ、……」とある。

これらはすべて「気から陰陽・四時・万物が生じていく」過程を説明している。森羅万象、すべて気から成り立つのであれば、それらはすべて相互に影響し合う、ということでもある。その気から成り立つ世界を陰と陽で説明していくことができる、というのが気の思想の特徴でもある。

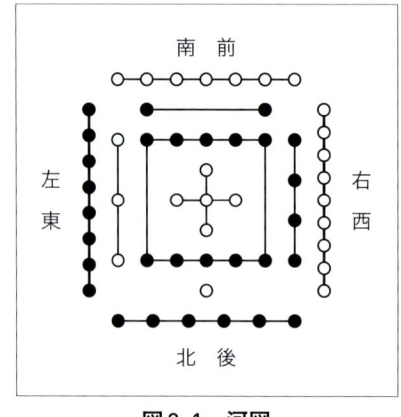

図2-1　河図

> 故積陽為天、積陰為地。陰静陽躁、陽生陰長、陽殺陰蔵。陽化気、陰成形。……（中略）……故清陽為天、濁陰為地。地気上為雲、天気下為雨。雨出地気。雲出天気。……（中略）……水為陰、火為陽。
> 『素問』（陰陽応象大論篇）

### [2] 月が人体に及ぼす影響（参考）

『月の魔力』でアーノルド・L・リーバーが指摘したように、月が人体に及ぼす影響が非常に大きいが、『霊枢』にはすでにそのことが記されている。

> 人与天地相参也、与日月相応也。故月満則海水西盛、人血気積、肌肉充、皮膚緻、毛髪堅、腠理郄、煙垢著。当是之時、雖遇賊風、其入浅不深。至其月郭空、則海水東盛、人気血虚、其衛気去、形独居、肌肉減、皮膚縦、腠理開、毛髪残、膲理薄、煙垢落。当是之時、遇賊風則其入深、其病人也卒暴。
> 『霊枢』（歳露論篇）

訳：満月のときには、人の気血が旺盛となって肌肉が充実し、皮膚の腠理も緻密となり、毛髪もしっかりとするので、このときに風邪などの外邪が侵襲しようとしても深くまでは侵襲されない。しかし、新月のときには、人の気血が弱り、衛気がそぞろになって肌肉が弱り皮膚が緩んで腠理が開き、風邪などの外邪の侵襲を受けやすくなり深くまで入り込むため病を急激に発症させる。

## 5　天人相応（天人合一思想）

### [1] 天人相応（天人合一思想）とは

「天人相応」（correspondence between nature and human）とは、伝統的な中医学の基礎思想の一つで、人は自然環境と相応するということを強調するものである。

> 人与天地相応者也。
> 『霊枢』（邪客篇）

> 人与天地相参也、与日月相応也。
> 『霊枢』（歳露論篇）

このように、人と天地は無関係でなく、相関し相互に影響し合っているということである。

> 夫人生于天地之間、六合之内。
> 『霊枢』（経水篇）

訳：人間は、天地の間に生命を受け、東西南北上下の六合の影響のもとに生活している。

> 人以天地之気生、四時之法成。
> 『素問』（宝命全形論篇）

訳：人は天地の気から生じ（天地の気に頼って生きている）、四時の法則に則って生きる存在である。

　つまり、人は天地の気で成り立っているので、春夏秋冬やその土地の気候風土の気の特徴、法則に則っている、ということである。

> 天食人以五気、地食人以五味。
> 　　　　　　　　　　　　　　　　　　　　　　　　　　　　　　『素問』(六節蔵象論篇)

　四季折々の食べ物はそれぞれその季節に応じた気の作用を有しているので、それらを食すことで人もまたその影響を大いに受けている。生薬が産地やその生長する季節によってその作用の強弱を異にするのは、天地陰陽の影響のためである。

　『礼記』礼運篇に、「人間は、天地二徳の和合、陰陽の交、鬼神の会、五行の秀気なり」とあるように、天も地も、四季の変化も、生命も（当然、人間も）、森羅万象は気の法則（太極陰陽の法則）から逸脱することは不可能である。人間は大宇宙のなかの小宇宙であり、大宇宙の法則のもと、人間も同じ法則下にあり、大自然の影響をダイレクトに受ける。天と人は不二一体（天と人は別個の独立したものではなく一体だということ）。これを「天人合一思想」という。

## [2] 天と人の相応 (参考)

　『素問』や『霊枢』には、天と人の相応に関する具体的な例が多く説かれている。ここではそのいくつかを紹介する。

> 夫聖人之起度数、必応於天地。故天有宿度、地有経水、人有経脈。天地温和、則経水安静。天寒地凍、則経水凝泣。天暑地熱、則経水沸溢。卒風暴起、則経水波涌而隴起。
> 　　　　　　　　　　　　　　　　　　　　　　　　　　　　　　『素問』(離合真邪論篇)

> 経脈留行不止、与天同度、与地合紀。故天宿失度、日月薄蝕、地経失紀、水道流溢、草萱不成、五穀不殖、径路不通、民不往来、巷聚邑居、則別離異処。血気猶然、請言其故。夫血脈営衛、周流不休、上応星宿、下応経数。
> 　　　　　　　　　　　　　　　　　　　　　　　　　　　　　　『霊枢』(癰疽篇)

訳：経脈の流れが止まらないのは、天地の運行と同調しているからだ。天の運行が乱れれば、日食や月食が起こり、大地の秩序が乱れれば、河川が氾濫し、草木が育たず、五穀も実らず、道路が寸断され、人民は往来できずに、村落に取り残される。血気においても同様だ。経脈を営気や衛気が休むことなく周流しているのは、天の星の動きや大地の河の流れと同じなのだ。

> 凡此五蔵六府十二経水者、外有源泉而内有所稟。此皆内外相貫、如環無端。人経亦然。故天為陽、地為陰。腰以上為天、腰以下為地。
> 　　　　　　　　　　　　　　　　　　　　　　　　　　　　　　『霊枢』(経水篇)

訳：五蔵六腑、十二経脈も、12の河川にはその源泉があり流入していく海があり、海から水が蒸発して雲となり、凝集すると雨となって河川の水源地帯に降り注ぐように、環に端がない如くに循環している。天を陽、地を陰とするように、腰以上は天に相当し、腰以下は地に相当する。

> 腰以上為天、腰以下為地、故天為陽、地為陰。故足之十二経脈、以応十二月、月生于水、故在下者為陰。手之十指、以応十日、日生于火、故在上者為陽。
> 　　　　　　　　　　　　　　　　　　　　　　　　　　　　　　『霊枢』(陰陽繋日月篇)

　腰以上は天、腰から下肢にかけては大地、十二経脈は1年＝12カ月に応じ、手の10本の指は10日に応じる。人体と自然界は一体であることを強調している。

> 天有四時五行、以生長収蔵、以生寒暑燥湿風。人有五蔵化五気、以生喜怒悲憂恐。故喜怒傷気、寒暑傷形。暴怒傷陰、暴喜傷陽。……（中略）……惟賢人上配天以養頭、下象地以養足、中傍人事以養五蔵。天気通於肺、地気通於嗌、風気通於肝、雷気通於心、谷気通於脾、雨気通於腎。六経為川。腸胃為海。九竅為水注之気。以天地為之陰陽、陽之汗、以天地之雨名之。陽之気、以天地之疾風名之。暴気象雷、逆気象陽。故治不法天之紀、不用地之理、則災害至矣。
> 『素問』（陰陽応象大論篇）

## [3] 春夏秋冬──1年365日の影響

人体は四季の移ろいや気温の変化に反応し、影響を受けている。

> 余聞天為陽、地為陰、日為陽、月為陰、大小月三百六十日成一歳、人亦応之。　『素問』（陰陽離合論篇）

> 夫人生於地、懸命於天。天地合気、命之曰人。人能応四時者、天地為之父母。知万物者、謂之天子。天有陰陽、人有十二節。天有寒暑、人有虚実。能経天地陰陽之化者、不失四時。知十二節之理者、聖智不能欺也。能存八動之変、五勝更立。能達虚実之数者、独出独入。呿吟至微、秋毫在目。『素問』（宝命全形論篇）

> 四時之変、寒暑之勝、重陰必陽、重陽必陰、故陰主寒、陽主熱。故寒甚則熱、熱甚則寒。故曰、寒生熱、熱生寒。此陰陽之変也。
> 『霊枢』（論疾診尺篇）

四季の気候の変化や寒暑の変化には法則があり、陰が極まると陽に転化し、陽が極まると陰に転化する。転化の法則を自然界の変化から読みとりなさいと諭しているのである。

> 請言解論。与天地相応、与四時相副。人参天地、故可為解。下有漸洳、上生葦蒲、此所以知形気之多少也。陰陽者、寒暑也。熱則滋雨而在上、根茎少汁。人気在外、皮膚緩、腠理開、血気減、汗大泄、皮淖沢。寒則地凍水冰、人気在中、皮膚緻、腠理閉、汗不出、血気強、肉堅濇。　『霊枢』（刺節真邪篇）

訳：「血気の結ぼれを解く論を述べさせていただくと、人間は天地の陰陽や四時の季節などと相応しています。この天地の法則に従えば解決することができます。たとえば、下に湿気があると、その上には葦や蒲が生えます。このように人体においても、外見からその人の気血の多少がわかるのです。陰陽の変化は、寒暑の変動で表せます。暑いときには、雨が降り、植物では上の葉茎に水分が含まれ、地下の根は水浸しでかえって萎縮してしまうように、人体でも、血気は外表に多くなり、皮膚は弛緩して毛穴が開き、汗が多く出て皮膚が湿っていますが、内の気血は（相対的に）少なくなっているものです。寒いときには、地面は凍りつき、水も凍るように、人体でも、気血が深く沈み、皮膚が緻密になり、毛穴は閉じ、汗が出ません。気血は内に充満し停滞しやすくなり、肌肉も堅くなり伸縮が渋ってまいります」

上記を解説すると、以下の通りとなる。

1年のなかで、陽気と陰気が消長変化するに従い、人体の陰陽も当然変化する。夏は陽気が盛んで熱に偏り、冬はその逆で陰寒に偏る。基本的に人体でも同様のことが起こる。冬でも急激に暖かくなる日は、一気に陽気が増すために、人体でも急に陽気が盛んとなる。晩夏に急に冷え込む日には、人体でも急に（夏場の）外に向かっていた陽気が閉じ込められるようになったりする。冬は陽気も内にこもって静的であったものが、暖かくなるにつれ、外へ上へと春の陽気と呼応するかのように動的に

なってくる。

　このように、春夏秋冬、一年中、陰陽の変化は常に起こっているということである（**図2-2**）。

　また、人体の経穴も365穴が基本とされるのは、1年＝365日と呼応させているためであるし、経脈が12本とされるのは、1年が12カ月であることに相関させているためである。

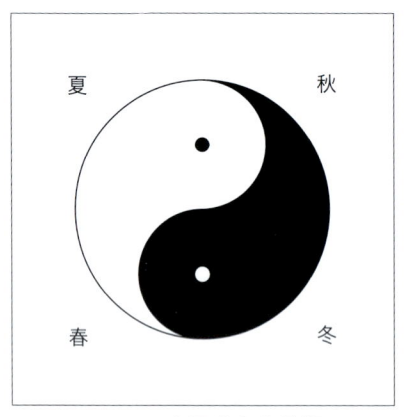

**図2-2　春夏秋冬と陰陽**

> 気穴三百六十五、以応一歳。……（中略）……孫絡三百六十五穴会、亦以応一歳。以溢奇邪、以通栄衛。
> 『素問』（気穴論篇）

> 黄帝曰、経脈十二者、別為五行、分為四時。何失而乱、何得而治。
> 岐伯曰、五行有序、四時有分。相順則治、相逆則乱。
> 黄帝曰、何謂相順。
> 岐伯曰、経脈十二者、以応十二月。十二月者、分為四時。四時者、春秋冬夏、其気各異。営衛相随、陰陽已和、清濁不相干、如是則順之而治。
> 『霊枢』（五乱篇）

　十二経脈は五行や四時と相応しているが、何が原因で気血が失調するのかという問いに対し、岐伯が、五行や四時には規則があり、それに則るか否かである旨を伝えると、黄帝はさらにその法則に則ることの具体例を尋ね、岐伯が次のように答えている。

訳：十二経脈は1年の12カ月に相当します。12カ月は四時に分かれていますが、四時の春夏秋冬は、各々その気候条件が違い、それらに影響され、経脈の運行状態も変化します。しかし、正常であれば、営気と衛気は脈の内外を一定の規則に則って循環しており、陰陽も調和を保ち、清陽の気は上に、濁陰の気は下にいって、それぞれの分を侵さないのが理です。このようにいけば、人体も天地も応じてよく調和を保っているのです。

> 四時八風、尽有陰陽。
> 『霊枢』（官能篇）

　このように、春夏秋冬の気候・季節によって異なった方向から吹いてくる八風も、みな陰陽の法則に当てはまり、人体に影響を与えている。

## [4] 1日24時間と人体

1日のうちでも、時間帯によって陰陽のバランスが異なり、人体の陰陽もそれに呼応している（図2-3）。

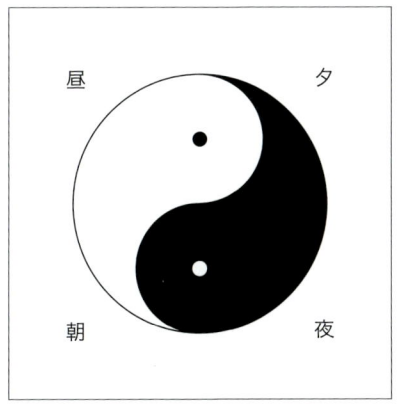

**図2-3　1日の陰陽の変化**

> 陰中有陰、陽中有陽。平旦至日中、天之陽、陽中之陽也。日中至黄昏、天之陽、陽中之陰也。合夜至鶏鳴、天之陰、陰中之陰也。鶏鳴至平旦、天之陰、陰中之陽也。故人亦応之。　　　　『素問』（金匱真言論篇）

> 日中而陽隴為重陽、夜半而陰隴為重陰。故太陰主内、太陽主外、各行二十五度、分為昼夜。夜半為陰隴、夜半後而為陰衰、平旦陰尽而陽受気矣。日中為陽隴、日西而陽衰、日入陽尽而陰受気矣。夜半而大会、万民皆臥。命曰合陰。平旦陰尽而陽受気。如是無已、与天地同紀。　　　　『霊枢』（営衛生会篇）

「夜半而大会、万民皆臥。命曰合陰。平旦陰尽而陽受気」とあるように、昼間が最も陽気が盛んで、徐々に陰気が増してきて、夜が最も陰気が盛んな時間帯となる。そして朝になって陽気が徐々に増してきて、昼になる……という陰陽の循環をしている。人体も1日のなかで、同様の陰陽消長をしている。

また、「子午陰陽流注」という、時間帯によってどの経脈の経気の流れが最も旺盛になるかを分類する考え方もある（表2-1）。午前1時～3時に旺盛となる足厥陰肝経と、13時～15時に旺盛となる手太陽小腸経は、子午陰陽の関係にある。

**表2-1　子午陰陽流注**

| 1時～3時 | 3時～5時 | 5時～7時 | 7時～9時 | 9時～11時 | 11時～13時 |
|---|---|---|---|---|---|
| 足厥陰肝経 | 手太陰肺経 | 手陽明大腸経 | 足陽明胃経 | 足太陰脾経 | 手少陰心経 |
| 13時～15時 | 15時～17時 | 17時～19時 | 19時～21時 | 21時～23時 | 23時～1時 |
| 手太陽小腸経 | 足太陽膀胱経 | 足少陰腎経 | 手厥陰心包経 | 手少陽三焦経 | 足少陽胆経 |

## [5] 天地と人体部位の相関

『淮南子』天文訓では「天道を圜といい、地道を方という」とあり、『淮南子』精神訓では、「故に頭の圜なるや、天に象り、足の方なるや、地に象る」とある。

> 黄帝問於伯高曰、願聞人之肢節、以応天地奈何。
> 伯高答曰、天円地方、人頭円足方以応之。天有日月、人有両目。地有九州、人有九竅。天有風雨、人有喜怒。天有雷電、人有音声。天有四時、人有四肢。天有五音、人有五蔵。天有六律、人有六府。天有冬夏、人有寒熱。天有十日、人有手十指。辰有十二、人有足十指茎垂以応之、女子不足二節、以抱人形。天有陰陽、人有夫妻。歳有三百六十五日、人有三百六十五節。地有高山、人有肩膝。地有深谷、人有腋膕。地有十二経水、人有十二経脈。地有泉脈、人有衛気。地有草蓂、人有毫毛。天有昼夜、人有臥起。天有列星、人有牙歯。地有小山、人有小節。地有山石、人有高骨。……（中略）……歳有十二月、人有十二節。地有四時不生草、人有無子。此人与天地相応者也。　　『霊枢』（邪客篇）

このように、太陽と月が人間では両目に、天空の雷鳴は発声に、1年365日は人間の360の節に、12の河川は十二経脈に相関させるなど、天地に存在する事象が人体においても存在していることを強く意識していることがわかる。

## [6] 腹部における天と地

腹部においても天地陰陽の思想が反映される。

> 言天者求之本、言地者求之位、言人者求之気交。……（中略）……上下之位、気交之中、人之居也。故曰、天枢之上、天気主之、天枢之下、地気主之、気交之分、人気従之、万物由之。此之謂也。……（中略）……気之升降、天地之更用也。……（中略）……升已而降。降者謂天。降已而升。升者謂地。天気下降、気流于地、地気上升、気騰于天。故高下相召、升降相因、而変作矣。　　『素問』（六微旨大論篇）

天枢よりも上を「天」、天枢を「人」、天枢よりも下を「地」とする「天人地三才思想」に則って、滑肉門（天）、天枢（人）、大巨（地）を重要な穴所と位置づけることができる。

## [7] 経穴の名称（参考）

> 肉之大会為谷、肉之小会為谿。肉分之間、谿谷之会、以行栄衛、以会大気。邪溢気壅、脈熱肉敗、栄衛不行、必将為膿、内銷骨髄、外破大膕。留於節湊、必将為敗。　　『素問』（気穴論篇）

経穴の名称も、足少陰腎経の「陰谷」や「太渓」など、その部位の肌肉や関節の形状から「谷」や「渓」を使い分けているのがわかる。

## II. 精気学説

### 1 気の捉え方

　気の世界観は前述した通りだが、気をどう捉えるかで概念も変わってくる。
　中国医学は、気一元の考え方に基づいて、精気学説、元気論などが成立し、漢代に至り大成したものである。
　天地万物間の感応を媒介するというのは、たとえば、土のはたらきによって、地球上の潮の満ち引きが起きることを昔の人は知っていたからこその発想であるが、1950年以降の現代中医学は、唯物弁証法により、気を一旦、人体を構成する物質（要素）と捉え、そこから「気・血・津液・精・神」を五大構成物質と位置づけるという、古代からの気一元の概念とは異なる枠組みを取り入れているのである。
　近代科学の発達により、目に見えないものを一旦物質に置き換えるという発想が生まれたことは、気の世界に対する理解が容易になり、学問としての「基礎中医学」の基盤づくりには大いに役に立ったが、しかし、本来の気の概念は「気一元」にあり、現代の基礎中医学の枠組みのなかにそのまま収まりきるものではないという認識が必要であろう。

#### [1] 元気論
　気の本質と性質をまとめると次の四つに集約される。
- 気は万物を構成する本源
- 気は運動して止むことがない
- 気は天地万物間の感応を媒介する
- 気化と形・気の転化を行う力を有す

　元気（もととなる一つの大元の気）が分かれて、軽清なる陽は天となり、重濁なる陰は地となった（『説文解字』の「地」の解説）。
　（一元的なる）気は陰と陽に分けることができる（二元）。しかし、陰と陽はもとは一つの気である。『老子』（42章）には「道は一を生じ、一は二を生じ、二は三を生じ、三は万物を生ず」とあり、『荘子』外篇の知北遊篇には、「万物は一なり。……（中略）……天下の一気を通ぜんのみ。聖人は故に一を貴ぶ」とある。
　また、『素問』陰陽離合論篇に「陰陽者、数之可十、推之可百、数之可千、推之可万、万之大、不可勝数、然其要一也」と説かれてある通り、まさに「気一元」である。
　陰と陽の二つに分けることができても、もともとは「気」という一つのもの、という二元的一元論がベースとなっている。

#### [2] 二元的一元の世界観
　陰陽は単なる二元論でなく、太極を踏まえたうえでの二元論である。陰陽に分析したうえで太極に戻り、全体をみていく。さらに陰と陽の間の「境界」があって初めて太極が成り立つ。これを「含三

為一」、または「合三為一」という。これが「一は二を生じ、二は三を生じ、三は万物を生じる」ということである。境界があって初めて万物は生き生きと動き始める。

太極には2種類ある。一つは天地未分化の混沌とした太極。もう一つは天地創造後の太極であり、陰陽に分化した後での陰陽を包括する太極である。

## 2　気は運動変化を重視する

人体においても運動変化（循環）は重要である。

『呂氏春秋』尽数篇に、「流れる水は腐らず、開き戸の枢に虫がつかないのは、動いているからである。人間の肉体や精気も同様で、肉体が活動しなければ精気も流行せず、精気が流行しなければ、普通の気も鬱結する。気鬱が頭に起これば癰や中風となり、耳の場合には難聴や聾となり、目の場合には視力が落ち盲となり、鼻の場合には鼻がつまり塞がり、腹の場合には腹が張り腹痛となり、足の場合には筋肉痛や脚気となる」とある。これらは、後に「気滞病理学説」の根拠となる思想である。

天地陰陽は常に運動変化しているが、天人合一であるので、人間もまた常に変化変転し、静止固定してはいけない、ということである。

> 天道は圜に、地道は方なり。聖王之に法り、以て上下を立つ。何を以て天道の圜きを説くや。精気は一上一下し、圜周復雑して、稽留するところなし。故に、天道圜なりと曰う。何を以て地道の方なるを説くや。万物は殊類殊形なるも、皆分職ありて、相い為すこと能わず。故に地道は方なりと曰う。主は圜を執り、臣は方に処る。方圜易らざれば、その国乃ち昌ゆ。　　　　　　　　『呂氏春秋』（季春紀圜道篇）

> 天に在っては象を成し、地に在っては形を成し、変化見わる。……（中略）……易は天地と準ず。故に能く天地の道を弥綸す。　　　　　　　　『易経』（繋辞上伝）

訳：易とは、乾坤が天地に象るのを始めとして、卦爻の変化すべてが天地の動きに符号している。ならば易は天地の道をすっぽりと糊で封をしたように継ぎ目もなく包み込むことができ、しかも、天地の道をもって易のなかの万変の条理とすることができる（図 2-4）。

# III. 陰陽学説

## 1　陰陽

「陰陽」（yin and yang）は、WHOでは「自然のあらゆる事象にみられる、二つの相反し、相補的で、相関する宇宙の作用を概括的に表現した用語。絶え間ない陰と陽の運動が世界のあらゆる変化を引き起こす」と定義されている。

森羅万象の運動変化の法則の大元として「陰陽」という概念があるのであって、絶対的陰や絶対的陽が単独で存在し続けることはあり得ない。

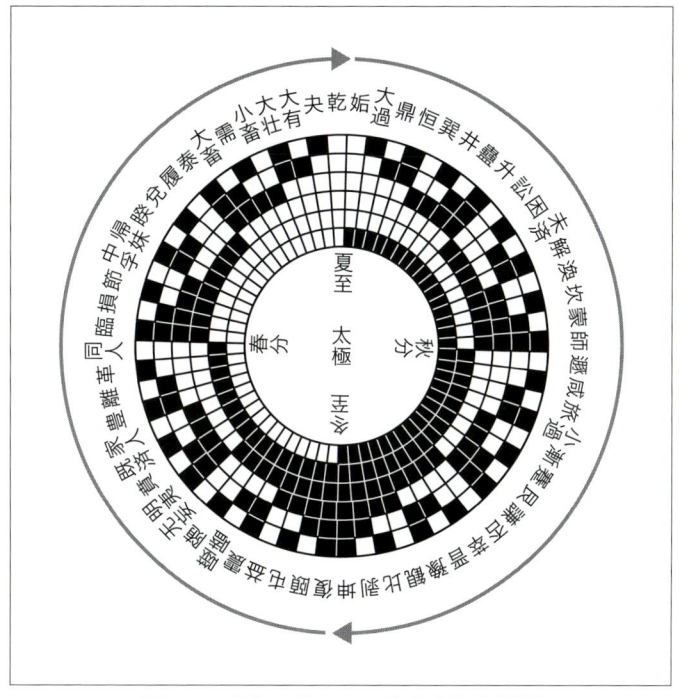

**図2-4　六十四卦にみる変化変転と循環**
陰と陽が常に変化し、循環していることを示す。陰陽各々が極まれば転化を起こす。
『周易と中医学』（楊力、伊藤美重子訳、医道の日本社、1992年）を参考に作成。

## [1] 陰

動的な運動に相対し、静的な運動全般や性質を「陽」（yang）に対して「陰」（yin）という。

WHOでは、「中国哲学では、創造的なエネルギーが二つの相反する宇宙の作用に分けて、それらが融合して物質化すると物質世界が存在することになり、その相反する宇宙の作用のなかで、女性的、潜在的で、消極的な法則（暗黒、寒さ、湿潤、消極性、崩壊など）を指す」と定義している。

## [2] 陽

より動的な作用、性質のことを指し、陰的なる作用も陽的な作用が十分に果たせないと発揮できない。WHOの定義では以下の通りである。

「陰と陽はそれぞれ相対的に二元的に分けて区別することができ、さらにその陰陽の範疇のなかでも、細かく、より陰に傾いているか、あるいはより陽に傾いているか、を延々細かく二元的に分析することができる。よって、以下のように、陰のなかにも陰陽があり、陽のなかにも陰陽がある……という考え方ができることになる」（**図2-5、表2-2**）。

> 陰中有陰、陽中有陽、平旦至日中、天之陽、陽中之陽也。日中至黄昏、天之陽、陽中之陰也。合夜至鶏鳴、天之陰、陰中之陰也。鶏鳴至平旦、天之陰、陰中之陽也。故人亦応之。　　　『素問』（金匱真言論篇）

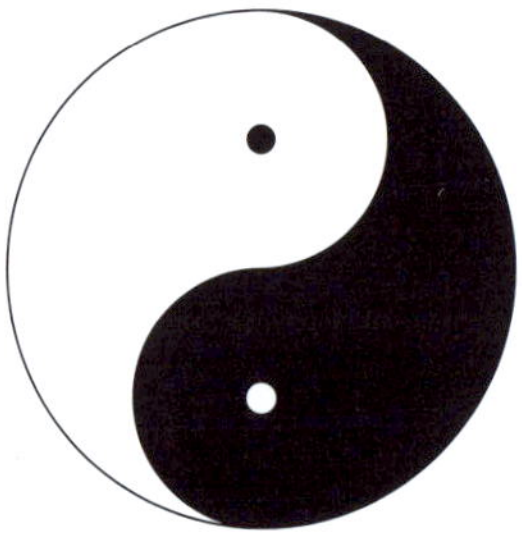

図2-5　太極陰陽魚図にみる陰陽

表2-2　陰陽の二元的区分（WHO分類）

| 陰中の陽<br>yang within yin | 陰の範疇における陽の一面、たとえば、昼間に比較して夜でも夜中から明け方の時間帯は陰中の陽に相当する |
|---|---|
| 陰中の陰<br>yin within yin | 陰の範疇における陰の一面、たとえば、昼間に比較して夜でも日暮れから夜中の時間帯は陰中の陰に相当する |
| 陽中の陽<br>yang within yang | 陽の範疇における陽の一面、たとえば、夜に比較して昼間でも夜明けから正午の時間帯は陽中の陽に相当する |
| 陽中の陰<br>yin within yang | 陽の範疇における陰の一面、たとえば、夜に比較して昼間でも午後から日没の時間帯は陽中の陰に相当する |

## 2　陰陽と易

　陰陽の概念は、天地自然の道理を示したものである。あらゆる変化の大元であり、物が生じたり、消滅したりする原理となる。人間における生老病死も然りである。
　したがって、大宇宙のなかの小宇宙として存在する人間、その病と対峙する場合には、根本である陰陽について理解する必要がある。

陰陽者、天地之道也、万物之綱紀、変化之父母、生殺之本始、神明之府也。治病必求於本。
『素問』（陰陽応象大論篇）

　明代の名医、張景岳は『類経附翼』において、「陰陽はすでに内経に備わるといえども、変化は周易より大なるはなし」として、陰陽についてはすでに『素問』『霊枢』に説かれてはいるが、その陰陽のバリエーションの豊かさは周易・易経には及ばない、といっている。
　『易経』繋辞伝には、「易は天地に準らう。故に天地の道を弥綸す。仰いでは以て天文を観、俯しては以て地理を察す」とあるように、『易経』は天地自然、宇宙（太陽や月星）の観察を通して導き出された、陰陽に関する書である。

## 3　農耕民族としての天体観測 ── 『易経』の誕生

### [1] 暦

　中国、そして日本には四季が存在する。春、夏、秋、冬の変化のなかで人間が暮らすからこそ、伝統医学の基本概念である陰陽という発想が生まれたのではないだろうか。

　農耕民族として、いつ種を蒔き、いつ収穫すべきか。これらのことを知るには、季節の移り変わりを示す「暦」というものが必要になってくる。

　「暦」とは、太陰暦と太陽暦を総称する言葉である。太陰暦は月の満ち欠けに基づく暦のことで、電気やガスなどの明かりがなかった時代に、月の満ち欠けが、潮の満ち引き（満月のときは大潮）と密接な関係があることに気づき、月の周期を暦として取り入れたものである。

　この太陰暦は、農耕を営むうえでは、季節と月名が大きくずれてしまう。そのため、1年を12カ月や13カ月として暦を調整していくことで、太陰暦は太陽暦へと発展していった。

### [2] 天体観測

　当時、太陽の傾きは日時計で観測していた。日時計は「圭表」といい、1本の棒（8尺にしていた）を立て、その棒の影を追う。投影が最も短い日を夏至、投影が最も長い日を冬至とし、元旦を定めて365.25日であることを測定した。

　また、日出と日没で東西、正午の最短の影で南方、北極星で北方を確定し、中央と四方を求めた。斗柄（北斗七星の第5〜7星の先）が東を指せば春、南を指せば夏、西を指せば秋、北を指せば冬を示すとした。

　これらの記述は、前漢の数学書『周髀算経』にあり、古人が圭表を利用して方位、四季、二十四節気、太陽年の長さを確定していたことがわかる。

### [3] 五運六気

　また、実際の天体観測において、五つの星が観測される。
- 水星は、11月と6月に黄昏の北方
- 木星は、3月と8月に黄昏の東方
- 火星は、2月と7月に黄昏の南方
- 土星は、5月と10月に黄昏の天中
- 金星は、4月と9月に黄昏の西方

　これらを五運といい、河図の図で表される。自然界の1年（春、夏、長夏、秋、冬という気候の循環）を指している。また、その気候に応じて六気（風、寒、暑、湿、燥、火）があり、それぞれの気候に合わせてそれぞれの六気が存在する（風は年中存在する）。

### [4] 『易経』と陰陽

　陰陽学説は『易経』に淵源を持つ。『易経』の「易」の字は「日」と「月」の2字からなり、「日」は陽、「月」は陰を表し、自然哲学や宇宙の普遍的な法則を示している。易は占いであるが単なる占いでなく、普遍的真理を有する哲学思想である。中国伝統医学においても「易を知らざれば太醫という

にもって足らず」といわれ、張景岳が「陰陽はすでに『内経』に備わるといえども、変化は『周易』より大なるはなし」とするように、この医学では易学思想の理解なくしては真の医学となりえないとされる。

### [5] 易の字解
「易」の字は「陰陽」を表すとともに、変化の象徴である蜥蜴の象形文字と考えられている。易には、変易・簡易・不易の三つの原理が説かれる。変易とは、すべてのものは変化するということ。簡易とは、「万物は変化して様々な相を見せるが、陰陽という単純明快なものから構成される」ということ。不易とは、「万物は変化していくが変化しない陰陽という原理がある」ということである。

## 4　太極・両儀・四象・八卦

### [1] 対極からすべてが生じる
『周易』繫辞上伝では、「易に太極あり。是れ両儀を生ず。両儀四象を生じ、四象八卦を生ず。八卦は吉凶を定め、吉凶は大業を生ず」とあり、易を学ぶためには、まず太極、両儀、四象、八卦を知る必要がある。

> 易有太極。是生両儀。両儀生四象。四象生八卦。八卦定吉凶。吉凶生大業。　　　　　『周易』(繫辞上伝)

#### ①太極
太極は、始まりであり混沌、根元である。極めて大きなもので、陽（円）で示される。老子は太極の前に、無極があるとした。太極を陰ではなく陽で示し、これを一元気だと考えているのである。

#### ②両儀
さらに、この陽から両儀が出てくる。太極が両儀、つまり陰陽という相互対立的な活動を生む。これは男性器と女性器を象徴するものであるが、その他、相互対立する事象としては、表と裏、昼と夜、充実と空虚、勝利と敗北、動と静、進むと退く、奇数と偶数、夏と冬、太陽と月、天と地などがある。世のなかのすべてのものが相対的に陰陽から成り立っているとするのが易の考え方であり、この陰陽が易の基本となっている。

#### ③四象
さらに、陰陽の対立的関係だけではなく、陽にも「陽の陽」と「陽の陰」の二つがあり、同じく陰にも「陰の陽」と「陰の陰」があり、たとえば、男性的な男性・女性的な男性・女性的な女性・男性的な女性などがいるように、一切の事物や事象の具体的な関係を把握するために、陰陽（両儀）が2本ずつ組み合わされ、太陽、少陰、少陽、太陰の四つに分類される。これを四象という。また四象は時の流れも示し、太陽を夏、太陰を冬、少陽を春、少陰を秋とする。

ここまでが形而上といわれ、形にならない根元の部分である。

#### ④八卦
四象のそれぞれに陰陽を加えて分類し、その3本の象が八卦となる。たとえば陽中の陽なら、陽と陰に分かれて「乾」☰、「兌」☱の卦が出てくる。八卦はいずれも三つの爻から成り立っている。陽

儀のなかから、「乾」☰、「兌」☱、「離」☲と「震」☳に分かれ（陽の卦）、陰儀のなかから「巽」☴、「坎」☵、「艮」☶、「坤」☷と四つに分かれる（陰の卦）。

これらが易の説く、この世の森羅万象の基本的な八卦である。太極図はここに至ってようやく完結し、すべてが揃ってくる。また八卦の順序は胎児の成長順序を示している。

八卦が3本の爻で成り立っているのは、天と地（陰と陽）に人（中庸・中正）を付け加えた三才思想を取り入れたからである。天、人、地は三儀ともいい、人に対する実相をより認織しようとしたのである。

つまり、太極（〇）より陰陽両儀（━ ╸╸）が生じ、陰陽二極から四象（太陽☰ 少陽☱ 少陰☳ 太陰☷）が生じる。ここまでは形而上であり、四象は八卦（乾☰兌☱離☲震☳巽☴坎☵艮☶坤☷）と現れ、形而下の世界が生じる（図2-6）。これが太極陰陽と八卦の関係である。

> 古者包犠氏之王天下也。仰則觀象於天。俯則觀法於地。觀鳥獸之文。与地之宜近取諸身。遠取諸物。於是始作八卦。
> 『周易』（繋辞下伝）

「伏羲氏の天下に王たるや、仰いでは天に象を見、俯しては法を地に見、鳥獣の文と地の宜を観、……ここに於いて始めて八卦をつくる」とあり、伏羲の作で、日・月・星辰の天象、山川の地形を見て天地自然万象を八卦の形相として表したとある。

つまり、八卦に象徴されている形象から、天地万物の状態やその変化の成りゆきを理解できるようになっているのである。

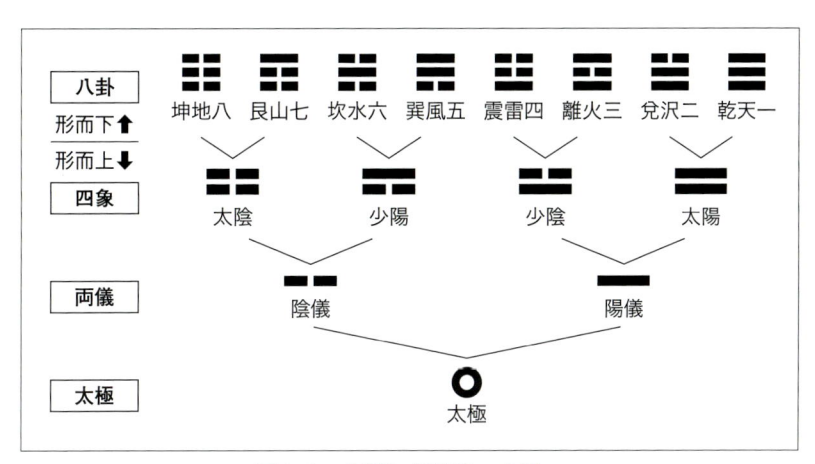

**図2-6　太極から四象・八卦へ**

## [2] 形而上学と形而下学の世界

『易経』繋辞上伝に「形而上者謂之道 形而下者謂之器」（形よりして上なる者これを道と謂い、形よりして下なる者これを器と謂う）とある。「形而上学」は形のないもの、目には見えないもの、あるいは存在そのもののことで、英語でメタフィジックス（metaphysics）といい、metaは「上」、physicsは「物理学」を意味する。

形而上学とは、物そのものでなく、物を相対化したり抽象化して見直す学問である。また、「なぜ私

は存在するか？」「なぜ、私は私であって、私はあなたではないのか？」など、存在に対する議論もこの形而上学である。

「形而下学」は、形あるもの、目に見えるものを対象とする。感性を介した経験によって認識できるもの、時間・空間を基礎的形式とする現象的世界に形をとって存在するものが、その存在が保証されているという前提で議論される。数学、物理などの自然科学の領域がこれに相当する。物理学では、「物質が存在する」という前提があるからこそ物理法則が意味を持つ。

人間の視点や物理的なものが「形而下学」であるのに対して、神なるものの視点や精神的なものは「形而上学」と考えることができる。

## 5　先天八卦と後天八卦、河図と洛書

### [1] 先天八卦と後天八卦

先天八卦の図は、太極陰陽から生じた八卦の位置関係を示す。これは「対立しながらも統一されている」ということを示す。後天八卦の図は、1年の季節の推移を示す（**図 2-7**）。

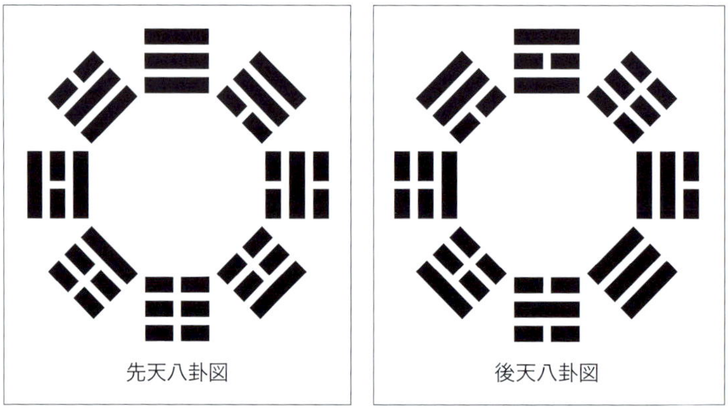

**図 2-7　先天八卦図と後天八卦図**

### [2] 河図と洛書

次に、河図と洛書（**図 2-8**）をみてみよう。

『周易』繋辞上伝に、「天垂象、見吉凶、聖人象之。河出圖、洛出書、聖人則之」（天、象を垂れ、吉凶を見す。聖人これに象る。河は図を出し、洛は書を出す。聖人これに則る）とある。

昔、黄河から龍馬が、洛水から神亀が浮かび出て、それらの背中には神秘的な図形が描かれていたという。龍馬の背中に描かれていた図を「河図」といい、神亀の背中に描かれていた図が「洛書」である。その「河図」をもとに聖人が易をつくったとされる。

#### ①五行の運用

河図・洛書は、陰と陽の変化変転を数で示している図でもあるが、『素問』五運行大論篇に「夫陰陽者、数之可十、推之可百、数之可千、推之可万、天地陰陽者、不以数推、以象之謂也」とあるように、天地陰陽は数で推し測ることはできない。無限の可能性があるからである。天地陰陽は、現象で推し測るしかない。

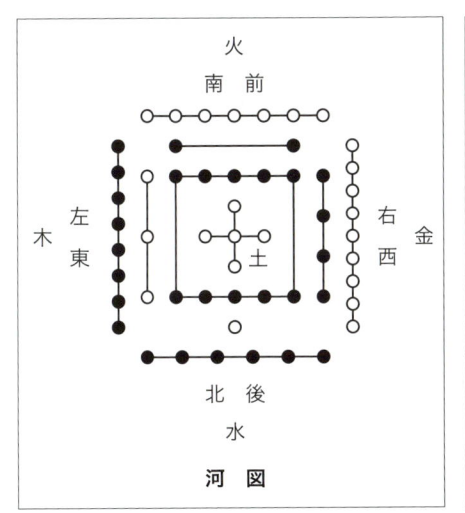

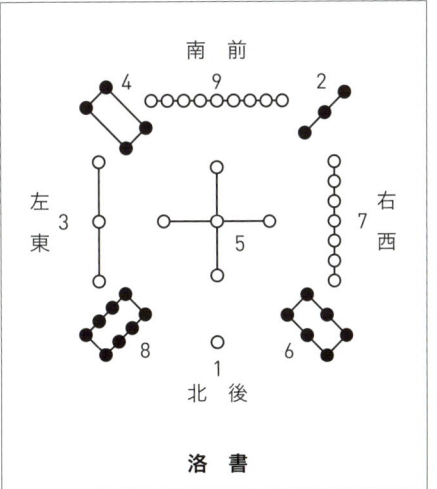

図2-8 河図と洛書

五行は、以下の順で「生長化収蔵」を示し、運用する場合は、木→火→土→金→水の流れとなる。
- 先天八卦（河図）：水→火→木→金→土
- 後天八卦（洛書）：木→火→土→金→水

### ②河図
河図は、先天八卦図の原型となったとされる。形而上の世界を示している。「水」から始まり、最終的に「土」を生じる。

### ③洛書
洛書は後天八卦図の原型となったとされる。形而下の森羅万象の姿を示すが、四隅にある偶数は反時計回りで月の満ち欠けを示し、奇数は時計回りに太陽の季節ごとの強弱を示す。さらに洛書中の数は魔方陣を成していて、縦横斜めの和は常に15となることにより、自然界も人もバランスをとって存在していることを示している。

形而下の世界では、万物が生じ、それらが成長し、繁栄発展安定し、衰退や変化を経て、もとの静かな状態に戻る。まさに「生長化収蔵」が延々繰り返される世界であり、形而下の最後は「水」で終わる。洛書は、陰陽がバランスをとり続けて、大調和のなかで変化変転し続けることを示している。

## [3] 数字と八卦（補足）
### ①「1に始まり、9で終わる」という考え方について

> 天地之至数、始於一、終於九焉。一者天、二者地、三者人。因而三之、三三者九、以応九野。故人有三部、部有三候。以決死生、以処百病、以調虚実、而除邪疾。
> 『素問』（三部九候論篇）

> 帝曰、余聞九鍼上応天地四時陰陽。願聞其方、令可伝於後世、以為常也。
> 岐伯曰、夫一天、二地、三人、四時、五音、六律、七星、八風、九野、身形亦応之。鍼各有所宜、故曰九鍼。人皮応天、人肉応地、人脈応人、人筋応時、人声応音、人陰陽合気応律、人歯面目応星、人出入気応風、人九竅三百六十五絡応野。故一鍼皮、二鍼肉、三鍼脈、四鍼筋、五鍼骨、六鍼調陰陽、七鍼益精、八鍼除風、九鍼通九竅、除三百六十五節気。此之謂各有所主也。人心意応八風。人気応天、人髪歯耳目五声、応五音六律、人陰陽脈血気応地、人肝目応之九。
> 『素問』(鍼解篇)

道教でもそうであるが、「9」という数字が最後を示す。『素問』『霊枢』も、9×9の81篇からなる。

### ②八卦

古代の中国人は、森羅万象を八卦に当てはめ、八つの要素「天」「沢」「火」「雷」「風」「水」「山」「地」が自然界を支配していると考えた（**表2-3**）。

**表2-3　八卦**

| 正　象 | 天 | 沢 | 火 | 雷 | 風 | 水 | 山 | 地 |
|---|---|---|---|---|---|---|---|---|
| 卦名 | けん | だ | り | しん | そん | かん | ごん | こん |
| | 乾 | 兌 | 離 | 震 | 巽 | 坎 | 艮 | 坤 |
| | ☰ | ☱ | ☲ | ☳ | ☴ | ☵ | ☶ | ☷ |

### ③順序

「乾」「兌」「離」「震」「巽」「坎」「艮」「坤」の順序は、胎児が母胎に宿ったときの姿を示し、十月十日を八つにまとめている（**表2-4**）。また、季節や方位や数も八卦に当てはめることができる（**表2-5**）。

**表2-4　八卦の順序**

| 1 | 乾 | ☰ | 一つの元陽の気である。気から始まる。形・陰・水でなく気から生ずる |
|---|---|---|---|
| 2 | 沢 | ☱ | 沢で湖であるから水を意味する。乾の気が大いに動いて液と化す。よって乾から沢、すなわち気は液と化す。元陽、元気から、胎児のなかの体液のようなものが生ずるということ |
| 3 | 離 | ☲ | 天と沢が合すると熱を生ずること |
| 4 | 震 | ☳ | それらのものが動き出したということ。胎動を示す |
| 5 | 巽 | ☴ | 風を生ずること。これが胎児の呼吸に相当する |
| 6 | 坎 | ☵ | 羊水を表す。羊水が成長する胎児を保護する |
| 7 | 艮 | ☶ | 胎児の胃腸が具わるようになること |
| 8 | 坤 | ☷ | 肌肉が完成していくこと |

表2-5　易と季節・方向などの関係

| 易　数 | 1 | 2 | 3 | 4 | 5 | 6 | 7 | 8 |
|---|---|---|---|---|---|---|---|---|
| 正象 | 天 | 沢 | 火 | 雷 | 風 | 水 | 山 | 地 |
| 卦名 | 乾 | 兌 | 離 | 震 | 巽 | 坎 | 艮 | 坤 |
| 八卦 | ☰ | ☱ | ☲ | ☳ | ☴ | ☵ | ☶ | ☷ |
| 方位 | 西北 | 西 | 南 | 東 | 東南 | 北 | 東北 | 西南 |
| 季節 | 10〜11月 | 9月 | 6月 | 3月 | 4〜5月 | 12月 | 1〜2月 | 7〜8月 |
| 五行 | 金 | | 火 | | 木 | | 水 | 土 |
| 五行の数 | 4と9 | | 2と7 | | 3と8 | | 1と6 | 5と10 |

## 6　陰陽の法則

陰陽の法則として、『WHO西太平洋地域伝統医学国際標準用語集』では次の八つが挙げられているが、北辰会方式では、太極陰陽論16の法則として臨床に応用する（詳細は「Ⅵ．太極陰陽論——森羅万象の法則、4　太極陰陽論16の法則」参照）。

### [1] 陰陽対立

WHOの定義の通り、陰と陽は、相反し、反発し、争う関係（the mutually opposing, repelling and contending relationship between yin and yang）である。「陰の性質と陽の性質は真反対」（opposition of yin and yang）ということである。

基本的に陰と陽は反発して対立するのが一般的であるが、同時に協調し合い依存し合う関係でもある。対立しながらも統一する関係を「対待関係」という。

### [2] 陰陽互根

「陰陽互根」（mutual rooting of yin and yang / interdependence between yin and yang）は、陰と陽の間でお互いに依存し合う関係、互いに助け合って離れられない関係である。

### [3] 陰陽消長

「陰陽消長」（waxing and waning of yin and yang）は、陰と陽がどちらか一方が強くなると他方が弱くなる関係である。この消長があるからこそ、もとのバランスのとれた状態に戻ろうとするはたらきが生まれ、運動変化を続けることができる。

### [4] 陰陽平衡

「陰陽平衡」（yin-yang balance）は、陰と陽がバランスを保っている状態である。陰陽が消長し、シーソーのように、そのバランスをもとに戻そうとするはたらきである。

## [5] 陰陽調和

「陰陽調和」（yin-yang harmony）は、陰と陽が協調して調和している状態である。陰と陽はその性質上相反するものであるが、その相反する性質が絶妙にバランスをとって調和しようとするはたらきもある。

## [6] 陰陽転化

「陰陽転化」（yin-yang conversion / inter-transformation of yin and yang）は、陰と陽の間で性質が入れ替わることである。陰が極まれば陽となり、陽が極まれば陰となる。陰の性質も極まれば陽の性質に変化し、陽の性質が極まれば陰の性質に変化する。

## [7] 陰極似陽

「陰極似陽」（extreme yin resembling yang）は、陽気が極度に弱まり、裏において陰が盛んとなると、陽気が表面に流れ、真寒仮熱証を形成する病理変化のこと。陰陽転化しきる前段階として、陰が極まって、一見陽の状態のようにみられる段階がある、ということである。これは明らかに病理である。

## [8] 陽極似陰

「陽極似陰」（extreme yang resembling yin）は、邪熱が極度に旺盛となり陽気を抑圧し裏の奥深くに隠れ、陰が外に限局して、真熱仮寒証を引き起こす病理変化。陰極似陽の逆のパターンである。陽が極まって、陰の状態のように見受けられる段階がある、ということ。これも明らかに病理である。

WHOでは、以上八つが陰陽の法則として挙げられているが、北辰会方式における「太極陰陽論」の法則では、さらにいくつかの法則が加わる。詳細は後述する。

# IV. 五行学説

## 1 陰陽五行論

陰陽と五行「木火土金水」の関わりについて前漢の董仲舒による『春秋繁露』を紐解いてみよう。

> 天地の気、合して一と為り、分かれて陰陽と為り、判れて四時と為り、列して五行と為る。
>
> 『春秋繁露』（五行相生篇）

先述の気一元の世界観がベースとなっていることがわかるであろう。気一元から陰と陽の二つの相反する性質に分かれ、それらの陰陽バランスの度合いによって、四時となり、五行に分けることができる、というニュアンスである。

> 夫れ五行は蓋し造化の根源にして、人倫の資始なり。万品、夫の変易を稟け、百霊、其の感通に因る。陰陽に本き、精像に散じ、天地に周く竟り、幽明に布き極む。……（中略）……天に五度ありて以て象を垂れ、地に五材有りて以て用を資け、人に五常有りて以て徳を表す。万有森羅、五を以て度と為す。其の五を過ぐるときは、数は則ち変ず。
>
> 『春秋繁露』（序）

> 訳：五行とは、万物を生成するものであり、人の道の始めである。天地間のあらゆる物は五行の変化を受け、すべての霊は五行に感じそれに通ずることによって生ずる。五行は、陰・陽に基づき、精霊と形体に散らばり、天と地にあまねくいきわたり、鬼神の世界と人間の世界とに及んでいる。……（中略）……天に五度があり、それにより象(かたち)を表し、地に五材があり、それにより用をたすけ、人に五常があり、それにより、徳(はたらき)を表す。ありとあらゆるものは、すべて5をもって基準とするのである。そして、5を超えると、数は変化する。

五行の相生、相剋の関係は、「生理」であり、五行の五つの性質が循環変転してバランスをとろうとすることを意味している。五行は、本来、森羅万象の変化変転のしくみをシンボライズして示してみせただけのもので、<u>機械的運用、短絡的運用をするためにあるのではない</u>。春だからといって、木気のみが作用するということではない。春だから「木剋土」という「生理」現象が起こるが、必ずしも万人の脾が弱るわけではない。

すべてのものは、五行すべての性質を持っており、かつ、たとえば、木気のなかにも、ほかの四つの要素となる性質の気を有すものである。

『五行大義』巻二に、このように書かれている。

> おおむね五行というものは、均等に広くいきわたり、あまねく万物に存在するのであり、一定不変の形を固く持することはない。……（中略）……五行の気はあまねくめぐって、その事その事に応じて用途を持つものである。……（中略）……たとえば、木が曲がったり真っ直ぐになったりするのは木（の性質）だ、木から火が出るのは火（の性質）を持っているからだ、木で突いたり落としたりできるのは金（の性質）を持っているからだ、木の中に湿り気があるのは水（の性質）を有すからだ。木が花や葉や種や実をつけるのは土（の性質）があるからだ。
>
> 『五行大義』（巻二）

これら五つの性質を、人間においては、五臓と相関させ、情緒因子にも相関させているのである。

> 天有五行、御五位、以生寒暑燥湿風、人有五蔵、化五気、以生喜怒哀思憂恐。論言、五運相襲、而皆治之、終期之日、周而復始。
>
> 『素問』（天元紀大論篇）

## 2　五臓・五行の生成

五行は、先天八卦での河図より生成されている。河図は易を生んだ根本であり、形而上で先天八卦、洛書は形而下で後天八卦になり、気学と深く関わっている。

### [1] 河図

河図（**図2-8**）は、宇宙開闢以前（形而上）の状態を示し、「水→火→木→金→土」と、無形のものから有形のものを生じ、そして「土」に至ってやっと完成する。天地創造とその完成する所以を説明

している。また、先天の河図ではすべてのものが陽の水から生ずるということで、先天の元気つまり腎を示していることになる。

すなわち、水の腎から火を生じて、火は離卦で、心の臓を生ずる。そして木、すなわち肝の臓を生じる。そして西の金が肺の臓を生ずる。よって、宇宙開闢以前の五臓は腎が非常に大きなはたらきをしているのである。

> 天一水を生じ、地二火を生ず、天三木を生じ、地四金を生ず。　　　　　　　　　　　　　　　『類経』

河図は、人体の五臓の生成の仕方、天が動き回って五臓を生成する段階を説明し、同時に宇宙が開ける場合に無形のものから有形のものを生ずる世界を示している。

> 初一曰五行、一曰水、二曰火、三曰木、四曰金、五曰土。水曰潤下、火曰炎上、木曰曲直、金曰従革。土爰稼穡。　　　　　　　　　　　　　　　　　　　　　　　　　　　　　　　　　　　　　　　　　　　　　『書経』

訓読：初めに、一に五行曰く、一に水と曰う、二に火と曰う、三に木と曰う、四に金と曰う、五に土と曰う。水を潤下と曰う、火を炎上と曰う、木を曲直と曰う、金を従革と曰う、土は爰に稼穡す。

水火木金土は、それぞれの特性を持ち相関関係をなしている。そして完成された形而下での「土」から展開していくのが「洛書」の図であり、これが後天八卦といわれるものになっていく。

## [2] 洛書

亀の背中にあったという「洛書」（図2-8）であるが、河図が1〜10の数字の配列だったのに対して、洛書は1〜9となっている。「九を戴き一を踏み、三を左にし、七を右にし、二・四を肩とし、六・八を足となし、五は中央に居る。縦、横、斜め、何より数えるもその数十五」と説明されている。では、この配列にどのような意味があるのだろうか。

まず、1。これは河図と同じく下にある。これは方位では北にあたり、すべての方位の基本となる。ここからまず、奇数は陽で、太陽は東から昇って西に沈むので、陽は左遷するのが原理となる。

そのため、3は東を示す左側に位置し陽の出発点となる。この3に3を乗じて3×3＝9を南に位置し、次は9に基本の3を乗じ、3×9＝27となるが、盈数を払って（10の位の満ちた数、この場合20のこと）、7を西に位置する。

そして、3×7＝21で、また盈数を払って1が北に来る。これで東西南北の四方位に奇数が配置されたことになる。

次に陰を表す偶数、こちらは右遷する。陽が極まった9の右側、南西の方位に2が生じ、2×2＝4が南東へと周る。次に2×4＝8が北東、さらに、2×8＝16で盈数（この場合10のこと）を払った6が北西の隅に位置することになる。そして、6×2＝12で盈数を払い、2が南西に戻る形で一巡する。

そして、縦・横・斜め、どのラインもその数の和は15である（図2-9）。つまり、後天においては、常に調和の状態にある、ということを示している。

|   |   |   |
|---|---|---|
| 4 | 9 | 2 |
| 3 | 5 | 7 |
| 8 | 1 | 6 |

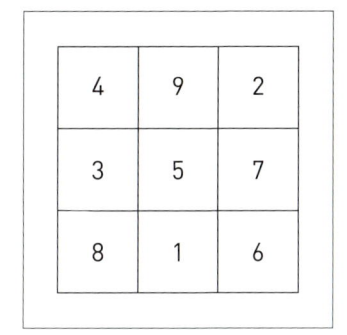

**図2-9　魔法陣**
縦・横・斜め、どのラインの和も15となる。

## 3　五行

### [1] 五行とは

　「五行」(five phases / five elements) は「木・火・土・金・水とその運用と変化」と定義されており、臨床現場における現象の「傾向性」や「属性」を説明する一つのものさしになる。つまり、診察の思考過程で個々の具体的な症状とその病理の可能性から、ある特定の性質が顕著に現れていることがあり、そういう場合に、五行の性質に当てはめることがある。

　たとえば、肝脾不和で春先になるとその症状が一気に悪化し、イライラしても悪化するという傾向がある場合、木気が盛んで土の脾胃を圧迫する傾向がある。あるいは、春先にのぼせ症状とともに腰痛が悪化する傾向がある場合に、木気が水を吸い上げる傾向があるか、水が不足しているからこそ木気が高ぶりやすくなっている可能性がある、などと考えることができる。

　以上は、各患者のケースにおいて解析している。つまり、五行を「帰納」的に活用して解析することがある、ということである。この五行理論を「演繹」的に、機械的に運用してしまうと、現象を説明しきれない部分も出てしまう（春だからといって、全員肝気が高ぶっているかといえば、実際はそうでない患者も当然いる）。

　北辰会方式の五行の見解としては次の通りである（本項[5]まとめも参照のこと）。
- 陰陽はそのまま運用できるが、五行は下手に使うと機械論となってしまう
- 五行は帰納法的に用いることはできても、演繹的には慎重になるべきである
- 五行は太極陰陽のレベルまで落として、あくまで相対論の一つとして理解しておく必要がある

### [2] 五行の属性

#### ①木
　「木」(wood) は、季節では春、色では青や緑、味では酸味、人体では肝胆に関連する。木の曲直の性質に当てはまるものが相対的にどれに相当するのか、という観点で理解したほうがよい。

#### ②火
　「火」(fire) は、季節では夏、色では赤、味では苦、身体では心臓と小腸に関連する。熱（陽）の極みを示しながら、なかに陰の性質も有している（☲）。

### ③土

「土」(earth) は、季節では長夏、色では黄色、味では甘、身体では脾胃に関連する。どちらかというと静かに育む性質で、陰の性質が強いのが特徴である。

### ④金

「金」(metal) は、季節では秋、色では白、味では辛、身体では肺と大腸に関連する。一気に変化をもたらす性質（発散させたり、一気に降ったり、性質を転化させたりする）が特徴である。

### ⑤水

「水」(water) は、WHOでは二つの定義が示されている。

- 五行の一つで、季節では冬、色では黒色、味では鹹、身体では腎と膀胱に関連する
- 体液の病的一面（pathologic aspect of body fluid）である

しかし、後者の詳細はよくわからない。五行の性質としての「水」の定義としては、前者のみでよいのではないだろうか。水は静的でありながら、そのなかに陽を含み（☵）、時に破壊的な作用をすることもある。

## [3] 五行帰類

「五行帰類」(categorization according to the five phases) は、物質や物質現象の構造・特性・作用を五つの相にたとえることによって五つのカテゴリーに分類することとされているが、これはあくまで相対的な観点からの分類であることに留意しておきたい。

### ①（相）生

「（相）生」(engendering / generating) は、各々の相とその関連する現象がほかの連続する相を生じさせる、あるいは、産生する関係である（**表 2-6**）。

**表 2-6 相生の五つのパターン**

| | | |
|---|---|---|
| 木生火 | wood engenders fire<br>wood generating fire | 木の性質から火の性質が生じる。肝鬱化火や心肝火旺が相当する。木気が高ぶってくると熱化し火の性質に変わる |
| 火生土 | fire engenders earth<br>fire generating earth | 火の性質から土の性質が生じる。気の生成には、まず陽気が必要で、陽熱（火）があって初めて気を育むことができる |
| 土生金 | earth engenders metal<br>earth generating metal | 土の性質から金の性質が生じる。気が旺盛になると、そこから血や津液が化生し（気という無形から血や津液という有形へ変化が起こり）、全身をめぐることができる |
| 金生水 | metal engenders water<br>metal generating water | 金の性質から水の性質が生じる。気血津液が全身をめぐる過程で、不要物は対外に排出される（汗・小便・大便など） |
| 水生木 | water engenders wood<br>water generating wood | 水の性質から木の性質が生じる。水がないと木が伸びることができない。腎の安定あって初めて肝気・肝血が協調して疏泄でき、全身の気機をのびやかにすることができる |

## ②（相）克

「（相）克」（restraining）は、お互いの相とその関連する現象がほかの相を制限・阻止・調整する関係である。相生や相克は実際には生理的反応・生理的作用の範疇である。陰陽の消長平衡に関わる性質といえるだろう（**表2-7**）。

**表2-7　相克の五つのパターン**

| | | |
|---|---|---|
| 木克土 | wood restrains earth / wood controlling earth | 木の性質は、土の性質を制限する |
| 火克金 | fire restrains metal / fire controlling metal | 火の性質は、金の性質を制限する |
| 土克水 | earth restrains water / earth controlling water | 土の性質は、水の性質を制限する |
| 水克火 | water restrains fire / water controlling fire | 水の性質は、火の性質を制限する |
| 金克木 | metal restrains wood / metal controlling wood | 金の性質は、木の性質を制限する |

## ③（相）乗

五行の相克が異常になり過ぎると「乗」となる。「（相）乗」（overwhelming / over-acting）とは、病理状態を示し、太極陰陽でいうと、消長関係から平衡の法則がうまく機能しなくなって陰陽のアンバランスが起こりやすくなっている、または陰陽のアンバランスが継続する状態である。

## ④（相）侮

「（相）侮」（rebellion / insulting）とは、本来克す相手側から抑制を受ける状態で、これも病理状態である。克すはずの側が弱り過ぎているか、もしくは、克す相手側が強過ぎる場合に起こる。結局は、陰陽関係が逆転してしまっている状態である。

## ⑤五常

「五常」（five constants）とは、五行の正常な動きの総称である。

## ⑥制化

「制化」（inhibition and generation）とは、五行理論における相互のバランスと正常な状態を保つための相生・相克関係のこと。

## ⑦亢害承制

「亢害承制」（harmful hyperactivity and responding inhibition）とは、五行理論の一つの法則で、ある要素が亢盛した場合、害（病理）となるが、その要素を制限することで正常なバランスを回復することができることを表している。

『素問』六微旨大論篇に、「亢則害、承乃制、制則生化、外列盛衰、害則敗乱、生化大病」とあり、「亢害承制」とは、（寒でも熱でも、陰陽いずれかが）過剰になると害（病理）となるが、過剰になったものを抑制できれば問題ない、ということである。

## [4] 母子関係
### ①母気
「母気」(mother qi) とは、五行のうち、相生関係を生じさせる側の臓腑の気である。
### ②子気
「子気」(child qi) とは、五行のうち、相生関係を生じさせられる側の臓腑の気である。
### ③母子相及
「母子相及」(mother and child affecting each other) とは、ある要素がそれを生じさせる要素に対して、あるいは、連続的に生じさせた要素に対して及ぼす影響である。

## [5] まとめ
　以上、五行やその要素ごとの関係をみてきたが、実際の臨床においては、「陰陽」の変化、「陰陽の法則」を理解しておくことが重要で、五行はその理解のための一つの考え方と捉えておいたほうがよいだろう。機械的に運用してはいけない。北辰会方式では、あくまで眼の前の現象（患者の病態）を優先する。杓子定規的に五行で考えたり、五行を単純化した治療配穴はしていない。
　「ある臓腑は、ほかの臓腑すべてと密接に関連し合っているのであって、ある特定の臓腑にしか影響を及ぼさない、ということはない」ということを理解しておくことが重要である。

# 4　自然と五行と人体

　五臓の色体表（**表 2-8**）は参考程度にし、弁証論治により五臓をより明確にしていくことが肝要である。機械的な運用は避けたほうがよい。

表2-8　五臓の色体表

| 五行 | 木性 | 火性 | 土性 | 金性 | 水性 |
|---|---|---|---|---|---|
| 五親 | 水子 | 木子 | 火子 | 土子 | 金子 |
| 五兄弟 | 甲乙 | 丙丁 | 戊己 | 庚申 | 壬癸 |
| 五方 | 東 | 南 | 中央 | 西 | 北 |
| 五位 | 震 | 離 | 坤 | 兌 | 坎 |
| 生数 | 三 | 二 | 五 | 四 | 一 |
| 成数 | 八 | 七 | 十 | 九 | 六 |
| 五季 | 春 | 夏 | 土用 | 秋 | 冬 |
| 五悪 | 風 | 熱 | 湿 | 燥 | 寒 |
| 五穀 | 麦 | 黍 | 粟(稷) | 稲 | 豆 |
| 五菜 | 韮 | 薤 | 葵 | 葱 | 藿 |
| 五果 | 李 | 杏 | 棗 | 桃 | 栗 |
| 五畜 | 鶏 | 羊 | 牛 | 馬 | 豕 |
| 五色 | 青 | 赤 | 黄 | 白 | 黒 |
| 五音 | 角 | 徴 | 宮 | 商 | 羽 |
| 五調子 | 雙調 | 黄鐘 | 一越 | 平調 | 盤渉 |
| 五臓 | 肝 | 心 | 脾 | 肺 | 腎 |
| 五腑 | 胆 | 小腸 | 胃 | 大腸 | 膀胱 |
| 五根 | 目 | 舌 | 唇(口) | 鼻 | 耳(二陰) |
| 五主 | 筋 | 血脈 | 肌肉 | 皮 | 骨 |
| 五支 | 爪 | 毛(顔色) | 乳(口) | 息 | 髪 |
| 五香 | 臊 | 焦 | 香 | 腥 | 腐 |
| 五味 | 酸 | 苦 | 甘 | 辛 | 鹹 |
| 五志 | 怒 | 笑 | 思 | 憂(慮) | 恐 |
| 五精 | 魂 | 神 | 意智 | 魄 | 精志 |
| 五液 | 泣 | 汗 | 涎 | 涕 | 唾 |
| 五変 | 握 | 憂 | 噦 | 咳 | 慄 |
| 五役 | 色 | 臭 | 味 | 声 | 液 |
| 五声 | 呼 | 言 | 歌 | 哭 | 呻 |
| 五労 | 歩 | 見 | 坐 | 臥 | 立 |
| 五気 | 上 | 緩 | 結 | 消 | 下(乱) |

# V. 東洋哲学思想

## 1　すべては運動変化のなかにある

　大宇宙は常に運動変化しており、永遠に一定不変はあり得ない。その大宇宙の法則化にある我々も同様である。肉体面、精神面すべてにおいて、一定不変でなく、運動変化のなかにある。その運動変化のなかにありながら、我々も大宇宙と一体であり、気一元の世界に存在している。
　心即理説や知行合一説で有名な中国明代の儒学者である王陽明は、次のように述べている。

> 風雨露雷、日月星辰、禽獣草木、山川土石は、本来人と一体である。だから、五穀や禽獣の類は、みな人を養うことができるし、薬石の類は、みな人の病気を治療することができる。ただ、同じ一気から成立しているので、お互いに通じ合うことができるのである。
>
> 『伝習録』（下74条）

　陽明学では朱子学同様、気を万物の根源としているが、気は単なる物質的な根源という意味に留まらず、生々流転していく世界の生命力と考えられている。臨床の現場においては、このことを実感できる人も多いのではないだろうか。

　具体例として、夢分流腹部打鍼術の「火曳きの鍼」の効果を挙げておこう。以下、『鍼灸医学における実践から理論へ　パート1―「北辰会」は何をアピールするのか』（藤本蓮風、たにぐち書店、1990年）より抜粋する。

---

①患者の側の気に働きかけ、患者のいわば内気を動かす
②術者自らの身体を媒体として天地自然の大いなる気を患者とともに受け入れ、関元穴に引き集めるようにイメージすること
③自分の力で気を注ぎ入れるつもりで「火曳き」をすると、術者の側に強い疲労感が残り、身体が相当弱る

---

　運動変化しているからこそ、同じ患者であっても、そのときの肉体状態や精神状態、時節、その場所、術者の状態などによって、鍼治療の置鍼時間や使用する鍼の種類なども当然変わるということである。

## 2　東洋医学の疾病観

　『霊枢』五変篇と百病始生篇に、東洋医学の疾病観をよく表した文言がある。

> 少兪旧、……請論以比匠人。匠人磨斧斤礪刀、削斲材木。木之陰陽、尚有堅脆、堅者不入、脆者皮弛、至其交節、而缺斤斧焉。夫一木之中、堅脆不同、堅者則剛、脆者易傷、況其材木之不同、皮之厚薄、汁之多少、而各異耶。夫木之蚤花先生葉者、遇春霜烈風、則花落而葉萎。久曝大旱、則脆木薄皮者、枝条汁少而葉萎。久陰淫雨、則薄皮多汁者、皮漬而漉。卒風暴起、則剛脆之木、枝折杌傷。秋霜疾風、則剛脆之木、根搖而葉落。凡此五者、各有所傷、況於人乎。
> 黄帝曰、以人応木奈何。
> 少兪答曰、木之所傷也、皆傷其枝、枝之剛脆而堅、未成傷也。人之有常病也、亦因其骨節皮膚腠理之不堅固者、邪之所舍也、故常為病也。
>
> 『霊枢』（五変篇）

訳：少兪が言う。
　「……大工に喩えて申し上げます。大工は、斧や手斧をみがき、その刃をといで、それによって木材を加工します。木には陰陽があり、そして、堅いものや脆いものもあります。堅いものは刃が入りにくいし、脆いものはその皮が緩み、その節の交わる部分では斧の刃が欠けてしまうことがあります。1本の木でも、堅い部分があったり、脆い部分があったり同じものはありません。堅い木は強く、脆い木は傷つきやすいものです。いわんや、その材木の不同や皮の厚

さ薄さ、樹液の多少など、木はそれぞれ異なるものですよ。その木の花が早く咲き、先に葉が生えるものは、春の霜や烈風に遭うと、花が落ち、葉がしおれてしまいます。ひどい旱魃に長いことさらされますと、脆い木で皮の薄いものは、枝の樹液が少なくなって葉がしおれます。長雨にさらされ続けますと、皮の薄い樹液の多い木は、皮が腐り樹液がジクジクと流れ出します。強い風が突然吹くと、剛健な木も脆い木も、枝が折れたり幹が傷ついたりします。秋に霜が降り疾風にさらされると、剛健な木も脆い木も、根っこが揺らいで葉が落ちてしまいます。以上の五つの樹木の場合、それぞれ樹木の性質と環境の違いによって傷つき方も様々です。人間も同じことだといえます」

黄帝が尋ねる。

「樹木のことを人にたとえるとどういうことになるのだ？」

少兪が答える。

「木が損傷するのは、皆、その枝が傷つき、枝の強弱によるものです。しかし、枝が堅くしっかりしていれば傷つくことはないのです。人が常に病にかかるということもこのことと同じです。また、骨や節、皮膚腠理がしっかりしていない者は、外邪が寄ってくるので病になるのです」

> 風雨寒熱、不得虚邪、不能独傷人。卒然逢疾風暴雨而不病者、蓋無虚、故邪不能独傷人。此必因虚邪之風与其身形、両虚相得、乃客其形。両実相逢、衆人肉堅。其中於虚邪也、因於天時与其身形、参以虚実、大病乃成。気有定舎、因処為名、上下中外、分為三員。
>
> 『霊枢』（百病始生篇）

訳：風雨寒熱というものは、人体に虚がなければ邪によって人を傷ることはできない。突然、疾風や暴雨に逢ったとしても、病気にならない人は、その人に虚したところがないから、人を傷ることができないのだ。必ず、虚邪の風と、その人の身体の虚との両方が重なって、邪が身体に侵襲するのだ。もし、正風で、身体に虚もなければ、虚邪に侵襲されることはない。天の時と身体の状態とに虚実がまざっていれば、大病になり、邪気が体内に留まるが、その場によって、その名に上下内外がある。これを総括して三部というのだ。

あくまで、人間の身体の「陰陽の調和・不調和」に目を向けている、ということがポイントである。どこが、どのように不調和なのかによって現れる病症は様々であり、同じ環境下や条件下でも発病する人、しない人、遅れて別の形で発病する人など、差異が出てくるということである。

# VI. 太極陰陽論 ── 森羅万象の法則

## 1　太極陰陽

東洋医学を実践するうえで必要なのが、その基本思想となる太極陰陽の理解である。しかし、この基本にして最も深淵極まりなき領域に足を踏み入れ、臨床実践に用いることのできる法則性を導き出し、発展させていくのは実に難しい。

### [1] 太極

一元の「太極」、究極の一たる「太一」、一を生ずる「道」。宇宙の発生の根源とその生成秩序の大元。

荘子は、「天地なる者は、形の大なる者なり。陰陽なる者は、気の大なる者なり」（『荘子』則陽篇）として、陰陽の気を、大気のなかで最も基本的で重大な二元の気、としていた。その一方で、「天地の一気」（大宗師篇、知北遊篇）とも表現し、斉物論篇や天運篇にあるように、宇宙を満たす気の典型的なものとして「雲気」をみていたようだ。

一方、『易経』繋辞上伝にこうある。

> 一陰一陽をこれ道と謂う。これを継ぐものは善なり。これを成すものは性なり。　　　　『易経』（繋辞上伝）

訳：一陰一陽する、つまり、代わる代わるに循環するのが天の道であり、ひいては易の道でもある。天の道をそっくりそのまま受け継いだものが天の子たる人間の善である。そして、この無限大の天の道をそのままおのが性質として内在させているので、人は本来善なのだ。

## [2] 陰陽

『素問』上古天真論篇で「無為自然」の生き方である老荘思想が説かれ、『素問』陰陽応象大論篇で陰陽思想が展開されている。

> 陰陽者、天地之道也。万物之綱紀、変化之父母、生殺之本始、神明之府也。治病必求於本。故積陽為天、積陰為地。陰静陽躁、陽生陰長、陽殺陰蔵。陽化気、陰成形。寒極生熱、熱極生寒。……（中略）……水為陰、火為陽。……（中略）……天有四時五行、以生長収蔵、以生寒暑燥湿風。人有五蔵化五気、以生喜怒悲憂恐。……（中略）……天地者万物之上下也。陰陽者、血気之男女也。左右者、陰陽之道路也。水火者、陰陽之徴兆也。陰陽者、万物之能始也。故曰、陰在内、陽之守也。陽在外、陰之使也。　　　『素問』（陰陽応象大論篇）

「黄帝曰く、陰陽は天地の道なり、万物の綱紀、変化の父母、生殺の本始、神明の府なり、病を治するには必ず本を求む」とある。太極陰陽思想がこの一文のなかに説かれている。

『呂氏春秋』尽数篇に「天陰陽を生じ、寒暑燥湿、四時の化、万物の姿、利を為さざるなく、害をなさざるなし。聖人は陰陽の宜を察し、万物の利を弁じて以て生に便とす」とある。

陰陽を使うのであれば、どういう状況のなかで、どの理論を使うのかということが大事なので、そのための陰陽論を、これから具体的に学んでいこう。

# 2　太極陰陽を生み出した背景

太極陰陽論を生み出した背景を考えてみよう。

中国は中緯度の温帯地域にあり、四季の変化が明瞭であった。夏の炎暑は陽盛・陽極を示し、冬の寒冷は陰盛・陰極を示したことから、陰陽概念が生まれてきたのだろう。また陰から陽への転化・循環の思想も四季のめぐりから生じてくる。寒帯や熱帯地域の気候ではこのような発想が生まれにくい。

また、中国は基本的に農耕民族として文化を成熟させてきた。農耕民族は自然を敵とみなさず畏敬の対象としてみる。農耕による生活は、自分以外のものとの共生を志向する。このような生活様式は西洋と異なりあらゆる価値観を認めていく寛容の精神を育んでいき、共生の思想から調和を重視する思想へとつながる。農耕においては四季の時期を知ることが重要であり、天体観測による暦が発達した。そして天文観測における惑星の五星の動きから五行の思想へとつながっていったとされる。

東洋医学は、中国の気候風土、人の生産活動などから、季節や気候、月齢や風向などが病理に大きく影響を与えるという認識を持つに至り、その法則性を把握してきたのである（詳細は『鍼灸治療　内経気象学入門―現代に甦る黄帝内経による気象医学』〔橋本浩一、緑書房、2009年〕参照）。

一方、狩猟民族においては自然は敵対するものであり、バランスをとることよりも征服することを重視する思想へとつながる。したがって狩猟民族主体の西洋世界には単純な二元論はあるが、対立しながらも統一するという二元的一元論の太極陰陽論のような思想は生まれなかったと考えられる。

## 3 太極陰陽論の基礎

易学思想の重要性はすでに述べたが、この易学に基づく医学のことを「医易学」という。

太極（○）より両儀（▬ ▬▬）が生じ、陰陽二極から四象（太陽▬少陽▬少陰▬太陰▬）が生じる。ここまでは形而上であり、四象は八卦（乾▬、兌▬、離▬、震▬、巽▬、坎▬、艮▬、坤▬）と現れ、形而下の世界が生じ、これらが森羅万象を表している。これが太極陰陽と八卦の関係である。

また、八卦の順序は胎児の成長順序を示している。

太極とは、天地創造の大元であり、陰陽の「場の論」であり、そして「認識論」でもある。気一元である。太極図（陰陽魚太極図、もしくは太極陰陽魚図）は**図2-10**のように表される。

太極陰陽魚図について、唐代の易学者、孔穎達（こうえいたつ）は、「太極は天地未分の前をいう。元気混じて一となる、すなわちこれ太初の太一なり」として、太極についての概念を明らかにした。

また、太極図を表した宋代の周敦頤は、「無極にして太極、太極動じて陽生じ、動極まって静となる、静にして陰生じ、静極まって再び動ず、一動一静互いにその根をなす」と言っている。

太極陰陽魚図は、陰と陽が抱き合うように象られ、これが太極を形成している。すなわち助け合いながら全体を構成している。これは対立しながら統一するということを示している。また、陰のなかに陽があり、陽のなかに陰があるように表現されているのは、形而下では常に陽が陰を含み、陰が陽を含んでいることを示している。

太極とは、天地創造の大元であり、陰陽の「場の論」であり、そして「認識論」でもある。太極には2種類ある。一つは天地未分化の混沌とした太極。もう一つは天地創造後の太極であり、陰陽に分化した後での陰陽を包括する太極である。太極についてまとめると次の通りである。

- 太極陰陽は天地創造分化の大元
- 陰陽する場が太極
- 太極は認識以前の状態

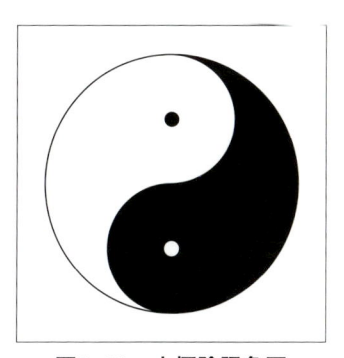

**図2-10　太極陰陽魚図**

ここで重要なのは、太極陰陽は気一元ではあるが、太極を踏まえたうえでの陰と陽の二元論が存在することである。陰陽に分析したうえで、太極に戻り全体をみていく。さらに陰と陽の間の境界があって初めて太極が成り立つ。これを「含三為一」または「合三為一」という。これが「一は二を生じ、二は三を生じ、三は万物を生じる」ということである。境界があって初めて万物は生き生きと動き始める。

## 4　太極陰陽論16の法則

　太極陰陽論は、中医学における病因病理・弁証の分析道具でもある。
　たとえば、血虚。中医学では血虚があると気虚も生じて気血両虚となる、としているが、これは気と血の「互根の法則」が根拠となる。一方で、血虚であれば相対的に気実になるというのは「消長の法則」を根拠としなければならない。このように陰陽を弁証論治に用いる際にどのような太極陰陽理論を用いるべきかが重要となるのである。
　**図2-10**の太極図が一体何を物語っているか。この図から導き出される太極陰陽論16の法則を以下に列記していく（詳細は『東洋医学の宇宙―太極陰陽論で知る人体と世界』〔藤本蓮風、緑書房、2010年〕参照）。

### [1] 対立の統一の法則
　太極陰陽論における最も根本となる法則。陰陽として対立しながらも太極として統一されているということ。対立関係よりも相補関係に力点がある。この法則は、「二面性の統一」と「一面性の二面性」を有す。

#### ①二面性の統一
　『弁釈鍼道秘訣集―打鍼術の基礎と臨床』（藤本蓮風、緑書房、1978年）で展開される論理と非論理（直感ともいえる）の世界は、ともに認識方法として対等であり、双方を通じて真の認識へと至るということ。

#### ②一面性の二面性
　世界には完全なものはない。しかし東洋医学は太極陰陽論の立場から、自然・人を不完全ながらも完全な存在としてみている。このことから正しき弁証論治・治法によって、人は健康を取り戻すことができる、とする。

### [2] 連続性と不連続性の法則
　「つながってつながらない論理」のこと。湯液を例に挙げると、桂枝湯と小建中湯の関係である。桂枝湯は表証の薬、小建中湯は裏証の薬、桂枝湯の芍薬を倍量して水飴を加えると小建中湯になる。このように表証の薬と裏証の薬が連続している。不連続にして連続しているのは太極陰陽の認識方法を示している。陰と陽は別々でありながらも連続しているということである。

### [3] 常と変の法則
　常とは一般論、変とは特殊論であり、臨床では異常事態を示す。真寒仮熱、真熱仮寒、真虚仮実な

どは変の現れであり、陰陽の傾斜が大きく治しがたい。舌診で熱証なのに紅舌を呈さないものは変であり、何らかの理由がある。この場合は変の症例であり、特殊論である。したがって、一般論（常）としての舌診自体が当てにならないと考えるのは誤りである。

## [4] 境界の法則

太極陰陽論における境界とは陰と陽の境目の部分。第1の観点は、陰陽の境目をどこにどのように設定するかということ。第2の観点は、境界のはたらきによって陰陽は消長し平衡をとることができるということ。つまり、境界のはたらきによって陰陽の動きが決定されるということである。

身体において、この法則を当てはめると、以下の3点が指摘できる。
- 陰陽が著しく傾くと境界がはたらく
- その場合境界の一つである督脈上に反応がでる。督脈上の兪穴によって平衡の法則・消長の法則・転化の法則を動かせる
- 上下の境界である帯脈上の兪穴で上下の平衡をとることができる

したがって境界の法則は、難病の治療において非常に重要な意義を持つ。

## [5] 消長の法則

たとえば、春から夏にかけては陽が長じて陰が消退していく。身体では陽気が盛んになると相対的に陰気が不足してくる。肝鬱気滞で肝気実になると相対的に肝血不足が生じてくる。これらの陰陽の消長関係を消長の法則という。

太極陰陽が正常に機能していると消長の法則は正常にはたらき、高齢などで太極自体が小さくなってくると消長のはたらきは弱り、代わって互根の法則がはたらいてくる。

身体においては、臓腑の変動が関係するツボの左右差として現れるが、左右差が出ていない場合は異常事態であり、治しがたい。

また消長の法則を通じて身体はバランスをとろうとするので、この法則は平衡の法則と親戚・同類関係である。たとえば右半身不随で、腹部では右側が虚して冷えてくるのが一般的であるが、これが逆に左側が虚していたり、左右差が出ていない場合は治しがたい。反応がはっきり出ていない場合でも、たとえば腹部打鍼術の負曳きの鍼で処置をすると順証なら左右差が出てくる。出てきたところを調えると治ってくる。これは消長の法則と平衡の法則の臨床運用である。

## [6] 平衡の法則

身体には常にバランスをとるはたらきがある。これを平衡の法則という。それも前後左右上下に揺れながら最後は平衡をとる。臨床的には、健康であれば兪穴の左右差はないが、症状があったり病になると該当する兪穴に左右差として反応が現れる。この左右差を取れば病邪は去り、臓腑の虚実は調って癒えてくる。

洛書では、あらゆる方向からの和が15になったように、身体には常にバランスをとるはたらきがある。生理的現象でいえば、夏の暑邪で内熱が盛んになっても発汗により泄熱したり、梅雨の湿邪で内湿が盛んになっても大小便で余分な水を排出することなどは平衡の法則によるものである。

## [7] 互根の法則

　互根の法則とは、加齢などにより正気の弱りがある場合に、陰陽がお互いに助け合う法則のことである。本来陰陽は消長の法則によって盛衰関係にあるが、太極自体が小さくなっている局面では、八味丸のように腎陽を補うのに腎陰も同時に補うことで初めて腎陽が助けられるということがある。このように互根の法則は消長の法則と相反する関係にある。打鍼において邪がどこにあるか不明なときに全体に負曳きの鍼をして邪をはっきりさせることなどは、互根の法則から消長の法則に戻す方法の一つである。

## [8] 循環の法則

　一年の陰陽が循環する。生まれ成長し成熟し衰えて死んでいくことも収縮から発散へという方向を持つ循環の法則である。また、洛書や太極陰陽魚図のように循環は右回転である。経絡は循環しているが、奇経流注などのように別ルートで気血を調整するはたらきもある。この奇経流注を用いると、単純な循環のほかにも「屈折の論理」によって病の状態を速やかに治す方法が生まれる。これも循環の法則の応用である。

## [9] 転化の法則

　転化の法則とは、「陰極まれば陽となり、陽極まれば陰となる」ということ。転化の法則は循環の法則とつながっている。季節でいうと、夏至に陽が極まれば次には陰が生じ始めて、一年として陰陽が循環していること。傷寒病において、太陽病は陰寒であり陽明に入ると陽熱となり、さらに深く太陰少陰と入っていくと再び陰寒に転じることなども転化の法則の一例である。優れた治療が逆証から順証へ戻すことができるのも転化の法則を利用しているからである。

## [10] 異極は相求め、同極は相反発する法則

　太極陰陽魚図は陰陽がお互いに抱き合っている姿であるように、陽は陰を求め、陰は陽を常に求めること。さらに、陽同士、陰同士は反発し合う。冷えの病であれば暖を欲し、冷えを嫌う。熱の病であれば寒を求め熱を嫌う。

## [11] 標本緩急の法則

　急性の症状の場合、まずこの病を治していくが（急なれば標を治す）、最終的には本の病を治すために標を治しているという観点が重要。現象と本質、病の病因病理を解析していくために重要な法則である。

## [12] 陰中に陽あり、陽中に陰ありの法則

　純陰、純陽はないということ。湯液で四逆散は柴胡・枳実で疏肝理気・破気導滞の瀉法を行い、白芍で補肝血して補法によってかえって肝気を和らげている。このように瀉剤であるけれど補法を用いて瀉法を助けている。これは陽中の陰を用いている。鍼灸では疏肝理気するのに太衝や照海を選穴して、補いながら肝気を瀉すやり方（厳密には柔肝という）など。これは消長の法則と平衡の法則を用いている。

## [13] 陽は昇り陰は降るの法則

　たとえば、草木の枝が上に伸びるのは枝が陰であり天の陽を求めている姿。根は下に伸びるが、陽であり地陰を求める姿。陽が下にあり陰が上にあって交流している場合は水火既済といって調和のとれた理想の姿である。逆に陽が上にあって陰が下にあると交流ができずに水火未済で病の状態である。臨床では陽を常に下げて陰を上らせることが重要。

　異極はお互いに求め合うので、その場合方向性が逆転する。経絡の陽経と陰経の流注する方向もこれと同じで、陽気を下げて陰気を上らせ地天泰の卦にしようとする。循環の法則・平衡の法則・転化の法則による正常なはたらきである。

## [14] Ｚの法則

　空間論における斜体の法則である。なぜ、斜体に反応や症状が出るのか、そのメカニズムがこのＺの法則によって説明できる。

## [15] 陽は発散、陰は収斂（凝縮）する法則

　陽気は動であり外へと発散・拡散していき、陰気は静であり内へと収斂・凝縮するはたらきを持つ。血は気の発散・推動のはたらきを受けて動く。臓腑では肝は疏泄・条達で発散させ、腎は封蔵を主り、気血精を内に留めようとはたらく。

## [16] 陽は陽へ、陰は陰へ集まる法則

　本来第10法則がはたらくが、ある程度同質のものが集まると、同じ性質のものが集まってくる傾向がみられる。人体に陽熱がこもると、陽の昇る性質で上焦に陽熱が盛んとなり、さらに熱が上へ集まり、一方冷えは下半身へと集まり、上熱下寒となりやすくなる現象に相当する。陽は陽へ、陰は陰へ集まる、ということである。

## 5　人間救済の論理 ── 老荘思想における太極陰陽論

　老荘思想と太極陰陽論の関係と、この思想哲学が人間救済の論理を提示していることについて考えてみよう。

## [1] 老子と太極陰陽論

　老子の「道」とは無限で限りがないこと、限りなく疲れを知らないもの、万物を生み出すこの世の母、あるがままのもの、欲望と知識を持たぬもの、計らいがなく為していくものを指す。この「道」に従う生き方は、有限の存在である人が無限の道に根拠を持つことになり、大いなる安らぎと救いを得て、太極陰陽に従う生き方ができるようになる。形あるものに囚われない生き方、地天泰の生き方、四季陰陽に従う生き方といえる。

　このように道、すなわち太極陰陽に従って生きる人を『黄帝内経』は聖人・賢人として説く。

### [2] 荘子と太極陰陽論

老子は、「その根に帰す」「嬰児に帰す」「朴に帰す」など、古の、本来の素朴な姿に帰りなさいと説く。荘子は「終らざれば即ち始めあり。動くとして変ぜざるなく、時として移らざるなし」(『荘子』外篇・秋水篇)とし、刻々流転してやまぬ変化そのものを道と考える。古に帰るのでなく、今のままの姿で今の立場で、道に従って生きていきなさいと説く。また「物に乗りて心を遊ばしむ」と説き、「病気をしても病気のままで楽しみなさい。病気にとらわれずに道に従う生き方を考えていく」としている。

さらに荘子は「万物斎同論」を説く。すなわち、死んだら皆同じで差別がないということ。他者と比較して、金持ちと貧乏、明るいと暗い、など差別の境界を設定するから苦しみが生じる(差別知)。この境界をはずせば皆同じであると(万物斎同)。そして境界そのものになりなさいと荘子は説く。境界にたてばすべての事象に惑わされなくなる。

老子は太極・無極に帰れという、荘子は太極陰陽の境界に精神を回帰せよと説く。ほかに囚われない自由を心に有した人間は病気にならない、または病気になっても治りやすいのである。

このように荘子の哲学は、心が何事にも囚われることがなければ、自分らしく生き生きと日々を過ごすことができると、真の健康のあり方を太極陰陽論に基づいて教えているのである。

## 6 まとめ

太極陰陽を理解することによって、以下の五つの利点がある。
- 東洋医学の臨床実践において、治療の精度を高め、予後判定に大いに役立てることができる
- 内経気象学的観点も持っていると、日々刻々と変化する患者の状態をその時々において、より正確に病態把握することができる
- 東洋医学が論理性を有し、そしてその論理は形式論理学のみならず、変化変転をも捉えることのできる弁証法論理をも含有したものであることがよくわかる
- 気は万物を構成する本源であり、運動して止むことがなく、天地万物の間の感応を媒介し、無形の気が転化すると形をなし、形はまた気に転化する。したがって気に対するアプローチは太極陰陽を直接に動かすことになる
- よって、現代西洋医学において(現段階では)難治あるいは治療不可能とされている疾患に対しても、新たな治療の道が開ける可能性が大いにある

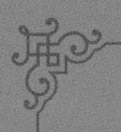

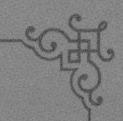

# 第3章

東洋医学の歴史

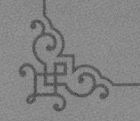

日本の医学史が、中国医学史の流れのなかで、どのような時代に伝来したかを確認し、その時代背景となる思想の特徴も鑑みて、鳥瞰してみよう。なお、各時代の思想背景については『気の思想—中国における自然観と人間観の展開』（小野澤精一・福永光司・山井湧編、東京大学出版会、1978年）、『中国医学思想史—もう一つの医学』（石田秀実、東京大学出版会、1992年）を参考にした。

## I. 旧石器時代　約200万〜1万年前

旧石器時代は約200万年前から始まり、1万年前に終わったとされる狩猟採集社会であった。『中国医学の歴史』（傅維康主編、川井正久編訳、東洋学術出版社、2000年）では、「自分たちが暮らしている人間世界、現世のほかに、『霊界』がこれを取り巻いて存在している、と認識し、人間の幸・不幸、豊作・凶作などは、現実的な諸要因以上に、霊界からの力が作用していると考え始めた時代」であるとしている。

この時代ではすでに「骨鍼」がつくられ、毛孔の化膿によりできた「癰（よう）」などを破って排膿し、瀉血法の際に用いられた。

## II. 新石器時代（夏）　約1万〜3500年前

新石器時代に入ると、精巧な石器がつくられるようになった。

石刀を用いて帝王切開、卵巣切除、四肢切断、耳鼻穿孔術、開頭手術などの外科手術を行っていた。同時代に属する遺跡から、開頭術が施されその後愈合したとみられる頭蓋骨の化石が多く発見されている。中国最古の医療器具である砭石（へんせき）もこの時代のものである。長さ2cmくらいのものから、円形、楕円形のものまで種々ある。円形・楕円形の砭石は、火にかけて熨法（いほう）（今でいう温罨法（おんあんぽう）に相当する）に使用していた。

また、「神農、百草を嘗（な）む」の伝説はこの頃のものである。

## III. 商（殷）　3500〜3000年前

科学、医学、文化のどのジャンルも宗教に従属していた時代で、巫の活動が最も盛んであった。

病の原因は、鬼神によってもたらされるものという考え方と、自然の循環と人為の善悪に求める考え方とが併存していた。この頃から、灸・鍼・按摩術・薬物を用いた治療が行われるようになる。

また、湯液（清酒）、醪醴（れいろう）（にごり酒）の製造が可能になった。単なる飲料ではなく、少量飲むと「通経活血」作用があることや、精神を昂揚させる作用があること、多量に摂取すると神経を麻痺させることから方剤の誕生へとつながった。

地下水道が開発され、利用されるようになった。

## IV. 西周　紀元前11世紀〜同771年

「気」という概念が、季節のめぐりを伝え動かすものとして受け継がれる。それまでは、鳳凰の姿をとった「風の神」が季節のめぐりを伝え動かすものとされていたようだ。

疾病の診断に、望診・問診・脈診が行われ、治療法に食物療法・薬物療法・手術が行われた。また、医学として、巫術から切り離され、古代中医薬学の初段階が始まる。

## V. 春秋時代（前期）　紀元前770〜同476年

### 1　巫医の活躍

2600年前、インドにおいて釈迦牟尼（釈尊）が仏教を開いた。縁起の理法、空の思想（色即是空、空即是色）、諸行無常、涅槃寂静、諸法無我、八正道など、自分を高めつつも、他人をも救う教えを説いた。

中国では、社会・文化の発展と農業生産・農業技術の進歩に伴い、巫医たちが次第に科学的で客観的な要素を備えるようになり、中医薬学を一つの独立した学問へと発展させていく。医学は単なる巫術から、独立した科学になった。

> 人、恒無くして、以って巫医を作すべきにあらず。　　　　　　　　　　　　　　　『論語』

訳：いつも変わらぬ平静なる不動心がなければ、巫医にはなるべきではない。

### 2　老子と孔子

#### [1] 老子（紀元前587〜同502年）

道教の祖。素朴さと清らかさの重要性を説き、心のなかを湖面のように静かで平らかにすることを薦めた。「私少なくして欲寡し」「恬淡虚無」の精神性が重要視される。後の『素問』上古天真論篇にこの精神性が受け継がれる。

老子の教えについては、第2章「VI. 太極陰陽論——森羅万象の法則、5　人間救済の論理——老荘思想における太極陰陽論」も参照されたい。

#### [2] 孔子（紀元前552〜同479年）

理想国家建設を説いた思想家で、その教えをまとめたものが『論語』である。「文明・文化は神の偉大な芸術である」という意味の「天帝」という言葉を、子路や子貢といった弟子たちは地上の帝王のことと解釈していたようだ。真意は、形而上における帝（神あるいは高級霊）のことである。戦に勝つ方法や人民をよく支配する方法を求められていた戦国時代という時代背景があり、形而上のことを

書物に記せなかった。また、孔子は『詩経』を編集したとされる。この『詩経』には、医薬、保健、衛生面に関する記述がみられる。

『論語』では、「仁」や「礼」などの概念が重要視されるため、「気」というものに対してはさほど重きを置いていない。しかし、「血気」という人間の身体を構成しているもののなかでは、「最も基本的なエネルギーとされるもの」になっていることに注目したい。つまり、「気」というものが、その他の主要な要素とも組み合わされて、人の「生」の基本をなすものとされているのだ。『荘子』にも「生ある人とは、気が凝集したもののこと。凝集したものが生であり、分散するのが死だ」という文言があり、人は気そのものであることを示している。

### 3　一気留滞説の誕生

『春秋左氏伝』によると、鄭の国の「博物の君子」とされ名宰相と讃えられた子産は、「気の渋滞や閉塞が病気である」という考え方をしている。後に、日本で後藤艮山（ごんざん）（1659～1733年）により、「一気留滞説」として極められることになる。

## VI. 春秋時代（後期：戦国時代）　紀元前475～同246年

### 1　『黄帝内経』の編纂

紀元前475～同221年の間に、『黄帝内経』が編纂されたといわれている。『黄帝内経』には以下の六つの醍醐味がある。
- 陰陽五行学説（天人合一思想）
- 臓腑経絡学
- 病因病機学説
- 診断法―治則学（弁証論治の推奨）
- 標本と三因制宜
- 運気学説

また、扁鵲（へんじゃく）が、斉・趙・鄭・秦の諸国を遍歴して医術を行った。

『山海経』（さんがいきょう）は、この頃著された可能性が大きい。『山海経』は、薬物効能についての記載がある書物としては中国最古といわれ、後世の本草学（薬用植物学）の発展に大きな影響を与えた。

### 2　墨子、孟子、荘子

#### [1] 墨子（紀元前480頃～同390年頃）

兼愛説と非戦論を説いた。神の本質を「愛」だとする考えが根底に流れている。「望気」という兵法術の一つを提唱。望気とは、戦のときに敵軍のまわりに立ちこめる靄のようなものを見て、敵味方の勢いや内情を察し、吉凶を占うことである。墨家は極めて合理主義的だという印象が強いが、神秘主

義も重要視していた。

## [2] 孟子（紀元前372〜同289年）

人間の本性は「真・善・美」であるとした。「真」とは、神の法則のもとに生きているということ。「善」とは自己と他者との関わり合いを決めるものであり、大調和をつくり出すための原動力。「美」とは、人生において光輝き、その輝きを放つことであると説いた。

## [3] 荘子（紀元前367〜同279年）

老子の思想を受け継いでいる。

> 夫れ、恬淡・寂漠・虚無にして無為、此れ天地の平にして道徳の質なり、……平易、恬淡なれば、則ち憂患に入る能わず、邪気襲う能わず、故に其の徳全うして神欠けず……動ずるに天行を以ってす。此れ養神の道なり。
> 『荘子』

## 3　『呂氏春秋』と『管子』

この時代の末期に百科全書である『呂氏春秋』が編纂された。「感情がダイレクトに気の循環につながる」という考え方を表明している。

「気」そのものが、孟子によって初めて思想的に重要な概念として登場する。「心」の気を直接の問題にしながら、それが天地まで拡大すると説いている。

『管子』は、法家思想を中心とした政治・経済・軍事・教育などの論文集であり、気の捉え方としては孟子とほとんど同じようである。斉の管仲の著作とされている。『管子』内業篇を紐解いてみよう。

> 「天から精（霊気）を、地から形を」授かって人となる。この霊気こそが人の肉体に降臨する神霊として捉えられる「こころ」であった。この「こころ」は、身体を往き来する「精微な気」の流れとして捉えられるようになり、この気によって「肉体」と「こころ」が不二となる。「こころ」を広げて放ち、気をゆるやかにのべて広げる。
> 『管子』（内業篇）

つまり、心の動きによる「気」のめぐりは、心のめぐりであり、自然のめぐりに似ているものだ、と捉えられていた。

# VII. 漢（前期〜後期）　紀元前246〜紀元210年

## 1　黄老思想の台頭

黄老思想とは、黄帝と老子の思想を指す。「言とは、心の符であり、色（容姿態度）は心の華であり、気は心の浮（あふれたもの）である」とし、心の本質は、言葉や態度、表情などを通して、「気」とし

て表現され、外部から察知できるという思想である。これは、『墨子』の「望気」に通じ、実際にはこの頃になって「望気」が流行した。

## 2　中国最古の診療記録「診籍」

淳于意（紀元前215～同150年）は、中国に現存する最古のカルテ「診籍」を残した。淳于意は、診察を極めて重要視し、患者の氏名、住所、病歴、疾患名、症状、脈象、弁証、治療法と治療経過、転帰と予後などについて記録した。特に、切診（寸口部の脈診と尺膚診）、望診（顔面気色診）に長けていたようだ。『史記』には名医として、その伝記が載っている。

## 3　気一元論の提唱

董仲舒（紀元前176頃～同118年頃）は「万物はすべて気によって形成されており、本質的には無限定の一気に還元される存在である」とする気一元論を唱えた。世界を一気の具体的形態として解釈し、自己の哲学的思索を積み上げた。

> 天地の気、合して一と為り、分かれて陰陽と為り、判かれて四時と為り、列して五行と為る。
> 　　　　　　　　　　　　　　　　　　　　　　　　　　　　　　　　　『春秋繁露』（五行相生篇）

董仲舒と同時期の書に『淮南子』がある。

> 道は一に始まる。一にしては生ぜず。故に分かれて陰陽と為る。陰陽合い和して万物生ず……
> 　　　　　　　　　　　　　　　　　　　　　　　　　　　　　　　　　　　　　『淮南子』（天文訓）

## 4　「玄」の思想の登場

楊雄（紀元前53～紀元18年）により、「玄」の思想が登場した。「玄」とは、陰陽に分化しない渾沌とした未だ形をなさない総体で、陰陽二気の運動の規模（大宇宙の全規律そのもの）であり、「虚無」「神明」の性質を持ち、時間空間の世界を貫いて天地万物のなかに存在し、相互に結びつけるはたらきを持っている。つまり、形而上の世界が形而下の世界をも内包しており、そのなかで、仏の法則・森羅万象の法則のもと、人間も仏性を持って生きている、とする。

## 5　『神農本草経』の成立

紀元前31～紀元220年頃、『神農本草経』が成立した。後漢以前の医薬学と民間での用薬経験をもとに、系統的にまとめてあり、『素問』の「君・臣・佐・使」の主従配合の原則を基礎として、七情合和、四気五味など、薬物学理論・処方用薬理論を展開している。ここには365種類の植物・動物・鉱物の薬物が収録されており、その大多数は治療効果が正確で、今日に至るまで大いに活用されてきた。

中国古代の薬物学の礎を築いたのみならず、後世の薬物学の発展に大きな影響を与え続けている。道教・神仙思想の影響も受けており、赤箭が「鬼を殺すを主る」や、澤瀉が「延年軽身、面に光を生じ、能く水上を行かしむ」などという記載もある。

## VIII. 漢（後期）　紀元25〜220年頃

### 1　『難経』の成立

　紀元25〜210年頃、『難経』が完成した。『黄帝内経』を基礎として、臓腑の生理、奇経八脈の意義と流注、右命門説、六部定位の寸口脈診法などを記した書物である。六部定位による寸口脈診法は、現在でも日本での脈診派の鍼灸家によって多用されている。

### 2　世界初の全身麻酔による外科手術

　紀元112〜208年頃には、華佗が活躍した。「麻沸散」を発明し、腹部手術を行っていた。これは世界初の全身麻酔による外科手術である。欧米では19世紀初頭に全身麻酔の記録があるが、華陀は、1600年も先駆けていることになる。華陀の治療は、数箇所にしか鍼灸を施さなかったとされる。

### 3　『傷寒雑病論』の成立

　紀元200〜210年、中国医薬学史上、影響を与え続けている大著の一つである張仲景の『傷寒雑病論』が成立した。『傷寒雑病論』の醍醐味は以下の通りである。
- 「原因―結果の法則」すなわち「縁起の理法」の精神がベースにある
- 「臓腑経絡学」がそのベースにある
- 四診、八綱弁証、治療八法（汗、下、吐、和、清、温、補、消法の8種の治療法）が体系化された
- 理・法・方・薬の四本柱が整えられ、「弁証論治の原則」が確立されている

『黄帝内経』を基礎理論として、その内容をさらに継承・発展させ、「理」（理論）・「法」（治法、治則）・「方」（治療方法）・「薬」（薬剤中心ではあるが、鍼灸刺針穴所も含む）を駆使した「弁証論治の原則」を確立。外感病において必要不可欠な「六経弁証」を提唱・確立した。

　本書に、次のような記述がある。まさに、弁証論治の真髄を端的に示している。

> 其の脈証をみて、いずれの犯せるの逆なるかを知り、証に随いて之を治せ。　　『傷寒雑病論』

訳：治療における失敗、成功にも、必ず原因と誘因があるので、それをしっかりとつきとめ、それに従って正しい適切な処置をしなさい。

# IX. 三国時代～南北朝時代　220～589年

　ここでは、『三国志』でよく知られた三国時代（魏・呉・蜀）から晋、十六国、南北朝時代までを概観する。

## 1　脈学をまとめた王叔和

　王叔和（おうしゅくか）は、張仲景の著作を整理・再編した。現代まで流伝している『傷寒論』『金匱要略』は、王叔和が再編完成させたものである。
　また、『脈経』を著し脈学を総括し体系づけた。『霊枢』にある人迎気口脈診は、頸部と手首橈骨動脈を診る方法であったが、『脈経』以降、「人迎気口＝手首の寸関尺」となり、「独取寸口」の脈診法が確立された。

## 2　中国における書物

　皇甫謐（こうほひつ）は 250 年頃『鍼灸甲乙経』（『黄帝三部鍼灸甲乙経』）を完成させた。鍼灸に関する断片的な知識を理論的に整備した医学書で、内容も実用的である。取穴法、刺針の深浅、灸の壮数、置鍼時間などについて、詳細な記述がある。経絡ごとの所属経穴が定められ、交会穴も記載されている。経絡と経穴の認識がかなり深まった。
　499 年、劉涓子は中国最古の外科専門書となる『劉涓子鬼遺方』（りゅうけんしきいほう）を著した。切創（金創）、癰疽（ようそ）（悪性の腫れもの）、瘡癤（そうせつ）（皮膚炎）、瘰癧（るいれき）、疥癬（かいせん）などの皮膚病などに関する診断・治療原則・薬方などが記載されている。また、腸癰（ちょうよう）（急性虫垂炎）などの診断（軽重の判断）法もある。
　また、脈診を中心として、五臓六腑の寒熱虚実の病証を論述した最初の書物である『中蔵経』もこの時代に書かれた。

## 3　日本における思想

　天台智顗（537 ～ 597 年）の「一念三千論」。心の世界からみた人間には、三千もの種類があるという意味であり、心の変幻自在さ、無限界性を示した。
　550 ～ 552 年、灸治療が日本に伝わる。『鍼経』（『霊枢』）が欽明天皇に贈呈された。

# X. 隋・唐・五代　621〜960年

隋以前の医書を分類・整理したり、『黄帝内経』を整理し注釈を加えるのが活発な時代であった。

## 1　中国における書物

宗密（780〜841年）は、『原人論』において、人間の本性・本源を次のように説いた。

> 気は初めに地・水・火・風の四大を備え、次第に発達して眼・耳・鼻・舌・身・意の六根ができる。次に、心は初めに、受・想・行・識の四蘊が備わり、さらに色蘊が加えられ、ここに人間の姿となり、心も次第に発達して六識や第七末那識、第八阿頼耶識ができる。かくして、心身具足して十カ月経って生まれてくるのが我々人間だ。……（中略）……然れども、稟くる所の気、展転して本を推せば、すなわち混一の元気なり。起こす所の心、展転して源を窮むれば、すなわち真一の霊心なり。

巣元方らは、610年に『諸病源候論』を著した。隋代以前と隋代の各種の病因と証候が、系統的に分類・整理され、その内容は広汎かつ詳細である。

孫思邈（581〜682年）は、『千金方』（『備急千金要方』と『千金翼方』を併せて『千金方』と称する）を著す。唐代以前の医学を集大成。道教と仏教の思想が色濃く反映されている。

> 凡そ、大医が病を治するに、必ず神を安んじ、志を定め、無欲無求となり、先ず大いなる慈しみと穏やかなる心を発し、霊の苦をも含めて普く救うことを誓いなさい。　　　　『備急千金要方』（大医精誠第二）

楊上善は、『黄帝内経』に関する最初の本格的な研究書である『黄帝内経太素』を書いた。

王燾（670〜755年）による『外台秘要』は後漢から唐代に至る多くの書物から内容を抜粋し、編集した医学書である。理論面は『諸病源候論』、臨床面は『千金要方』に基づいている。

王冰（推定710〜904年の間）は、『補注黄帝内経素問』を記した。

## 2　日本における医学史

754年（奈良時代）に鑑真が日本で漢方医学を講授。鑑真は「日本の神農」と称される。

# XI. 宋・金・元　960〜1368年

宋代において、医療制度や医学教育が整備されて充実し、大きく発展した。

1170年（南宋）頃、『衛済宝書』に「癌」の文字が初めて登場。1174年、陳言の『三因極一病証方論』に「内因・外因・不内外因」の記載がある。

## 1　生体解剖の始まり

　北宋時代末期に、凌遅処死という極刑を利用した生体解剖をしていた。1113年に、楊介が『存真環中図』という解剖書（中国には現存せず、日本の鎌倉時代の梶原性全が残した『頓医抄』のなかにその文章と図がある）を作成した（**図3-1**）。欧州で人体解剖の記録があるのは、14世紀初め以降である。

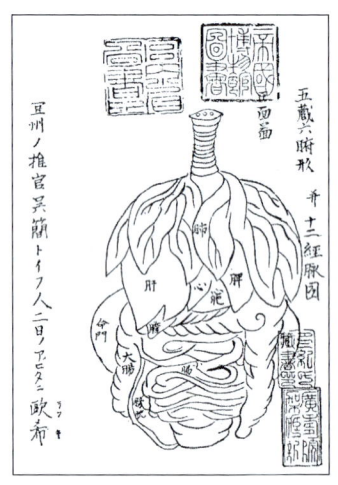

**図3-1　存真環中図**

## 2　麻酔薬の誕生

　1146年、竇材が『扁鵲心書』を著す。曼陀羅を用いた麻酔の記載があり、睡聖散を用いている。華岡青洲（1760～1835年）が曼陀羅を使った外科手術をしたのは1805年。650年余り先駆けていたことになる。欧州でエーテルやクロロホルムなどの麻酔薬が発明されたのは、19世紀半ばである。

　1343年、危亦林（1277～1347年）が『世医得効法』を著す。骨折整復治療に対して、曼陀羅や烏頭などを麻酔薬として常用していた。

## 3　運気学説の普及

　竇漢卿（1196～1280年）は、八脈交会八穴（内関、公孫、外関、臨泣、申脈、後渓、照海）を推奨した。この頃、運気学説（五運六気）が医療分野で指導的理論となる。ここから、「子午流注鍼法」と「霊亀八法」が出現した。また、運気学説は、その他の自然科学分野でも応用されていた。

## 4　弁証論治と外科の大発展

　1341年、滑寿が『十四経発揮』を著した。経脈の流注や分布と臓腑間の関係を非常に重視し、弁証論治を巧みに行い、卓越した医療技術を示した。またこの年、中国最古の舌診専門書である『敖氏傷

『寒金鏡録』が著された。

1355 年、斉徳之が『外科精義』を著す。斉徳之は病人が休む環境や、患者の精神状態、飲食などに関しても大いに関心をはらうべきだと促している。また、『外科精義』で外科の腫瘍は「みな陰陽不和、血気凝滞によってもたらされる」とし、内治と外治の統合が主張された。

弁証論治の原則が、外科にも用いられるようになり、後世の外科学の発展に大きな影響を及ぼした。

## 5　二大思想の台頭

### [1] 理気二元論

朱熹（1130～1200 年）が提唱した思想である。理気二元論では、心を形而下においた。「理」は形而上の道で、ものが生まれるもとであり、「気」は形而下の器で、ものが生まれる材料。理とは、この世の内外のどこかに孤立して存在するのではなく一つで、その一つのものが個々の事物のなかにある。プラトンのイデア説に似ている。

### [2] 唯心論「心即理」

陸象山（1139～1192 年）が提唱した思想である。唯心論では、心も理も形而上においた。宇宙内のことは我が心の内のことであり、我が心のことは宇宙内のことである。宇宙のありとあらゆるはたらきは、ただちに我が心のはたらきであり、我があるから宇宙があり、宇宙があるから我があるという考え方である。プロティノスの一元論によく似ている。

## 6　金元四大家の活躍

金・元代に活躍した、以下に挙げる 4 名の漢方医は「金元四大家」と呼ばれる。

李杲と朱震亨の理論と処方（李朱医学）が、室町・安土桃山時代の日本に大きな影響を及ぼす。江戸時代になって「後世派」と呼ばれるようになる。

- 劉完素（1120～1200 年）：寒涼派
- 張従正（1156～1228 年）：攻邪派
- 李杲（1180～1251 年）：補土派
- 朱震亨（1281～1358 年）：養陰派

## 7　『医心方』の完成

982 年（平安時代）、日本最古の医書である『医心方』が丹波康頼により完成した。

# XII. 明 1368〜1644年

## 1 『陽明学』の始まり

　王陽明（1472〜1529年）は陸象山の「心即理」を受け継ぎ陽明学の思想の一つである「知行合一論」を提唱した。「知行合一論」では、心と行いの関連性を重視する。

> そもそも良知は一である。妙用という点から言えば神といい、流行という点から言えば気という。
>
> 『伝習録』

> 良知は天命の性であり、心の本体であって、自然に霊妙な明覚をなすものである。凡そ心に意念が起こったとき、自分の心の良知は知らないことはない。
>
> 『王文成公全書』

## 2 中国における医学書

　1529年、高武が『鍼灸聚英』を著した。
　1564〜1572年、李時珍（1518〜1593年）が『瀕湖脈学』『奇経八脈考』『本草綱目』を著した。『本草綱目』は、16世紀以前の中国の薬物学が統合整理されている。
　1582年、マテオ・リッチが中国広東に入り、西洋学術（地理・数学・天文学）や技術を紹介した。
1601年、楊継洲（ようけいしゅう）（1522〜1620年）が内容豊富な鍼灸の専門書『鍼灸大成』を刊行。早くからフランスや日本に伝わり、内外に大きな影響を及ぼした。
　張介賓（景岳、1563〜1640年）は『類経』（1624年）と『景岳全書』（1640年）を著した。『類経』は、『素問』『霊枢』の原文を分類・摘録し、編を分けて理解しやすいように編纂した注釈書で、30年の歳月をかけて完成した傑作である。『景岳全書』は、適確な医学理論と豊かな臨床経験に基づく治療法がまとめられた総合的医書である。
　1642年、呉有性（ごゆうせい）が『温疫論』（うんえきろん）にて「戻気（れいき）学説」を提唱し、清代の温病学派に大きな影響を与えた。

## 3 デカルトの登場

　デカルト（1596〜1650年）は、「物事を分析的に捉えていく」という考え方をもとに近代的認識論、合理主義哲学を提唱した近代思想の先駆者である。
　近代思想においては、「知るということは、まず、分析することであり、分析するということは、分けること。それぞれの要素に分解することによって初めて理解ができ、知識として吸収することができる。次に、吸収した知識をもとにして論理的に思考を組み立てることで、物事の判断ができる」と考えるようになる。つまり、「知る」ということの意味が、分解と組み立てを自由自在に行うことへと変化していく。近代合理主義哲学の発展により、「素直な心で信じる」ということが難しくなっていく。

## 4　日本における医学史

　日本では、戦国時代〜安土桃山時代の医学界を田代三喜（1465〜1537年）、曲直瀬道三（1507〜1594年）が牛耳る。両人とも、もともとは僧侶であったが、李朱医学を身につけ、後に「後世派」と呼ばれるようになる。永田徳本がこの頃、関東で「古方派」として活躍した。

　1543年、ポルトガル人が種子島へ。カトリック教とともに南蛮医学が日本に伝来し1557年には、今の大分県に洋式病院ができた。この年に、腹部打鍼術の御園意斎が誕生する。1587年のキリシタン禁止令以降、西洋南蛮医学による医療活動が急速に衰える。

　永田徳本（推定1513〜1630年の間）、名古屋玄医（1628〜1696年）、後藤艮山（1659〜1733年）らにより古医方が勃興した。古方派とも呼ばれ、『傷寒論』に基づく実証主義派である。儒学における復古派（伊藤仁斎、荻生徂徠ら）の発展と並行して起こった。当時の日本は、儒者で医を兼ねる儒医が多かった。

# XIII. 清　1644〜1911年

　1644〜1860年までの216年の間に、コレラ、マラリア、天然痘、ペストなどの疫病が80回を超えて発生・蔓延した時代である。

## 1　中国における医学史

　1694年、汪昂（1616〜？年）の『本蔵備要』に「脳は元神の府たり」「霊機、記憶は脳に在り」という記載があり、唯脳論・唯物論の兆しがみられる。
　1742年、『医宗金鑑』の第60巻「種痘心法要旨」に人痘接種の方法が記載された。
　1746年、葉桂（葉天士）が『温熱論』を著す。「衛気営血弁証」を提示した。
　1765年、趙学敏が著した『本草綱目拾遺』には唯脳論の傾向がある。
　1798年、呉瑭（呉鞠通）は『温病条辨』で「三焦弁証」を展開した。温病学の最も重要な参考図書の一つ。また、同時期にイギリスでジェンナーが種痘法を発表した。
　1906年、梁玉瑜により『舌鑑弁正』が著された。

## 2　日本における医学史

　1691年、本木良意が西洋解剖書を翻訳し、この翻訳本を1772年に鈴木宗云が『和蘭全躯内外分合図』として出版した。これは杉田玄白の『解体新書』よりも1世紀早い。
　この時代、後藤艮山の弟子で「儒医一本論」を唱えた香川修庵（1683〜1755年）、古医方の大成者であり、診断は脈診よりも腹診を重視し、攻撃性の薬を用いて毒の排出をはかった吉益東洞（1702〜1773年）、1754年に刑死体を解剖し、中国伝来の五臓六腑とは甚だ異なることを主張した山脇東洋（1705〜1762年）らが活躍した。

漢学と蘭学、両方の長所を取り入れようとする漢蘭折衷派が登場。永富独嘯庵（1732〜1766年）、華岡青洲（1760〜1835年）らがいた。華岡青洲は、通仙散（マンダラゲ〔朝鮮朝顔〕、トリカブトを主とする）という麻酔薬を用いて外科手術を行った。

　1765年、丹波康頼（平安時代）の後裔、多紀元孝（1695〜1766年）が江戸に躋寿館という医学校を設けた。孫にあたる多紀元簡（1755〜1810年）は、日本の漢方を風靡する考証派の中心人物である。強まる西洋医学ブームに対抗する事業として、多紀家に伝わる『医心方』の影写刊行が行われた。

　1774年、『解体新書』出版。これにより、西洋の学術が紹介され、浸透していく。

　1786年に最初の蘭学塾である大槻玄沢の芝蘭塾が開かれる。以後、西洋医学の塾が各地に設立される。

　1838年、緒方洪庵（1810〜1863年）が適塾を開く。1844年、『病学通論』で初めて病理学を日本に紹介した。

　1860年、『医心方』が出版される。

　1868年、明治維新。新政府は、幕府の医学施設を接収し、翌年には医学の模範をドイツ医学にする方針を決定した。1875年、文部省が西洋医学のみによる医術開業試験の実施を通達した。以後、漢方医学は衰退の一途をたどるかのように思われる。しかし、漢方医らが、浅田宗伯を中心として「温知社」を結成し、政府の西洋医学偏重に徹底的に抵抗した。

　漢方の病院や学校を創設するが、1883年、医師免許規則と医術開業試験規則により、漢方医学が制度上医学としての立場を失った。

## XIV. 中華民国・中華人民共和国　1912年〜現在

　1912〜1914年、政府が中国医学廃止を主張するが、全国の中医薬界の強い反対を受ける。

　1928年、毛沢東が医療における「中西両法治療」を主張した（井崗山的闘争）。

　1949年の解放以降、全国的規模で「伝統医学」が再編成され、「中医学」として新たに体系づけられていく。

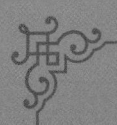

# 第4章

## 中医学の基礎

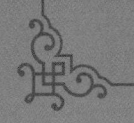

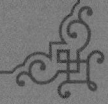

北辰会方式を理解するためには、中医学の基礎知識が必要不可欠である。中医学のエッセンスを概略としてまとめた。

# I. 精・神・気・血・津液

　大宇宙自体が気一元の世界であるので、我々人間＝小宇宙も、当然「気」一元であることは第1章「伝統医学総論」で述べた。気が集まれば"形"を成し、「血」や「津液」となる。そして、気が散逸すれば"形"はなくなる。

　では、気はどのように集まったり、散ったりするのか。これには「神」が大きく関与する。特に、顕在意識のみならず潜在意識としての深い深い精神作用が大きく関与する。

　世のなかには、気の旺盛な人や気の弱い人、様々な人が存在する。では、これは何によって決定されるのか？　まず、「精」である。持って生まれた精によって、また、後天的に精をどれほど消耗せずに生きられるかなどによっても変わってくるが、精が旺盛であれば気も充実し、精が不足傾向であれば気も不足傾向になる。

　つまり、「精」というエネルギー（あるいはバイタリティー）の大元があり、「神」のはたらきによって「気」が流れたり、散ったり、あるいは、凝集して「血」や「津液」を化生したりして「精」を補おうとするのだ。人間という"閉鎖系"のなかで、運動変化している、ということである。これら、精・気・神・血・津液が臓腑経絡、営衛、皮毛肌肉筋骨を形成濡養して、生命維持をしている。

　人体を車にたとえると、「皮毛肌肉筋骨」は車のボディに相当し、「五臓六腑」はエンジン、「精」は燃料、「気」は燃料から生まれたエネルギーに相当し、運転手が「神」である。車自体に異常があると、いくら前に進もうとしても動かなかったり、右にハンドルをきっても右折しなかったりと不具合が起こる。車体、運転手ともに健全であることが望ましいのである。

## 1　精のはたらきと特徴

　精（Essence）とは、身体的な構造を構築する、生命維持や肉体エネルギーの大元である。あるいは、腎に蓄積される生殖のためのエネルギー（精）、腎精を指す。精には、「先天の精」と「後天の精」がある。

| | |
|---|---|
| 夫精者、身之本也。 | 『素問』（金匱真言論篇） |

| | |
|---|---|
| 人始生、先成精。 | 『霊枢』（経脈篇） |

### [1] 先天の精

　先天の精（innate essence / prenatal essence）とは、肉体形成と子孫へと受け継がれる根源物質で、生殖の精と関連が深い。父母から受け継ぐエネルギーである。これは「腎精」として腎に蔵され、「命門の火」のもととなる。

## [2] 後天の精

　後天の精（acquired essence / postnatal essence）とは、水穀が消化吸収された後に得られる精微物質で、生命活動と身体の代謝の維持に使われる。五臓六腑のはたらきによって補給されるエネルギーである。摂取した飲食は脾胃のはたらきによって、気血津液として化生され、後天の精となって、先天の精の消耗を抑制している。

　たとえ先天の精が尽きたとしても、後天の精があれば、もうしばらくは生きていることができる。植物が根を切られても、水につけられればしばらくは生きていられるのと同様である。

## [3] 腎精

　腎精（kidney essence）とは、腎の臓に蓄えられる根源的な精のことである。先天の精と後天の精によって腎の臓にストックされ温存されるエネルギーの大元である。腎精がしっかりしていると成長が正常となり、ほかの臓腑経絡の機能が協調しやすくなるが、不足すると成長が遅れ、様々な病理が生じる。

# 2　神のはたらきと特徴

## [1] 神とは何か

　神には以下の三つの意味がある。
- 神（mind）：心理、意識、直観の精神的な活動
- 神（spirit）：精神そのもの
- 神（vitality）：生命力そのもの

　神（spirit）とは、『説文解字』によると、「神は天神（在天の神）に引き出された万物である」とある。『説文解字注箋』では「天地は万物を生じ、物有を主る者を神という」とされている。

　中国には気の思想が生まれる以前から鬼神思想があり、人の運命やこの世の現象を支配するものとして、神（「表」の世界を支配するもの）と鬼（「裏」あるいは「影」の世界を支配するもの）を想定していたようだ。神とは、人知ではかることのできない不可思議な現象を示しており、畏敬の対象であった。それと同時に、次のようにも述べられている。

| | |
|---|---|
| 神者、正気也。 | 『霊枢』（小鍼解篇） |

| | |
|---|---|
| 両精相搏謂之神。 | 『霊枢』（本神篇） |

| | |
|---|---|
| 陰陽不測謂之神。 | 『素問』（天元紀大論篇） |

| | |
|---|---|
| 失神者死、得神者生也。 | 『霊枢』（天年篇） |

　以上のように、神とは、気であり精の要素を含み、陰陽で分けることはできない、生きるための大元となる精神エネルギーと捉えることもできる。

『類経』では、以下のように解説している。

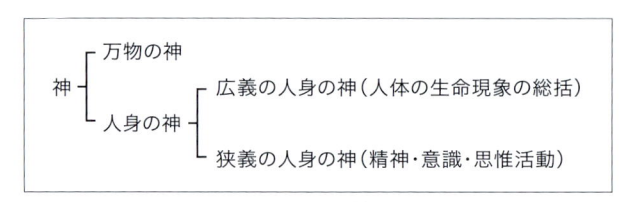

```
      ┌ 万物の神
神 ─┤      ┌ 広義の人身の神（人体の生命現象の総括）
      └ 人身の神 ─┤
                  └ 狭義の人身の神（精神・意識・思惟活動）
```

図4-1　神

このように、神は生命維持のバイタリティーのみならず、意識や思惟活動にも関与する、といえる。

## [2] 精神

精神（essence-spirit / essence-mind）とは、心や心的状態のことであり、精の強弱がその状態に大きく影響する。

> 天之在我者徳也。地之在我者気也。徳流気薄而生者也。故生之来謂之精。両精相搏謂之神。随神往来者謂之魂。並精而出入者謂之魄。所以任物者謂之心。心有所憶謂之意。意之所存謂之志。因志而存変謂之思。因思而遠慕謂之慮。因慮而処物謂之智。
> 　　　　　　　　　　　　　　　　　　　　　　　　　　　　　　　　　　　『霊枢』（本神篇）

> 血気已和、栄衛已通、五蔵已成、神気舎心、魂魄畢具、乃成為人。
> 　　　　　　　　　　　　　　　　　　　　　　　　　　　　　　　　　　　『霊枢』（天年篇）

神は心に宿るので「心神」というが、心神が魂や魄、意、志などのあらゆる精神活動を統率する役目をしている。心神が安定していれば、ほかの精神因子もほどよいバランスで保てるが、心神が不安定になると情緒不安定となるのはそのためである。ここで最も重要なことは、これら精神のはたらきが五臓に宿っている、ということである。

五臓に宿る精神エネルギーとは、つまり「五神」である。肝には「魂」、肺には「魄」、脾には「意」、腎には「志」がそれぞれ宿る（表4-1）。これら五臓は、各々の五神のはたらきによって、その機能を果たすことができる。また、五神が正常にはたらくためには、五臓の機能が安定している必要がある。

心がしっかりしていれば心神が正常に機能し、心神が安定していれば心のみならずほかの臓腑も正常に機能しやすくなる。心に病理があると心神が不安定となり、それが肺魄にまで影響が及ぶと、知覚がおかしくなったり過敏になったりする。心神が不安定になると心の臓に病理を起こしやすくなるだけでなく、ほかの臓腑の機能にまで影響を及ぼすことがある、ということである。

表4-1　五神

| 心 | 神 | あらゆる精神活動の総元締め |
| --- | --- | --- |
| 肺 | 魄 | 本能的感覚、無条件反射など |
| 脾 | 意・智 | 物事をあれやこれやと思慮する |
| 肝 | 魂 | ポジティブな精神、克己心、忍耐など |
| 腎 | 精・志 | やり遂げようとする精神 |

## [3] 魄、魂、意・智、志

### ①魄

魄（corporeal soul）とは、人間の精神の生き生きとした部分のことである。

> 並精而出入者謂之魄。　　　　　　　　　　　　　　　　　　　　　『霊枢』（本神篇）

> 魄之為用、能動能作、痛痒由之而覚也。　　　　　　　　　　　　　『類経』（臓象類）

本能的反応（動作）と感覚の機能を概括しているのが「魄」である。「魄」のはたらきは、腎の精・志に根ざしており、上焦にある肺は心の君命を受ける関係上、心の臓との関わりも深い。したがって、心神が曇ってくるとやはり魄のはたらきも鈍ってくる。

『霊枢』本神の「髄神往来者謂之魂。並精而出者謂之魄」（神に従いて往来する者、これを魂という。精に並びて出ずる者、これを魄という）から、「魄」がはたらくということは、腎の精や志と密接に関わって、感覚（むず痒い、痛い、痒い、痺れ、気持ちいい、気持ち悪いなど）、本能（生まれながらに備わったはたらき）、無条件反射的動作（熱いものに触れて無意識に手を引っ込める、飛んできた虫に対し無意識に眼を閉じるなど）を主っているということである。

発育不良の子供の治療において、左の腎兪穴で腎精を補っていくと、寝ていた魄が起きてきて、督脈がしっかりし、身体をよく動かすようになることを度々経験する。発育不良の子供は、ほとんど生まれたときに腎精が弱っていることが多く、このために魄気の育ちに問題が生じているのである。

### ②魂

魂（ethereal soul）とは、人間の精神的でスピリチュアル（超自然的）な部分のことである。

> 神に従いて往来する者、これを魂という。　　　　　　　　　　　　『霊枢』（本神篇）

「魂」は、神の次元より低い精神活動を主り、睡眠、夢と密接に関係する。

心神と肝魂との間には密接な関係があり、心神と魂は表裏一体である。「心神」が不安定になると「魂」も不安定になる。よって、熱病でうなされたり、変な夢をみたりすることなどは、すべて「魂」が安定していないため、と考えるのである。

### ③意・智

意（ideation）・智とは、思考やアイデアを形づくるための活動や力のことである。

| | |
|---|---|
| 心有所憶謂之意。 | 『霊枢』（本神篇） |

　暴飲暴食などで脾胃を傷めた後は、思考力が落ちることが多い。このように、脾というのはある程度智恵を出す、すなわち五神のなかの「意・智」を蔵する。また、幼少時から物覚えが悪かったり、集中力に欠ける者は、脾胃が悪い場合が多い。

　自閉症の子供や短気な子供は「意・智」、つまり脾の観点から食生活になると考えられるので、食生活に注意が必要である。暴飲暴食や動物性食品の過食は、身体は大きくなるが「意・智」を養うことにはつながらない。

　物忘れ、いわゆる認知症は、大別すると心脾両虚型・腎精不足型・瘀血型に分けられる。特にアルツハイマー型認知症は、心脾両虚型と腎精不足型に多く起こるようである。

### ④志・精

志（will）・精（essence）とは、人間が考えたことや行動を貫き通す精神力のことである。

| | |
|---|---|
| 意之所存謂之志。 | 『霊枢』（本神篇） |

| | |
|---|---|
| 意之所存、謂意已決、卓有所立者曰志。 | 『類経』（臓象類） |

　つまり、強い意思、記憶力、想念の持続力、こういった精神的パワーのことである。腎の臓は精と志の神を容れている一つの器であり、生命の根本であり、強い意思の大元をなす。

## ［4］心神と血の関係

　心の臓における血の状態が、心神の安定に大きく影響している。また、心神の状態が全身の血の流れに影響する。

| | |
|---|---|
| 営衛者、精気也。血者、神気也。 | 『霊枢』（営衛生会篇） |

| | |
|---|---|
| 胃満則腸虚、腸満則胃虚。更虚更満。故気得上下、五蔵安定、血脈和利、精神乃居。故神者、水穀之精気也。 | |
| | 『霊枢』（平人絶穀篇） |

　飲食によって胃腸が正常に機能すれば上下の気の交流が起こり、五臓が安定する。血脈がスムーズになれば精神は安定し、精神が安定していれば血脈もスムーズになる。つまり、神は飲食や胃腸の不具合によって不安定になることがあるということを示唆している。

　心神は血と密接な関係があり、また、脾胃のはたらきがスムーズであって初めて心神が安定する。このことから、心神安定のためには心血の安定が重要な鍵であることがわかる。神とは、生命エネルギーで、特に精神エネルギーの大元であることは先に述べたが、加えてあらゆる精神活動を統括してお

り、精神安定の鍵を握っている。また、心の臓に宿り、心血の状態に左右されるものといえる。

## 3 気のはたらきと特徴

　気（Qi）とは、宇宙を構成する基本要素で、それらが動き変化し変転して、人間の身体や生命活動を含む世界のありとあらゆるものを生み出す。気は、人間の体内を流れる精錬された栄養物質のみならず機能的な活動にも関連している。

　気は、形無きものであり、エネルギー（パワー）である。また、万物を形成する大元であり、気が集まれば形をなし、形あるものも拡散して再び気に転化する。人体は、肉体面のみならず精神面も、さらには、潜在意識をも含む魂的部分も、つまり、物質面も機能面もすべて「気」によって成り立っている。気が「ある法則」（太極陰陽の法則）のもとに運動変化することで、万物が流転し、森羅万象が総合的に協調しているという世界が形成される。

### [1] 正気と邪気

　正気（healthy qi / normal qi / genuine qi）とは、人体のあらゆる正常な機能と、自己調整したり環境へ適応したり外邪に抵抗したり、病からの自然治癒する能力を含めた、健康保持能力の総称である。一方で邪気（pathogenic qi）とは、病を引き起こすもの（an agent causing disease）である。

　WHOでは、悪気（malign qi / evil qi）という呼称も別に挙げている。これは、六淫の邪と疫癘の邪を含めての邪気の総称と、気血の停滞から派生する邪気を指す。正気のはたらきを失わせ、自然治癒力を弱める、あるいは阻害するはたらきをする気のことを邪気と理解すればよい。

### [2] 正気の種類

　表4-2のように、正気には様々な作用や種類があるが、人体の気を総称して「真気」と呼ぶ。これは先天の気と後天の気の概括である。先天の気は元気（原気）のことで、後天の気は宗気や営気や衛気を包括している。

　元気は三焦を通して全身に流布し、宗気は心肺に分布し、さらに営衛の気に分かれて全身に流布する。営気は脈中をめぐって「営陰」と称され、衛気は脈外をめぐって「衛陽」と称される。営気と衛気は「陰陽互根」の関係にあり、営気が内を守ることにより衛気は逸脱せず、衛気の固護によって営気は脈外に漏れ出ることはない。両者がともに協調して体内をめぐることを「営衛調和」といい、この営衛の調和によって、外邪から身を守り温煦が保たれ、全身が営養され、適度な発汗による陰陽調整により、「健康体」が維持されるのである。

表4-2 正気の種類

| 種　類 | 主なはたらき | 関連臓腑 |
| --- | --- | --- |
| 真気<br>genuine qi / true qi | 先天の気と後天の気を組み合わせたもので、肉体的気質とあらゆる生命機能のダイナミックな力として作用する | あらゆる臓腑 |
| 先天の気<br>innate qi / prenatal qi | 出生時より存在し、腎の臓に蓄えられる | 腎 |
| 後天の気<br>acquired qi / post-natal qi | 出生後に獲得するもの。食料と、肺に吸入された天空の清気とともに形成される | 脾胃 |
| 元気・原気<br>source qi | 生命活動の原動力となる。成長・発育・生殖に関係する | 腎 |
| 宗気<br>ancestral qi | 心肺機能（呼吸と発声、心臓の拍動）に関係する。水穀の精微と天空の清気が合わさって胸部で蓄えられ、血をダイナミックに循環させ、呼吸や発声、身体を動かす。宗気が漏れ、心肺機能が低下してくると、虚里の動が現れる | 心肺、脾胃 |
| 衛気<br>defense qi /defensive qi | 脈外を運行することで、外邪の侵入を防御、肌肉・皮毛を温煦、腠理の開閉を調節し、発汗による陰陽調整を行い体表を守る | 腎、肺 |
| 営気<br>nutrient qi / nutritive qi | 血とともに脈中を流れ、すべての臓腑や組織を営養する | 脾胃、心肝腎 |
| 臓腑の気<br>visceral qi / bowel qi | 各臓腑の気のこと（詳細は後述する） | 各臓腑 |
| 経気<br>meridian qi / collateral qi | 経絡の気のこと（詳細は後述する） | 各経絡 |
| 津気<br>fluid qi | 津液と同じ。また、津液によって運ばれる気のこと | — |

## [3] 臓腑の気

各臓腑で各々の機能を発揮する。

①臓気

臓気（visceral qi）とは、臓の活動を可能にする気のことである。また、臓の機能的活動のことでもある。具体的には**表4-3**の通りである。

②腑気

腑気（bowel qi）とは、腑の活動を可能にする気のことである。また、腑の機能的作用のことでもある。具体的には**表4-4**の通りである。

表4-3 臓気の種類

| 心気<br>heart qi | 肉体的器質（心臓自体）と心臓のダイナミックな力強い機能的活動をする心の臓のもととなる気。要するに、心の臓の器質と機能を主る気のこと |
|---|---|
| 肝気<br>liver qi | 肝の臓の器質と機能を主る気のこと |
| 脾気<br>spleen qi | 脾の臓の器質と機能を主る気のこと |
| 肺気<br>lung qi | 肺の臓の器質と機能を主る気のこと |
| 腎気<br>kidney qi | 腎の臓の器質と機能を主る気のこと |
| 腎間動気＊<br>stirring qi of the kidney region<br>motive force of the kidney region | あらゆる身体活動に必要な原動力として、両腎の間で温存されている真気の一部のこと |

＊臍下腎間の動気とは、一般的に気海・丹田の部分を指している。しかし、臍の周辺も臍下腎間の動気の部分でもある。北辰会方式で、上下左右前後の法則を用いて、臍周での空間の気の偏在を診る場合、滑肉門、水分、天枢、大巨、気海など臍周にある経穴も含めて、腎間の動気の範疇に入ってくる。

表4-4 腑気の種類

| 胆気<br>gallbladder qi | 胆の腑の器質と機能を主る気のこと |
|---|---|
| 胃気<br>stomach qi | 胃の腑の器質と機能を主る気のこと。寸口（手首）の脈診でわかる基本的生命力の状態を示すためにも用いられる。胃の気は、生命力そのものを示し、胃の気があれば生きることができるが、胃の気が乏しくなれば死へ向かう。脈に、胃の気の状態が如実に反映されるとして、様々な脈診法が工夫されてきた。北辰会方式では、「胃の気の脈診」として、独自の脈診法を実践している＊ |
| 中気<br>middle qi | 消化・吸収・運輸・昇清・降濁を含めた脾の臓や胃・小腸の器質と機能を主る気のこと。中気（中焦の気）は後天の気とほぼ同義であり、胃の気とも大きく関わる |

＊詳細は『胃の気の脈診―図解鍼灸脈診法』（藤本蓮風、森ノ宮医療学園出版部、2002年）参照。

## [4] 経気・経絡の気

　経気・経絡の気（meridian qi / collateral qi）とは、各経絡内を流れる気のことである。正経脈は12あるが、各々の経絡を流れる気のことをいい、たとえば、「足太陰脾経の経気」という呼び方をする。

　全身には、先天の気もあれば後天の気もあり、臓腑や経絡において各々の機能を発揮する。これが、「臓腑の気」「経絡の気（経気）」である。臓腑の気は、心気・肝気・脾気・肺気・腎気・胃気……と呼称する。また、脾気と胃気を合わせて「中気」ということがある。「中焦の気」という意味である。元気のフォローや宗気などはすべて水穀の精がもととなるので、脾胃の機能が重要だ。経絡の気は、各

経絡を流れる気である。『素問』血気形志篇に詳しいが、経絡が異なると、そのなかに含まれている気と血の割合は異なるとされる。陽明経が多気多血の経絡といわれている。

## [5] 気の作用

気には陽的作用と陰的作用があり、そのどちらの作用が強いかで、陽気と陰気に分けることがある。

### ①陰気

陰気（yin qi）は、気の陰の面、特に肉体的器質に関係する。気が集まって物質を形成するわけであるが、その凝集する方向は、発散拡散に比して「陰」のはたらきである。凝集する性質の強い気、すなわち、物質を形成する機能に傾いている気を「陰気」という。

### ②陽気

陽気（yang qi）は、気の陽の面、特に機能的活動に関係する。発散拡散し、運動変化する機能を発揮しやすい傾向にある気のことである。極めて機能的に作用を及ぼす。よりパワフルなはたらきをする、と換言できる。

陽的作用、陰的作用の協調関係によって、**表4-5**に示す六つの作用が発揮される。

**表4-5　気の作用**

| | |
|---|---|
| 推動（すいどう） | 気自体が動こうとする性質を有し、血や津液を流動させる原動力となる。気の陽的作用の一つである |
| 温煦（おんく） | 温める、あるいは冷えないように維持する。これも陽的作用の一つである |
| 防衛 | 外邪や邪気の侵襲から防御する。外邪に積極的に抵抗するという意味では陽的作用でもあり、常に防衛しているという点では陰的作用でもある |
| 固摂（こせつ） | 血や津液を外へ向かわせ過ぎないようにする。内を充実させるための力。陰的作用の一つである |
| 気化 | 気の活動を通して様々に変化することに関連する総称である。つまり、精・気・血・津液の間での物質代謝や相互に変わることをいう。気は集まれば形となり、発散拡散すれば形がなくなる。精や気は形無きエネルギーであり、それらが凝集すれば血や津液となって形をなす。逆に、形のある津液や血が、気や精といった無形のエネルギーに変化することもある。これらの変化のことを「気化」という。つまり気・血・津液・精の相互転化である。精は気と血に転化し、津液と気は相互に転化し、気は血を化生する。陰陽両面の作用がある |
| 営養 | 血の作用とリンクする。気の陰的作用によって、血に化生し、その血の作用としての営養機能を発揮するということである。陰的作用の一つである |

## [6] 気の動き

気機（qi movement）とは、気の動き（流れ）のことである。気が穏やかに、速過ぎもせず遅過ぎもせず、経絡を中心に全身くまなく流れ続けることを基礎として、生命活動が維持される。季節や天候、精神情緒の種類などによって、その動き方が変化する。生理的な気機と病理的な気機は陰陽関係にあり、最も病的な状態は気機が停滞し続けることである。

気は、人体にくまなく存在し、絶えず運動し止まることがない。全身の上下内外のあらゆる場所を

休みなくめぐっている。その運動形式を昇・降・出・入の4種類で説明し、この基本的な気の動きの形式のことを、昇降出入（upward, downward, inward and outward movement）という。人体のあらゆる場所で、気が昇降出入している。

> 出入廃、則神機化滅、升降息、則気立孤危。故非出入、則無以生長壮老已。非升降、則無以生長化収蔵。是以升降出入、無器不有。故器者生化之宇、器散則分之、生化息矣。故無不出入、無不升降、化有小大、期有近遠。四者之有、而貴常守、反常、則災害至矣。故曰、無形無患。此之謂也。　『素問』（六微旨大論篇）

　気の昇降出入はすなわち生命活動を意味し、昇降出入の停止は生命活動の終了を意味する。人体が正常な生命活動を維持するためには陰陽の相対的平衡が保たれている必要がある。気の運動「気機」においても、昇と降、出と入のバランスがとれている状態であることが重要である。「昇降出入」が協調し平衡していることを「気機調暢」、平衡が失われることを「気機失調」と呼ぶ。

　肝の疏泄作用（昇）・肺の粛降作用（降）あるいは、脾の昇清（昇）、胃の降濁（降）などのように、臓腑の機能が気の昇降を調節制御している。このように気が昇降出入することで、あらゆる邪気も停滞することなく、気の六つの作用が存分に発揮されるのである。気の昇降および出入に関していえば、対立しながら統一された運動であり、「昇」がなければ「降」もなく、「出」がなければ「入」もなく、その逆についても同様である。気の昇降出入が成立して初めて、生体は生命活動を維持することができる。

## 4　血のはたらきと特徴

　血（blood）は、血管内を通って循環する赤い液体で、身体全体を濡養し滋潤している。『説文解字』によると、「血は、その色赤く、常に全身を巡回して人の生命を保全するには必要欠くべからざるもので、之を空中に取り出せば凝固し、其の塊は滑性を帯びている」とある。

　血は基本的には西洋医学的な血液とほぼ同義で、栄養分に富んだ営陰と、津液（水分）から成り立っているとされるが、気一元であるので、血も気から成り立っていると考える。

> 中焦受気取汁、変化而赤、是謂血。　『霊枢』（決気篇）

> 営気者、泌其津液、注之於脈、化以為血、以栄四末、内注五臓六腑、以応刻数焉。　『霊枢』（邪客篇）

> 中焦亦並胃中、出上焦之後。此所受気者、泌糟粕、蒸津液、化其精微、上注于肺脈、乃化而為血、以奉生身。莫貴于此、故独得行于経隧、命曰営気。　『霊枢』（営衛生会篇）

> 其精気之行于経者、為営気。　『霊枢』（衛気篇）

　このように、血は中焦の気のはたらきによって、営気と同様に精気（腎精）がベースとなって脈中を流れるうちに、精から転化して血へと変化していく。この一連の血生成の過程には、脾胃・腎・心

が大きく関わってくる。

　営血（nutrient and blood）とは、営陰と血の総称である。**図4-2**のように、血は日々気から化生され、気の推動作用と固摂作用のはたらきによって、脈中を流れ、全身くまなく濡養営養していく。

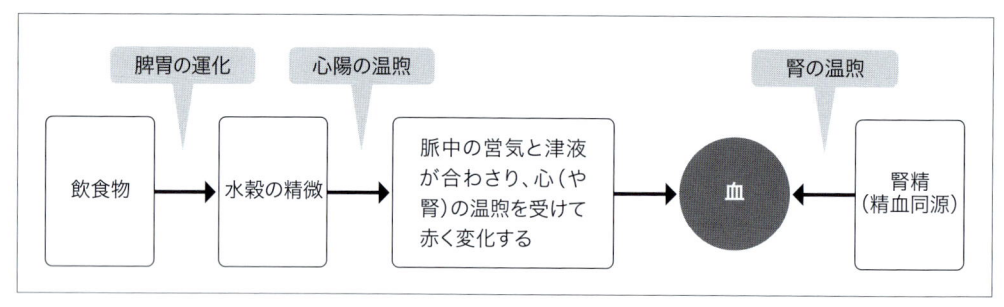

**図4-2　血の流れ**

| 故人臥血帰於肝。肝受血而能視、足受血而能歩。掌受血而能握、指受血而能摂。 | 『素問』（五蔵生成篇） |
| --- | --- |

| 是故血和則経脈流行、営覆陰陽、筋骨勁強、関節清利矣。 | 『霊枢』（本蔵篇） |
| --- | --- |

　以上のように、血が脈中を流れその機能を十分に果たせば、臓腑のみならず関節、筋肉、肌肉すべてが濡養され、四肢に力が十分入り、目も健やかで、皮膚も色艶よく弾力を保てるようになる。

| 血気者、人之神、不可不謹養。 | 『素問』（八正神明論篇） |
| --- | --- |

| 故気得上下、五蔵安定、血脈和利、精神乃居。 | 『霊枢』（平人絶穀篇） |
| --- | --- |

　血は精神活動にも深く関与しており、精神活動の安定には血脈の調和が重要だ。
　そもそも血は、脈中を循行して初めてその濡養機能を発揮できる。脈外に溢れ出た血は、「離経の血」と呼ばれ、血の機能を果たせないどころか、瘀血という邪気を形成する。では、どのように血が脈中を滞りなく流れるように調整されているのであろうか？　これには、五臓、とりわけ、心・肝・脾が大きく関与している。
　心気の強い推動作用と脾の統血機能によって血はなめらかに脈内を流れ、肝の蔵血作用によって全身の血量が調整され、気血の陰陽バランスが保たれる。

## 5　津液のはたらきと特徴

　津液（fluid and humor）とは、血を除き、体内のあらゆる種類の正常な液体の総称で、体液のことである。
　津液も血と同様に、気が凝集してできており、蒸騰気化によって気に転化する。蒸騰気化とは、気の温煦作用によって、特に腎の陽気のはたらきによって、陰液が蒸騰されることであり、それにより

気と化した津液は、陰のはたらきから陽のはたらきへと変化することになる。つまり、水液代謝が活発になり、全身の気機がよくめぐることを意味している。蒸騰気化によって余分な津液が排泄・排出されたり、それを制御したりしているが、その機能は「開闔」と概括される。「開」は排出を「闔」は排出せずに貯蔵することを意味し、開と闔のバランスが適度であって初めて体液平衡が保持される。

そして津液は、気血と同様、生命維持には必要不可欠な役割を果たす。津液とは、言い換えれば「水」であり、「体内のすべての正常な水液」を意味し、体液・汗・唾液・胃液・尿・鼻汁・涙などの正常な分泌液や排泄液をすべて含めた概念である。水は、八卦では☵と表され、陽もそのなかに有するものである。全くの陰ではないということを理解しておこう。また、津液は、その性質によって「津」と「液」に分けられる。

①津

津（fluid / thin fluid）とは、気血とともに循環する液体のことである。さらさらとした性質で、涙・唾・小便・汗など体表や体外に出るもののことである。

②液

液（humor / thick fluid）とは、身体の九竅、内臓や腸、関節腔、頭蓋腔に蓄えられている粘稠な液のことである。ねっとりとした性質で、体内にあり生理的機能を果たす。

> 何謂津。岐伯曰、腠理発泄、汗出溱溱、是謂津。何謂液。岐伯曰、穀入気満、淖沢注于骨、骨属屈伸、洩沢補益脳髄、皮膚潤沢、是謂液。
> 『霊枢』（決気篇）

『霊枢』経脈篇の「大腸手陽明之脈」と「小腸手太陽之脈」の所生病の記載にあるように、大腸は「津」液を主り、小腸は「液」を主るニュアンスがある。『霊枢』本蔵篇に「六府者、所以化水穀而行津液者也」とあるが、六腑のなかでも、特に小腸は「液」を、大腸が「津」を主るといえよう。

> 飲入於胃、遊溢精気、上輸於脾。脾気散精、上帰於肺。通調水道、下輸膀胱。水精四布、五経並行、合於四時五蔵陰陽、揆度以為常也。
> 『素問』（経脈別論篇）

以上のように、水穀が胃に入り、水穀の精気が脾の昇清作用によって肺に上輸され、肺の宣発粛降作用と水道通調作用によって、水道を通り膀胱腑に下るまでの間に、あまねく津液がいきわたる。実際、脾の運化の過程で、胃腑から小腸へ下輸された"濁"の部分は、小腸で清濁を泌別され、清は脾へ、濁は大腸と膀胱へ、さらにその濁の部分から大腸によって津液が吸収される。結局、膀胱腑に溜まるものは、津液のなかでも濁中の「濁」たる部分である。これが尿として排出される。この、全身に散布流通される際の一連の経路として「三焦」が大きな役割を果たす（詳細は「Ⅱ．臓腑の機能としくみ」参照）。

そして、『素問』逆調論篇に「腎者水蔵、主津液」とあるように、津液の生成から代謝まですべてにおいて関与するのは腎であり、特に、腎気（腎陽）の温煦による蒸騰気化によるはたらきが最も大きいが、さらに、血の循環を主る心の臓、全身の気機をのびやかにする肝の臓も間接的に関与している。

津液は、尿・大便・汗・痰・涙・涎や唾液などの体液として、さらに呼気からも一部排泄される。津と液の分別は**表4-6**のようにあるが、津と液は相互に転化するので一般に「津液」と併称される。津

表 4-6　津と液

|  | 津（液に比して陽性） | 液（津に比して陰性） |
|---|---|---|
| 性質 | さらさらとしている。清澄 | ねっとりとしている。粘稠 |
| 分布形態 | 衛気に従って散布される | 営気に従って経脈を周流する |
| 滋潤部位 | 体表部（主に皮膚）を潤す | 目・鼻・口・内臓などの粘膜を潤す。関節・脳髄・骨髄を満たす |
| はたらき | 体温調節に関わっており、体温上昇時には汗となり体温を調節する | 関節の屈伸を自在にしたり、腸などの内臓の動きをスムーズにする |
| 排泄 | 涙・唾液・汗・尿・水様下痢などとして排泄される | 原則として排泄させてはいけないものである |

液は、気の推動作用によって全身くまなく流れ、次のような機能を果たしている。
- 全身を滋潤し濡養する（臓腑、肌表、皮毛、筋骨を滋潤。孔竅に流注して目、鼻、口、舌などを滋潤）
- 「津血同源」といわれるほど、重要な成分となって血脈を充養する
- 陰陽平衡に関与する。熱を冷ます作用がある
- 陽気（火）と陰液（水）のバランスを保つ

たとえば、夏は暑さで腠理を開き汗をかくことにより内熱を漏らし、その結果熱が冷め、陰陽平衡を保つが、発汗過多は陽偏盛（陰血不足）に向かわせる。「汗血同源」といわれる所以である。逆に身体が陰寒に偏ると、排尿によって陰液を排出することにより陽気を高め、陰陽のバランスを整える、ということだ。

> 黄帝曰、夫血之与気、異名同類、何謂也。岐伯答曰、営衛者、精気也。血者、神気也。故血之与気、異名同類焉。故奪血者無汗、奪汗者無血。故人生有両死、而無両生。　　　　　　　『霊枢』（営衛生会篇）

津液が病理として変化すると痰になる。痰は熱によって生じるものが多い（**図 4-3**）。痰は飲の変、飲は寒によって生じるものが多く、飲は痰の始めである。

痰飲の特徴は以下の通りである。
- 津液が病理変化して生じる
- 身体の各所で病気を引き起こす
- 発病すると経過が長引く
- 原因不明の病気や治りにくい病気に関連する

また、五臓各々が主る排泄物を五液という。心の液は汗、肺の液は涕、脾の液は涎、肝の液は涙、腎の液は唾である（**表 4-7**）。これらは生理的側面もあるが、病理として過剰に排泄されることもある。

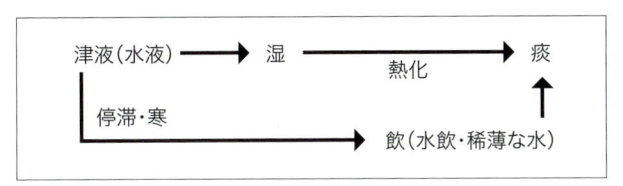

図4-3 痰の生成

**表4-7 五液**

| | |
|---|---|
| 汗<br>sweat | 心の液とされる。心の陽気が弱り過ぎるために出る汗は、冷や汗でサラサラして稀薄で味がない。逆に、熱に蒸されて出る汗は、粘稠で時に熱く感じ、塩辛い味がする。汗が出ることで清熱する一面もあるので、適度に発汗できるほうがよい。汗が全く出ない、あるいは止めどなく出続けるのは、病理である |
| 涙<br>tears | 肝の液とされる。流涙といって、特に悲しくもないのに、勝手に涙が出てくるのは、肝経虚寒や肝経風熱、あるいは肝腎両虚など、肝の病理が関与している |
| 涎<br>drool | 脾の液とされる。希薄で粘稠度の低い液である。乳児の場合、津液の代謝がうまくできないので、汗で出しきれない分、涎を多く垂らすが、垂らすほうがよい。涎を全く出さない乳児は津液代謝のはたらきが弱い可能性がある。大人になって、涎が出やすいのは脾腎に問題がある場合が多い |
| 涕<br>snivel | 鼻水は肺の液とされる。肺の宣発粛降と水道通調の機能が失調した場合に多量に出てくる。多くは、外邪(風寒邪)が侵襲してきた場合や、内湿が旺盛となって、肺気の宣発粛降ではさばききれなくなった場合、鼻から涕として排出される |
| 唾<br>spittle | 唾は腎の液とされる。唾が多く出過ぎるのは腎陽虚もしくは脾胃虚寒が多いとされる。涎よりも粘稠度の高い液である |

＊『素問』陰陽別論篇に「陽加於陰、謂之汗」とある通り、陰液が陽気の宣発作用によって出るのが汗である。陽とは、体内の陽気のことであり、陰とは陰精や津液など、体内の有形のものを指す。通常の生理的な状況においては、陰精や津液などの水液成分に陽気が作用してわずかに発汗させ、これによって生体内の環境の陰陽のバランスや相互の協調関係が維持されている。汗は津液の代謝産物であり、肺の宣散作用によって三焦を流れる津液が、衛気による腠理の開闔作用によって外に出る。暑いとき、発熱時、邪を出すときや発汗剤服用時などに腠理は生理的に開き発汗する。寒冷時には腠理は閉じ、汗を出さないようにし、体温を維持し、寒邪の腠理からの侵入の防御を行うことを基本とする。発汗の病的な現象として代表的な「自汗」と「盗汗」を紹介しておく。体表を守る衛気(陽気)には、腠理の開閉によって汗の分泌を調節するはたらきがあるが、この衛気の不足によって腠理が開き、汗が出るのが自汗である。自汗には、気虚自汗と陽虚自汗の2種類がある。盗汗とは、いわゆる「寝汗」のことで、入睡時に汗が出るが、目が覚めると自ずと止まる。陰虚傾向にあると、陽を収斂しにくくなり、虚熱によって津液が外泄されてしまう。つまり、衛気が体表よりもより深部をめぐる夜間に入眠した後、衛陽が陰に入りきらずに、陽熱(虚熱や実熱)が津液を逼迫して、津液が外泄するために生じることが多い。

## 6 精・神・気・血・津液の関係

　先天の精と後天の精だけでなく、肉体エネルギーを最大限に維持するためには、五臓六腑の安定したはたらきが必要である。

　五臓六腑には五神が宿っており、それらのはたらきが正常であってこそ、五臓六腑が各々の機能を果たすことができる。五神を統括している心神が重要な鍵を握り、精も神も安定して初めて、「気」が充実しているということになる。気が滞らずに昇降出入を果たしている限り、血も津液も滞ることな

く、血の安定は心血の安定につながり、心血が安定していれば心神も安定する。そして心神が安定していれば五臓六腑も各機能を全うできる。このような善なる循環が維持できる。

また、肉体的に弱ったり、病理が発生して五臓六腑のバランスが乱れても、心神や五神のはたらきでそれらの崩れを最低限にとどめることができるし、五神が乱れても五臓六腑の機能によって五神を安定させることもできるのである。

このように、精・神・気・血・津液は、各々が別個に独立したものではなく、相互依存し、互助関係の状態にある、といえる。

### [1] 津血同源

津血同源（homogeny of fluid and blood）とは、津液と血は同じ源であり、いずれも水穀の精微から派生するという生理現象である。WHOで定義されているように、津液も血も同じ源（水穀の精微だけでなく、もっと大きく捉えて「気」そのもの）から生じるということだけでなく、津液から血、血から津液にも相互転化するものである。

### [2] 精血同源

精血同源（homogeny of essence and blood）とは、精と血は同じ源であり、いずれも水穀の精微から派生するという生理現象である。WHOで定義されているように、精と血は相互に転化し合うことができる。精が不足傾向の病理の場合に、血が増すように治療していくことで、不足しがちな精を補うことができ、逆に血虚傾向にある場合には、精を温存する養生が必要となる、ということである。

## 7　日本漢方の気血水

気血水とは、生命を保つために必要な三つの体内物質で、それらのうちどれかが毒によって機能を抑え込まれると、病を引き起こす。

『医学生のための漢方医学』（安井廣迪、東洋学術出版社、2008年）や『漢方医学（新装版）』（大塚敬節、創元社、2001年）、『漢方医学大系』第16巻（瀧野一雄、雄渾社、1978年）の医史学講義によると、日本人独自の学説としては、たとえば、後藤艮山の一気留滞説、吉益東洞の万病一毒論などがあるが、「我が国における薬理学は急速な発展を遂げたが、概ね煩瑣にしてどうもすれば揣摩に堕せんとする本草序列の態度から脱却せんと先ず香川修庵は『一本堂薬選』を著し、薬理を論ぜず直ちに適応証を目標にせんと試み、次いで吉益東洞は類聚方より帰納して『薬徴』を著し、その子南涯は、気血水を以て薬理の説明をなさんとし、舎弟嬴齋之を承けて『薬極』を著し、『本草備要』を骨子とせる宇津木昆台の『薬能方法辨』に至り、気血水は大いに調えられた」（『漢方医学大系』第16巻）とある。

要するに、江戸時代中期に、吉益南涯（1750〜1813年）が、父親の吉益東洞が唱えていた「万病一毒説」と、江戸中期の京都の儒医であった並河天民（1679〜1718年）の「気血水説」を参考にして、独自の「気血水論」を提唱した、ということである。

そして、その後、明治の末期に湯本求真が、瘀血・水毒・食毒の三毒説の食毒を除き、気の鬱滞と気の上衝を加えて、日本の漢方の気血水説が誕生した。

気血が生体の基本で、血を体液全体と捉え、血液と血液以外の体液に分けて考えると「気血水」となる。気血水の不調が病を引き起こすと考えており、気血水のいずれがメインとなって不調を起こしているかによって、病状も治療方針も変わってくる。気血水の病変とは、気滞（気の変調）・血滞（血の変調、瘀血）・水滞（水の変調、水毒）と表現することができる。龍野一雄氏は、「気とは機能の亢進または減退の意味を指し、かつ、呼吸や腫脹、停滞感も気」と言っている。
　また、「血は循環障害の症状で充血鬱血が主となっている。水とは分泌代謝障害、すなわち水分代謝障害で、汗、唾液、胃液、腸液、小便等の量的変化を指している」としている。
　つまり、気の鬱滞、血の鬱滞、水の鬱滞が病の根本であり、気血水各々の機能や量の過不足に注目している点では、中医学でいう「気血津液」と何ら異なることはないのではないだろうか。
　『漢方医学（新装版）』を参考に、気血水の病変に対する処方例分類を挙げる（**表 4-8**）。

**表 4-8　気血水の病に対する処方**

| 属性 | 病変 | 処方 |
| --- | --- | --- |
| 気 | 気虚 | 四君子湯、補中益気湯 |
| 　 | 気滞 | 半夏厚朴湯、香蘇散 |
| 　 | 気逆 | 桂枝加桂湯、苓桂甘棗湯、桃核承気湯 |
| 血 | 血虚 | 四物湯、芎帰膠艾湯、温清飲、当帰飲子、七物降下湯 |
| 　 | 瘀血 | 桂枝茯苓丸、桃核承気湯、当帰芍薬散、大黄牡丹皮湯 |
| 水 | 水毒 | 五苓散、苓桂朮甘湯、猪苓湯、越婢加朮湯、防己黄耆湯、八味地黄丸、真武湯 |
| 気・血 | 気虚+血虚 | 十全大補湯、人参養栄湯、帰脾湯 |
| 　 | 気滞+瘀血 | 加味逍遙散 |

『漢方医学（新装版）』（大塚敬節、創元社、2001年）を参考に作成。

# II. 臓腑の機能としくみ

## 1　臓象学説

　臓象学説（visceral manifestation theory）は、人体の臓腑組織の構造および生理機能、病理変化とその相互関係を知り、生命の本質と現象の諸々の関係を研究するものである。西洋医学でいう「臓腑」との大きな違いは、ただの器官としてだけではなく、そこには精神面のはたらきも加味されているところにある。
　『素問』六節蔵象論篇に「帝曰、蔵象何如」とある。「臓象（蔵象）」の"象"は生体の外に現れる反応や徴候のことであり、「臓象」（visceral manifestation）とは、単純に解剖学的な臓腑の形態のみにとどまらず、その正常な機能と病的な状態が外に現れる反応や徴候のことをいう。

## 2　臓腑

　五臓六腑すべての生理機能を理解するとともに、各臓腑が相互に深く関連し合っていることを知るのが重要である。巻末の「付録1　五臓六腑の関連チャート図」も参照されたい。

### [1] 臓腑とは

　臓腑（viscera and bowels）とは人体内臓の総称である。臓（viscus）は、体内にある形態的組織、器官のことで、腑（bowel）は、水穀が受納され、運輸され消化される内臓器官のことである。
　「臓腑」は、五臓と六腑の二つに分類される。また人体の構成器官は以下のように分けられる。

- 五体（筋、脈、肉、皮、骨）
- 五官（目、舌、口、鼻、耳）
- 九竅（五官、前陰、後陰）
- 五臓（心、肺、脾、肝、腎）
- 六腑（胆、胃、大腸、小腸、膀胱、三焦）
- 奇恒の腑（脳、髄、骨、脈、胆、女子胞）

　さらに、臓腑には陰陽があり、陽臓（yang viscus）は心や肝のような陽の性質の臓、陰臓（yin viscus）は脾、肺、腎のような陰の性質の臓のことを指す。

### [2] 五臓

　五臓（five viscera）は、心、肝、脾、肺、腎の総称である（**表4-9**）。陰精を蓄え蔵する臓器を五臓に帰属させた。蔵には貯蔵、閉蔵の意味がある。
　五臓は、化生しつつ精気を貯蔵し、水穀は伝化しない。蔵精が不足すれば精気の充満ができず、五臓の虚証を形成するため、臨床的には臓病の多くは虚である。また、人の精神活動の基礎は精気であるため、五臓と精神活動は密接な関係がある。心は神、肝は魂、肺は魄、脾は意智、腎は精とそれぞれつながっており、そのため「五神臓」と呼ばれる。
　また『鍼灸甲乙経』では、第一巻の冒頭に「精神五臓第一」とある。

> 夫自古通天者、生之本、本於陰陽。其気九州九竅、皆通乎天気。故其生五、其気三。三而成天、三而成地、三而成人、三而三之、合則為九、九分為九野、九野為九蔵。故形蔵四、神蔵五、合為九蔵以応之也。
>
> 　　　　　　　　　　　　　　　　　　　　　　『素問』（六節蔵象論篇）

### [3] 六腑

　六腑（six bowels）は、胆、胃、大腸、小腸、膀胱、三焦の総称である（**表4-10**）。固形物の排出は、胃、小腸、大腸が行い、液体の排出は、三焦を通路として、胃、小腸、膀胱が行う。水穀の伝導変化の機能を持つ臓器に帰属させた。
　六腑は、飲食物の受納、腐熟、消化、吸収、および排泄がその機能である。通暢を順とし、水穀を伝化するが、精気は貯蔵しない。伝導がうまくいかなければ、水穀自体や糟粕が体内に停滞し、排泄が滞り、邪実が増し、実証を形成する。このため臨床的には腑病の多くは実証である。

### 表4-9 五臓

| | |
|---|---|
| 心<br>heart | 主に血液循環(血脈の推動)と精神的な活動(神明)を調整する。膈より上に位置する臓(陽臓)である |
| 肝<br>liver | 気の流れ(気機〔昇降出入〕)を調整し、筋肉と目の機能に密接に関連があり、膈の下の右季肋部に位置する |
| 脾<br>spleen | 主に食物を、人体の有益なエネルギーに変え(気血生化)、気・血・津液として運搬(運化)する。四肢と肉に密接に関連がある膈の下の中央に位置する |
| 肺<br>lung | 主に呼吸を調整し、気を支配し、気を拡散したり下に降ろしたりして(宣発粛降)、全身に送っている。また水の流れも調整し、鼻と皮膚面の機能に密接に関連がある。膈より上に位置し、対をなしている |
| 腎<br>kidney | 精を蓄え、成長、発育、生殖と尿機能を促進し、骨と髄の状態を維持し、また、脳や聴力、呼吸の調整(吸息)と密接に関連がある。膈より下に位置し、対をなしている |

### 表4-10 六腑

| | |
|---|---|
| 心包・心包絡<br>pericardium | 心の臓の外側を覆っており、心包経を含む |
| 胆<br>gallbladder | 肝の臓に繋がり、胆汁を蓄え分泌する腑 |
| 胃<br>stomach | 食物の消化を受け入れ始めるための腑 |
| 小腸<br>small intestine | 胃の食物内容を受け、さらにそれを消化して、栄養分と水を吸収する腑 |
| 大腸<br>large intestine | 小腸から下輸された糟粕を受け取り、濁を身体から排出する前に糞便を形成する腑 |
| 膀胱<br>bladder | 尿を蓄えて排出する腑 |

## 3 臓腑経絡の生理と病理

　気・血・津液・精・神はすべて気一元であり、それらには各々果たすべき機能が様々にあることはすでに述べた。では、人体には気の各々の機能を発揮する"場"がどのように存在し、どのような生命維持活動をしているのかを概観してみよう。

### [1] 臓腑経絡

　「気」は、全身をあまねく流れているが、その流れるルートを「経絡」という。経絡は、経脈・経別・絡脈・経筋という四つの流れに分けられる。
　その気の流れに伴うのが「血」「津液」である。「気」が集まれば「形」を成すが、皮毛、肌肉、筋、骨、血脈、臓腑などは形を成して各々の機能を果たしている。これらはすべて経絡によって気血津液が供給され、濡養されている。

そして、皮毛、肌肉、筋、骨、血脈は、五臓とも密接に関連しているのが、東洋医学の特徴の一つである（**表4-11**）。また五志（五つの精神因子）や、いわゆる五官、五臓の機能の外面的な現れとされる「華(か)」なども、五臓のはたらきの支配下にあると解釈されている点が、西洋医学との決定的違いである。

表4-11　五臓と五体・五官・五神

| 五　臓 | 五　体 | 五　官 | 五　神 |
|---|---|---|---|
| 肺 | 皮毛 | 鼻 | 魄 |
| 脾 | 肌肉 | 口 | 意 |
| 肝 | 筋 | 目 | 魂 |
| 腎 | 骨 | 耳 | 志 |
| 心 | 血脈 | 舌 | 神 |

## [2] 五臓と器官

次に、五臓とそれに関連する器官の関係を具体的にみていこう。基本的に、五臓の状態が正常であれば、その支配下にある身体のそれぞれの器官は正常にはたらくが、もし身体の器官に異常をきたしている場合は、関連する五臓に何らかの不調が生じる。

### ①心は舌に開竅する
心は舌に開竅し(かいきょう)（heart opens at the tongue）、生理的状態も病理的状態も反映する。つまり、心の臓が正常に機能すれば、流暢に話すことができ、味覚も正常となる。

### ②肺は鼻に開竅する
肺は鼻に開竅し（lung opens at the nose）、生理的状態も病理的状態も反映する。肺の臓が正常に機能していれば、鼻が詰まることもなく、鼻水が出過ぎることもなく、嗅覚も正常である。

### ③脾は口に開竅する
脾は口に開竅し（spleen opens at the mouth）、生理的状態も病理的状態も反映する。脾の臓が正常に機能していれば、口内にできものができたり、頬裏を噛んでしまうこともない。

### ④肝は目に開竅する
肝は目に開竅し（liver opens at the eyes）、生理的状態も病理的状態も反映する。肝の臓が正常に機能していれば、視力や目に異常が出ない。

### ⑤腎は耳に開竅する
腎は耳に開竅し（kidney opens at the ears）、生理的状態も病理的状態も反映する。腎の臓が正常に機能していれば、聴力が正常で、中耳炎など耳の疾患にかかりにくい。

このように東洋医学は、西洋医学では関連づけられないような内容を持っている。これらは、人間の身体全体を一つとして大きく捉えるからこその発想であり、臨床的にも大きな意味を持っている。

## [3] 十二経脈

次に、各臓腑と直接大きく関連する経絡についてみていこう。

まず、大きな流れが12本存在している。これを「十二経脈」という。経絡は交会することで、ほかの経絡と連結したり、あるいは、経別や絡脈の流れによってほかの臓腑とも関連しており、全身くまなく流れる（交会穴一覧は巻末の「付録2　交会穴一覧表」参照）。十二経脈の流注の詳細は、『臓腑経絡学』（藤本蓮風監修、森ノ宮医療学園出版部、2003年）に譲ることとする。

中医学では「臓腑弁証」と「経絡弁証」を区別して病の分類を行っているが、北辰会方式では臓腑学と経絡学を分けずに「臓腑経絡学」として一つにまとめている。

それでは、臓腑経絡について体系的に学んでみよう。

## 4　心の臓と手少陰心経、小腸と手太陽小腸経

心の臓は、上焦に位置し、第5椎（神道穴）に付着している。心は陽中の陽臓といわれ、最も陽気が盛んな臓で、君主に喩えられる「君主の官」。五行でも、火の性質を最も強く有す臓である。小腸と表裏関係をなしている。この心の臓と最も直接的に関与する経絡として、手少陰心経がある。

### [1] 心のはたらき

心の臓は、医易学では火臓で、☲で表される。陽気が強く、陰のはたらきも持っている。心気の推動作用（心陽）によって、血を全身にめぐらせ、全身を温煦し、心血の濡養作用（心陰）によって心気の亢進を抑制し、心の臓に宿る心神を安定させる。

#### ①心血

心血（heart blood）は、心の臓に統率されている血で、全身くまなく流れている。特に、心臓が精神活動も含めて生理活動をするうえでの基礎となる血の供給をする。

#### ②心陰

心陰（heart yin）とは、心の臓の陰の要素で、心陽と対をなし、心臓の機能の静的かつ潤す一面のことである。心陽はポジティブな活動を主るが、それが過剰にならないよう、抑止するはたらきを心陰が行う。心の臓自体が、火の臓（☲）であり、熱に傾きやすい。それを心陰の"水"的作用で中和させている。

心陰と心陽のバランスが重要である。心陰は心血が十分にめぐって初めてその陰的機能を発揮できる。心陰がほどよくはたらくと、精神情緒が安定し、冷静な判断に結びつく。肉体的にも心臓の鼓動が安定し、肉体的負担や疲労回復に大きく作用する。

#### ③心陽

心陽（heart yang）は、心の臓の陽気で、心臓や精神の活動を刺激し、温煦作用を有す。心陽の陽的側面は、心の臓が宿す心神が安定して初めて発揮できる。特に「喜」という感情が心気をよくめぐらせるので、たとえば「感謝する」心は心陽を鼓舞して、温煦や推動作用を正常な状態に保ちやすくする。

## [2] 心・手少陰心経の生理と病理

　心の臓および手少陰心経の生理機能とそれが病理となった場合に、どのような症状が出現し得るかみていこう（**表4-12**）。

　心包絡（心包）は、心を保護防衛する「臣使の官」である。心包絡の機能や病証は心の臓に準ずる（**表4-13**）。

**表4-12　心と手少陰心経の生理と病理**

|  | 生　理 | 病　理 |
|---|---|---|
| 血脈を主る | 心陽の温煦によって血生成にも関与し、また、推動によって全身に血を循環させる | 胸悶・胸痛・心痛・心悸 |
| 神を蔵し神明を主る | 心気心血が安定していると心神も安定するため、精神情緒が安定し、意識明瞭にして思考も円滑 | 不眠・多夢・健忘・精神不安・譫語、あるいは知覚過敏（痛みや痒みを過剰に感じる）。重度になると狂躁・人事不省・昏睡 |
| 華は面にある | 心気や心血の盛衰、心神の安定具合などは「顔面」の血色に現れる | 顔面蒼白、紅潮、暗い色、青紫など |
| 舌に開竅する | 手少陰心経絡脈が舌と連絡しており、心の気血は舌に通じている。血脈は舌質の色、艶に現れ（しかし、舌はこれだけでは判断できない）、神志は味覚の識別や言語を発する | 口舌生蒼（口内炎・舌炎・潰瘍）、舌が強ばる |
| 熱を悪む | 心の臓は火の臓なので、陽気過多を嫌う | 動悸、情緒不安定 |
| 五胺は汗である | 『素問』陰陽別論篇「陽加於陰、謂之汗」とある通り、血のなかの津液が陽気（熱）によって蒸されて排出されるのが汗である。血と心の深い関係から、『素問』宣明五気篇「心為汗」とあるのかもしれない | 心血が不足すると、汗が出にくくなる。あるいは逆に心気・心陽が弱ると発汗過多（冷汗）となることもある |
| 手少陰心経周辺の濡養 | 経脈、経別、経筋、絡脈の流れているところの皮毛・肌肉・筋・骨・血脈・臓腑すべてを濡養する | [経脈病証]是動則病嗌乾心痛、渇而欲飲。是為臂厥。是主心所生病者、目黄、脇痛、臑臂内後廉痛厥、掌中熱痛。<br>[経筋病証]其病内急、心承伏梁、下為肘網。其病当所過者、支転筋、筋痛。……（中略）……其成伏梁唾血膿者、死不治。<br>[絡脈病証]其実則支膈。虚則不能言。 |

**表4-13　心包絡の病理**

| 経脈病症 | 是動則病手心熱、臂肘攣急、腋腫、甚則胸脇支満、心中憺憺大動、面赤目黄、喜笑不休。是主脈所生病者、煩心、心痛、掌中熱。 |
|---|---|
| 経筋病症 | 其病当所過者支転筋、前及胸痛息賁。 |
| 絡脈病症 | 実則心痛。虚則為煩心。 |

## [3] 小腸と手太陽小腸経の生理と病理

小腸は「受盛の官」と呼ばれ、第18椎（鳩杞穴）に付着し、清濁を泌別している。まさに「化物を主る」といえる（**表4-14**）。

**表4-14　小腸と手太陽小腸経の生理と病理**

|  | 生　理 | 病　理 |
|---|---|---|
| 化物を主る | 摂取した飲食物を胃が腐熟した後の濁の部分を受けて、清濁を分ける | 消化不良、腹痛 |
| 清濁を泌別する | 清（精微）を脾に送り、濁のうち水は膀胱へ、糟粕部分は大腸へと送る | 尿が濃く少ない、排尿時の灼熱痛、血尿など |
| 手太陽小腸経周辺の濡養 | 経脈、経別、経筋、絡脈の流れているところの皮毛・肌肉・筋・骨・血脈・臓腑すべてを濡養する | [経脈病証]是動則病嗌痛頷腫、不可以顧、肩似抜、臑似折。是主液所生病者、耳聾、目黄、頬腫、頸頷肩臑肘臂外後廉痛。<br>[経筋病証]其病小指支肘内鋭骨後廉痛、循臂陰入腋下、腋下痛、腋後廉痛、繞肩胛引頸而痛、応耳中鳴痛引頷、目瞑良久乃得視、頸筋急則為筋瘻頸腫。……（中略）……其痛当所過者支転筋。<br>[絡脈病証]実則節弛肘廃。虚則生肬、小者如指痂疥。 |

# 5　肺の臓と手太陰肺経、大腸と手陽明大腸経

肺の臓は胸中にあり、最も上部に位置するため「華蓋」と呼ばれる。また、君主である心の臓を補佐していることから「相伝の官」とも呼ばれる。第3椎（身柱穴）に付着している。肺は皮毛を主り、肺気の防衛、温煦、推動などが中心となって、気や津液を全身に布達することをその主な機能としている。大腸と表裏をなす。

また、寒熱の影響や外邪の侵襲を常に受けやすいことから、華奢という意味の「嬌」を含んだ「嬌臓」とも呼ばれる。

## [1] 肺のはたらき

肺のはたらきは、主に肺陽・肺陰によって行われている。また、肺は「一身の気を主る」とされ、肺気は、宗気のはたらきとして大きく関わる。

また、肺は肺陰と肺陽に分かれる。肺陰（lung yin）は肺陽と対をなし、肺気と協調して肺を滋潤し、肺陽（lung yang）は肺の陽的側面で、温煦・推動・肺の宣発粛降に関係する。

## [2] 肺と手太陰肺経の生理と病理

肺の臓および手太陰肺経の生理機能とそれが病理となった場合に、どのような症状が出現し得るかみていこう（**表4-15**）。

表4-15 肺と手太陰肺経の生理と病理

| | 生 理 | 病 理 |
|---|---|---|
| 気を主る | 『素問』五蔵生成論篇「諸気者皆属於肺」(岡本一抱は"七情の気"としている) | 気のめぐりが停滞することによる諸症状 |
| 呼吸を主る | 自然界の清気を吸入し、体内の濁気を呼出することによって、気の生成は促進され、気の昇降出入は調節され、人体の正常な新陳代謝が行われる | 咳嗽、喘息、呼吸の異常(困難) |
| 宣発(diffusion)粛降(purification and own-sending)を主る | 気の気化作用で体内の濁気を排出する。衛気を宣発し、腠理の開閉により発汗を調節する。津液と水穀の精微を全身に散布し、腎膀胱へ下輸する | 呼気不利、呼吸の異常、くしゃみ。鼻水や痰が生じ、顔面浮腫を起こす。衛気を宣発できず体表の衛気が不足するため、腠理がゆるんで汗が出る(発汗の異常)。また、外感風寒などにより衛陽が鬱阻になると無汗となる |
| 水道通調する(通調水道) | 水液を全身に輸送、不要な水液は膀胱へ転送する | 浮腫、排尿不利などを起こす。湿痰が肺に停滞すると痰が多く出たり、鼻水が出る(流涕) |
| 百脈を朝じ、治節(management andregulation)を主る | 肝と関連して全身の気機を調節し、心と関連して全身の血の流れをなめらかにしている | 気機の調節は肝、血行は心の病証として捉えられる。よってここでは、当該症状を肺病に特有な症状とはしないこととする |
| 魄を蔵す | 魄は、原始的感覚や無条件反射に関与する | 知覚鈍麻、あるいは感覚異常(過敏) |
| 肺の体は皮、華は毛にある | 皮毛は「一身の気」であり、衛気と津液により温陽され潤され、膏沢があり、外邪の侵入を防衛する | 外邪の侵入を受けやすくなる。皮膚の乾燥・瘙痒 |
| 鼻に開竅する | 鼻と喉は互いに通じ、肺につながっており、呼吸(肺)の門戸といわれている | 嗅覚異常 |
| 声を主る | 喉は肺の門戸であり、呼吸、喉による発声を担っている | 喉の痒み・痛み・腫れ、嗄声(かすれ声) |
| 手太陰肺経周辺の濡養 | 経脈、経別、経筋、絡脈の流れているところの皮毛・肌肉・筋・骨・血脈・臓腑すべてを濡養する | [経脈病証]是動則病肺脹満、膨膨而喘欬、缺盆中痛、甚則交両手而瞀。此為臂厥。是主肺所生病者、欬、上気喘渇、煩心、胸満、臑臂内前廉痛厥、掌中熱。気盛有余、則肩背痛、風寒、汗出中風、小便数而欠。気虚則肩背痛寒、少気不足以息、溺色変。<br>[経筋病証]其病当所過者支転筋、痛甚成息賁、脇急吐血。<br>[絡脈病証]其病実則手鋭掌熱。虚則欠欬、小便遺数。 |

## [3] 肺と水
### ①水道

　水道(waterways)とは、人体の水液代謝の通り道のことである。水の通り道は経絡を中心として全身くまなくある。その通り道に水を満遍なく流すためには肺の宣発粛降機能は欠かせない。水道を通

じさせ、調える役割を肺が果たしている。これを「水道通調」という。

#### ②水の上源

水の上源（upper source of water）とは、肺が上焦に位置し、水の代謝に関係している、ということを指す。また、肺は五臓六腑のなかでは最も上位にあることから、自然界では雲に相当し、天から雨を降らし大地を潤すことにシンボライズされる。

#### ③貯痰の器

貯痰の器（receptacle that holds phlegm）とは、痰が集まる器官であることを指す。脾の臓は「生痰の器」と呼ばれるのに対し、肺はその痰が蓄えられやすい。体内で生じた痰が排出される経路は肺から口へ、ということでもある。

### [4] 大腸と手陽明大腸経の生理と病理

大腸は、第16椎（腰陽関穴）に付着し、廻腸、広腸、直腸、魄門（肛門）からなる。「伝導の官」と呼ばれ、食物残渣を体外に排出するはたらきをしている。このはたらきは、胃気の降濁の延長であるとともに、腎の蒸騰気化や肺の粛降機能とも連関している。

大腸の末端、つまり肛門のことを糟粕の出口として「粕門」というが、肺と大腸が密接な関係にあることもあり、同じ音をとって「魄門」ともいう。

次に、大腸の臓および手陽明大腸経の生理機能とそれが病理となった場合に、どのような症状が出現し得るかみていこう（**表4-16**）。

**表4-16　大腸と手陽明大腸経の生理と病理**

| | 生　理 | 病　理 |
|---|---|---|
| 糟粕の伝導 | 小腸から糟粕を引き継ぎ、さらに有用な水を吸収して脾に送る。残った糟粕は大便として排泄される | 泥状便や水様下痢、あるいは便秘などの排便異常 |
| 津を主る | 糟粕から水を再吸収する | |
| 手陽明大腸経周辺の濡養 | 経脈、経別、経筋、絡脈の流れているところの皮毛肌肉筋骨血脈臓腑すべてを濡養する | [経脈病証]是動則病歯痛頸腫。是主津液所生病者、目黄、口乾、鼽衄、喉痺、肩前臑痛、大指次指痛不用。気有余則当脈所過者熱腫、虚則寒慄不復。<br>[経筋病証]其病当所過者支痛及転筋、肩不挙、頸不可左右視。<br>[絡脈病証]実則齲聾。虚則歯寒痺隔。 |

## 6　脾の臓と足太陰脾経、胃と足陽明胃経

脾は中焦にあり、胃と表裏をなす。岡本一抱は『臓腑経絡詳解』のなかで脾胃の関係を石臼にたとえている。上側を脾の臓とし、下側を胃の腑とし、取っ手を手足としている。穴に入れる豆は水穀（water and food：飲食物に関連する用語、飲食物）であり、取っ手（手足）を動かすと脾の臓が動き、さらには胃の腑をもんで消化吸収を促すことになる。

脾は、第11椎（脊中穴）に付着し、「倉廩の官」と呼ばれ、全身を濡養する気血津液を生じさせる

大元である。「後天の気」に関わるので、非常に重要である。

## [1] 脾のはたらき
### ①脾陰
　脾陰（spleen yin）は、脾の陽に対して脾の陰液であり、脾の滋潤・営養・収斂に関連する。
### ②脾陽
　脾陽（spleen yang）は、脾の陽的側面で、脾の運化・化生・昇清・温煦作用を促進させる機能に関連する。

## [2] 胃のはたらき
### ①胃陰
　胃陰（stomach yin）は胃陽の対であり、胃陽と協調して、正常な摂食（受納）や腐熟をするのに必要な胃の陰液のことである。
### ②胃陽
　胃陽（stomach yang）は胃陰の対であり、胃の陽気のことである。受納と腐熟を行うことに関係している。
### ③胃津
　胃津（stomach fluid）は胃の津液であり、胃陰と同じである。現代中医学は唯物論的に解釈するので、胃陰＝胃の津液、という図式になるが、太極陰陽論から解釈すると、胃の腑も陽的作用と陰的作用の両面を有していることになる。つまり、一旦水穀を貯め込み納めておく陰的作用（受納）と、それを積極的に消化しようとする陽的作用（腐熟）である。受納する一方に偏ると、陰の方向へ傾き、陽的作用が相対的に低下する（消化不良で胃が重い、胃がもたれる、食べたいと思わないなど）。一方、腐熟の機能が亢進してしまうと、食べても食べてもすぐにお腹が空いてしまう、いわゆる消穀善飢となり、一定時間受納しておくという陰的作用が低下する。
　言い換えると、胃陰の機能が亢進すると、水穀が胃の腑内にいっぱいになって、胃の腑内が水で溢れる状態になり、胃陽の機能が亢進すると、胃の腐熟が活発化し、胃の腑に熱が増える状態となるということである。

## [3] 脾と足太陰脾経の生理と病理
　脾の臓および足太陰脾経の生理機能とそれが病理となった場合に、どのような症状が出現し得るかみていこう（**表4-17**）。

## [4] 胃と足陽明胃経の生理と病理
　胃の腑は上腹部にあり、「五臓六腑の海」をなす（『霊枢』動輸篇）。第12椎（接脊穴）に付着する。胃の腑および足陽明胃経の生理機能とそれが病理となった場合に、どのような症状が出現し得るかみていこう（**表4-18**）。

表4-17 脾と足太陰脾経の生理と病理

| | 生 理 | 病 理 |
|---|---|---|
| 運化（transportation and transformation）を主る | 水穀の運化。水穀の消化吸収と水液の運化（水液代謝）に関与する | 食欲不振、悪心嘔吐、便溏*。特に下肢または全身の浮腫、泄瀉、身重、帯下、喀痰、流涎、顔色萎黄など |
| 昇清（upbearing the clear）を主る | 清陽（水穀の精微などの栄養物や気血）を心や肺に上昇させる | 眩暈、頭痛（隠痛）、耳鳴（音は小さい）、顔色蒼白、便溏、内臓下垂、長期にわたり下痢が止まらないなど |
| 気血生化（engendering transformation）の源 | 運化によって得られた水穀の精微から気血を生化し、全身を栄養する | 身体消痩、四肢無力など |
| 統血を主る | 血が脈外に漏れ出ないようにしている | 吐血、喀血、内出血などの各種出血 |
| 肌肉・四肢を主る | 生化した気血により肌肉を栄養し、四肢の運動機能を支えている | 身体消痩、四肢軟弱無力または萎縮など |
| 口に開竅し、華は唇にある | 味覚、食欲と関係し、健康状態が口唇に現れる | 食欲減退、味覚異常、口が粘る、口が甘い、口唇淡白で艶がない、口唇の糜爛、口周がどす黒くなり口唇が萎縮して歯を覆い隠せないなど |
| 燥を喜み湿を悪む | 湿が停滞しないように運輸し続ける | 泥状便〜水様下痢、食欲不振、水腫など |
| 足太陰脾経周辺の濡養 | 経脈、経別、経筋、絡脈の流れているところの皮毛・肌肉・筋・骨・血脈・臓腑すべてを濡養する | ［経脈病証］是動則病舌本強、食則嘔、胃脘痛、腹脹、善噫、得後与気則快然如衰、身体皆重。是主脾所生病者、舌本痛、体不能動搖、食不下、煩心、心下急痛、溏、瘕泄、水閉、黄疸、不能臥、強立股膝内腫厥、足大指不用。<br>［経筋病証］足大指支、内踝痛、転筋痛、膝内輔骨痛、陰股引髀而痛、陰器紐痛、下引臍両脇痛、引膺中脊内痛。<br>［絡脈病証］厥気上逆則霍乱。実則腸中切痛。虚則鼓脹。<br>［脾の大絡］脾之大絡、名曰大包。出淵腋下三寸、布胸脇。実則身尽痛。虚則百節尽皆縦。 |

*便溏（完穀不化）：脾陽虚のために水湿不化となり、この水湿が腸に流れて起こる。脾気虚証の場合より水様性が強いか、または未消化である。

## 7　肝の臓と足厥陰肝経、胆と足少陽胆経

　肝の臓は、"木"の性質を強く有す臓で、本来、のびのびとしていることを好むが、「将軍の官」と呼ばれ、"風雷"の性質も有す。邪気と戦う作用があり、その動きは凄まじく、まさに「剛臓」（unyielding viscus）である。気の流れが活発かつ逆流しやすい傾向にある内臓器官で、肝臓に関連し、意思の強い内臓として知られる。第9椎（筋縮穴）に付着し、右脇にあり、胆と表裏関係である。

表4-18 胃と足陽明胃経の生理と病理

| | 生 理 | 病 理 |
|---|---|---|
| 受納と腐熟を主る | 口から入った飲食物を一旦胃の腑で蓄え（受納）、消化（腐熟）する。後天の本としての基本をなす機能である | 食欲不振、嘔吐、胃脘部の脹満痛など |
| 降濁（downbearing the turbid）を主る | 腐熟が完了した残渣は小腸、大腸へと下輸されていく（降濁） | 吐き気、嘔吐、消化不良 |
| 潤を喜み燥を悪む | 胃腑は陽土で熱を持ちやすいので津液を損耗しやすい | 消穀善飢、胃部の灼熱感など |
| 足陽明胃経周辺の濡養 | 経脈、経別、経筋、絡脈の流れているところの皮毛・肌肉・筋・骨・血脈・臓腑すべてを濡養する | [経脈病証]是動則病洒洒振寒、善呻、数欠、顔黒、病至則悪人与火、聞木声則惕然驚、心欲動、独閉戸塞牖而処、甚則欲上高而歌、棄衣而走、賁響、腹脹。是為骭厥。是主血所生病者、狂瘧、温淫汗出、鼽衄、口喎、唇胗、頸腫、喉痺、大腹水腫、膝臏腫痛、循膺乳気街股伏兎骭外廉足跗上皆痛、中指不用。気盛則身以前皆熱。其有余于胃、則消穀善飢、溺色黄。気不足則身以前皆寒慄、胃中寒則脹満。<br>[経筋病証]其病足中指支脛転筋、脚跳堅、伏兎転筋、髀前腫、㿉疝、腹筋急、引缺盆及頬、卒口僻、急者目不合、熱則筋縦、目不開。頬筋有寒、則急引頬移口。有熱則筋弛縦緩不勝収、故僻。<br>[絡脈病証]其病気逆則喉痺瘁瘖。実則狂巓。虚則足不収、脛枯。 |

## [1] 肝のはたらき

### ①肝気

肝には以下の三つのはたらきがある。

- 疏泄（tree coursing）：気を満遍なくのびやかに流すはたらきのこと。不通の所を通じ、発散させる意味で全身の気機にダイレクトに関与し、ほかの臓腑の気がスムーズに流れるのを補助している。機械が動くときに必要な、潤滑油としてのはたらきをする
- 昇発（upbearing and effusion）：樹木の枝が上へのびのびと伸びていくように気を上昇させること
- 条達：樹木の枝葉が上へ横へとのびやかに生長するように、気を全身へ満遍なくめぐらせること

肝気は「木気」ゆえ、のびやかに上へ横へとどこへでも満遍なく伸びようとするのが特徴である。この特徴ゆえに、全身くまなく流れ、気血津液を押し流し、滞りを解消するようにはたらいている。春になると（二月上旬の立春以降）、自然界の木気が上へ上へと伸び始める。この頃、肝気も自然と高ぶり昇りやすくなる。

肝は風雷の臓でもあるので、急激な気温の上昇や、イライラや怒りなどの精神的な要素によって、一気に気が上へ突き上げたり、化火して内風を起こしやすいのが特徴である。

肝気によって腎水が消耗したり（木は水を吸い上げる）、脾胃の機能が圧迫されてしまったり（木乗

土)、心火を助長したりする。そして、肺の宣発粛降の気のベクトル（下向き）とは逆の方向へ気を向かわせるため、肝気が肺気の宣発粛降を抑制した場合（肝気犯肺）には、肺の病証が出現する。

肝気の性質は激しく猛々しいので、剛臓と呼ばれ、強ばり興奮しやすいだけに、それを和（柔）らげる治療法として「柔肝法」がある。これは、肝血や肝陰を補い肝陰の性質を強化することによって、高ぶった肝気を鎮める方法である。

②肝血

肝血（liver blood）とは肝に蓄えられる血で、全身のみならず肝臓自体や肝経、眼、腱、爪を含む肝系統を濡養する。

③肝陰

肝陰（liver yin）は、肝陽に対し、肝の精血と肝臓の機能の静的かつ濡養面を指し、肝陽が過剰亢進するのを抑制する。

④肝陽

肝陽（liver yang）は、肝の陽気で肝陰と対をなし、主に肝の温煦・昇発・条達機能に関係する。

## [2] 肝と足厥陰肝経の生理と病理

肝の臓および足厥陰肝経の生理機能とそれが病理となった場合に、どのような症状が出現し得るかみていこう（**表4-19**）。

## [3] 胆と足少陽胆経の生理と病理

胆の腑は、「中正の官」と呼ばれ、奇恒の腑の一つで、清汁を蔵している、とされている。第10椎（中枢穴）に付着している。胆の腑および足少陽胆経の生理機能とそれが病理となった場合に、どのような症状が出現し得るかみていこう（**表4-20**）。

# 8　腎の臓と足少陰腎経、膀胱と足太陽膀胱経

腎の臓は、水の臓で八卦では☵で表される。なかに陽が一つあるが、これが「腎陽」、すなわち「命門の火」である。

腎は下焦に位置し、「作強の官」と呼ばれるように、いわば、人間生命維持の"種火"を灯し続けているといえる。『中蔵経』にあるように「性命之根」、まさに先天的パワーの根源といえる。腎は第14椎（命門穴）に付着しており、膀胱と表裏をなす。

## [1] 命門、命門の火

命門（life gate）とは、人体の気の形成が始まる場所で命の根源を供給しているもので、右腎でもあり、経穴としての命門でもある。『鍼道秘訣集』に描かれている臓腑配当図には、臍の右下に右命門、左下に左腎水とある。また、『難経』三十六難で"右命門学説"が説かれている。右命門（右腎相火）、左腎水は"陰陽のわかれ"といえる。動気は陰陽に分かれるのである。たとえば腎陰虚になると、一般的には、左の腎水が弱くなることが多い。稀に例外もある。こういったことは、腹部の反応、腹部の穴所の反応をよく診て鍼を用いてその変化を捉えていくと確認できる。

表4-19 肝と足厥陰肝経の生理と病理

| | 生理 | 病理 |
|---|---|---|
| 罷極の本 (ひきょく) | 疲労に耐える力を持っている | 疲れやすく、根気がなくなる。気力に欠ける |
| 疏泄・条達・昇発を主る | 草木のように上へ（昇発）、横へ外へとのびのびと枝葉を伸ばす（条達）ように、柔和でのびやかな気血津液の動きを主る。気機ののびやかな動きによって血や津液を停滞させずにめぐらせる。運化の推動。感情面ののびやかさとポジティブな面。頭（思考）の回転。解毒（将軍の官としてのはたらき） | 胸脇や乳房、少腹の脹痛、上腹部の疼痛、悪心、嘔吐、噯気、腸鳴、癥積、痞塊、小便不利、水腫、腹水など。悪心、嘔吐、腹満、腹痛、下痢、食欲減退または過食など。口苦＊、黄疸＊、黄水を嘔吐。消化不良などの症状が起こる。気分が落ち込む、憂鬱、悲哀、イライラ過多、煩躁、夢が増える、落ち着きがなくなる、など。邪生抗争がうまくできなくなり邪気が停滞する方向に向かう、あるいは邪気に侵襲されるがままになる。あるいは、邪生抗争が激しく起こることによる発熱や悪寒、振顫など。時に激痛を起こすこともある |
| 血を蔵す（血海） | 血を貯溜し、全身への血の流れを調整する。衝任脈を調整する | 視力の低下、かすみ目、転筋、肢体の痺れ、運動障害、月経の遅れ、無月経や経血量の減少、「経（月経）、帯（帯下）、胎（胎児）、産（出産）」における疾病、崩漏などの出血症状など |
| 筋を主り、華は爪にある | 肢体や関節の動きをスムーズにしており、肝血は爪との関連性が深い（「爪は筋の余りなり」） | 転筋、痙攣、抽搐、角弓反張など。爪が脆くなったり色が薄くなったり変形する |
| 目に開竅する | 視力は肝血の濡養によるところが大きい。肝の機能は目に現れやすい | 眼のかすみ、夜盲、目の乾燥、視力減退、目の充血、上方注視、斜視、目赤痒痛、目赤生翳（翳とは角膜混濁のこと）など |
| 魂を蔵す | 心神と肝魂は表裏一体であり、精神安定・情緒の安定を主る | 浅眠多夢、夢遊病、意思が弱くなり気力がなくなる |
| 足厥陰肝経の周辺の濡養 | 経脈、経別、経筋、絡脈の流れているところの皮毛・肌肉・筋・骨・血脈・臓腑すべてを濡養する | 疏泄が失調して、肝経が不調になると、胸脇や少腹の脹痛、月経不順、月経痛、経前に乳房脹痛するなどが出現する。さらに気鬱化火により鬱熱が肝経を下注して陰部に影響すると、陰部瘙痒、陰部腫痛などが出現する。また寒邪が肝経を凝滞すると少腹や陰嚢の冷痛が出現する<br>[経脈病証]是動則病腰痛不可以俛仰、丈夫㿗疝、婦人少腹腫、甚則嗌乾、面塵脱色。是主肝所生病者、胸満嘔逆、飧泄、狐疝、遺溺閉癃。<br>[経筋病証]其病足大指支内踝之前痛、内輔痛、陰股痛転筋、陰器不用、傷於内則不起、傷於寒則陰縮入、傷於熱則縦挺不收。<br>[絡脈病証]其病気逆則睾腫卒疝。実則挺長。虚則暴癢。 |

＊胆汁の分泌：西洋医学では、黄疸と胆汁を密接な関連性がある、と解釈するが、東洋医学では、湿邪がこもれば陽黄（湿熱による黄疸）・陰黄（寒湿による黄疸）を発するとし、胆汁自体の分泌状況は関係がない。口苦も然りである。

表4-20 胆と足少陽胆経の生理と病理

| 生　理 | | 病　理 |
|---|---|---|
| 清汁を蔵し適度に瀉す | 水穀の運化の一助となる | 口苦、黄緑色の苦い水を嘔吐する、黄疸など |
| 決断を主る | 物事を判断し決定を下す意思作用を有す | 優柔不断 |
| 足少陽胆経周辺の濡養 | 経脈、経別、経筋、絡脈の流れているところの皮毛・肌肉・筋・骨・血脈・臓腑すべてを濡養する | [経脈病証]是動則病口苦、善太息、心脇痛不能転側、甚則面微有塵、体無膏沢、足外反熱。是為陽厥。是主骨所生病者、頭痛、頷痛、目鋭眥痛、缺盆中腫痛、腋下腫、馬刀俠瘦、汗出振寒、瘧、胸脇肋髀膝外至脛絶骨外踝前及諸節皆痛、小指次指不用。<br>[経筋病証]其病小指次指支転筋、引膝外転筋、膝不可屈伸、膕筋急、前引髀、後引尻、即上乗眇季脇痛、上引缺盆膺乳、頸維筋急、従左之右、右目不開、上過右角、並蹻脈而行、左絡于右、故傷左角、右足不用、命曰維筋相交。<br>[絡脈病証]実則厥。虚則痿躄、坐不能起。 |

そして、命門からの内火であり、腎陽と同義である命門の火・先天の火（life gate fire）の状態は、右の大巨〜水道、帰来付近に現れ、腎水（腎陰）の状態は左の大巨〜水道、帰来付近に現れることが多い。『鍼道秘訣集』には、「腎水を泄らすと相火、命門の火が昂ぶる」とあり、そうなるとあらゆる病が起きるため、この相火を打ち消すために「止ル鍼」という大変優れた鍼法が編み出されている。

## [2] 腎のはたらき
### ①腎気・腎精
　天癸（heavenly tenth）とは、生殖器官と生殖機能の維持のためのもので、腎精に由来し、腎精が豊富になったときである。女子では初潮、男子では精通が起こる頃に、「天癸至る」という。腎精が旺盛となっていることを示す。先天（innate）とは、生まれつき持っており、天賦の才に関係し、後天的なものと対照的である。また、先天の本（root of innate endowment）は、妊娠中から遺伝するものである。
### ②腎陰
　腎陰（kidney yin）は、腎の陰的側面で、あらゆる器官を滋潤・濡養・鎮静化する要素を持っている。腎の封蔵、固摂機能に相当する。この作用を大いに発揮するには十分な腎気が必要である。
### ③腎陽
　腎陽（kidney yang）は、腎の陽的側面で、あらゆる器官を温め活性化する。

## [3] 腎と足少陰腎経の生理と病理
　腎の臓および足少陰腎経の生理機能とそれが病理となった場合に、どのような症状が出現し得るかみていこう（**表4-21**）。
### ①心腎相交
　心腎相交（heart-kidney interaction）とは、上位と下位、上昇と下降、水火と陰陽のように心と腎

表4-21 腎と足少陰腎経の生理と病理

| | 生 理 | 病 理 |
|---|---|---|
| 精を蔵し、発育・生殖(reproduction)を主る | 精気を封蔵(貯蔵)する。先天の精と後天の精があり、前者は親から受け継いだ生殖の精。後者は五臓六腑の精ともいわれ、脾胃が関与する。腎精の盛衰は、生長、発育、生殖に深く関わる。「天癸」に至る(男子は16歳、女子は14歳とされているが現代では男子11〜12歳、女子10〜11歳が多い)と生殖機能が備わる。腎精が衰えると、性機能と生殖能力は減退、消失する | 小児の発育遅延、不妊、陰痿、早老、老化現象など |
| 封蔵を主る | 腎気は固摂作用を最も強く発現させる。精を蔵すためである | 早漏、遺溺、脱糞など |
| 水を主り、二陰を主る | 濁水は肺、脾、三焦などの作用によって膀胱に集められ、そこで腎の蒸騰気化によってさらに清と濁に分けられる。清なる水は再び三焦から肺へ上輸され、濁は膀胱から尿として排泄される。このとき膀胱の開闔(排尿と貯尿)は、腎によって統括される。二陰とは前陰と後陰。前陰とは尿道と外生殖器、後陰とは肛門を指す | 開に影響が及ぶと尿少、癃閉、排尿痛、残尿、血尿、浮腫など。闔に影響が及ぶと頻尿、失禁、夜間尿、大便失禁、脱肛など |
| 志を蔵す | 成し遂げようとする強い意識を主る | 根気が続かない、優柔不断、無気力、びくびくしやすくなる |
| 技巧(ぎこう)を主る | 俊敏な動作や精巧な動きに関係する | 疲れやすい、腰膝酸軟、健忘、思うように身体が動かない、動きが鈍い |
| 納気(のうき)(qi absorption)を主る | 吸入した天空の気を下焦まで引き入れる(吸気を促進する)作用 | 呼多吸少(吸気困難)や久咳(慢性的な咳嗽)など |
| 骨を主り、髄を生じる | 腎精は骨格の成長、発育、修復、脳の充養を促進する。歯は骨余、脳は髄海である | 骨痿、骨格発育障害、歯がグラグラ動く・抜ける、記憶力の減退など |
| 耳に開竅し、華は髪にある | 腎の精気が充足していると、聴覚は鋭敏となり、髪は抜けにくく、黒く光沢がある | 毛髪に艶がない、白髪、抜け毛、耳鳴、耳聾(難聴)など |
| 腰は腎の府 | 『素問』脈要精微論篇「腰者腎之府」 | 腰痛、腰に力が入らない。少しの時間もじっと直立していられない |
| 足少陰腎経周辺の濡養 | 経脈、経別、経筋、絡脈の流れているところの皮毛・肌肉・筋・骨・血脈・臓腑すべてを濡養する | [経脈病証]是動則病飢不欲食、面如漆柴、欬唾則有血、喝喝而喘、坐而欲起、目䀮䀮如無所見、心如懸若飢状。気不足則善恐、心惕惕如人将捕之、是為骨厥。是主腎所生病者、口熱舌乾、咽腫、上気、嗌乾及痛、煩心、心痛、黄疸、腸澼、脊股内後廉痛、痿厥嗜臥、足下熱而痛。<br>[経筋病証]其病足下転筋、及所過而結者皆痛及転筋。病在此者、主癇瘛及痙、在外者不能俛、在内者不能仰。故陽病者、腰反折不能俛、陰病者不能仰。<br>[絡脈病証]其病気逆則煩悶。実則閉癃。虚則腰痛。 |

の間での調和のことである。心は火の臓（☲）、腎は水の臓（☵）である。心陽が高ぶり過ぎないよう、心陰が心陽を抑制しているが、その心陰のはたらきを補助してくれるのが腎陰である。心火が高ぶると腎陰が暗耗されるが、それを抑止しようと心陰が大いにはたらいてくれる。一方、心陽が不足してしまわないよう、腎陽が心陽を補助している。また逆も然りで、腎陽が弱ってくると心陽が活発に補助しようとしてくれるが、結果的に心に負担がかかるので最悪の場合、死に向かうことになる。上焦に位置する心の臓と下焦に位置する腎の臓の絶妙なる陰陽関係が調和することを心腎相交という。このバランスが崩れた場合、心腎不交になる。

②肝腎同源

肝腎同源（homogeny of liver and kidney）とは、肝と腎は密接に関連し合い、お互いに濡養し助け合っていることを指す。肝に貯蔵される血と腎に蓄えられる精は源が同じであり、肝にも腎にも相火が存在する。

## [4] 膀胱と足太陽膀胱経の生理と病理

膀胱腑は、小腹部にあり、「州都の官」として、第19椎（左右膀胱兪の中央、腰奇穴）に付着する。尿を蓄え排尿する機能で、腎の蒸騰気化に基礎を置く。腎気の蒸騰気化によって、膀胱腑の開闔を調節している。これを膀胱気化（bladder qi transformation）という。腎気がしっかりしていると、腎陰の固摂機能によって、膀胱にある程度尿が蓄えられ漏れないように保持していられる。膀胱腑にある程度尿が溜まると、腎陽のはたらきによって尿を外へ出そうとする推動機能が活発にはたらき、勢いよく排尿され、尿切れもよく排尿後の違和感も伴わない。

腎陰や腎陽のはたらきがうまくいかないと、尿漏れや失禁、尿勢が衰えたり、癃閉になったりする。

膀胱腑および足太陽膀胱経の生理機能とそれが病理となった場合に、どのような症状が出現し得るかみていこう（**表4-22**）。

**表4-22　膀胱と足太陽膀胱経の生理と病理**

| | 生　理 | 病　理 |
|---|---|---|
| 津液を蔵す | 肺脾腎などのはたらきによって下輸された濁水を貯留する | 尿閉、頻尿、尿意が頻繁に起こる、尿失禁など |
| 排尿調整 | 腎の蒸騰気化によって開闔を調整する | |
| 足太陽膀胱経周辺の濡養 | 経脈、経別、経筋、絡脈の流れているところの皮毛・肌肉・筋・骨・血脈・臓腑すべてを濡養する | [経脈病証]是動則病衝頭痛、目似脱、項如抜、脊痛、腰似折、髀不可以曲、膕如結、踹如裂、是為踝厥。是主筋所生病者、痔、瘧、狂、癲疾、頭顖項痛、目黄、涙出、鼽衄、項背腰尻膕踹脚皆痛、小指不用。<br>[経筋病証]小指支、跟腫痛、膕攣、脊反折、項筋急、肩不挙、腋支、缺盆中紐痛、不可左右揺。<br>[絡脈病証]実則鼽窒、頭背痛。虚則鼽衄。 |

## 9　三焦と手少陽三焦経

### [1] 三焦とは何か

　三焦（triple energizers / triple burners）とは、体腔を三つに割り当てた集合的名称で、三焦を通して臓気を変化せしめる。"triple burners"ということも多い。直訳すると三つの燃焼部（バーナー）という意味であるが、三焦の「焦」の字は、下から火をつけている様、つまりかなり陽的作用のニュアンスが強いことを示している。人体は全身パワーである気が流れており、活発に健全に生きている間は「熱」に偏りやすい傾向にあるはずである。「火」の作用、熱によって活動的になれるといえる。

### [2] 三焦は存在するか

　目に見える唯物論、機械論をベースとする西洋医学に対し、東洋医学は生気論がメインであることは第1章「伝統医学総論」ですでに述べた。機能の違いによって臓腑に分類し、一旦は五臓六腑というものに分けて考えているところは西洋医学と似ている。しかし、「三焦」という腑の存在によって、東洋医学ならではの世界に立ち返らされることになる。西洋医学や解剖学において、三焦なるものは存在しないからだ。

　まずは「三焦」の字義についてみていこう。焦（隹〔とり〕と火）とは、鳥を火であぶって焦がすという意味で、黒い色を象徴する。火熱作用を指している。そして三焦は飲食物の変化に伴うすべての気と関わる。『中国医学思想史―もう一つの医学』（石田秀実、東京大学出版会、1992年）によると、「焦」の字は、この変化を主る三焦の機能が、飲食物は火熱で変化吸収されるべきだという「火食の民」（中国人）的思考に基づくものだという。すなわち三焦は「五穀の味を拡散させて気を出させ」（上焦）、「その残りの気を燻蒸して肺脈に送って血に変え」（中焦）、「さらに残りを変化させて体気を排泄物にする」（下焦）という飲食物消化の三段階（詳細は『霊枢』決気篇、営衛生会篇など参照）を三つの「焦（燋）」（たいまつ）、あるいは「焦（鐎）」（かま）でシンボライズしたものである。

　つまり臓器としての実体はない、ということである。『難経』二十五難に「心主与三焦為表裏、倶有名而無形」とある通りである。

### [3] 六腑としての三焦

| | |
|---|---|
| 三焦者、中瀆之腑也。水道出焉。属膀胱。是孤之府也。 | 『霊枢』（本輸篇） |

| | |
|---|---|
| 三焦者、決瀆之官、水道出焉。 | 『素問』（霊蘭秘典論篇） |

　孤の字には「みなしご」「はした」という意味が含まれており、道家では、最も尊いものを意味する。三焦は、実体はないが、膀胱に属し、水道に関与する重要な腑ということになる。水道に関与する臓といえば肺脾腎が中心となるが、では三焦とこれらの三臓は関わりがあるのだろうか？

| | |
|---|---|
| 腎合三焦膀胱、三焦膀胱者、腠理毫毛其応。 | 『霊枢』（本蔵篇） |

腎と膀胱は表裏関係であるが、三焦にも合する、とある。しかも、三焦は腠理毫毛をその応とする、とある。皮毛とも関連があるようだ。皮毛といえば、肺の機能が発現するところでもある。

> 脾胃大腸小腸三焦膀胱者、倉廩之本、営之居也。名曰器。能化糟粕、転味而入出者也。其華在唇四白、其充在肌。其味甘、其色黄。此至陰之類、通於土気。
> 『素問』(六節蔵象論篇)

三焦も土気に通じる、とあることから、脾胃にも関連していることが読み取れる。このように、"上"では心包絡と表裏をなし、肺とも関連し、"下"にある腎膀胱とも関連深く、それらの"中"にある脾胃とも関連するということになると、全身に関連していることになる。

> 水穀皆入于口、其味有五、各注其海、津液各走其道。故三焦出気、以温肌肉、充皮膚、為其津。其流而不行者、為液。
> 『霊枢』(五癃津液別篇)

三焦は、水穀の精気や津液を皮毛、肌肉に出入せしめ、肌肉は三焦の通道を得て水穀の精気によって温養される。三焦は水穀の精気を輸送するばかりでなく気化作用を併せ持っており、津液を化し、玄府(汗腺)から汗を発し、膀胱より尿として排出する。それゆえ三焦は体内における水液の流通と排泄を主っており、また流通と排泄の通路でもある。

『中蔵経』では、三焦の別名が「玉海、水道」と紹介されているように、三焦は肺・腎・膀胱・腠理などと密接な関わりを持ち、水分代謝の全過程に関わっている。張介賓の『類経』には、「ただ三焦最も大なり。諸臓これに比するものなし。ゆえに名づけてこれを孤の腑という」と述べられている。

このように、三焦とは最も大なる腑の機能として、水道に関わったり、全身の気をあまねくめぐらせている、ということが理解できる。

## [4] 原気、先天の元気としての三焦

> 諸十二経脈者、皆係於生気之原。所謂生気之原者、謂十二経之根本也、謂腎間動気也。此五蔵六府之本、十二経脈之根、呼吸之門、三焦之原、一名守邪之神。故気者、人之根本也、根絶則茎葉枯矣。
> 『難経』(八難)

> 三焦者水穀之道路、気之所終始也。
> 『難経』(三十一難)

> 三焦者、原気之別使也、主通行三気、経歴於五蔵六府。
> 『難経』(六十六難)

このように、三焦は全身あまねく行き渡る原気であり、五臓六腑すべてに関与する。また、次のような記述もある。

何れの処を三焦と云うなれば、即ち、臍中神闕是也。何を以て云うなれば父の一滴の水母の胎内に宿る。一
臍中に受け留め夫自り日を重ね月を積て人と生、天の一水を生ずる是也。……（中略）……此故に神闕の動
脈にて知る事四つの脈にあらわす、最も秘す可し。
『鍼道秘訣集』（三焦腑之大事）

神闕は身体の中心にして、人間の要である。また心神と密接に関わるところであり、先天の元気に
も大きく関与するところである。

## [5] 上焦・中焦・下焦としての三焦

三焦を上焦・中焦・下焦に分けて、それぞれがどのようなはたらきをしているのかみてみよう。

黄帝曰、願聞営衛之所行、皆何道従来。
岐伯答曰、営出于中焦、衛出于下焦。
黄帝曰、願聞三焦之所出。
岐伯答曰、上焦出于胃上口、並咽以上、貫膈而布胸中、走腋、循太陰之分而行、還至陽明、上至舌、下足
陽明、常与営俱行于陽二十五度、行于陰亦二十五度、一周也。故五十度而復大会于手太陰矣。
黄帝曰、人有熱飲食下胃、其気未定、汗則出、或出于面、或出于背、或出于身半、其不循衛気之道而出何
也。
岐伯曰、此外傷于風、内開腠理、毛蒸理泄、衛気走之、固不得循其道。此気慓悍滑疾、見開而出。故不得
従其道、故命曰漏泄。
黄帝曰、願聞中焦之所出。
岐伯答曰、中焦亦並胃中、出上焦之後。此所受気者、泌糟粕、蒸津液、化其精微、上注于肺脈、乃化而為
血、以奉生身。莫貴于此、故独得行于経隧、命曰営気。
黄帝曰、夫血之与気、異名同類、何謂也。
岐伯答曰、営衛者、精気也。血者、神気也。故血之与気、異名同類焉。故奪血者無汗、奪汗者無血。故人
生有両死、而無両生。
黄帝曰、願聞下焦之所出。
岐伯答曰、下焦者、別廻腸、注于膀胱而滲入焉。故水穀者、常并居于胃中、成糟粕而俱下于大腸、而成下
焦。滲而俱下、済泌別汁、循下焦而滲入膀胱焉。
黄帝曰、人飲酒、酒亦入胃、穀未熟而小便独先下、何也。
岐伯答曰、酒者、熟穀之液也。其気悍以清、故後穀而入、先穀而液出焉。
黄帝曰、善。余聞上焦如霧、中焦如漚、下焦如瀆、此之謂也。
『霊枢』（営衛生会篇）

上焦出気、以温分肉、而養骨節、通腠理。中焦出気如露、上注谿谷、而滲孫脈、津液和調、変化而赤為血。
血和則孫脈先満溢、乃注於絡脈、皆盈、乃注於経脈。
『霊枢』（癰疽篇）

上焦開発、宣五穀味、熏膚、充身、沢毛、若霧露之漑、是謂気。……（中略）……中焦受気取汁、変化而赤、
是謂血。
『霊枢』（決気篇）

110

> 上焦泄気、出其精微、慓悍滑疾。下焦下漑諸腸。　　　　　　　　　　　　　『霊枢』(平人絶穀篇)

これらをまとめると次の通りである。

### ①上焦（膈膜以上、心・肺を包括する）

上焦（upper energizer）とは、胸腔、すなわち心臓と肺のある横隔膜よりも上の部分のことである。呼吸を主り、血脈を主り、精気を全身にいたらしめ、肌肉を温養し、腠理を通調する。全身に気を霧のようにあまねく昇発宣発粛降させることから「上焦如霧」と表現される。

### ②中焦（膈膜以下臍まで、脾・胃を包括する）

中焦（middle energizer）とは、上腹部の腔、すなわち脾胃・肝胆を収めてある横隔膜から臍の間の部分のことである。主として水穀をブクブクとした泡のように腐熟し、その精微を営血に化すことから、「中焦如漚（おう）」と表現される。

### ③下焦（臍以下、肝・腎・小腸・大腸・膀胱を包括する）

下焦（げしょう）（lower energizer）とは、下腹部の腔、すなわち腎、膀胱、小腸、大腸を収めている臍より下の部分のことである。主として清濁を分別し、糟粕（大便）や濁水（尿）として体外に排出するので、「下焦如瀆（とく）」と表現される。また、下焦から排泄されるため「下焦は出を主る」ともある。

## [6] 三焦弁証としての三焦

[5]の三焦から、清代の呉鞠通（呉瑭）ら温病学派の医家たちは三焦の概念を敷衍（ふえん）して、病理変化と病状の発展段階（病位）を説明している。これは主として外感温熱病に用いられる弁証法である。『中蔵経』に、すべてを包括するかのごとく、こう述べられている。

> 三焦者、人之三元之気也。号曰中清之腑、総領五臓六腑、営衛経絡、内外左右上下之気也。三焦通、則内外左右上下皆通也。其于周身灌体、和内調外、栄左養右、導上宣下、莫大于此者也。
> 　　　　　　　　　　　　　　　　　　　　　　　　　『中蔵経』(論三焦虚実寒熱生死逆順脉証之法第三十二)

現代中医学では、三焦の生理機能として次のようにまとめている。
- 気機の昇降出入を主る
- 水液運行の通路
- 上焦は心・肺、中焦は脾・胃、下焦は肝・腎・大腸・小腸・膀胱の機能にそれぞれ相当する

## [7] 藤本蓮風による三焦論

すべての生命を成す体・心・魂といったものは、「気一元」つまり気によって成り立つ。この考え方は、五臓六腑をより統一的に捉えていく重要な観点である。五臓六腑に分けること自体が生命に一定の境界を与え、ある意味での分析知を加えることになる。本来は分けることはできないが、分けないと学問的系統にすることができない。しかし、この分析知は単なる分析知ではなく、非常に総体的な考え方から成立している（詳細は『臓腑経絡学』巻末参考資料「総合と総体」参照）。つまり、分けておいて分けられない。分けられないのだが、一応は相対的に分け、分けたうえでまた混沌の世界を取り入れる。あるいは分析知によらぬ直観的なものに近づけるためには、あえて「一つ」であることを

踏まえる必要があるということである。だからそういう観点からすると、あらゆる病は五臓六腑の病ともいえるし三焦の病と一言で言い切ることもできる。

このなかで、三焦は混沌とした一元に戻していく概念であるが、この分けられないものを分けたなかで中核となるのは、脾と腎である。

円は中心点が一つしかないが、二つの楕円を一部分だけ重ねた図を考えると、中心点が二つある。この楕円の全体を三焦とすると、二つの中心点は脾と腎となる。同様に、奇経八脈においてもこの考え方を適用できる。奇経は八つあるが、そのなかの一番の基本形が任・督・衝（任脈・督脈・衝脈）、一源三岐といわれるものである。そのなかでは、衝脈が中核であり、重症の疾患に公孫が重要である根拠となる。だから奇経のなかの三焦的存在は衝脈であるといえるし、衝脈を五臓六腑の世界に置き換えると三焦であるという非常に面白い対立・相対関係が出てくるのである。

そういった点を踏まえ、三焦を考えるときに着眼しておかねばならない点が3点ある。
①三焦は全身をひとくくりにしたもの
②五臓六腑として、端に置いたほどの重要な腑である
③②の考え方は道家においては特別な価値を持つ

ゆえに、三焦を理解するためには、東洋医学独特の生命観による視点が必要となってくる。人間の身体を把握する方法には、機械論（論理的・合理的な捉え方）と生気論（直観による捉え方）の2種類が考えられる。

東洋医学は人間の身体をまず直観で捉えた医学である。これを、論理的合理的な次元で捉え直したのが五臓六腑の考え方である。つまり、東洋医学は生命を生気論によって認識し、それを五臓六腑の考え方をすることで、やや機械論的に近づけて説明しやすくしたのである。そして、それを再び生気論的視点に戻すものが三焦という概念なのである。

このように、東洋医学における生命観は、最終的には三焦を太極とした「一」、まるごと一つの生命観に立ち戻らなくてはならない。このような本当の意味での東洋医学の認識論・生命観で人間の身体を捉えていくためには、直観（直感）を磨いていくしかない。結論として、三焦は次の3点に集約される。

・全身である
・形態ありて形なし
・五臓六腑である。特に脾と腎のはたらきをする

結局、三焦論の核心は「一つにまとめてしまう」という部分である。もともと直観的に現れた漠たる全、全体、カオスであったものが、分析知によってある程度寸断され、それを再度まとめ、論理的な部分を経ながらも生気論的に直観に近いものを持ってくるには三焦論的考え方が必要なのである。かつて沢田流が左陽池を多用していたようであるが、これは効果がどうこうというより三焦を意識した点において、東洋医学の生命観に沿った考え方として評価できる。

そういうわけで、三焦の存在はどこまで行っても謎に満ちた部分であり、またそれが魅力にもなる。中医学でいうような五臓六腑の一つのはたらきとして、「水穀の道路」であったり、「決瀆の官」であったり、水分代謝であったりという部分を有しながら、それを超えた全体としての五臓六腑のはたらきをトータルに捉え直すものとして、それこそが三焦であるという点に、三焦の三焦たる非常に重要な部分がある。

### [8] 三焦と手少陽三焦経の生理と病理

三焦および手少陽三焦経の生理機能とそれが病理となった場合に、どのような症状が出現し得るかみていこう（**表4-23**）。

**表4-23 三焦と手少陽三焦経の生理と病理**

| 生　理 | | 病　理 |
|---|---|---|
| 身体全体そのものであり気機の昇降出入を主る | 『中蔵経』「三焦者、人之三元之気也。号曰中清之腑、総領五臓六腑、営衛経絡、内外左右上下之気也。三焦通則内外左右上下皆通也。其于周身灌体、和内調外、栄左養右、導上宣下」 | 腹脹、下腹部が堅くなる、小便不利、浮腫、腹水など |
| 水液運行の通路 | | 『霊枢』邪気蔵府病形篇「三焦病者、腹脹気満、小腹尤堅、不得小便、窘急、溢則水、留即為脹」 |
| 手少陽三焦経周辺の濡養 | 経脈、経別、経筋、絡脈の流れているところの皮毛・肌肉・筋・骨・血脈・臓腑すべてを濡養する | ［経脈病症］是動則病耳聾渾渾焞焞、嗌腫喉痺。是主気所生病者、汗出、目鋭眥痛、頬痛、耳後肩臑肘臂外皆痛、小指次指不用。［経筋病症］其病当所過者即支転筋、舌巻。［絡脈病症］病実則肘攣。虚則不収。 |

## 10　奇恒の腑

奇恒の腑（extraordinary organs）とは、脳、髄、骨、脈、胆、女子胞の総称のことである。それらは、形態的特性および生理学的特性が通常の腑や内臓とは異なるがゆえに、異常（奇恒）と呼ばれる。

通常の腑は、水穀（飲食物）とその残渣（糟粕）を伝導し排泄することが、その機能である。また、通常の臓は、精気を蔵して瀉さないのが機能としての特徴である。

「奇恒の腑」とは、尋常ではないという意味であり、通常の臓や腑の機能とは異なる機能を持っている。胆以外は、臓と表裏関係にないのが特徴である。胆は、水穀や糟粕を通すことなく、精気を蔵す機能を有すので、「奇恒の腑」である。その機能などについては説明済みであるのでここでは割愛する。また、「奇恒の腑」と関連する臓器については**表4-24**に示した。

**表4-24　奇恒の腑と関連する臓**

| 奇恒の腑 | 密接に関連する臓 |
|---|---|
| 脳（元神の腑、髄海） | 腎 |
| 髄 | |
| 骨 | |
| 脈（血府） | 心 |
| 女子胞（胞宮、血室） | 心・肝・腎・脾 |
| 胆 | 肝（表裏関係）、心（子午陰陽関係） |

## [1] 脳

脳（brain）は、頭蓋骨に収められ、髄が集まり、思考のみならず精神や心理活動が行われる場である。『霊枢』海論篇にある通り、「脳は髄の海」であり、『素問』陰陽応象大論篇には「腎は骨髄を生ず」とあることからも、脳と腎の関係は密接である。「元神の腑」（house of the original spirit）あるいは「髄海」（sea of marrow）とも呼ばれる。脳は、精神活動の根源となる。西洋医学では、思考や情緒の場は脳にあると解釈されているが、気の医学からみれば、肉体面や思考を統制している器官として脳は確かに必須であるが、その大元といえば、やはり心の臓にある。心神のはたらきや気の流れの変化が、脳の欠損をも代替補助する可能性がある。そこには、「魂」という深い意識レベルへの作用が関わってくるからである。

## [2] 髄

髄（marrow）は、骨髄と脊髄を含む奇恒の腑で、いずれも腎精に濡養されている。『霊枢』海論篇によると、先述の脳や髄が充足していれば、「軽勁にして力強く、自らその度過ぎる」のである。一方、髄海が不足すると、「脳転じ、耳鳴し、脛痠、眩冒、目は見るところなく、懈怠安臥す」となる。

## [3] 骨

骨（bone）は、身体の骨格を形成し、内臓器官を守り、動作を助けている。『霊枢』経脈篇にある通り、「骨は幹」であり、身体の根幹を成すので非常に重要である。脳・髄・骨はいずれも腎精から化生される。

## [4] 脈

脈（vessel）は、気血が通り抜ける導管のことである。「血府」とも呼ばれ、全身に分布して血の濡養によって臓腑経絡のバランスや機能を維持する役目を果たしている。『霊枢』決気篇には、「壅遏営気、令無所避、是謂脈」とある。

## [5] 女子胞

胞（placenta）は、妊娠中に子宮を満たし、それによって胎児を育て、そこから出産時に胎児を排出させる。胞・胞宮・女子胞（uterus）とは、女性の器官で、出産するまで発育させ、子供（胎児）を収容し営養を与える。子宮、血室（blood chamber）とも呼ばれる。月経、妊娠、出産に関わる。陰道（vagina）は、子宮から外陰部まで続く女性の生殖の管のことで、女子胞の範疇とみなすこともできる。

女子胞は、心・肝・腎・脾と密接に関連し、経絡では肝経・腎経のみならず、衝任脈や督脈とも関連が深い。特に、腎と衝任脈は密接に関係している。腎気（腎精）が充実し、天癸に至ると月経が始まり、妊娠した場合は十月十日胎児を養い、出産する。腎精が弱り出して、天癸が尽きると閉経を迎える。また熱入血室という病態が『傷寒論』に出てくる。血室に熱邪が入り込む、あるいは血室に熱邪がこもる状態を指す。こうなると月経に異常が出現する。

# III. 五臓間・臓腑間の関係

## 1 気には陰の作用と陽の作用がある

　太極陰陽論的に解釈すると、気には収斂しようとする陰の作用と、発散拡散しようとする陽の作用の両方がある。陰の作用が強くなると「形」をなす方向に向かう（血や津液を化生する）。

　逆に、陽の作用が強くなると、形がなくなる方向に向かう（血や津液がエネルギーとしての気に転化する。気化作用である）。

　まず、気の作用について考察してみよう。気は、「推動」「温煦」「防衛」「気化」「固摂」（営養）の五（六）作用に分けられる。

　このなかで最も陽的作用が強いのは、「推動」である。臓腑では、最も陽の強い火（☲）の臓であるところの心がその機能を強く発揮してくれる。血を推動し、全身くまなく血を血脈に押し流す役割に相当する。「温煦」とも連関する。また肝の疏泄や肺の宣発粛降のはたらきも、気の推動作用に貢献するものである。

　一方、陰的作用が強いのは「固摂」である。臓腑では、最も陰の強い水（☵）の臓である腎や、☷でシンボライズされる脾の臓に相当する。腎は精を封蔵し、脾は統血（摂血）する。気の固摂機能がしっかりはたらかないと、これらの臓も封蔵や統血（摂血）ができない。

　「防衛」と「気化」は、陽的側面も陰的側面も両方有す機能であり、陽的側面として気を大いに外向きに流すことのみならず、陰的な側面（肌表で発散し過ぎないよう守るはたらき）もある程度発揮することで、衛気を張り、バリアを充実させることにつながる。

　血や津液から気に転化するには陽的作用が必要であるし、逆に気から血や津液を化生するには陰的作用が必要となる。前者は腎陽の蒸騰気化作用が主であり、後者は脾や腎の陰的作用によって水穀の精微や津液を化生したり、腎陰のはたらきで血や津液や精を温存する方向で調整することとなる。

　「営養」作用は、血の機能とリンクし、陰的作用が中心となる。あらゆる臓腑の陰的作用が、各々の臓腑自身を濡養し、かつ、ほかの臓腑の濡養をも補助し合うはたらきがある。特に表裏関係にある臓腑や、心と腎、肝と腎、脾と腎など、その協調関係において大いに発揮されることとなる。

## 2 五臓間の関係

　五臓がお互いにどのような関係で協調し合っているか、共通点と相互作用に着目してみていこう。

### [1] 肺と心
#### ①共通点
　上焦に位置し、陽的作用が強い。肺は☰、心は☲。胸中の陽気を温煦し、宗気を充実させるはたらきがある。心気の推動、肺気の宣発粛降によって気がよく流れ、血の運行を推動することができる。
#### ②相互作用
　肺の宣発粛降が失調すると、心気にも影響し、心血の運行がのびやかでなくなる。心血瘀阻へ進展

する可能性が生じる。また、心気の機能低下によって、肺気にも影響し、宣発粛降や水道通調が失調する。風邪をひきやすくなったり、痺病（経絡の気の流れが阻害されて起こる病。リウマチも含まれる）や喘息や浮腫へとつながる。

心陽と心陰は陰陽消長関係にあり、心陽の亢進は心陰を消耗させる。そうなると、肺気は宣発粛降をフルパワーにして（呼吸促迫、咳など）、肺に熱がこもらないようにはたらく。また肺気が疲れてくると、肺に熱がこもる肺熱となり、肺陰が消耗してくる肺陰虚となる。

## [2] 心と脾
### ①共通点
血の化生と運行に関与する。
### ②相互作用
脾は☷でシンボライズされるように、陰の性質が極めて強い。よって、心陽や腎陽などの陽気の補助がないと、活動的な機能（昇清）を果たすことができない。心陽が脾を温煦することよって、脾は水穀の精微や水を肺に上輸したり（昇清）、運化機能をスムーズに行うことができる。結果として、良質の血を化生する大元となり、化生した血を陰の作用によって統摂して血脈から溢れ出ないようにしている。

心陽が衰えると脾の機能も低下し、血の化生が不足し、心血も不足するという悪循環に入り、心脾両虚となっていく。また、脾が衰えることで心血が弱り、心神不安定になったり、血虚を招くことになる。

夢分流腹診では、心下と脾募は心窩部に位置し、心神の状態を如実に示すエリアとして、診断や予後に重要なポイントとなる。また、下脘穴は心と脾の反応を示す穴所でもある。

## [3] 心と肝
### ①共通点
血の運行や調整に関与する。心は血脈を主り、肝は蔵血を主とする。
### ②相互作用
心は「君主の官」、肝は「将軍の官」である。将軍は君主を守ろうとし、君主は将軍がその力を大いに発揮できるように機能する。つまり、心と肝はその機能においてリンクすることが多い。太陽（心）のもとで、木（肝）はすくすくと伸びることができる。心気がのびやかであると（心神が安定していると）、肝気ものびやかに疏泄を全うすることができる。

痛みや痒みや痺れの自覚は心によるものであるが、心気や心血に問題がなければ肝気はその知覚を過剰に感じることを防御するためにはたらく。

心神が安定していると肝魂も安定し、熟睡することができる。逆に肝魂が不安定（肝気と肝血のアンバランス）や心神不安定（心気と心血のアンバランス）があると浅眠多夢、不眠などの睡眠障害が起こる。

肝気が高ぶると、心気も亢進しやすくなり（心気が高ぶると肝気も高ぶり）、心肝火旺へと向かう。逆に、肝血が弱ると心血も弱り（心血が弱ると肝血も弱り）心肝血虚へと向かう。心肝火旺の場合、神道穴に反応（圧痛）が出る傾向がある。神道穴は、心兪の中央に位置し、心の臓が付着する部位でも

あり、また、『素問』刺熱論篇に「第5椎下は肝の熱」という文言があるように、肝の熱の反応が出るところでもある。

## [4] 心と腎
### ①共通点
　最上位と最下位に位置し、火と水の作用を有し、相互に依存し合い、また相互に制約し合っている。これは、自然界で太陽（火）が陽気を上から下に注ぐと、海や湖（水）がその温煦を受けて蒸発し、雲を形成し、雨を降らせて大地を潤し、大気の循環を起こしている、という現象に相当する。

### ②相互作用
　心は（離火）☲の卦で表され、上焦に位置し、陽的作用（推動や温煦）が強い。腎は（坎水）☵の卦で表され、下焦に位置し、陰的作用（固摂）が強い。心陽の温煦作用によって、腎陽も高まり、腎水が蒸されて上昇し、心陰を補助する。太陽が水を温め蒸気と化し、雲となって太陽の熱をほどほどに遮蔽して温度調節してくれる様に似ている。このように、相互に依存しながらもバランスよく調節し合う関係を「心腎相交」あるいは「水火既済（きせい）」という。

　心陽が高ぶり過ぎて心火となり、腎水を消耗させ、腎水が枯渇してくるがゆえに、心陰をフォローできず、心火がより盛んとなって悪循環になることを「心腎不交」あるいは「水火未済（みぜい）」という。腎陽や心陽が衰えていると、水がますます溢れ、浮腫や腹水がひどくなる一方となる。

　心神が安定していると、腎の志もしっかりとし、心神もますます安定を保つことができる。腎が弱り志が弱くなってくると優柔不断となって、心神も乱れてしまう。心腎相交によって、精神面の安定も保たれるのである。

### ③君火と相火（参考）
　君火（sovereign fire）とは、心火の別称で、相火と対称的である。心の臓は、「君主の官」なので、心火はすなわち君火とも呼ばれる。相火（そうか）（ministerial fire）とは、腎を源とするある種の生理的な火で、肝胆や三焦に属し、心の君火と協力して内臓を守り、内臓の活動を促進する。もし、相火が過剰になれば身体に害を及ぼす。君火に対する用語で、命門・肝胆・三焦のなかに相火を蔵している。

　『素問』陰陽応象大論篇に、「少火之気壮」「壮火之気衰」とあるように、正常な正気のことを少火といい、病理的に高ぶった火を壮火という。壮火は正気を損耗させる。

## [5] 心とその他の臓腑

　心以外の臓にも、それぞれの精神作用が宿っているが、心神がそれらを統括して安定させている。心神が安定していれば、肺の宣発粛降、肝の疏泄、腎の蒸騰気化、脾の昇清など、すべてが円滑に機能し、気血津液が全身にくまなくめぐる。

　ある臓が失調すると、それを補助しようと別の臓が負担を強いられ、それが長引くと、病理が他臓にも波及し、様々な症状が出現してくる。症状の出現によって、心神が乱れ、さらに悪循環になることも多い。腑においても、胃の経絡、膀胱の経絡、小腸の経絡、胆の経絡が心の臓を通っている。腑の病理が心の臓へ影響すれば心神が乱れることにつながる。

　夢分流腹診で、心の反応がよく現れる心下部や臍周の状態を意識し、臍下丹田を充実させ、心下〜脾募が邪で詰まらないようにしていくのは、心神を安定させることに重点を置いているからにほかな

らない。心神が安定して初めて、胃の気というものがその機能を全うしやすくなり、ほかの臓腑の足りない機能をも補助することができ、治癒への早道にもなるのである。

## [6] 肺と脾
### ①共通点
　水穀の精微や水に関与し、全身の気や水を生成布散することに関与する。肺は自然界でいうところの雨雲、脾は大地の役目をしており、肺と脾の関係は、雨雲が雨を降らせ大地を潤し、大地は水が澱まないよう、地中へと水を浸透させたり、木に水を与えようとする様に似ている。
　脾（胃）は中焦に位置し、中焦にある中脘あたりから肺の経絡が始まる。中焦でできる水穀の精微はすぐさま肺に上輸されなければならない。
### ②相互作用
　脾の昇清によって、水を含む水穀の精微を肺に上輸し、肺はそれを宣発粛降によって全身に布散する（水道通調）。脾の水湿運化が失調しても、肺の水道通調が失調しても、湿邪が内生し、湿邪が肺や脾の機能を阻害することになり、湿痰阻肺や湿困脾土が起こる。脾は「生痰の器」、肺は「貯痰の器」といわれるように、水湿（湿痰）に大きく関与する。
　脾は肌肉と四肢を主り、ゆったりとした散歩などの適度に四肢を使う運動によって、脾の機能が活発になるが、それによってゆっくりとした深い呼吸もできるようになるので、肺の機能も高まり、宗気が充実しやすくなって、全身の気機、昇降出入が整いやすくなる。
　上輸された水穀の精微と、肺が取り入れる天空の気から「宗気」が生成されて、心肺機能を正常に保つことができる。

## [7] 肺と肝
### ①共通点
　全身の気をなめらかにめぐらせるはたらきがある。肺は衛気を張りめぐらせ、肝は解毒するべく邪気のあるところへ気を集めるという点で、ともに防衛機能が高い。肝は東から太陽が昇るように気を下から上へとめぐらせる（昇発、疏泄）はたらきをし、肺は西に太陽が沈むように気を上から下へとめぐらせる（宣発粛降）はたらきをし、協調して気を全身にめぐらせるのである。
### ②相互作用
　肺は宣発粛降で、上から下へ、内へ外へと気を流すはたらきが主で、肝は下から上へ、内から外へとのびやかに気を流すはたらきが主である。しかし肝気が一気に上衝してしまうと、肺気の粛降を妨げることになり、気機が乱れてしまう。宣発粛降が追いつかなくなると、肺が圧迫され、肝気犯肺が起こり咳嗽がひどくなる。また肺気の粛降が失調してしまうと気が下へ降りず、気逆（のぼせ）状態が続くことになる。一方、のびやかで穏やかな深い安定した呼吸は、肺の宣発粛降機能を高め、肝気の昇発太過を防ぐことになる。
　肺魄と肝魂はそれぞれ陰神、陽神と呼ばれ、精神情緒の安寧に両者は安定していることが必要である。肝魂と肺魄は陰陽関係にあり、ともに心神に影響を与え、心神の影響をダイレクトに受けやすいのが特徴である。
　肺魄（はいはく）は、痒い、熱い、痛いといった原始的感覚や反射を主り、肝魂はそれらの感覚を意識的に抑制

（我慢）させるはたらきがある。最終的な知覚は心神であるが、心神が安定するには、肺魄と肝魂両者の安定が必要不可欠である。肝魂に影響した場合には浅眠多夢や不眠といった睡眠障害が、肺魄に影響した場合には感覚異常が現れる。

## [8] 肺と腎
### ①共通点
　水の代謝に関与する。肺は☱（兌沢）、腎は☵（坎水）であり、いずれも水と関連が深い。気のベクトルは上から下へ向かっている。肺は粛降、腎は封蔵で下焦に引きつけておこうとする作用と排水の調節が主となる。

### ②相互作用
　腎陽の蒸騰気化によって脾が昇清機能を高め水が肺に上輸され、肺の宣発粛降によって、全身に水が布散され、余分な水が膀胱へ送られ、腎の固摂と開闔調整によって一旦蓄えられ、一定量が溜まると、腎陽のはたらきによって、膀胱腑から尿として勢いよく排出される。このとき、腎の固摂と膀胱腑の出口を開けるはたらきに影響を及ぼす一つの作用が肺気の粛降である。呼吸が乱れ肺気のはたらきが乱れると、腎への納気も失調し、腎の固摂や腎陽の温煦や推動にも影響を及ぼし、尿意が頻繁になったり、尿勢が衰えたり、尿切れが悪くなったり、遺尿を起こす原因になり得る。

　腎は、呼吸により気を深く入れる納気を主る。深い呼吸によって、腎気が安定化する一面がある。肺が弱り、呼吸がうまくできなくなると、腎陽が肺の機能を補助しようとするが、腎陽も弱ってくると肺腎両虚となって呼吸困難や排尿異常とともに水邪が溢れるようになる。

　肺魄が正常に機能するには、安定した心神はもとより、腎が充実していることが重要となる。腎は技巧面も主り、反射的に身体を動かす俊敏さに関わる。腎が弱ると、肺魄がそれなりに機能しても身体が思うように俊敏に動かない、ということになる。

　背部兪穴の反応として、腎虚が進むにつれて、腎兪→大腸兪→膀胱兪や胞肓→肺兪の順に経穴の虚の反応が移動していく。腎と肺が大いに関係していることを示している。

## [9] 脾と肝
### ①共通点
　血の生成や貯蔵、血のなめらかな流れを調整することに関与する。脾は統血（摂血）、肝は蔵血する。気を上へと流そうとするはたらきがある。脾は昇清、肝は昇発と疏泄を主る。

### ②相互作用
　木が上へ上へと伸びようとするように、肝の気のベクトルは上向きである。脾はこの力を借りて、昇清の効率を上げることができる。しかし、肝の上向きの気が激し過ぎる（肝気実、肝気逆、肝鬱化火などに相当する）と、風が、大地の砂を巻き上げてしまうように、脾の機能を低下させる（木乗土）。あるいは、上へ上へとのびやかに向かうはずの肝気が、伸びなくなって停滞し収斂するようになる（肝気鬱結、肝脾不和に相当する）と、これもまた脾の機能を一気に抑制してしまう。

　脾から化生される血は肝血となって肝自身や全身の筋を濡養し、肝陽の亢進の抑制にはたらく。脾が弱り、血の化生が低下し、肝血が低下すると、肝気が高ぶりやすくなり（脾虚肝実）、肝陽上亢し内風が生じやすい状態へと向かう。血を脈外に溢れ出させないよう統血しているのが脾であるが、脾が

弱ったり（脾不統血）、肝気の疏泄が太過となると、脈外に血が溢出してしまう。

また、いろいろと思い悩むことがあると、脾を弱らせ、さらにネガティブな思考となって、取り越し苦労が増える。それはまた、肝気が鬱結しやすく、肝が高ぶりやすい状態をつくる。そして一層イライラしやすくなって、木乗土を助長させることになる。

## [10] 脾と腎
### ①共通点
水湿の運化と排泄に関与する。気や血が暴発しないように固摂させる陰的機能が強い。気（パワー）を温存する作用が強い。脾は土（☷）として営養（水穀の精微）をつくり、木（気・血・津液）を芽生えさせる。腎は水（☵）として土に適度な潤いを保たせ、木を育てる。

腎陽の蒸騰気化と脾の昇清は、前向きな精神情緒や活発な思考を維持する。
### ②相互作用
腎は先天のもと、脾は後天のもとで、両者は相互に補填し合い、気血の消耗を補い合う関係にある。一方が弱まれば他方がそれをカバーすべくはたらきを強化するが、やがて両者ともに機能が低下してしまうと、脾腎両虚となって水湿が停滞したり、気虚が進むことになる。

腎がしっかりしていると「志」が一貫してぶれないため、取り越し苦労も少なくなり、脾への負担も少なくなる。また、脾がしっかりしているとあれやこれやとネガティブな思考をすることも少なくなって、腎の志もぶれにくくなる。

## [11] 腎と肝
### ①共通点
下焦に位置し、「肝腎同源」として精血の維持に関与する。
### ②相互作用
肝木がのびやかに伸びて成長するには腎水が必要である。肝木が一気に成長しようとすると、水が枯渇してしまう。しかし、腎水が溢れる（腎陽の虚衰によって水泛する）と、木は根腐れしてしまう。逆に水が不足すると、木は枯れてしまう。このように、腎と肝は絶妙なバランスで成り立っている。

肝気の暴発を抑制するのが腎陰や肝血（肝陰）であり、腎陰や肝血が不足すると肝気が暴発しやすくなり、ひどい場合には、内風が起こる。肝気が暴発してしまうと腎陰や肝血が暗耗され、腎陰や肝血が滋陰されると肝気の暴発も治まる。これを「柔肝」という。

腎精が血に化生し、血が腎精を補助する。腎が虚すと血の化生が不足し血虚になる。血虚が続けば腎精が消耗していき、やがて肝腎両虚、肝腎陰虚となっていく。

肝魂がしっかりしていると、何かに集中しようとする前向きな気持ちが起こるが、そこで腎がしっかりしていないと「志」が萎えて、実行あるいは持続できない。また、腎がしっかりして「志」が強くても、肝が弱いと内風が起こりやすくなり、眩暈や倦怠感が出て長続きしない。肝も腎もしっかり協調して初めて、初志一貫する力、持続する力が出てくる。

## 3　臓腑間の関係

表裏関係、子午陰陽関係を中心に考察する。

## [1] 心と小腸と胆
### ①表裏関係としての心と小腸
　小腸は心陽の温煦を受けて清濁の泌別を行うことができる。心陽が心火となってしまうと、心火の火熱がダイレクトに小腸腑に影響し、小腸腑が熱化する。すると清濁の泌別機能が失調して、熱とともに清の部分も三焦を通じて膀胱へ下輸され、色の濃い小便や熱い小便が排出される。膀胱炎の症状を呈すこともある。
　心の病理反応が心兪に出ずに小腸兪に出ることもある。また、手太陽経に属す後渓穴も安神の効能が強いことからも、心と小腸は非常に密接な関係にある。

### ②子午陰陽関係としての心と胆
　足少陽胆経の経別が心の臓を貫いているが、心と肝が非常に密接な関係にあったように、肝と表裏関係にある胆も心と大きく関わっている。特に胆の腑は「決断を主る」腑であり、心神安定のためには素早く決断し迷いを少なくすることが非常に重要となる。逆に、心神が不安定であると胆の腑も不安定となり、優柔不断になって悪循環となる。心や肝の病変が重くなると、背部では胆兪に反応が出てくるようになる。

### ③心包と三焦と胃（参考）
　心の臓を護衛している心包絡と三焦は表裏関係にあり、胃とは子午陰陽関係にある。
　心神の影響をダイレクトに受ける心包絡が、全身（三焦）にも影響し、全身の気の流れ、水の流れに大きく影響を与える。また、三焦は脾腎の機能に極めて近いため、胃の腑とも大きく関連する。
　手厥陰心包経の絡穴の内関は、心肝の火を清し降気するはたらきのみならず、開胃（胃の腑をのびやかにして心窩部の痞えをほぐすはたらき）することもできる。これは三焦を通じて全身の気や水の流れを通じさせ、胃の腑自体にも作用するからである。
　ただし、内関は心気を大いに散らす作用があるので、心気虚や心血虚のある患者には禁忌穴である。

## [2] 肺と大腸と膀胱
　肺は宣発粛降、大腸は糟粕の伝導によって右回り、かつ下向きに糟粕を魄門まで伝導するので、両者ともに気を下へ下へと向かわせるのが特徴である。膀胱腑も足太陽膀胱経の経気の流れ（上から下へ）、および排尿を主る膀胱腑の特性からも、肺や大腸と同じく、気を下へと向かわせるはたらきがメインといえよう。大便の排泄には肺気の粛降も大きく関わっていることがポイントであり、また、便秘が続くと肺気の宣発粛降を阻害する、ということである。
　一方、膀胱腑からの排尿は肺の水道通調の一環であり、水の代謝という意味では、肺と膀胱、汗と尿は相互に関連している。汗が多くなると排尿が少なくなったり、汗が出なくなると尿の量が増えたり、汗が出ず尿も少ない場合には大便が緩くなったりするので、水の出所は、汗か尿か大便かのどこが中心となるか、意識する必要がある。

## [3] 脾と胃と三焦

　脾胃は後天胃の気に関わる。脾は昇清、胃の腑は降濁で、気のベクトルが互いに逆向きであるため、脾胃の協調が非常に重要となる。脾がしっかりしていると胃の降濁もうまくいき、胃の機能がしっかりしていると脾の昇清もうまくいくという関係なので、片方の機能が低下すると、脾の昇清不足や胃気逆が起こる原因となる。

　脾での運化が失調すると、水液代謝も失調するので、水の全身の通り道でもある三焦にも影響を及ぼすことになり、水はけが悪くなると、胃の降濁作用にも悪影響を及ぼす。胃内停水や胃寒証となって、食欲低下どころか噯気や腹脹、嘔吐などを呈するようになる。逆に、脾の水湿運化の低下によって、本来「燥を悪む」胃の腑が、脾から水の濡養を受けられなくなり、胃熱証へと向かうと、消穀善飢や羸痩（るいそう）を呈するようになる。

　一方、三焦は脾腎の機能とリンクしているから、その正常なはたらきのためには、先天腎をも補助している後天脾胃の機能が健全であることが重要である。

## [4] 肝と胆と小腸

　肝の疏泄がのびやかに発揮されることで、胆の腑は決断力を増す・即断することができるが、肝の疏泄失調によって胆気ものびやかでなくなると、臆病になったり、びくびくして漠たる恐怖感が出たり、優柔不断になる。

　また、肝の疏泄は、心にも影響し、心と表裏関係にあるところの小腸腑、肝と子午陰陽関係にある小腸腑の清濁泌別にも影響を与える。木乗土の「土」には、脾のみでなく、胃の腑や小腸腑、大腸腑も含まれている。

　小腸の募穴である関元（夢分流では火曳きの鍼を行う重要穴所）は、足厥陰肝経も交会する穴所である。

## [5] 腎と膀胱と大腸

　膀胱と大腸はそれぞれ尿と大便を排泄するための腑であるが、余分な熱（邪熱）を排泄させる経路でもあるので、その排泄機能は極めて重要である。その開闔調節をしているのが、腎陽の蒸騰気化と腎陰の固摂封蔵機能である。上焦や中焦において水が必要な場合には、腎の蒸騰気化によって、膀胱腑から再び水が三焦を通って再利用されている。結果として残った濁水のみ尿として排泄するのが生理現象である。

　腎と膀胱腑は表裏関係、腎と大腸は子午陰陽関係にあり、大腸腑と膀胱腑は共に下焦に位置し、心や小腸の熱、あるいは肝胆の熱、脾胃三焦の熱の影響を受けやすいのが特徴である。

　大腸腑に熱がこもると、便秘になるか、あるいは水もしくは油のような下痢ばかりする熱結傍流（ねっけつぼうりゅう）を起こし、膀胱腑に熱がこもると尿の色が濃く、オレンジ色、時に血尿、排尿時に尿道に灼熱感を感じるなどの膀胱炎様の症状が出現する。

　腎虚の反応として、軽度のうちは腎兪に虚の反応が出る。そして、腎虚が進むと、大腸兪にも虚の反応が出るようになり、さらに進むと膀胱兪や胞肓に反応が出る。さらに進むと、一気に上に転じて肺兪に虚の反応が出現するようになるが、これは膀胱との子午陰陽関係から説明できる。

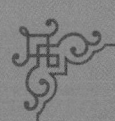

# 第5章

## 病因病機学の基礎

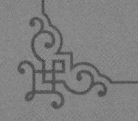

# I. 病因病機を把握するためには

　人間は、大宇宙のなかの小宇宙であり、天地自然の法則の配下にあり、外的環境の影響を密接に受けている。これは、「整体観念」といって、「生物としての人体に関する哲学的な考え方の一つで、外的環境に結びつけるもの」とされるものである。

　天変地異や気候変動の激しいときには、体調を崩しやすい傾向にあるが、どういう症状が出るか、あるいは全く出ないか、これも千差万別である。

　とても寒いから風邪をひく、とは限らない。とても湿度が高いから脾が弱るとも限らない。その人の体質や抵抗力の問題が大きく絡んでくるからだ。その人のその時点でのメンタル面の状況や、生活リズム、食生活の変化なども関係してくるうえに、法則外の現象が現れることもある。自然界でも亜熱帯で雹が降ったり、寒冷地域で熱波に襲われたり、多雨地域で干ばつが起こることもあるように、人間においても、その人の体質からは考えられないような現象が起こることがある。

　まさに、『素問』玉機真臓論篇などに出てくる「揆度奇恒」を旨とすべきである。揆度奇恒とは、WHOでは「ある個人において例外的な特徴があり、その特徴が病気や病理的状態を表している可能性があり、その程度（範囲）を確定すること」とされているが、噛み砕けば、こういうことである。"揆度"とは、疾病の診断にあたって病情を正確にはかり知ることであり、奇恒の"奇"は特殊なもの、"恒"は普通のもの、という意味である。「奇恒を揆度する」とは、「診断する際には、一般的な法則（いわゆる「常」）と特殊な法則（いわゆる「変」）があるので、それらを臨機応変に弁別して観察しなければいけない」ということである。

　では、どのようにして奇恒を揆度すればよいか。どうすればできるのか？

　ある「疾病」（disease）に罹っている患者がいるとしよう。疾病とは、「（多かれ少なかれ）健康から逸脱している状態、病的状態、病」である。

　何らかの「体徴・徴候」（sign：特に内科医によって観察される客観的な証拠もしくは病の徴候）があるはずである。西洋医学のドクターは、この徴候や「症状」（疾病やほかの病的状態に付随して起こり、その徴候や証拠の一部となっている〔心身の〕現象、状況、体調の変化のこと。特定疾患の特徴的なしるしとなる。特に、よく用いられるのは、その患者が知覚できる自覚症状である）をもとに、いわば「弁病論治」（病の範疇とその処置の同定）を行う。

　しかし、我々（東洋医学を施す者）としては、どのような"病"かを弁別する「弁病」のみでは終わらない。これだけでは治療指針が立てられないからである。その「病」が起こった原因、病因と病機と病理の本質を知って初めて治療指針が立てられる。

　したがって、様々な「診法」（病態を決定するためにデータを収集する基礎的な方法）を駆使する必要がある。それが、「四診」（望神・聞診・問診・切診を合わせた言い方）である。

　東洋医学的により正しく「診断」（病態の状態を確定すること。病の証候や病歴を注意深く調査することによって特定していくこと。また、そのような調査の結果としての〔正式に下された〕見解）するには、四診が必要不可欠である。

　望診や聞診や切診では、「司外揣内」（あるいは「従外測内」）といって、「外見から観察される徴候に基づいて身体内部の状態を判断すること」が求められる。『扁鵲倉公列伝』にもあるように、病の状

態は必ず体表に現れるので、望診や切診、あるいは聞診でいろいろな情報が得られれば、ある程度、その人の病理の状態が察せられる。その判断材料となる情報が多面的でかつ多ければ多いほど、より正確に病理を推察することができる。

四診情報が収集できれば、「四診合参」をするのみである。四診合参とは、診断するために、四診（望聞問切）から得られる情報を包括的に考察することである。その際、「弁証」を行う。弁証とは、「患者の病の位置・原因・性質を決定するために医学的なデータを全般的に分析する過程のことで、証を診断するためのものである」。

弁証する際にもいろいろな弁証法を駆使するが、基本中の基本として、「八綱」を意識して行う。WHOでは八綱を「証の弁別をしやすくするための法則で、陰陽・表裏・寒熱・虚実のこと」としているが、八綱弁証は病の位置と性質と病勢を把握するうえで必要不可欠なものさしである。詳細は、第6章「弁証学の基礎」にて解説する。

ここで出てくる「証」とは、
- 進行動向と同様に病気の位置、誘因と性質を含む病気の特定の段階における病理的変化の診断結果のこと
- 妥当な処置を提案する条件
- 個々の特定な状態

とされる。要するに、「その患者のその時点における病理状態を反映しているもの」と捉えればよい。この証のパターンを把握できれば、あとは治療方針が（とりあえずは）立てられる。

「証型」（標準名を用いた共通の証の型）も疾患ごとにある程度のパターンがあるのは事実であるが、単独の証とも限らず、また、病理には標本主従（メインとなる病理とそれに従属する〔複数の〕病理）があることに注意したい。

結局、正しい診断のためには、「弁証論治」（病の原因や性質や位置や患者の肉体状況を確定するために、証候を幅広く分析することによって行う、証の解析とその処置のこと）に尽きる、ということである。より緻密な弁証論治をするためには、やはり、多面的観察が欠かせない。よって、北辰会方式による詳細多岐にわたる問診や多面的な体表観察は、現段階では非常に有用な手段であると考えられる。

多くの情報をもとに分析していくには、やはり、「診籍」（伝統的に使用された患者の病歴・診断と治療の記録）、いわばカルテが必要となる。北辰会方式で弁証論治しやすくするために、男性カルテや女性カルテを含む「北辰会専用カルテ」がある。巻末の「付録5　北辰会専用カルテ」を大いに活用いただきたい。

## II. 病因と病機

病因学説（theory of causes of disease）とは、病因（cause of disease / pathogenic factor）の分類とその性質、邪の特徴と（進展）過程を扱った理論である。様々な病機（mechanism of disease）、あるいは病気を引き起こすもととなる原因にはどのようなものがあるのか、それらの特徴と性質、具体的にどのような病機と症状を出現させるのか、に関する学説である。『内経』の時代とは異なる現代の生

活様式や科学文明下での様々な人工環境などにより、新たな病因が出現してきていることにも注目したい。

疾病の経過や過程には、様々な病理の変遷がある。どういう原因で、どういう誘因で、今現在の病に至っているのか、また、これから先どういう病にかかり得る可能性が高いのか。何事にも、原因があって、結果がある。

人間の心身においても、当然、何らかの悪い原因（「因」）と、それを助長させたり、さらに別の原因を派生させたりする誘因（「縁」）によって、様々な結果（症状）が出てくる（「果」）。よい結果を得るには、よい原因をつくると同時に、悪い原因をなくしていくしかない。そのためには、まず、「原因」（病因）を知る必要がある。これこそまさに、「原因－結果の法則」であり、治療を的確に行うための大前提となる。

病を引き起こし得る原因を「病因」という。そして、それら病因によって、どういう病理機序がはたらき、いかなる症状を発現させるのか、その「病機」についても知っておこう。

臨床家にとっては、四診で得た情報をもとに、病を時系列的に捉え、論理的に分析（弁証論治論理学）し、病因、病理（病位、病性、病勢）を総合して導き出すわけであるが、病の原因がどういう病理を派生させていくのか、その病機をまず知っておく必要がある。

# 1 三因

三因（three causes / three categories of causes of disease）とは内因・外因・不内外因のことで、病の原因を分類したものである。三因学説ともいう。中国宋代の陳無択（陳言）が『三因極一病証方論』のなかで「三因学説」を提示した。

内因（internal cause）は身体内部から起こり、主に感情の変化に関係する。外因（external cause）身体外部に起因し、主に六淫の外邪や疫癘の邪に関係する。不内外因（cause neither internal nor external）は内因でも外因でもない原因のことで、食事の不摂生や過労や疲労、精神的ショック、虫獣に咬まれることを含む。

しかし、内因・外因・不内外因に分類しきれない一面もあることから、現代中医学での分類をさらに**表 5-1** のように整理した。

**表5-1　現代中医学における発病因子の分類**

| | |
|---|---|
| 外感の発病因子<br>（外因に相当する） | 自然界よりもたらされるもので、六淫の外邪（風・寒・暑・火・湿・燥）と疫癘の邪。人体の外部から侵襲してくるものである |
| 内傷の発病因子<br>（内因と一部の不内外因を含む） | 人体内部から起こる病因である。内傷七情・飲食内傷・労逸の問題・痰飲や瘀血、内生五邪などである |
| その他の発病因子 | 外感でもなく、内傷でもないもの。たとえば、遺伝のような体質的素因や胎養・胎教の問題、外傷や虫獣による傷、寄生虫、毒物や化学薬品などの影響など |

## 2 外感の発病因子

外感（external contraction）とは、六淫の外邪のいくつか、あるいは、ほかの有害因子によって引き起こされる病気や病的状態のことである。

風・寒・暑・湿・燥・火は六気といい、自然界にはごくごくありふれた要素であるが、ある状態の人間にとっては病因となり得る。このとき、「六淫の外邪」と称せられる。六淫とは、度を越えた、もしくは季節外れの気候の影響によって起こる六つの有害因子の総称で、外邪としての要素、風・寒・暑・湿・燥・火のことである。ちなみに、外風・外寒・外湿・外燥という場合は、外邪としての風・寒・湿・燥のことである（表5-2）。

また、病邪・邪気・邪（pathogen）とは、病を引き起こすもの（an agent causing disease）である。本来「気」は全身を流れ、その機能を正常に果たすものであるが、それができなくなった状態の気や、正気のはたらきを阻害する気を「邪気」という（表5-3）。

表5-2 外邪としての風・寒・湿・燥

| 外風　external wind | 外風証を引き起こす六淫の一つとしての風邪 |
|---|---|
| 外寒　external cold | 外寒証を引き起こす六淫の一つとしての寒邪 |
| 外湿　external dampness | 外湿証を引き起こす六淫の一つとしての湿邪 |
| 外燥　external dryness | 外燥証を引き起こす六淫の一つとしての燥邪 |

表5-3 病邪・邪気・邪

| 外邪・客邪　external pathogen | 身体の外部に由来する邪気。風・寒・暑・湿・燥・火の六淫の外邪に加え、疫癘の邪も含む |
|---|---|
| 時邪　seasonal pathogen | 季節性の病気を引き起こす伝染性因子の総称 |
| 陽邪　yang pathogen | 陽の性質を有す邪気。動的な機能の強い邪気のことで、風邪・熱邪・火邪などが相当する |
| 陰邪　yin pathogen | 陰の性質を有す邪気。静的な機能の強い邪気のことで、湿邪・寒邪などが相当する |

### [1] 風・風邪

外邪としての風邪（ふうじゃ）（pathogenic wind）。動きが速く、すばやく変化し、上を侵しやすく、開泄させるはたらきがある。

自然界においても、地面（下）よりも上空（上）のほうが、大気の流れ（風）が速いのと同じように、人体においても、下焦よりも上焦のほうが、気が速く流れやすい傾向にある。つまり、風邪が人体に影響を与えるのは、より上のほうという傾向がある。人体では頭・顔などである。もちろん、家の内より外にいるほうが風を強く感じるように、人体でも外、つまり肌表に影響が出やすい（たとえば痺れや自汗などである。その動きの活発さから陽邪であることがわかる）。またその性質も、突然吹いたり止んだり、場所も一カ所であったり数カ所にちらばったりと一定しない。変化に富んでおり、急

である。つまり急症に多く、症状は遊走性となる。風はいろいろなものを運ぶことから、ほかの邪、たとえば寒気、湿気などと合わさって人体を侵すことが多い。五臓では風雷の臓、すなわち、肝と呼応する。

## [2] 寒・寒邪

陽気を損傷し、活動を鈍らせ、凝結させ、ひきしめる作用があるとされる邪。寒邪（pathogenic cold）は陰邪であり、冬の主気である。ギュッとひきしめる作用がある（「寒則腠理閉、気不行、故気収矣」『素問』挙痛論篇）。

寒さは、身体を縮めて動きを鈍くさせるように、ひきしめる作用が強く（収引性）、固めてしまう作用（凝滞性）がある。寒（cold）が人体に及ぼす影響は、身体を動かす原動力である陽気のはたらきを抑制し、気血を鬱滞させ、甚だしい場合には、やがて陽気を損耗する。つまり、末端まで気血がめぐりにくくなるために、手足が冷たくなったり、寒さに弱くなったり、手足の拘急や疼痛などが出てくる。

## [3] 暑・暑邪、火・火邪、熱・熱邪

### ① 暑邪

暑・暑邪（summer heat / pathogenic summer heat）は、夏季のみ発生する邪。暑さと蒸発がその作用である。炎天下や猛暑時に受ける邪で、体内が一気に内熱に偏向するために、陰血が消耗し、強い熱所見が現れるのが特徴である。

### ② 火邪

火・火邪（fire / pathogenic fire）は、出血・精神活動の阻害を含み、陰液を消耗したり、気を消耗したり、風を発生させたりする傾向にあるのが特徴である。熱邪よりもはるかに熱の作用が強いために、陰分を損傷するスピードも程度も断然強い。また自然界で点火時に風が巻き起こるのと同様に、内風が生じ、意識障害や情緒に異常をもたらすことがある。

### ③ 熱邪

熱・熱邪（heat / pathogenic heat）は、熱証を引き起こす邪としての熱。暑邪や火邪は陽邪であり、夏の主気で、熱の性質を有する。熱は気を消耗させ（『素問』陰陽応象大論篇「熱傷気」）、水を乾かしたり、上へ外へと上昇発散したりする性質があり、活発な動きを呈す。よって、人体においては、津液を乾かしてしまい、陰液を損傷させるため、尿の色が濃くなったり、粘稠な色の濃い痰を形成したり、目やにが黄色く粘稠になったりする。激しい動きによって気血の流れが度を越すと、血絡を破り出血を来すことになる。

## [4] 湿・湿邪

湿邪（pathogenic dampness）は、気の流れを阻害し、重濁で、粘着性があり、下部へ流れていく性質がある邪気。自然界における湿気である。適度な湿気は必要であるが、過剰な湿気は湿邪となる。湿邪は「水」であり、陰邪である。気の流れを阻害し、停滞させ、澱ませる性質がある。ゆえに人体においては、全身が重怠くなったり、頭重、痺れ、浮腫、下痢、腹満などが起こる。湿（dampness）を悪む脾に悪影響を及ぼしやすい。

ほかにも湿邪やそれに類する邪気としていろいろなものがあるので、以下に示す。

#### ①湿濁
湿濁（dampness turbidity）は、湿の重濁で粘りのある性質を特徴とする。湿邪と同じである。

#### ②濁邪
濁邪（turbid pathogen）は、湿濁や痰濁のことで、常に陽気の流れを阻害する。

#### ③穢濁
穢濁（わいだく）（foul turbidity）は、瘴気を含み、病を引き起こす腐敗した汚い気のこと。腐った食べ物や飲み物、不衛生な環境が原因で病が起こることがある。その不衛生さを総称して穢濁という。

### [5] 燥・燥邪

燥邪（pathogenic dryness）は乾燥を特徴とする邪気で、肺を傷る傾向にあり、陰液を消耗させる特徴がある。湿気不足のことで、湿と正反対の性質を有す。秋の主気とされる。津液を乾燥させ、乾燥を嫌う肺に影響を及ぼしやすい。ゆえに、鼻腔や咽や皮膚の乾燥、便秘、乾咳、甚だしい場合は鼻出血や喀血に至ることもある。燥気（dryness qi）という呼び名もある。

### [6] 疫癘

様々な伝染性の病の総称である疫癘（えきれい）（pestilence）は、ほかの外邪よりも相当強烈な伝染性を有し、重篤な病変を引き起こす病邪で、季節や天候の変化に関係ない。エボラ出血熱やデング熱、コレラ、SARSなどに相当する。

疫癘はほかに以下のような別称がある。

#### ①温邪
温邪（warm pathogen）は、急性の熱病を引き起こす様々な邪の総称。

#### ②伏気／伏邪
伏気／伏邪（latent qi / incubative pathogen）は、潜伏期の後に、病を引き起こす邪。

#### ③時行戻気・癘気・疫毒
時行戻気・癘気・疫毒（epidemic pathogen / pestilential qi）は、伝染性の疾患を引き起こす邪気。

以上の外感の発病因子についてまとめたものを**表5-4**に示す。

### [7] 毒

毒（toxin）は、激烈な病を引き起こす、あらゆる猛毒を持った邪気である（**表5-5**）。

### [8] 合邪

合邪（combined pathogen）は、二つ以上の邪が組み合わさったものである（**表5-6**）。

表5-4　外感の発病因子

| 外因 | 特徴・性質 | 症状例 |
|---|---|---|
| 風邪 | [春季の主気]<br>・陽邪で、陽位を犯しやすい<br>・腠理を開泄する<br>・よくめぐり、しばしば変化する<br>・風性は動を主る<br>・百病の長である<br>・肝と相応する | ・頭のふらつき<br>・自汗、悪風<br>・痒みなどが遊走性<br>・ふるえ、痙攣 |
| 寒邪 | [冬季の主気]<br>・陰邪で、陽気を傷りやすい<br>・寒性は収引(収斂)する<br>・寒性は凝滞する<br>・腎と相応する | ・悪寒、四肢の冷え<br>・無汗、筋肉のひきつり<br>・(温めると軽減し、冷やすと悪化する)疼痛 |
| 暑・火邪 | [夏季の主気]<br>(火は夏季前半、暑は夏季の後四節気)<br>・陽邪で、燔灼、上炎する<br>・傷津耗気しやすい<br>・暑は多く湿を挟む<br>・火は生風、動血しやすい<br>・火は瘡瘍を発しやすい<br>・心と相応する | ・高熱悪熱、多汗、腫瘍疼痛、口舌の糜爛、焦躁、意識障害<br>・口渇多冷飲、便秘、尿黄、舌質紅乾燥<br>・四肢痙攣、角弓反張、上方注視、吐血、鼻出血、血便、血尿<br>・瘡や瘍ができやすくなる |
| 湿邪 | [長夏の主気]<br>・陰邪で、気機を阻遏し、陽気を損傷しやすい<br>・重濁、粘膩である<br>・湿は下向する、湿は脾と相応する | ・胸苦しい、頭重感、悪心嘔吐、泄瀉(泥状〜水様便)<br>・身体が重怠い、四肢が怠く痛む<br>・痺れ、浮腫、膩苔。下肢が浮腫みやすい |
| 燥邪 | [秋季の主気]<br>・乾渋で、津液を損傷しやすい<br>・肺と相応する | ・鼻腔や咽の乾燥、口唇の乾燥<br>・空咳 |
| 疫癘 | [季節気候の変化に関係なし]<br>・伝染性が強く、流行しやすい<br>・発病が急激で、病状が重く、症状が類似する<br>・特異な感染性を持つ | ・霍乱、蝦蟆瘟(流行性耳下腺炎)<br>・高熱、激しい口渇、煩躁、意識混濁など<br>・疫癘の種類によって病変を引き起こす臓腑経絡がある程度限定集中されることが多い |

表5-5 毒

| | |
|---|---|
| 熱毒<br>heat toxin | 邪熱が蓄積して引き起こされる毒邪 |
| 火毒<br>fire toxin | 火邪がくすぶっている過程で形成される病邪。また、火傷や日焼けが悪化して感染したもの |
| 湿毒<br>dampness toxin | 湿度が高くなって形成される病因。湿毒が腸で発生すると便血が起こったり、下肢の筋肉や皮膚に発生すると頚に潰瘍ができたりする |
| 寒毒<br>cold toxin | 伝染力の強い寒邪 |
| 時毒<br>seasonal toxin | ある特定の季節に流行する伝染力の強い病原。頚や頬や顎に痛みを伴う腫物ができ、伝染力のある季節性の病原が三陽経に侵襲することによって引き起こされる |
| 麻毒<br>measles toxin | はしか（麻疹）を引き起こす病原 |
| 内毒<br>internal toxin | 潜伏している体内の熱毒 |
| 胎毒<br>fetal toxin | 胎児に影響を及ぼす熱毒。また、先天的ないくつかの病因となる毒 |
| 蠱毒<br>parasitic toxin / worm toxin | 腹部の腫塊、鼓脹、腹水を引き起こし得る病因で、虫毒としても知られる |
| 瘴毒・瘴気・山嵐瘴気<br>miasmic toxin / miasma | 有毒な山のガスで、ある種のマラリアを引き起こすとされている。腐敗物・沼などから発生するガスとしても知られる |
| 悪気<br>malign qi / evil qi | 邪気の総称で、六淫や疫癘も含む。また、気血の停滞によって生まれる病原 |

## 3 内傷の発病因子

　内傷（internal damage）とは、七情が過度になったり、過労や疲労、飲食不節や房事過度になったりすることによって、内臓の気に悪影響を及ぼすことである。

> 喜傷心、恐勝喜。……（中略）……思傷脾、怒勝思。……（中略）……憂傷肺、喜勝憂、……（中略）……恐傷腎、思勝恐。
> 　　　　　　　　　　　　　　　　　　　　　　　　　　　　　　　　『素問』（陰陽応象大論篇）

> 不以次入者、憂恐悲喜怒、令不得以其次。故令人有大病矣。因而喜大虚、則腎気乗矣。怒則肝気乗矣。悲則肺気乗矣。恐則脾気乗矣。憂則心気乗矣。
> 　　　　　　　　　　　　　　　　　　　　　　　　　　　　　　　　『素問』（玉機真蔵論篇）

表5-6 合邪

| 風寒　wind-cold | 外風と外寒邪が合わさったもの |
|---|---|
| 風熱　wind-heat | 外風と外熱邪が合わさったもの |
| 風湿　wind-dampness | 外風と外湿邪が合わさったもの |
| 風燥　wind-dryness | 外風と外燥邪が合わさったもの |
| 風痰　wind-phlegm | 風邪と痰邪が合わさったもの |
| 寒湿　cold-dampness | 寒邪と湿邪が合わさったもの |
| 風寒湿　wind-cold-dampness | 風邪と寒邪と湿邪が合わさったもの |
| 湿熱　dampness-heat | 湿邪と熱邪が合わさったもの |
| 湿火　dampness-fire | 押しこめられた湿邪が火邪に変化し、脾胃の陰を傷る。湿鬱化火といって、湿邪が鬱すると熱化し火邪を伴うことがある |
| 暑気　summer heat qi | 夏の暑さが病因になる |
| 暑熱　summer heat | 熱症を呈す病を引き起こす邪としての夏の暑さ |
| 暑湿　summer heat dampness | 暑熱と湿邪が合わさったもの |
| 燥熱　dryness heat | 燥邪と熱邪が合わさったもの |
| 涼燥　cool dryness | 涼燥証を引き起こす病因(気温が低く乾燥している環境が病因として作用することがある) |
| 温燥　warm dryness | 温燥証を引き起こす病因(気温が高く乾燥している環境が病因として作用することがある) |

余知百病生於気也。怒則気上、喜則気緩。悲則気消、恐則気下。寒則気収、炅則気泄。驚則気乱、労則気耗、思則気結。九気不同。何病之生。
岐伯曰、怒則気逆、甚則嘔血及殆泄。故気上矣。喜則気和志達、営衛通利。故気緩矣。悲則心系急、肺布葉挙、而上焦不通、営衛不散、熱気在中。故気消矣。恐則精却、却則上焦閉、閉則気還、還則下焦脹。故気不行矣。……（中略）……驚則心無所倚、神無所帰、慮無所定。故気乱矣。……（中略）……思則心有所存、神有所帰、正気留而不行。故気結矣。
『素問』（挙痛論篇）

ほかに『素問』調経論篇などにも、精神面が肉体面に及ぼす影響が述べられている。病理を起こす原因が身体内部にあり、日常生活における心の不摂生が大きく関与するものを「内因」といい、7種類の精神要素の過不足が原因で様々な症状を引き起こす。

## [1] 七情

七情（seven emotions）は「喜・怒・憂・思・悲・恐・驚」の総称。内生的な要素で、過度になると病を引き起こす（**表5-7**、**表5-8**）。

表5-7 七情

| | | |
|---|---|---|
| 喜<br>joy | | 喜が過度になると、心気が緩慢になり、ぼんやりとして物忘れがひどくなり、動悸、不眠、時に心が落ち着かなくなるといった症状を引き起こし得る |
| 怒<br>anger | | 怒が過度になると、肝気が血とともに上り、頭痛・顔面紅潮・目の充血・時に卒倒を引き起こし得る |
| 憂<br>anxiety | | 憂が過度になると、肺を傷り、思と合わさることで脾を傷り得る |
| 思<br>thought | | 思が過度になると、脾気が停滞し、脾の運化機能を低下させることもある |
| 悲<br>sorrow | | 悲が過度になると、肺気を消耗させ、息切れしたり、元気がなくなり疲れやすくなる |
| 恐<br>fear | | 恐が過度になると、腎気が沈み、二便の失禁や時に失神してしまう |
| 驚<br>fright | | 驚が突然起こると、心気が阻害され、動悸が起こったり、情緒不安定になる |

表5-8 七情の特徴と症状例

| 七情 | 特徴 | 症状例 |
|---|---|---|
| 怒 | ・怒の大過は、肝を傷る<br>・気が上る | [肝気が鬱滞し、疏泄が失調]<br>・抑鬱感、イライラ、ため息、胸脇の脹痛<br>・眩暈、耳鳴り、顔面紅潮 |
| 喜 | ・心を傷る<br>・気が緩む | ・動悸、落ち着かない、集中力の低下、精神の異常<br>・情緒不安定、笑いが止まらない |
| 思 | ・思慮は脾を傷る<br>・思うと気が結ぶ | ・食欲不振、腹満<br>・全身の気機の鬱滞 |
| 悲・憂 | ・悲と憂は肺を傷る<br>・気が消える | [宣発粛降の失調、百脈失調、治節無権]<br>・胸苦しい、ため息、息切れ<br>・無力感、倦怠感 |
| 恐[*1] | ・腎を傷る<br>・気が下がる | ・遺精、インポテンツ、月経不順<br>・大小便の失禁、月経過多、月経過長 |
| 驚[*2] | ・心腎を傷る<br>・気が乱れる | ・大小便の失禁、動悸、大汗<br>・顔面蒼白、言語錯乱、動作不安定、昏厥 |

*1：自覚的な恐怖状態で、「驚」の後に起こるのが「恐」である。
*2：外界から突然に刺激を受けて発生する緊張状態で、一時的な情緒変化のこと。

　参考として、五志（five minds / five emotions）とは、「喜・怒・思・憂・恐」の総称のこと。心は喜を、肝は怒を、脾は思を、肺は憂を、腎は恐をそれぞれ主るとされるが、七情面すべての統括は心神のはたらきによることは第1章「伝統医学総論」で述べた通りである。

#### 五志過極
怒・喜・思・憂・恐が過度になると、内臓の気血の正常な流れが阻害される。これを五志過極（excess among the five minds / five excessive emotions）という。

#### 五志化火
五志（怒・喜・思・憂・恐）が熱に変化し熱所見を呈す。これを五志化火（transformation of the five minds into fire / transformation of the five emotions into fire）という。

## [2] 飲食内傷

飲食物には、その生産地や調理法やその食材自体の性質などによって、身体を冷やしたり温めたり、気をめぐらせたり、気を収斂させたり、血をめぐらせたり、余分な津液を排出させたり……と様々な作用がある。その飲食が適度であることは、健康維持あるいは治療の一環として重要である。

しかし、飲食の時間帯が不規則であったり、飲食物の温度が冷た過ぎたり熱過ぎたり、偏食や過食、少食など、飲食に関連することが原因で起こるものを飲食内傷という（**表5-9**）。

#### ①五味偏嗜
ある特定の味を習慣的に好むことを五味偏嗜（flavor predilection / flavor craving / flavor preference）という。病を引き起こす可能性を含んでいる。

#### ②飲食不節
健康に有害な減量や、生ものや冷たいものや不衛生なものの摂取、大食、度を越した飢え、偏食、酒にふけることなどを飲食不節（dietary irregularities）という。飲食する時間帯が不規則であったり、夜遅くに飲食することや、あまりよく噛まずに早食いすること、あるいは消化に悪い食材を頻繁に摂取することも、飲食不節に含まれる。

> 此飲食不節、故時有病也。　　　　　　　　　　　　　　　　　　　　　　　『素問』（腹中論篇）
>
> 是故味過於酸、肝気以津、脾気乃絶。味過於鹹、大骨気労、短肌、心気抑。味過於甘、心気喘満、色黒、腎気不衡。味過於苦、脾気不濡、胃気乃厚。味過於辛、筋脈沮弛、精神乃央。是故謹和五味、骨正筋柔、気血以流、腠理以密。如是則骨気以精。謹道如法、長有天命。　　　　　　　　　　　『素問』（生気通天論篇）

#### ③酒癖
酒癖（liquor addiction）は、アルコールに過度に依存している状態のことである。

## [3] 労逸

適度な運動や肉体負荷、そして適度な休息は気血津液の流れを整え、営衛を調和させるので、健康維持には必要なことである。しかし、肉体過労、肉体酷使や休息の不足、逆に休息過剰（安逸過度）によって、様々な病変を引き起こす（**表5-10**）。

#### ①労倦
労倦（overexertion and fatigue / overstrain）は活動し過ぎで引き起こされる異常な疲労のこと。過度の緊張と同じ。

## 表5-9　飲食内傷の特徴と症状例

| 飲食内傷 | 特徴 | 症状例 |
|---|---|---|
| 飢飽不調 | ・恒常的な飢餓状態<br>・過食、量が不規則<br>・食事時間が不規則 | [脾胃の運化失調]<br>痩身し、早期の老化、多病を引き起こす。腹満、腹痛、食欲不振 |
| 寒温不適 | ・冷たいものや生ものの食べ過ぎ →<br>・熱いものの食べ過ぎ → | [寒湿内生]腹痛、下痢<br>[胃火上炎]口渇、口臭、消穀善飢 |
| 飲食偏嗜 | ・五味(酸・苦・甘・辛・鹹)の偏嗜<br><br>・肥甘厚味(脂っこいもの)の過食 →<br>・酒の飲み過ぎ、飲酒癖 → | [味に対応する臓気を偏勝させ、他臓に乗侮して発病させる]症状例は『素問』生気通天論篇を参照<br>[湿痰・湿熱を内生]頭痛、全身倦怠感など<br>[湿熱内生]胃もたれ、頭重、腹痛など |

## 表5-10　労逸の特徴と症状例

| 労逸 | | 特徴 | 症状例 |
|---|---|---|---|
| 労傷 | 労力過度 | 気血を消耗してしまう | [気血を損傷]<br>息切れ、無力感、四肢倦怠、疲労、痩身 |
| | 心労過度<br>(労神) | 過度の思い悩みや頭脳労働の過度も気血を暗耗する | [心・脾を損傷][腎陰を暗耗]<br>動悸、健忘、不眠、腹満など |
| | 房労 | 腎精を消耗してしまう | 腰痛、足腰が怠く無力、健忘、月経不順など |
| 過逸 | | 気の昇発発散が不足するために、気血津液が停滞しやすくなる | [気血の停滞を助長し、あるいは場合によっては気血を損傷して、営衛不和になったり、衛外不固や臓腑に病変を引き起こす]<br>全身が重だるく痛み強ばるなど |

――(前略)――労則気耗、――　　　　　　　　　　　　　　　『素問』(挙痛論篇)

五労所傷。久視傷血。久臥傷気。久坐傷肉。久立傷骨。久行傷筋。是謂五労所傷。　　『素問』(宣明五気篇)

　肉体的に酷使した場合のみならず、気の遣い過ぎや精神的な過度の緊張状態が続く状況下での過労働や生活も労倦に含まれる。特に1日8時間にも及ぶパソコン業務や、ノルマ制による残業の連続、あるいは、接待による休日返上など、現代には様々な労倦の要素が多い。
　さらに、肉体酷使による過労や精神疲労だけでなく、「久臥傷気」といって、長時間横臥して安静にし過ぎても気血の停滞から気が消耗し弱ってしまう。適度な運動が必要である。

### ②房労

　房労(sexual overindulgence)はセックスにふけることによる過度の疲労のこと。
　逆に、房事の疎遠による欲求不満が気血の鬱滞を招き、病因となり得る点も忘れてはいけない。「室女病」という病も存在するように、本能の一つである性生活が適度にあることも重要である。現代ではセックスレスが急増している傾向にあるが、労倦によって気血の鬱滞が増し、性欲が薄れてしまうという悪循環に陥っているケースが多い。

## [4] 痰飲・瘀血・内生五邪

### ①痰飲

痰飲（phlegm-retained fluid）は、有形の痰と水飲が組み合わさったもので、病を引き起こす（**表5-11**）。水液代謝が失調して発生した病理産物で、狭義では喀出される分泌物を指し、広義では広く体内に凝滞した水湿を指す。また、粘稠なものが痰で、希薄なものは飲と区別できるが、痰飲と合わせて称するのが一般的である。

### ②瘀血

瘀血（static blood / blood stasis / stagnant blood）は、血が停滞してできる病理産物で、溢血や血の循環の悪化や内臓での鬱血も含む。これらはすべて病因になり得る。血の流れが滞り、血瘀となり、有形の邪となったものが瘀血である。瘀血が気滞を起こさせるのが「瘀血気滞」である。あるいは瘀血が邪熱と合わさって「瘀熱」となることもある。

痰飲と瘀血の特徴と症状例を**表5-12**に示す。

### ③内生五邪

内生五邪とは、内風・内寒・内熱（内火）・内湿・内燥のことであり、それらの性質は六淫の外邪に準じる（**表5-13**）。内生五邪と六淫の外邪は相互に呼応し合う場合が多い（外風と内風、外湿と内湿）。外風が内風を引き起こさせたり、内湿があれば外湿に侵襲されやすかったり、外湿によって内湿が助長される、などである。

**表5-11　痰飲**

| | |
|---|---|
| 痰<br>phlegm | ・呼吸器系の異常による病的分泌物。痰のこと<br>・粘性の高い濁った病理産物。それらが体内に蓄積すると、様々な病を引き起こす |
| 飲・水飲<br>retained fluid / fluid retention | 水液の代謝異常によってできるさらさらした水様の病理産物 |
| 水湿<br>water-dampness | 病を引き起こす実態としての水や湿 |
| 痰湿<br>phlegm-dampness (dampness phlegm) | 病を引き起こす実態としての痰と内湿が組み合わさったもの |

**表5-12　痰飲と瘀血の特徴と症状例**

| | 特　徴 | 症状例 |
|---|---|---|
| 痰飲<br>phlegm-retained fluid | ・流竄しやすく、至らないところはない<br>・気機を阻遏し、神明を蒙閉する<br>・変症が多く、怪病を引き起こす | 嘔吐、呼吸困難、動悸、意識障害 |
| 瘀血<br>static blood / blood stasis / stagnant blood | ・瘀血が気滞を助長し、気滞によって瘀血も助長される<br>・病変が多様である<br>・経過が長く、効果が緩慢である | 固定性の刺痛で夜間に増強する、腫塊、舌に瘀斑・舌下静脈の怒張、肌膚甲錯など |

表5-13 内生五邪

| 内風<br>internal wind | 肝風と同じである。身体の陽気の異常な動きによって体内で風が起こる |
| --- | --- |
| 内寒<br>internal cold | 陽気の不足もしくは陰寒が優勢となって体内が冷えること。また、陽虚による虚寒、もしくは実邪としての寒邪が体内で優勢となる実寒のこと |
| 内熱*<br>internal heat | 陰気や陰液の不足もしくは陽熱が優勢となって体内が熱くなること。陰虚による虚熱もしくは実邪としての熱邪が体内で優勢となる実熱のこと。熱の程度が酷い場合は「火邪」となる。内生の火邪に関しては、「五臓の火邪」、「五志化火」、「気鬱化火」、「虚火」があり、六淫の外邪の影響を受けずとも内生する |
| 内湿<br>internal dampness | 脾腎の陽気が不足して、水液の運化が減退し、結果として水液が停滞することによって体内に湿が生じる |
| 内燥<br>internal dryness | 体液の消費によって体内が乾燥すること |

＊『WHO西太平洋地域伝統医学国際標準用語集』には掲載されていないが、内熱も内生五邪の一つのため追記しておく。

## 4 その他の発病因子

外感でもなく、内傷でもないものに相当するもの。たとえば、遺伝のような体質的素因や胎養・胎教の問題を含む先天的な病因、あるいは、外傷や虫獣による傷、寄生虫、毒物や化学薬品などの影響などである（**表5-14**）。

表5-14 先天的な病因や外傷などによる発病因子の特徴と症状例

|  |  | 性質・特徴 | 症状例 |
| --- | --- | --- | --- |
| 先天的病因 | 遺伝 | ・父母の先天不足による腎精虚損<br>・父母の形質の偏り（陰陽気血の偏盛、偏衰） | ・誕生時の体重の不足、乳を吸う力がない、五遅五軟<br>・陰盛を引き継げば肥満傾向など |
|  | 胎毒 | 母親の精神状態や飲食による毒を引き継ぐ | 情緒不安定、斑疹 |
| 外傷 | ・打撲、捻挫、創傷<br>・熱傷、凍傷<br>・虫獣傷など | ・経絡経筋の経気の不通<br>・気血の瘀滞による疼痛 | 疼痛、出血、腫脹など。場合によっては臓腑の病変 |

### [1] 水土不服

水土不服（failure to acclimatize to a new environment）は、新しい自然環境や生活環境に対して一時的に適応（順応）できないことで、不順応と同じである。旅行や引越しなどで、気候風土の全く異なる地域へ行く場合に一時的に順応できない場合がある。時差や季節が大きくずれる場合や、一気に標高の高いところへ行ったり、気圧の差などの影響も含む。宇宙旅行などで無重力の世界に行って、地球に戻ってきた場合にも同様の不順応が起こることが予想される。これも水土不服である。

## [2] 稟賦不足

稟賦不足（constitutional insufficiency）は、先天的体質としての虚弱のこと。様々な不足状態による病の要因となり得る。

## [3] 遺伝

父母の腎精が弱い場合、その子も遺伝的に腎精が弱くなりやすい。また、父母が肥満傾向にあると、その子も遺伝的に肥満傾向になりやすい。

## [4] 胎毒

胎毒（fetal toxin）は、妊娠中の母体の精神状態や飲食の摂取状態が、胎児に大きな影響を及ぼすこと。妊娠中に情緒が不安定だったり、油膩物（脂っこいもの）や辛辣物（辛いもの）を過食したりしていると、胎毒となって胎児の心身に悪影響を及ぼすことがある。

## [5] 外傷

打撲や捻挫、火傷、凍傷、虫や蛇・獣に噛まれる、など。皮毛や肌肉の損傷によって、その部位を流れる経絡経筋の経気の流れに変調が起こる。気血津液が停滞してしまい、また、経絡経筋が臓腑にも連関しているために、甚だしい場合には、臓腑に病変を来すことがある。

## [6] 寄生虫

最近の日本では無農薬栽培が減り、寄生虫自体も激減しているが、寄生虫の種類によっては身体に好影響を及ぼすという説もあるようなので、一概にすべての寄生虫＝病因とすることはできないかもしれない。寄生虫によって羸痩し、土などの異物を好んで食す、という「虫積」という病証もかつては存在した。

## [7] 薬物や化学薬品

農薬や薬品、薬物によって様々な病理を引き起こすことがある。ステロイド剤の長期内服によって歯や骨が脆弱になってしまったり、向精神薬によって強度の便秘を引き起こしたり、といったいわゆる内服薬の副作用が挙げられる。また、麻薬など薬物依存による悪影響も然りである。

大気汚染や土壌汚染も我々人間の生理に悪影響を及ぼす。

# III. 病機学説

　病機とは、病が生じ進展するメカニズム（＝病理機序）のことで、病理ともいう。病機学説（theory of mechanism of disease）とは、病が生じ進展するメカニズムに関する理論のことである。
　病の進展過程には、まず病因があり、それを助長したり、（正気のはたらき、すなわち自然治癒力によって）打ち消す作用がはたらいたりしながら、次々と病理が変化していく。当然、患者によってその性格や年齢、生活環境、生活習慣、受けている治療法、考え方なども様々であり、実際の臨床現場における病理の変化は実に十人十色と言ってよい。ただし、正気と邪気の抗争や、自然治癒力がはたらくときの法則、空間的気の偏在とその自己調整などには、ある程度の規律がある。
　病因と病機（病理）を把握できれば、予後診断や予後予測にも繋がるので、その理解は非常に重要である。

## [1] 守る力
　気一元の世界において、体内では常に「気」が昇降出入し、気の空虚な部分ができないよう、あるいは気が鬱滞し過密にならず、満遍なく流れるよう調整されている。季節や気候、1日の時間帯によって気の動き方が異なるのは、この調整機能がはたらいているためである。この動きの微妙なバランス調整機能は、五臓のはたらきだけでなく、すべてにおいて太極陰陽の法則に則って行われている。太極陰陽の法則については、第1章「伝統医学総論」で簡単に紹介しているが、詳細は『東洋医学の宇宙―太極陰陽論で知る人体と世界』（藤本蓮風、緑書房、2010年）を参照されたい。
　外邪が侵襲しないよう、常に衛気がバリアとしてはたらいているが、もし衛気がうまくめぐらなかったり、めぐっていたとしても外邪の力が強過ぎたりする場合には、侵襲されてしまう。その場合、それが深くまで侵襲しないよう、あらゆる臓腑がそれぞれの機能を最大限に発揮し、最も効率よく外邪を駆逐できるよう、戦線まで気血津液を一気に集めようとする。このとき、空間的に気の歪みが生じることになるが、一旦、戦線で集中的に邪正抗争し、それに打ち勝つことができれば、気血津液は再びもとの居場所へ流れ戻り、空間的にも安定することになる。このときに、陽へ傾いたり、陰へ傾いたり、いろいろと運動変化する。気血津液の運動変化は、身を守るためでもあり、外邪やほかの内生した病理産物を駆逐するために、日々行われていることである。

## [2] 病性
　病性（nature of disease）は、病の寒熱もしくは虚実に関する性質のことで、病の趨勢や病が変化する方向のことを「病勢」ということもある。

## [3] 病証
　病証（disease pattern）は、病のある段階における病理変化の原因・性質・位置についての要約のこと。患者のそのとき、その場における病の状態がどうなっているかを把握するものである。

## [4] 正邪相争

　病の基本メカニズムとして、あらゆる病は、正気と邪気の争いの過程にあると考えられている。これを正邪相争（struggle between the healthy qi and pathogenic qi）という。

　邪気が存在すると、正気がそれに対して戦を仕掛ける。正気が弱ると、邪気が旺盛となって攻め込んでくるが、正気の比較的充実している部位まで邪気が入ってきたとき、激しい抗争が起こる。正気がしっかり充実していればそもそも抗争は起こらない（相当な健康体ということができる）。「邪正抗争」ともいう。

## [5] 邪正盛衰・邪正消長

　邪正盛衰・邪正消長（exuberance and debilitation of the healthy qi or pathogenic qi）は、病の経過と予後を決定する鍵となる要素のこと。つまり、正気が盛んとなって邪気が衰退すると病が快方に向かうが、一方、邪気が盛んとなって正気が衰弱すると病が悪化し死に至ることもある。

　陰陽消長の法則として、正気と邪気の消長関係がある。正気が弱ってくると邪気が旺盛となり、邪気が旺盛になると正気が弱る。旺盛だった邪気が衰退してくると正気が復活に向かう。邪気を駆逐しようと正気がはたらくときに、前述の正邪相争が起こり、これに正気が勝てば病は快方に向かうが、負ければ悪化に向かう。正気と邪気の押し合いが続くと病の増幅と緩解が繰り返され、病が長引くという消長関係となる。

## [6] 伝変と転帰

　伝変とは、病位（病理変化の起こっている位置）が変化することである。浅い位置から深い位置へ移動したり、上から下へ移動したり、あるいは、臓腑の間で伝変することもある。伝変については『傷寒雑病論』に詳しくその変化のパターンや治療法、禁忌法などが述べられている。

　臓腑間での伝変は一般に、正気の虚した臓腑が攻め込まれるというのが原則である。一方、転帰とは、疾病が治療もしくは死亡に向かう過程のことである。これは正気と邪気の戦力によって決定されるが、そこには、食養生や気候季節などのほかにも、患者自身の心神のはたらきが大いに関与してくる。どこに伝変したのか、転帰はどうなのか、勝ち戦か、負け戦かの判断は、症状の変化のみでなく、体表に現れる反応（舌、脈、気色、経穴の変化）を総合診断して判断することができる。この詳細は、『体表観察学―日本鍼灸の叡智』（藤本蓮風、緑書房、2012年）に譲る。

　伝変と転帰について正確に把握し予測するには、まず、「病位」（location of disease）を正確に把握する必要がある。病位とは、病に侵されている身体の部位（the part of the body affected by a disease）のことであり、浅い位置（表）にあるのか、深い位置（裏）にあるのか、あるいは半表半裏なのか、どの臓腑にあるのか、どの経絡のどの部分が中心なのか……というように、その位置が問題となる。

　伝変と転帰については、気候や運気、患者のメンタル要素も大いに関与するが、様々なタイミングで症状が出現することがある（**表** 5-15）。

表5-15 症状が出現するタイミング

| 卒発<br>sudden onset | 病にかかった直後に症状が急に現れること |
|---|---|
| 徐発<br>gradual onset | 病にかかった直後に症状が徐々に現れること |
| 労復<br>taxation relapse | 過労によって病が再発すること |
| 食復<br>relapse due to dietary irregularity | 飲食不節によって病が再発すること* |
| 女労復<br>sexual taxation relapse | 性行為の不節制によって病気が再発すること |

＊慢性雑病の回復時期に、急に食欲が出てくることがあるが、一気に食べると病が悪化することが多いので、養生指導を徹底しなくてはならない。

# IV. 病因病理チャート図の組み立て方

　一般的に、伝統医学において病の本質を示すものは「証」だといわれてきた。この「証」とは、病の全過程、つまりその人の先天的・後天的体質を踏まえつつ、病を発症してから現在に至るまでの全過程を時系列的に整理したうえで、現時点での病の状態を断片的に捉えたものである。よって「証」の本質には、病の時間的な制約があり、全体像を把握するためには、病因病理（病因病機）が必要となってくる。

　北辰会方式では、病機を「病理」と言い換え、「病因病理」としている。これは、病を全体像でみた場合に症状が必ずしも病理現象だけとはいえず、生体の生理的現象においても様々な生体防御の反応を起こすからである。この点を考慮し、生理面、病理面を含めた病の全過程をチャート図に示すことができれば、それぞれの「証」の相互関係がより明確になると考えている。そうしたうえで、どの「証」が病の本質となるか優先順位をつけながら分析していくのである。

## Step 1　体質素因

　まずはその患者の体質を探る。これは、既往歴をまずよくみて、傾向を把握することである。特に、身体の上中下のどの部位に症状が発生しやすいか、あるいはどの臓腑経絡に異常を起こしやすいか、また、それらは「どういうときに」起こしやすい傾向にあるか、これらだけでもかなりの推測ができる。女性の場合には「女性カルテ」情報から、虚実寒熱のおおよその偏りが把握でき、それが体質素因と一致することが多い。

## Step 2　主訴に関する情報

　主訴の部位・状態・緩解条件・増悪条件から、考えられる病理をすべて列挙してみよう。『症状による中医診断と治療』上・下巻（趙金鐸、燎原書店、2001年）や、『中医症状鑑別診断学（第2版）』（中国中医研究院、姚乃礼主編、人民衛生出版社、2013年）などを参考にするとよい。

## Step 3　愁訴

特に、主訴と連関して発生する愁訴に着目する。愁訴が発生する病理を考える。次に、その患者全体の問題を考えるうえで捨象できない愁訴があれば、その病理も考えて列挙しておく。

## Step 4　主訴に対する八綱と全体の八綱

八綱陰陽とは、「病の位置・性質・勢力と、味方の兵力を把握し、いかなる戦略で臨むかを決定することができる最も重要なものさし」であり、主訴を悪化させないためにも正確に把握することが必要となる（第6章「Ⅱ．八綱弁証」参照）。八綱では、病が「表／裏、寒／熱、虚／実」のどれに属するかによって、陰陽の傾きを判断する（図5-1）。

八綱のなかで特に重要なのは、「虚／実」である。「虚」＝正気の虚、つまり正気が不足していることをいう。「実」＝邪気の実、つまり「気滞」「湿熱」「瘀血」「内風」などの邪の存在をいう。虚実を把握するということは、味方の兵力および敵の種類と兵力（「病勢」）を知るということであり、治療の際、守りに入るべきか、攻めるべきかを判断する決め手となる。

「表／裏」とは、「病位」（病の位置）を捉える最も包括的なものさしである。「表」＝表の病、つまり太陽表証（脈浮、頭項強痛、悪寒）もしくは、温病の衛分証に相当する。「裏」＝裏の病、つまり「表」よりも深いことを意味する。内傷病や臓腑病、経絡経筋病に相当する（経絡経筋病の場合は、「表病」〔内傷病や臓腑病よりも病位が浅いという意味での"表"における病〕ではあるが、裏証の範疇に入る）。

「寒／熱」とは、「冷えに傾いているのか、熱に傾いているのか」だが、その原因が、病邪によるものなのか、正気の異変によるものなのかがポイントである。「病性」（病の性質）を把握するうえで重要なものさしとなっている。敵の侵攻速度や味方の動く勢いに関係してくる。

以上、八綱陰陽を正確に主訴に対して把握するが、同時にその患者自身の全体（全身）の八綱陰陽も把握しておく必要がある。なぜならば、主訴がごく局所的なものの場合、主訴の八綱と全体の八綱は必ずしも一致するとは限らないからである。たとえば、主訴の八綱が「裏・熱・実」であっても、全体の八綱が「裏・熱・虚」であれば、治療の際に、瀉法のみではいけないということである。

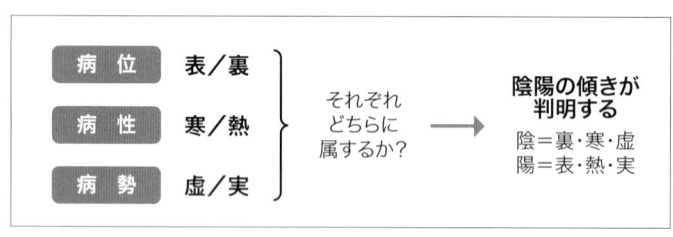

**図5-1　八綱**

## Step 5　消去法による病理の可能性の絞り込み

主訴および全体の八綱をつかめたら、あとは先に列挙した病理の可能性を論理的に消去法でもって絞り込んでいく。消去法の仕方については、『弁証論治のための論理学入門―会話形式で学ぶ東洋医学の実践思考法』（堀内齊毉龍、緑書房、2011年）を参照。

この場合、愁訴に対しても行うが、愁訴すべてに対して行う必要はなく、主訴の病理を決定づけら

れるものをまず見分ける。主訴とは関連していなくても、全体の大きな問題として切り捨てがたいものや、大きく矛盾するものに関しては、なぜこういう現象が出ているのかという考察をしておく必要がある。

## Step 6　病因病理チャート図の完成

Step 5のプロセスを経て残った病理の可能性が、その患者のその時点までの段階で形成してきた病理と考えられる。あとは、それらを時系列的に、かつ立体的にどういう変遷をたどってきているのかを考えて、病因病理チャート図を完成させる。

このときに重要なことは、一つの主訴に対して、複数の病理が関係していることがよくあるが、「病理の比重」を明らかにしておくと、より的確でシャープな治療をすることができる。

具体的には、**図 5-2** と **図 5-3** を参照されたい。

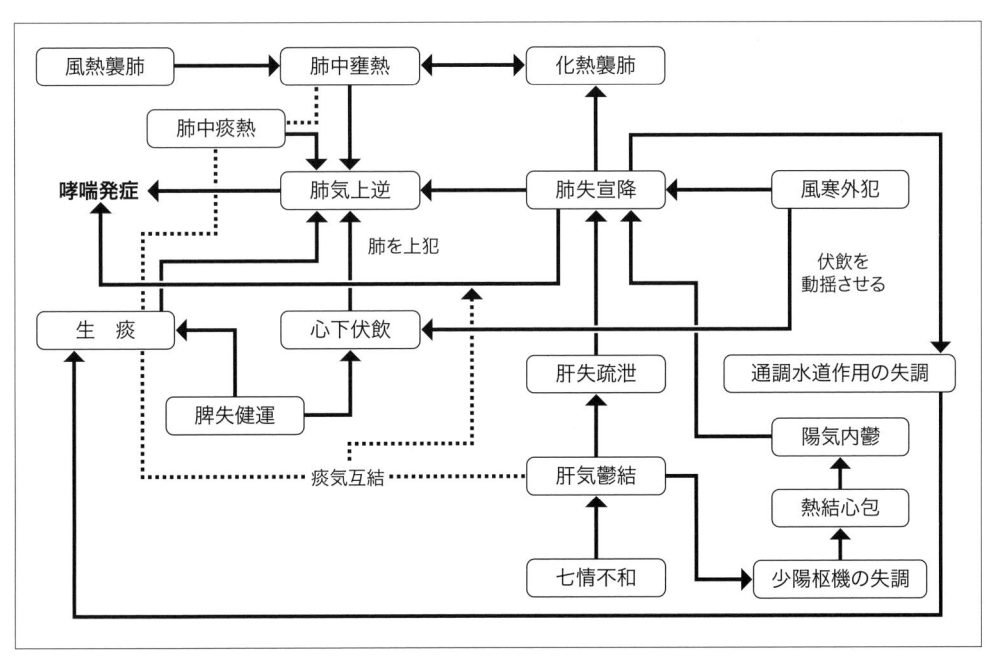

**図 5-2　哮喘の急性期病因病理チャート図の例**

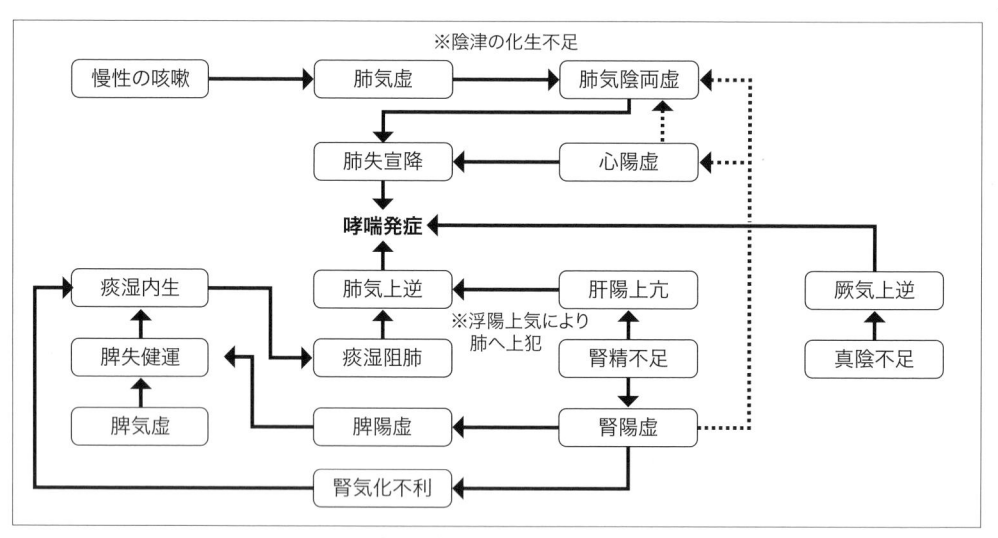

**図5-3　哮喘の緩解期病因病理チャート図の例**

## Step 7　各弁証をしてみる

　Step 6 まで四診から情報の分析、選択、消去法による病理の可能性の絞り込みを行い、病因病理チャートを作成してきた。正しく治療するためには、敵（邪）の位置・勢力・種類、味方（正気）の兵力、敵の攻め方（このまま放っておくとどういう症状が発生し得るか）、さらには、その人の体質、生活環境、社会環境、精神面の傾向性まで、大きく捉えられればよいわけである。それを、捉えやすくするためにあるのが各弁証法である。

　前述の手法で分析すれば、自ずと各弁証法のものさしを通していることになるが、各弁証法でピックアップする事項各々に関して、証明（弁証）の裏づけとして三つ以上の事象を挙げられるか確認するべきである。もし証明できないとなると、収集した情報が虚偽か、あるいは分析・解析ミスということになり、誤治する可能性があるので、再点検しなければならない。

　どの弁証法を用いて証明するかは、その病証によって使い分ける必要があるが、それにはまず、弁証の所在を明らかにしなければいけない。各種弁証で無理なく証明できれば、先に立てた病因病理チャートはより正確なものとなり、論理的に治療の精度を高めていくことができるのである。

　このように様々なラインがあり煩雑であるが、北辰会方式では、捨象や病理の主従を見極めることで、もっとシンプルに、どのラインがメインなのかを絞り込むことができる。

　**図5-4** は各弁証法の相関関係を示している。これを見ればそれぞれがどのようにリンクし合っているかがわかる。各弁証の詳細は第6章「弁証学の基礎」を参照。

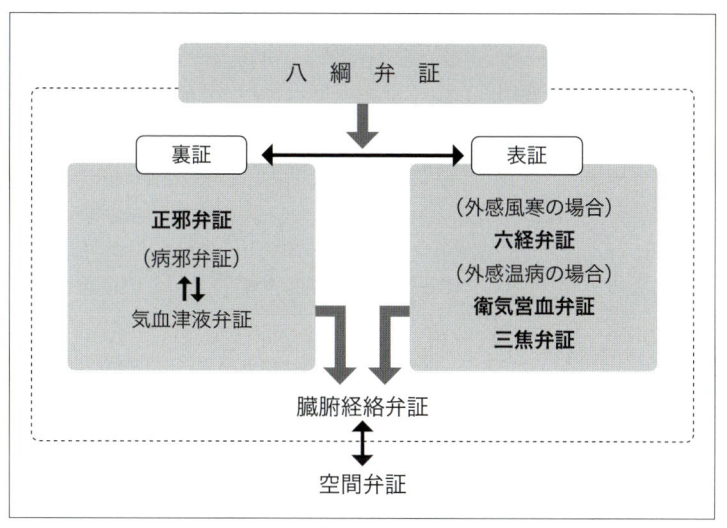

図5-4 各弁証の相関関係

# V. 病機各論

## 1 陰陽病機

陰陽のバランスが崩れていくと病気になるが、どのような陰陽の病機があるか、また陰陽に関する用語についてみていこう。

**陰陽離決**

陰陽離決（dissociation of yin and yang）とは、陰と陽の分離のことで、死の徴候である。陰陽離決すれば必ず死ぬ。慢性雑病の末期で、陰陽離決する前には必ず陰陽転化が頻繁に起こるのが特徴である。

**陰陽失調・陰陽不和**

陰陽失調・陰陽不和（yin-yang disharmony）とは、陰陽のアンバランスや協調失調によって起こるあらゆる種類の病的変化の総称のことである。あらゆる病は、陰陽失調、陰陽不和にあるといってよい。『傷寒雑病論』辨太陽病脈証并治中第六にもあるように、「陰陽自和者、必自癒」である。

**陰陽偏盛**

陰陽偏盛（abnormal exuberance of yin or yang）とは、陰邪もしくは陽邪によって、通常レベルよりも陰もしくは陽が盛んになっている病的変化のことである。

**陰陽偏衰**

陰陽偏衰（abnormal debilitation of yin or yang）とは、人体の陰もしくは陽が虚衰することによって、通常レベルよりも陰もしくは陽が衰えている病的変化のことである。

**陰陽自和**

陰陽自和（spontaneous harmonization of yin and yang）とは、自身の自然調整機能によって、陰陽のアンバランスから自発的に回復することである。『傷寒雑病論』辨太陽病脈証并治中第六に、「凡病、

若発汗、若吐、若下、若亡血、亡津液、陰陽自和者、必自癒」とあるように、陰陽が自ずと調和することができるように治療していくことが本医学の目的であり帰結である。

### 傷陽
傷陽（damage to yang）とは、陽気の損傷によって起こる様々な病的変化の総称のこと。

### 傷陰
傷陰（damage to yin）とは、陰気の消耗によって起こる様々な病的変化の総称のことである。前述の陰陽偏盛で、邪熱によって陽が偏盛になった場合、陰分を損傷し、この傷陰が起こる。

### 陽損及陰
陽損及陰（detriment to yang affects yin）とは、陽気が弱ることで陰も弱り、結果として陰も陽も虚衰して陽虚が顕著となる病的変化のこと。

### 陰損及陽
陰損及陽（detriment to yin affects yang）とは、陰の損傷が陽気を弱らせ、結果として陰も陽も虚衰して陰虚が顕著となる病的変化のこと。

### 陰虚
陰虚（yin deficiency）とは、陰が虚衰することによって、陽を抑制する機能（潤い、平静さ、下降）が低下し、相対的な陽気の亢進を引き起こす病的変化のこと。

### 陰虚内熱
陰虚内熱（yin deficiency with internal heat）とは、陰の不足によって陽との均衡がとれなくなり、体内に虚熱を引き起こすこと。

### 陰虚陽亢
陰虚陽亢（yin deficiency with yang hyperactivity）とは、精血や津液が不足することで、陽を抑制できずに陽の動きが活発化してしまうこと。

### 陰虚火旺
陰虚火旺（yin deficiency with effulgent fire）とは、陰虚によって陽を抑制できず、虚証タイプの火が盛んになること。

### 虚火
虚火（deficiency fire）とは、陰液の損傷によって陽火を抑制できず、虚証タイプの火を引き起こすこと。

### 虚火上炎
虚火上炎（deficiency fire flaming upward）とは、陰虚によって陽を抑制できず、虚火が燃え盛る病的変化のこと。

### 相火妄動
相火妄動（frenetic stirring of the ministerial fire）とは、肝腎陰虚が、相火を活性化させ湧き上がらせること。

### 陰盛
陰盛（yin exuberance）とは、正気がまだ損傷していない段階で陰邪が盛んとなっている病的状態のことで、極度の冷えの症状を引き起こす。

### 陰盛陽衰
　陰盛陽衰（yin exuberance with yang debilitation）とは、陰寒が盛んとなって陽気が衰えること。
### 陽虚
　陽虚（yang deficiency）とは、身体の陽気が不足し、機能低下を引き起こす病的段階のこと。新陳代謝が低下し、反応が鈍くなり、虚寒の証候が明らかになってくる。
### 陽虚陰盛
　陽虚陰盛（yang deficiency with yin exuberance）とは、陽が不足して陰と平衡できなくなり、結果として相対的に陰が盛んとなること。
### 陽盛
　陽盛（yang exuberance）とは、陽が盛んとなって、陰が衰退していない段階における病的状態のことで、熱が過剰な証候を引き起こす。
### 陽盛陰衰
　陽盛陰衰（yang exuberance with yin debilitation）とは、陽が盛んとなった状態と陰が衰退した状態が同時に存在している病的状態のこと。陰虚内熱の陰虚と内熱の程度がそれぞれ顕著になっている段階である。
### 陰陽格拒
　陰陽格拒（yin-yang repulsion）とは、体内の陰が極度に過剰となって、衰微した陽が外に向かって拡散する、あるいは極度に体内の陽が盛んとなって残り少なくなった陰が外方にあり続ける危険な病的状態のこと。仮熱あるいは仮寒の現象を呈す。
### 陰盛格陽・格陽
　陰盛格陽・格陽（exuberant yin repelling yang〔excessive yin repelling yang〕/ repelled yang）とは、極度に過剰になった陰が内（裏）に凝り固まり、衰微した陽が外（表）に上浮させられる病的状態のことである。仮熱現象を引き起こす。
### 陽盛格陰・格陰
　陽盛格陰・格陰（exuberant yang repelling yin〔excessive yang repelling yin〕/ repelled yin）とは、極度に盛んになった陽が内（裏）に閉じ込められ、虚衰した陰が外（表）にあり続ける病的状態のこと。仮寒の現象を引き起こす。
### 戴陽
　戴陽（たいよう）（upcast yang）とは、身体の下部で陰寒が盛んとなって、虚衰した陽が身体の上部表面に偏在する病的状態のこと。
### 陰陽両虚
　陰陽両虚（dual deficiency of yin and yang）とは、陰も陽も両方不足する病的状態のこと。
### 虚陽上浮・孤陽上越
　虚陽上浮・孤陽上越（deficiency yang floating upward）とは、精血の消耗が、その大元であるところの陽を損耗させ、（わずかな）陽が表面に上浮してしまう病的変化のこと。
### 亡陰・脱陰・陰脱
　亡陰・脱陰・陰脱（yin collapse）とは、陰液を突如大量に失うことによって虚脱を引き起こす病的変化のこと。

### 亡陽・脱陽・陽脱

亡陽・脱陽・陽脱（yang collapse）とは、陽気が突如消耗され、身体の機能が急激に失われる病的変化のこと。

### 陽亡陰竭

陽亡陰竭（collapse of yang and exhaustion of yin）とは、重篤患者が身体の陰も陽も脱し、瀕死の状態になる状態のこと。

### 陰竭陽脱

陰竭陽脱（exhaustion of yin and collapse of yang）とは、陰液が消耗し、陽気も脱し、結果的に機能失調して、重篤な病態を呈すること。

### 内閉外脱

内閉外脱（internal block and external collapse）とは、内において過剰になった邪気が鬱滞停滞して、虚弱になった元気を外に追いやってしまう病的変化のこと。

### 結陰

結陰（binding in yin）とは、邪気が陰経に鬱結することである。『素問』陰陽別論篇に「結陰者、便血一升」とある。邪気が陰経に鬱結することで陽気も鬱滞し、やがて陰絡を傷ってしまい便血が起こることもある。

### 結陽

結陽（binding in yang）とは、四肢で陽気の流れが緩慢になり、水の停滞や浮腫が起こること。『素問』陰陽別論篇に「結陽者、腫四肢」とある。陽気がめぐらなくなると津液も停滞し浮腫が起こる。

## 2　八綱病機

八綱（表・裏／寒・熱／虚・実／陰・陽）のなかで、陰陽以外の表・裏／寒・熱／虚・実の病機について、その基礎から解説していく。

### [1] 表裏

表裏（exterior and interior）には以下の二つの意味がある。
- 身体の外側部分（皮膚・体毛・肌肉・浅い部分の経絡）と内側部分（臓腑・気・血・骨髄）のこと。身体の内側部分として「気」を挙げているが、気は表にも裏にも全身くまなく存在するものである。衛気は体表をも運行している
- 八綱弁証のうちの二つで、外邪が侵襲する深さを示す。たとえば、風寒邪の侵襲の場合には、太陽に侵襲している段階であれば太陽表証、太陽を越えていれば裏証ということになる（少陽は半表半裏である）。温熱邪が侵襲した場合には、衛分の段階（衛分証）が表証、気分〜営血分の段階は裏証である

### [2] 半表半裏

半表半裏（half-exterior half-interior）とは、表と裏の間の位置のことである。

## [3] 虚

WHOによると、虚（deficiency）は「正気の虚損」「体質が弱い」「病邪に抵抗する力が弱い」と定義されている。

「虚」とは何らかの正気が弱っていることであり、気が虚せば、気の防衛力も低下するので抵抗力が弱くなる。

## [4] 実

WHOによると、実（excess）は、「邪気が旺盛であること」「体質が強い」「邪気に抵抗する力が強い」と定義されている。

虚とは正気の虚であり、実とは邪気の実である。このことから、WHOの実の定義の「体質が強い」「邪気に抵抗する力が強い」はそぐわない。正気が十分にあれば、邪気と抵抗する力が強いということであり、このことは"体質が強い"ということでもある。いわば、健康な状態であり、このこと自体が「邪気の実」とはいえない。実の定義は、「邪気が旺盛であること」で統一すべきと考える。

WHOは、別項では、虚実（deficiency and excess）を「病邪に抵抗する力の状態を分析するための要素の一つとし、虚とは、正気が不足していることを指し、実とは、邪気が過剰にあることを指す」としている。正気の実、邪気の虚とはいわない。それは、健康そのものであるからである。我々が意識して扱うのは病人であり、病人はすべて「邪気が実」か、あるいは「正気が虚」しているか、あるいは「それら両方」のどれかに必ず当てはまる。

## [5] 虚実挟雑

虚実挟雑（deficiency-excess complex）とは、病気の過程において、邪気が旺盛となり、また同時に正気が虚弱となる病的状態のことである。虚実挟雑の場合、邪気実と正気虚の比重を分析することが非常に重要であり、どちらがメインかによって治療法が変わってくる。

また、実の状態ではあるが、虚の証候が混ざっているものを実中挟虚（excess with deficiency complication）といい、虚の状態ではあるが、実の証候が混ざっているものを虚中挟実（deficiency with excess complication）という。

## [6] 寒熱

WHOによると、寒熱（cold and heat）は、「病の性質を区別する法則の一つ。陰が盛んな場合は寒になり、陽が優勢の場合は熱になる」と「悪寒と発熱」の二つに定義されている。

北辰会方式では寒熱とは前者を意味し、その特徴（証候）として、後者の悪寒や発熱があると捉える。ただし、発熱＝熱とは限らない。

次に、八綱の表裏寒熱虚実に関する病機をみていこう。WHOによる定義の和訳を記載し、適宜、補足事項として北辰会方式の内容を付記していく。

### 表寒

表寒（exterior cold）とは、風寒が身体の表位を侵襲したもの。悪風や悪寒がひどく、頭痛や頸の強張り、四肢関節痛、薄白苔、浮緊脈を呈する。風邪が中心の場合には、舌が普段よりも潤う傾向がみ

られ、肺兪や風門、外関などに冷えや発汗など、虚の反応がみられる。寒邪が中心の場合には、肺兪や風門に発汗がなく、外関や合谷に実の反応と左右差が顕著になる。

### 表熱

　表熱（exterior heat）とは、風熱が身体の表位を侵襲したもので、主に微悪風や微悪寒、微熱、頭痛、わずかな口渇、薄白もしくは薄黄苔、舌尖紅、浮数脈を呈する。内関や労宮に熱の反応が出やすくなる傾向がある。咽喉痛を訴える場合には、咽喉部が鮮紅色を呈するのが特徴である。また、普段よりも舌は乾燥気味になる。

### 表虚

　表虚（exterior deficiency）は、身体の浅い位置における衛気が虚して、自汗や発汗によって悪風を伴い、浮弱脈を呈する。いわゆる衛気虚と同じで、身柱や風門、肺兪などが虚し、外関や申脈に冷えと虚の左右差が出たり、あるいは滑肉門などに虚の反応の左右差が顕著になったりする傾向がある。

### 表実

　表実（exterior excess）は、外邪の侵襲によって皮膚や肌肉に衛気が集まり、汗孔や毛穴が塞がって、無汗・悪寒・浮実脈を呈する。

### 裏寒

　裏寒（interior cold）とは、裏において陰寒が盛んとなるか、もしくは陽気が衰える病的状態のこと。

### 裏熱

　裏熱（interior heat）とは、裏において熱が顕著になる病的状態のこと。邪熱が盛んとなって起こるか、もしくは、陰虚内熱による。

### 裏虚

　裏虚（interior deficiency）とは、内臓の気血陰陽が不足していることを示す総称のこと。

### 裏実

　裏実（interior excess）とは、①結果的に外邪が熱に変化し、裏に伝入して胃腸に結びつく病的変化のこと。または、②体内の病理産物が蓄積していることを示す総称で、たとえば、痰、水飲、気血の鬱滞、腸内寄生虫、消化不良などである。

### 表寒裏熱

　表寒裏熱（exterior cold and interior heat）とは、外寒と内熱が同時に存在する病的状態のことで、大青竜湯の証である。表証もあり裏熱証も同時に存在する状態。

### 表熱裏寒

　表熱裏寒（exterior heat and interior cold）とは、外熱と内寒が同時に存在する病的状態のこと。ある種のアトピー性皮膚炎など、皮膚疾患でみられることがある。裏寒証がありつつも表においては熱証のもの。

### 表虚裏実

　表虚裏実（exterior deficiency and interior excess）とは、表においては虚しており、裏においては実している病的状態のこと。裏において気血津液が鬱滞したり鬱結したりしているために、浅い位置（表）にまで気血がめぐらず衛気が虚している状態。表における虚の程度と裏における実の程度によって治療法が異なってくる。

### 表実裏虚

表実裏虚（exterior excess and interior deficiency）とは、表においては実しており、裏においては虚している病的状態のこと。一般的に裏が虚している場合には、表で実証であっても、瀉法をすると危険な場合が多い。また、裏虚の程度が強いと、表で実することは少ない。

### 表裏倶寒

表裏倶寒（cold in both exterior and interior）とは、表においても裏においても寒が同時に存在する病的状態のこと。"倶"とは「ともに」という意味。

### 表裏倶熱

表裏倶熱（heat in both exterior and interior）とは、表においても裏においても熱が同時に存在する病的状態のこと。

### 表裏倶実

表裏倶実（dual excess of the exterior and interior）とは、表においても裏においても同時に実を呈する病的状態のこと。

### 表裏倶虚

表裏倶虚（dual deficiency of the exterior and interior）とは、表においても裏においても同時に虚を呈する病的状態のこと。

### 表裏同病

表裏同病（dual disease of the exterior and interior）とは、表も裏も同時に病んでいる病的状態のこと。

### 表気不固・衛気不固

表気不固・衛気不固（insecurity of exterior qi / insecurity of defense qi）とは、衛気が不十分で、外邪から身体の表面を防衛することができないこと。

### 表邪内陥

表邪内陥（inward invasion of exterior pathogen）とは、外邪が集約的に一気に表から裏へ貫通すること。

### 熱邪伝裏

熱邪伝裏（pathogenic heat passing into the interior）とは、外熱邪が裏に入り、内熱の証候を引き起こす病の過程のこと。

### 表邪入裏

表邪入裏（exterior pathogen entering the interior）とは、どのようにして外邪が最初に表に侵襲し、裏に入り、臓腑の機能を害するのか、その病の過程のこと。

### 裏病出表

裏病出表（interior disease moving out to the exterior）とは、正気が邪気と闘争することによって裏から表へ病位が変化するその過程のこと。

### 実寒

実寒（excess cold）とは、陰寒邪によって引き起こされる病的変化のこと。

### 虚寒

虚寒（deficiency cold）とは、陽気が不足し、温煦できなくなる病的変化のこと。

### 熱結下焦
熱結下焦（heat binding in the lower energizer）とは、腸や膀胱に熱が蓄積し、下腹部脹痛、便秘、尿黄短赤、ヘモグロビン尿症、時に睡眠不足に付随して下腹部が硬直したり軟化したりすること。

### 下焦湿熱・湿熱下注
下焦湿熱・湿熱下注（lower energizer dampness-heat）とは、下焦に湿熱が下注する病的変化のこと。大腸湿熱・膀胱湿熱・精室を湿熱が阻害したり、湿熱によって帯下の異常、陰部瘙痒、下肢関節の痛みを伴う膨腫を引き起こす。

### 熱盛傷津
熱盛傷津（exuberant heat damaging fluid）とは、実熱が体液を消耗させる過程のこと。

### 寒包火
寒包火（cold enveloping fire）とは、風寒が凝縮して内熱が蘊蓄する病的変化のこと。

### 寒熱錯雑
寒熱錯雑（cold-heat complex）とは、上半身は熱だが下半身は寒、あるいは表は寒で裏は熱、というように、熱と寒が錯雑して引き起こされる病的変化のこと。

### 上熱下寒
上熱下寒（upper body heat and lower body cold / heat above and cold below）とは、上半身に熱、下半身に寒が同時に存在する複雑な状態のこと。

### 上寒下熱
上寒下熱（upper body cold and lower body heat / cold above and heat below）とは、上半身に寒、下半身に熱が同時に存在する複雑な状態のこと。

### 寒熱格拒
寒熱格拒（cold and heat repulsion）とは、寒が極度に過剰となることによって熱が手足へ追いやられる病的変化の一つの形態のこと。逆もまたある。

### 真寒仮熱
真寒仮熱（true cold with false heat）とは、本当は裏寒にもかかわらず、仮熱が現れる病的変化のこと。

### 真熱仮寒
真熱仮寒（true heat with false cold）とは、本当は裏熱にもかかわらず、仮寒が現れる病的変化のこと。

### 上虚下実
上虚下実（upper deficiency and lower excess）とは、上半身で正気が虚し、下半身で邪気が旺盛となっている状態のこと。

### 上盛下虚・上実下虚
上盛下虚・上実下虚（upper excess and lower deficiency / excess above and deficiency below）とは、上半身で邪気が旺盛で、下半身で正気が虚損している状態のこと。

### 虚実真仮
虚実真仮（true or false deficiency-excess）とは、病の真の性質とは反対に、虚や実が仮の現象として現れること。

### 真実仮虚

真実仮虚（true excess with false deficiency）とは、仮の虚の証候を伴う実証のこと。たとえば、脈力が非常に弱いにもかかわらず、その本質は実証で瀉法を中心とした治療で脈力がかえって出てきて快方に向かう場合、脈が弱いのは仮の虚の現象として現れていることになる。

### 真虚仮実

真虚仮実（true deficiency with false excess）とは、仮の実の証候を伴う虚証のこと。たとえば、脈力が非常に強いにもかかわらず、その本質は虚証で補法を中心とした治療で脈力がかえって落ち着いてきて快方に向かう場合、脈が強過ぎたのは仮の実の現象として現れていることになる。

### 由実転虚

由実転虚（conversion of excess into deficiency）とは、邪実から正気の虚に変化する病の過程のこと。

### 由虚転実

由虚転実（conversion of deficiency into excess）とは、正気の虚から邪気実に変化する病の過程のこと。

## 3　気血津液病機

　気・血・津液各々の生理が失調し、病理を派生した場合、どのような病機のパターンがあるのかみていこう。ここでも、WHOの定義とその和訳を記載し、適宜、補足事項として北辰会方式の内容を付記していくこととする。

　気の流れが失調することがすべての病機の源となる。この気の流れの失調を「気機失調」（qi movement disorder）という。気の昇降出入が失調する総称である。

　気機とは、気の機能活動全般を指す。気が昇降出入し、全身を流れ、温煦・防衛・固摂・気化・推動によって、血や津液を化し、停滞せずに流れると、血も津液もその機能を果たすことができる。この気機、気の動きが阻害されたり停滞し、臓腑や経絡の機能が低下する病機のことを「気機不利」（inhibited qi movement / qi movement depression）という。

　気の流れが失調したり阻害されたりすると、血の運行も失調する。気と血が協調することができなくなることを「気血失調」（disharmony of qi and blood）という。つまり、気の病機は血の病機を派生させる、ということである。この気の病的状態が、血の障害を引き起こす病的変化のことを「気病及血」（qi disease affecting the blood）という。

### 気虚

　気虚（qi deficiency）とは、臓腑の機能を低下させ、身体の抵抗力を弱めることになる、気の不足に対する総称のこと。気が旺盛であれば、気の5作用をフルに発揮することができる。気が不足すると、5作用のうちいずれか、あるいはすべてが低下し、様々な症状が出現する。また、体表所見でも「虚」の反応が目立つようになる。

　気の5作用のうち、固摂作用が低下すれば「気虚不摂・気不摂血」（qi deficiency failing to control blood）となり、気化作用が失調すれば「気化不利」（inhibited qi transformation）となる。特に津液を化生する機能が失調することを「気不化津」（qi failing to form fluid）という（**表5-16**）。

表5-16　気虚による病機

| 気虚不摂・気不摂血<br>qi deficiency failing to control blood | 気が陰液（血を含む）を保持する（固摂する）ことができなくなる気虚の病的変化のこと。気虚によって気の固摂機能が低下した状態をいい、二便の失禁や統血機能が低下し、出血しやすくなる状態である |
|---|---|
| 気化不利<br>inhibited qi transformation | 消化吸収が低下したり水液代謝が弱くなって、水湿や痰が溜まっていく、陽気虚衰の病的変化のこと |
| 気不化津<br>qi failing to form fluid | 陽気が不足して、気化機能が低下し、津液が生じなくなること |

### 気虚中満
　気虚中満（qi deficiency with fullness in the middle）とは、中焦で正常な運化ができなくなり、やがて心窩部や腹部が膨満するという、気虚の病的変化のこと。特に脾胃の気虚と同義である。臨床では、純粋な中焦の虚（脾胃の気虚）なのか、別の臓腑の病理が脾胃の気虚を起こしているのか、その標本主従を明らかにする必要がある。

### 気虚血瘀
　気虚血瘀（qi deficiency with blood stasis）とは、気が血流を維持することが不十分となり、やがて血瘀となる、気虚の病的変化のこと。気の推動機能が低下することで、血の運行が鈍化し、血瘀となる。

### 気機鬱滞・気鬱
　気機鬱滞・気鬱（qi movement stagnation / qi stagnation）とは、気の流れが鬱して停滞し、内臓や経絡の機能障害を引き起こすこと。

### 気鬱化火
　気鬱化火（stagnant qi transforming into fire）とは、気の停滞が長期化し、火に変化する病的変化のこと。

### 気逆
　気逆（qi counterflow / qi reflux）とは、気の正常な下降の流れに逆らうこと。

### 気陥
　気陥（qi fall / qi sinking）とは、気の昇提する機能が失調する、気の不足の病的変化のこと。

### 中気下陥
　中気下陥（sunken middle qi）とは、脾気が虚して、昇清や昇提ができなくなった病的変化のこと。

### 気滞
　気滞（qi stagnation）とは、気の循環が阻害されることによって気の動きが停滞し、器官の機能が失調し、影響を受けた部分が膨張したり痛んだりする病的変化のこと。

### 寒凝気滞
　寒凝気滞（qi stagnation due to cold congealing）とは、寒邪が凝結することによって、気の動きが停滞してしまうこと。寒邪にはもともと収斂させる性質があり、それによって気血が鬱結して気滞や血瘀が起こる。

### 気閉
気閉（qi block）とは、気の正常な動きが障害される病的変化のこと。
### 気脱
気脱（qi collapse）とは、大量出血や、おびただしい発汗、過度の嘔吐や下痢で突如正気が損傷することによって、あるいは慢性病において長期間消耗することで、気が脱すること。
### 血虚
血虚（blood deficiency）とは、血の不足によって器官や組織や経絡を濡養できなくなる、あらゆる病的変化のこと。
### 血瘀
血瘀（blood stasis）とは、身体のある部分において血が停滞し、気の流れが緩慢になったり、気血が不足したり、外傷によって引き起こされる病的状態のこと。
### 血逆
血逆（blood counterflow）とは、経絡の血の流れが逆流することによって、気と血の分離を引き起こす病的変化のこと。
### 血熱
血熱（blood heat）とは、火熱が旺盛で体内に入り、大出血を引き起こす病的変化のこと。
### 血寒
血寒（blood cold）とは、寒が外邪として侵襲するか、もしくは陽虚によって内生し、血分に入り込み、（寒の）凝縮する性質によって、気滞や血瘀を引き起こす病的変化のこと。
### 血随気逆
血随気逆（blood flowing counterflow with qi）とは、気の流れが上へと逆流し、血も一緒に突き上げる病的変化のこと。気の推動作用によって血も流れることができるが、気が上へ向かえば血も同じ方向へ流れるのが普通である。
### 亡血・血脱
亡血・血脱（blood collapse）とは、急性で危急的に血が不足すること。原因として最も多いのは大量出血である。
### 気滞血瘀
気滞血瘀（blood stasis due to stagnation）とは、気の停滞が長期化したり（程度が）ひどくなったりすると、血の流れを阻害し、気滞も血瘀も同時に存在する状態となる病的変化のこと。気の停滞があって初めて血瘀となる状態を「気滞血瘀」という。有形の邪としての「瘀血」が気の流れを阻害する場合は「瘀血気滞」という。気滞と血瘀（瘀血）の主従（比重）が異なる。
### 血不帰経・血不循経
血不帰経・血不循経（blood failing to stay in the meridians）とは、溢血（血管外遊出）を引き起こす病的変化のこと。溢血は「離経の血」といい、離経の血が瘀血となり、気の停滞を引き起こす。
### 血熱妄行
血熱妄行（frenetic movement of blood due to heat）とは、熱によって溢血を引き起こす病的変化のこと。

### 気随血脱・血脱気脱

気随血脱・血脱気脱（qi collapse following bleeding）とは、大量出血によって気の衰弱を引き起こす病的変化のこと。

### 気血両虚

気血両虚（dual deficiency of qi and blood）とは、気虚も血虚も同時に存在すること。

### 気陰両虚

気陰両虚（dual deficiency of qi and yin）とは、気虚も陰虚も同時に存在すること。

### 傷津

傷津（damage to fluid）とは、津液の様々な損傷や欠乏の総称のこと。

### 津脱・亡津液

津脱・亡津液（fluid collapse）とは、たいていは、大量発汗や大量の嘔吐や下痢により津液の損傷が激しいものをいう。

### 津液虧損

津液虧損（fluid-humor depletion）とは、身体の組織を潤すことができないほど津液が不足する病的変化のこと。

### 津枯血燥

津枯血燥（fluid consumption and blood dryness）とは、津液が不足することによって内熱とともに血の乾燥を引き起こす病的変化のこと。陰虚内熱の範疇である。

### 津虧血瘀

津虧血瘀（しんきけつお）（fluid depletion and blood stasis）とは、津液の虚損が血流を阻害する病的変化。津液が不足することで、血の粘稠度が高くなり、血流が緩慢となって血瘀となる。

### 気随液脱

気随液脱（qi collapse due to humor depletion）とは、気の虚脱に引き続いて津液が大量に失われる病的変化のこと。

### 水停気阻

水停気阻（water retention due to obstruction of qi）とは、体内で津液が停滞し、気の動きが阻害される病的変化のこと。

### 上厥下竭

上厥下竭（じょうけつかけつ）（upper body reversal and lower body exhaustion）とは、身体の下半身の真陰と真陽がなくなり、気絶する病的変化のこと。

### 下厥上冒

下厥上冒（lower body reversal with upper body veiling）とは、脾が昇清できず、胃の気が頭へ逆上して、吐き気や嘔吐や季肋部の脹満や痛みを伴い、眩暈、かすみ目を引き起こす病的変化のこと。

## 4　臓腑病機

　臓腑の機能が失調し、病理を派生した場合、どのような病機のパターンがあるのかみていこう。ここでも、WHOの定義とその和訳を記載し、適宜、補足事項として北辰会方式の内容を付記していくことにする。

### 心気盛

　心気盛（exuberant heart qi）とは、病邪によって心気が旺盛となり、不安やほかの精神疾患を引き起こす病的変化のこと。臨床的には、心気が旺盛になると、動悸が激しくなって興奮状態になり安眠できない、という陽的状態に向かうのが一般的である。

### 心気虚・心気不足

　心気虚・心気不足（heart qi deficiency）とは、心気の機能低下を示し、多くは動悸、息切れ、前胸部の圧迫感、自汗や弱脈や結代脈を呈する病的状態のこと。肉体負荷によってそれらの症状が増悪する傾向にあり、心兪や神門、霊道、厥陰兪などに虚の反応が現れるのが特徴である。

### 心気不寧

　心気不寧（disquieted heart qi）とは、激しい動悸、恐怖を抱きやすく、イライラ、不眠など不安感を伴うのが特徴の病的変化のこと。脈診時も急に数脈を打ったり、目の動きが定まらなかったりすることもある。心兪や神門などの左右差が顕著に現れやすく、腹診では心下～両脾募あたりの左右差が顕著になったり、邪が沈んだりする傾向がみられる。臍周に動悸が顕著に現れることもある。

### 心気不収・心気不固

　心気不収・心気不固（non-contraction of heart qi）とは、心気が本来あるべきところに収まらない病的状態のこと。精神が散漫となり、動悸、恐怖感を覚えやすいのが特徴である。情緒不安定で、目の動きが定まらず、脈の速さも不安定になる。心兪や神門などに左右差が出てくる傾向にある。

### 心血虚・心血不足

　心血虚・心血不足（heart blood deficiency）とは、眩暈、不眠、浅眠多夢、動悸、細弱脈を引き起こす病的変化のこと。心兪や神門に虚の反応が現れる。

### 心血瘀阻

　心血瘀阻（heart blood stasis〔obstruction〕）とは、心臓の病的変化で、心臓の血流が阻害され、窒息感や前胸部痛が起こること。固定性の刺痛が胸で起こり、舌の色が時に紫がかったり、舌下静脈の怒脹が顕著になったりする。虚里の動の有無と程度、心兪、厥陰兪、神門、あるいは陽池の虚の反応の程度に着目する。

### 心陰虚・心陰不足

　心陰虚・心陰不足（heart yin deficiency）とは、陰虚によって陽を抑制することができなくなり、結果的に心陽が旺盛となって、情緒不安定・不眠・盗汗・手掌や足底の熱感（ほてり）が現れる心臓の病的変化のこと。舌尖部が赤くなり、無苔傾向となり、陰虚の程度がひどければ舌の乾燥が強く、裂紋が現れる場合もある。心兪、厥陰兪、神門の虚の反応に注目する。

### 心陽虚・心陽不足

　心陽虚・心陽不足（heart yang deficiency）とは、血や血脈を調整し、精神活動を統制する心臓の機能低下に関連する病的変化のことで、陽虚によって寒の現象を引き起こす。動悸や自汗がとまらなく

なったり、四肢厥冷などが現れたりする。心俞や厥陰俞、神門のみならず、陽池に虚の反応が顕著に現れる。舌では色褪せたり、胖気味になって湿潤が強くなったりする。

### 心火上炎

心火上炎（heart fire flaming upward）とは、心経に沿って火熱が上炎し、精神的に落ち着かなくなり、口舌の糜爛を引き起こす病的変化のこと。舌尖部に紅刺や紅点、時に白星や紅星が現れ、乾燥傾向となる。百会や神門、労宮、内関に熱感が強くなり、心俞の左右差とともに神道に圧通や熱感が現れる。

### 心火亢盛

心火亢盛（hyperactive heart fire）とは、心の火が旺盛となって、情緒不安や津液損傷や出血を引き起こす病的変化のこと。特にイライラしやすくなり、舌尖部の赤みが強くなる。神道の圧通や熱感、心俞の左右差、神門や内関の熱、百会の反応などに注目する。

### 心火内熾・心火内焚

心火内熾・心火内焚（internal blazing of heart fire）とは、心火が旺盛となって、情緒活動を阻害し、イライラしやすい、不眠、激しい動悸、落ち着かないなどの症状や、躁状態を引き起こす病的変化のこと。体表に現れる反応は、心火亢盛や心火上炎に準ずる。

### 心営過耗

心営過耗（overconsumption of heart nutrient）とは、心気虚や慢性的な虚の状態によって、心営が過度に消耗し、羸痩や夜間発熱、イライラを引き起こす病的変化のこと。心血虚や心陰虚が一歩進んだ段階である。温病学でいう営血分証の範疇に相当する。

### 神不守舎

神不守舎（spirit failing to keep to its abode）とは、心神が心の臓から離れてしまい、精神錯乱を起こすこと。心血が不足すると、心神が不安定となり、精神疾患を起こしたり、痛みや痒みなどを過剰に自覚したりするようになる。

### 熱傷神明

熱傷神明（heat damaging bright spirit）とは、熱病で高熱が出ることによって起こる昏睡、意識不明、一時的な精神錯乱のような精神障害のこと。邪熱によって心血が暗耗すると、心神が不安定となって精神障害や意識障害に至る。

### 熱入心包

熱入心包（heat entering the pericardium）とは、伝染性の熱病で、営血分で起こる病理状態のこと。高熱、昏睡、精神錯乱、四肢厥冷、痙攣が特徴である。神道や膻中、内関などに熱実の反応が出てくる。こういう穴所や手十井穴がその対処穴となる。

### 逆伝心包

逆伝心包（reverse transmission to the pericardium）とは、急性の熱病の徴候がみられてすぐに意識の低下や昏睡が起こること。温邪が気分を通過することなく直接心包に入ることによる。温邪は上焦から下焦へ、衛分から気分を経て営血分へと伝変深入していくが、上焦において衛分の段階からすぐに営血分に一気に侵入することがある。心包絡がいきなり攻められる状態で、非常に危険である。乳児や子供に多くみられる。普段から心熱や営血分の熱を清営涼血しておくことで防ぐことが可能である。

### 痰蒙心包・痰迷心竅

痰蒙心包・痰迷心竅（phlegm clouding the pericardium）とは、痰が精神障害を引き起こす病理変化のこと。痰邪が心の気血のめぐりを阻害することで心神に影響し、精神障害が起こる。

### 痰火擾心

痰火擾心（phlegm-fire harassing the heart）とは、火熱や痰濁が心神を襲い、精神障害を引き起こす病的変化のこと。痰蒙心包、痰迷心竅よりも熱証が顕著で、症状が激しくなることが多い。火邪が強いと内風を生じ、痙攣が起きることもある。パニック障害で多くみられる。膩苔が厚くなるか、もしくは薄くても舌色の紅が強く乾燥傾向となる。

### 水気凌心

水気凌心（water qi intimidating the heart）とは、水気が湧き上がって心を阻害する病理変化のこと。腎陽虚や脾虚湿盛によって停滞して過剰になった水気が上へと突き上げて心を襲い、心痛や精神障害を引き起こす。膩苔もしくは滑苔が顕著で、苔がない場合でも湿潤が強くみられることが多い。

### 心肝火旺

心肝火旺（effulgent heart-liver fire）とは、肝火や心火が旺盛となって精神活動を阻害したり、脈管を傷つけたり、血が逆上したりする病理変化のこと。火邪が旺盛となって心神を擾乱、血絡を傷ると出血症状が起こる。また、気血が上逆するため、イライラや頭痛、眩暈を起こす。百会、内関、神道や膻中に熱実の反応が顕著に現れる。紅舌で赤みが強く乾燥傾向にある。

### 心肝血虚

心肝血虚（heart-liver blood deficiency）とは、心血や肝血が不足し、精神活動や頭目・筋・爪の濡養が低下する病理変化のこと。不眠や浅眠多夢も現れる。いわゆる血虚所見が目立つようになる。心兪や神堂、神門、太衝、肝兪や胆兪に虚の反応が現れ、左右差が顕著になってくる。

### 心胃火燔

心胃火燔（heart-stomach fire ablaze）とは、心の内熱が精神の安定を失わせ、胃火が陰液を損耗させて起こる病理変化のこと。足陽明胃経が心の臓を通っているので、胃熱も心神に影響を及ぼす。内庭や衝陽、胃兪、接脊、中脘などの熱や実の反応にも注目する。

### 心脾両虚

心脾両虚（dual deficiency of the heart-spleen）とは、心血も脾気もともに虚して、脾の運化失調とともに心の機能が失調し、精神不安を引き起こす病理変化のこと。いわゆる帰脾湯証である。太白や公孫、神門・霊道、心兪や脾兪の虚の反応や左右差が顕著となる。下脘や臍周にも冷えや弛緩、硬結や動悸を打つなどの反応がみられる。舌は胖嫩で色褪せたりする。

### 心腎不交

心腎不交（non-interaction between the heart and kidney）とは、腎陰虚と心火旺によって、心と腎の関係が失調すること。腎陰は腎陽と心陽を抑制し、心陰は心陽を抑制し、腎陰の濡養を受けて、腎も心も安定した状態を保つことができる。心は火の臓、腎は水の臓で、火と水の絶妙なバランスが保てて初めて、地天泰（☷）の状態を保持できる。しかし、腎陰虚となると腎陽が相対的に高ぶり、心陽も盛んとなって心陰が相対的に虚してしまう。そうなると、心の臓が不安定となって、天地否（☰）の状態となり、不眠や精神的に落ち着かないなどの症状が出てくる。照海や神門、腎兪と心兪、心下部と臍下丹田の反応に注目し、舌では舌根部が無苔になって舌尖紅が強くなっていないかに注目する。

### 心肺気虚

心肺気虚（heart-lung qi deficiency）とは、心気も肺気もともに虚して、血の循環と気の発散が弱くなるのが特徴の病理変化のこと。心肺機能が低下し、動悸や息切れが顕著に現れる。心兪や肺兪、神堂や魄戸、神門や太淵に虚の反応が現れる。

### 心虚胆怯

心虚胆怯（heart deficiency with timidity）とは、心気も胆気も同時に虚して、精神が落ち着かなくなり、恐怖感や驚きやすくなるのが特徴の病理変化のこと。「心胆気虚」ともいう。追いかけられたりするような怖い夢を鮮明にみることが多い。心兪や胆兪、神堂や陽綱、神門や丘墟、後溪などに虚の反応が現れる。

### 小腸実熱

小腸実熱（small intestinal excess heat）とは、心火が小腸へ移ることによる実熱の病理変化のこと。手少陰心経と手太陽小腸経は表裏関係にあり、それぞれが心と小腸に深く流注し合っているので、心の内熱が小腸腑に移行しやすい。神門や腕骨、後溪、小腸兪などの反応に注目する。

### 小腸虚寒

小腸虚寒（small intestinal deficiency cold）とは、陽気が不足して内寒を生じる小腸の機能低下のこと。清濁の泌別に影響する。大きくは脾虚の範疇に入る。脾兪や小腸兪、腕骨や太白の虚の反応に注目する。

### 肝気実・肝気盛

肝気実・肝気盛（excess of liver qi）とは、肝や肝の経絡の邪気が旺盛となっていること。肝気はそもそも曲直の性質があり、のびやかにあらゆる方向へと伸びて流れていくもの。肝気が旺盛となって停滞してくると、邪気となり、様々な病理産物を生じさせたり、鬱火して内熱を生じさせたりする。太衝や肝兪、魂門、筋縮などの反応に注目する。腹診では肝相火や臍周の緊張が顕著になりやすい。

### 肝気上逆

肝気上逆（liver qi ascending counterflow）とは、肝気の亢進によって身体の上半身が影響を受けること。すなわち眩暈・頭痛・顔面紅潮・耳鳴り・耳聾・胸脇満痛・吃逆・呑酸・時に吐血などの症状で、緊張した実脈を呈するのが特徴である。のぼせ症状が強く現れ、イライラしやすくなったりもする。百会に熱感や圧痛が顕著になり、神道や霊台、至陽、八椎下、筋縮などに圧痛が現れる。背候診・腹診ともに、上実下虚の反応がみられることが多い。舌尖部の紅刺が増し、場合によっては舌尖から舌辺部の赤みが強くなり無苔となることもある。

### 肝気不舒

肝気不舒（constrained liver qi）とは、肝の機能障害をもたらす失調のことで、易怒・胸や季肋部や下腹部の脹痛・胸の膨満痛・月経の異常を特徴とする。肝気がのびやかに流れない状態のことで、肝気の停滞、すなわち、肝鬱気滞である。

### 肝気不和

肝気不和（disharmony of liver qi）とは、肝の疏泄機能の病理変化で、易怒・季肋部や乳房や下腹部の張りや痛み・月経が乱れるという特徴がある。これも肝鬱気滞の範疇である。

### 肝気横逆

肝気横逆（transverse invasion of liver qi）とは、鬱した肝気が逆方向へと走向する病理変化のこと

で、脾胃を害する。足厥陰肝経が、胃の腑を左右から挟みこむように流注していることもあり、肝気が鬱滞して凝縮されると、中焦（脾胃）の機能が低下してしまう。これを肝気横逆という。太衝や肝兪などに実の反応がみられる。

### 肝気犯胃

肝気犯胃（liver qi invading the stomach）とは、鬱滞した肝気が逆向きに流れ、胃の受納と腐熟の機能を害する病理変化のこと。精神的な抑鬱や怒りなどで肝鬱気滞となり、肝気が横逆して胃の腑を襲うと、激しい胃痛や上腹部の脹満痛が起こる。太衝や肝兪、胆兪などに実の反応がみられ、接脊や脊中の圧痛よりも筋縮や中枢・八椎下の圧痛のほうが顕著に現れる。また足の井穴診で、足厥陰肝経（大敦）に圧痛が顕著に出てくる。腹診では、胃土よりも肝相火や臍周の緊張のほうが顕著にみられる。

### 肝気犯脾

肝気犯脾（liver qi invading the spleen）とは、鬱結した肝気が横逆して脾の運化機能を害する病理変化のこと。いわゆる「木乗土」（生理的な木剋土の木が強過ぎるために起こる病理的状態）である。太衝や肝兪の実に対し、太白や公孫・脾兪などが虚の反応を呈する。

### 肝虚

肝虚（liver deficiency）とは、肝の虚の状態を表す総称のこと。肝気虚や肝血虚、肝陰虚、肝陽虚を含む。肝気虚か、肝血虚か、肝陰虚か、肝陽虚か、いずれが中心となっているのかを弁別するべきであるが、気血陰陽すべてが虚していれば「肝虚」と表現するしかないのかもしれない。

### 肝気虚

肝気虚（liver qi deficiency）とは、結果的に肝が気をなめらかにめぐらせる機能が低下する気虚が特徴の病的状態のこと。肝気が虚すことで、疏泄がうまくいかなくなって病に至る。太衝や肝兪に虚の反応が現れる。

### 肝血虚

肝血虚（liver blood deficiency）とは、肝血の消耗が特徴の病的状態のこと。肝血は筋を濡養するはたらきが大きいので、肝血虚になると筋肉の弾力性が乏しくなり、転筋やひきつりが起こりやすくなる。また、肝は目に開竅することから、肝血が不足することによって目がかすみやすくなる。穴所も虚中の実など、濡養不足による硬結が現れやすくなる。太衝や肝兪に虚や虚中の実の反応が出てくる。

### 肝陰虚

肝陰虚（liver yin deficiency）とは、肝の陰液が不足し、頭目や筋や爪を濡養できなくなり、虚熱が生じる病的変化のこと。舌辺が無苔となって紅色が強くなり、時に色褪せも顕著となる。肝兪や太衝、曲泉などに何らかの虚の反応が現れる。

### 肝陽虚・肝虚寒

肝陽虚・肝虚寒（liver yang deficiency / liver deficiency cold）とは、肝陽が虚して、肝の行血や蔵血機能が低下し、虚寒が生じる病理変化のこと。肝兪や太衝や曲泉が虚して、冷えの反応が顕著になる傾向がある。舌は色褪せ、特に舌辺部の色褪せが顕著となり、湿潤が強くなる。

### 肝陽上亢・肝陽偏旺

肝陽上亢・肝陽偏旺（ascendant hyperactivity of liver yang）とは、肝腎の陰が虚して肝陽が不安定となって上逆する病的変化のこと。肝腎陰虚が本質の病理である。結果として肝気が下に押しとどめられずに上逆し、上焦への突き上げが強く起こる。舌尖紅、無苔で乾燥傾向。太衝や照海、行間に虚

の反応や熱の反応が出る。腹診では、小腹〜少腹部が虚軟となり、心下部の緊張が強くなる。腎兪や気海兪、大腸兪や膀胱兪や胞肓に虚の反応が現れ、百会や神道や霊台など上焦部に圧痛や実の反応が現れる。

### 肝陽化火

　肝陽化火（liver yang transforming into fire）とは、肝陽が高ぶって機能亢進し、火を生じること。肝陽が高ぶるということの意味には厳密には二つのパターンがある。絶対的に肝陽が高ぶる実証（肝気が鬱結して実する、肝鬱化火と同じ範疇）と、相対的に高ぶる虚証（肝陰虚による肝陽の亢進）である。これらの鑑別は、体表観察に委ねることになる。

### 肝陽化風

　肝陽化風（liver yang transforming into wind）とは、肝陽の機能亢進によって内風が生じること。肝鬱化火による生風（実証）もしくは肝陽上亢による内風（虚証）である。

### 肝火

　肝火（liver fire）とは、肝気が旺盛となって火の証候が現れる病理変化のこと。舌が紅で乾燥。特に舌尖〜舌辺部が顕著になる。肝兪や胆兪、筋縮や中枢、太衝や行間、百会に熱感や圧痛が現れる。

### 肝火上炎

　肝火上炎（liver fire flaming upward）とは、肝火が旺盛となって頭目に炎上する病理変化のこと。火は上に向かうので、頭や目に熱による症状が顕著に現れる。充血したり眩暈や頭痛、イライラが激しくなったりするのが特徴である。百会や内関、行間、肝兪、神道や筋縮に圧痛や熱感が現れる。舌尖〜舌辺の赤みが強く乾燥傾向。腹診では肝相火と心下〜両脾募あたりの緊張が強くなる。

### 肝火犯肺

　肝火犯肺（liver fire invading the lung）とは、肝火が旺盛となって上に突き上げ、肺を犯す病理変化のこと。肺兪や太淵の左右差が顕著となり、肝兪や太衝、行間、百会に熱の反応が出る（百会は熱感とともに陥凹する）。身柱や神道、筋縮に圧痛が顕著に出ることが多い（巨闕兪や霊台、至陽や八椎下に出ることもある）。心下〜両脾募〜肺先〜肝相火にかけて緊張が強くなる。

### 肝風・肝風内動・風気内動

　肝風・肝風内動・風気内動（liver wind）とは、身体の陽気の動きが異常となり、内風を起こすこと。過度の熱から風が生じる、陰虚から風を生じる、血虚から風が生じるなど、肝陽が風に変化する総称。肝は風雷の卦で象徴されるように、内風を生じやすい。肝血虚、肝陰虚、肝鬱化火ともに内風が生じる。

### 熱極生風

　熱極生風（extreme heat engendering wind）とは、熱邪が旺盛となって肝経を流れ、筋を濡養できずに生じる痙攣が特徴の病理変化のこと。内熱が極まって内風を生じ、痙攣を起こす。紅舌〜絳舌で乾燥傾向。

### 肝寒

　肝寒（liver cold）の定義は、「肝陽の不足による寒を特徴とする病的状態で、肝気の凝結を引き起こし、憂鬱・臆病・脱力感・四肢厥冷・沈弱脈を呈する」と「肝臓における寒の凝滞と同じ」の二つである。前者は、肝気が弱ることで起こる。ほかの症状としては、全身の筋がひきつり、自在に動かせなくなる。温熱の作用の強い酒を飲むと解消することがある。章門や期門あたりに反応が出る。

### 寒滞肝脈

寒滞肝脈（cold stagnating in the liver vessel）とは、寒邪が肝経に凝結する病理変化のこと。曲泉や太衝の反応に注目する。腹診では、少腹部の急結の程度に注目する。

### 肝熱

肝熱（liver heat）とは、肝火や肝陽上亢といった肝の様々な熱症状の総称のこと。肝の臓における実熱あるいは虚熱のこと。

### 肝実熱

肝実熱（liver excess heat）とは、肝において火熱が旺盛になっている病理状態のこと。肝における実熱証である。肝兪や太衝が実の反応を呈す。舌も力があり、紅舌で乾燥傾向にある。脈力も十分にあることが多い。

### 肝経湿熱

肝経湿熱（dampness-heat in the liver meridian）とは、肝の臓において湿熱が蓄積し肝経に沿って下注することによる病理変化のこと。太衝や行間、蠡溝、三陰交に熱実の反応が出る。特に蠡溝や三陰交に反応が出やすい傾向がある。

### 肝胆湿熱

肝胆湿熱（liver-gallbladder dampness-heat）とは、肝や胆において湿熱が蓄積して胆汁の分泌が弱まり、湿熱が下注すること。肝胆に湿熱が蘊積し、二便で湿熱が出ていかない状態になり、臓腑病に至る。肝兪や胆兪、章門などに実熱の反応が現れる。

### 肝経実熱

肝経実熱（excess heat in the liver meridian）とは、肝経に旺盛なる火熱が蓄積すること。足厥陰肝経上に熱の反応が顕著に現れる。

### 肝胆俱実

肝胆俱実（dual excess of the liver-gallbladder）とは、肝胆において、実邪（気滞や湿阻、積熱、瘀血や結石）が蓄積すること。この概念は範囲が広過ぎるため北辰会方式では用いていない。

### 肝胆気鬱

肝胆気鬱（liver-gallbladder qi depression）とは、肝胆において気が停滞し、疏泄機能と胆汁分泌が低下すること。気の鬱滞によって精神的に落ち込みが顕著に出てくることも多い。無気力感や脱力感、ため息が多くなるのも特徴である。肝兪や胆兪、太衝、百会などに実の反応が現れる。腹診では臍周が緊張して冷えたり、肝相火の緊張や左右差が顕著になったりする。

### 肝気鬱結・肝鬱

肝気鬱結・肝鬱（liver qi depression）とは、肝気の停滞（鬱滞）で、結果として疏泄低下すること。精神的抑鬱やこらえる感情によって、本来のびやかに流れる性質の肝気が鬱し、疏泄ができなくなり、ほかの臓腑や経絡に悪影響を及ぼす。太衝や内関に実の反応が現れ、肝兪に左右差、臍周や肝相火が緊張する。

### 肝鬱脾虚

肝鬱脾虚（liver depression and spleen deficiency / liver stagnation and spleen deficiency）とは、鬱した肝気が脾の運化機能を低下させる病理変化のこと。肝気実と脾気虚が挟雑している状態。体表所見としては、肝鬱や肝鬱気滞の所見と、脾虚（太白や公孫や脾兪などの虚の反応）所見が同時にみら

れる。

### 肝腎虧損
　肝腎虧損(きそん)（liver-kidney depletion）とは、肝や腎の精血が不足し、関係する身体の構成物質や器官を濡養できなくなるが、虚熱は産生しない病理変化のこと。肝腎の気（精血含む）が不足し、虚熱を産生する前段階の状態。肝兪や腎兪、太衝や太渓など、肝と腎の反応を示す穴所に虚の反応がみられる。

### 肝腎陰虚
　肝腎陰虚（liver-kidney yin deficiency）とは、肝腎の陰液不足によって、関係する身体の構成物質や器官を濡養できず、虚熱症状が出現する病理変化のこと。太衝や行間、太渓や照海、大巨・気海・関元、腎兪・気海兪・大腸兪・肝兪・胆兪などに虚や熱の反応が出現する傾向がある。特に左側の大巨や照海や腎兪に虚の反応が出ることが多い。舌は紅舌で乾燥したり、反対に潤う場合もある。舌根部や舌辺部が無苔になることも多い。

### 胆熱
　胆熱（gallbladder heat）とは、熱邪が胆の腑と胆経に侵襲する病的状態のこと。足少陽胆経上に熱の反応、特に足臨泣や陽陵泉、侠渓、章門、胆兪や陽綱、中枢の圧痛や熱の反応に注目する。

### 胆実熱
　胆実熱（gallbladder excess heat）とは、胆の腑と胆経における実熱が特徴の病理変化のこと。胆熱の体表所見に準ずるが、実の反応が顕著に現れる。

### 胆気不足・胆虚気怯
　胆気不足・胆虚気怯（insufficiency of gallbladder qi）とは、胆気の不足に起因する病理変化のことで、心が落ち着かなくなり、驚きやすくなる。追いかけられる夢や怖い内容の夢が増えたりするのも特徴である。胆兪や丘墟の虚の反応に注目する。

### 脾寒
　脾寒（spleen cold）とは、脾の様々な冷えの状態に対する総称のこと。脾の陽虚、もしくは寒邪が脾に侵襲しているいわゆる太陰病の範疇である。

### 脾熱
　脾熱（spleen heat）とは、脾の様々な熱の状態に対する総称のこと。脾陰虚による虚熱や脾胃湿熱や湿熱困脾による実熱を指す。

### 脾虚
　脾虚（spleen deficiency）とは、脾気虚や脾陽虚、脾陰虚のように、脾が虚している状態の総称のこと。太白や脾兪、中脘や下脘など脾に関する穴所に虚の反応が出てくることが特徴である。

### 脾気虚
　脾気虚（spleen qi deficiency）とは、脾の運化機能が低下する気虚を特徴とする病理変化のこと。太白や公孫、脾兪に虚の反応が現れる。

### 脾陰虚
　脾陰虚（spleen yin deficiency）とは、脾陰が不足することによって、身体への清（精）の輸布が不十分となる病理変化のこと。羸痩や歯肉が痩せてくるなどの症状と、脾兪や太白・公孫の虚の程度が顕著になってくるのが特徴である。

### 脾陽虚・脾虚寒

脾陽虚・脾虚寒（spleen yang deficiency）とは、脾の陽気が不足し、結果として虚寒になる病理変化のこと。脾兪や太白・公孫の虚が顕著となり、舌が色褪せたり胖嫩になったり湿潤が強くなる。

### 脾実・脾気実

脾実・脾気実（spleen excess / spleen qi excess）とは、脾に実邪が蓄積することによる病的状態のこと。湿痰邪や湿熱邪が脾に蘊積する状態。脾兪や太白・公孫に実の反応が出現する。

### 脾実熱

脾実熱（spleen excess heat）とは、脾において熱邪が旺盛となるのが特徴の病的状態のこと。湿熱の熱の比重の高いケースである。

### 脾不統血

脾不統血（spleen failing to control the blood）とは、脾が脈管内に血を収めておくことができなくなって、結果として出血するのが特徴の病理変化のこと。脾虚の体表所見が現れる。三陰交の反応にも注目する。脾不統血の出血は、出血が慢性的に繰り返されることが多く、大量出血した場合には、舌が色褪せて白っぽくなり、危険な状況に陥る場合もある。

### 湿傷脾陽

湿傷脾陽（dampness damaging spleen yang）とは、寒湿が停滞して脾陽にダメージを与える病理変化のこと。冷たい飲食物を摂取することによって寒湿が脾に鬱滞して脾の陽気を損傷させる。下痢や軟便が続いたり、食欲不振になったりする。脾虚の体表所見が強く現れ、舌は滑苔や湿潤が強くなる。腹診では胃土あたりを中心に、任脈沿いに緊張が強くなって動悸を打つ場合もある。

### 湿傷脾陰

湿傷脾陰（dampness damaging spleen yin）とは、鬱した湿邪が熱に変化し、脾陰にダメージを与える病理変化のこと。湿邪が鬱して化熱するもの、あるいは最初から湿熱が脾を犯して脾陰を損耗していくものがある。公孫や脾兪の虚の反応が顕著になり、穴所に熱感が現れることもある。

### 寒湿困脾

寒湿困脾（cold-dampness encumbering the spleen / cold-dampness accumulating in the spleen）とは、寒湿が旺盛となって脾陽を弱める病理変化のこと。寒湿邪が脾を犯している状態であり、実証である。脾兪や意舎、梁門、不容、中脘などに実の反応が現れる。腹診では胃土を中心としたエリアに緊張と冷えが顕著に現れることが多い。舌には膩苔や滑苔が現れる。

### 脾虚湿困

脾虚湿困（spleen deficiency with dampness encumbrance / spleen deficiency with dampness accumulation）とは、脾虚によって湿濁が蓄積する虚実錯雑の状態のこと。脾兪、太白、公孫など脾の反応を示す穴所に、虚中の実の反応を呈することが多くなる。あくまで脾虚が中心であるので、虚の反応の程度に注目していく。

### 脾虚生風

脾虚生風（spleen deficiency engendering wind）とは、脾虚によって内風を生じるのが特徴の病理変化のこと。脾虚によって肝気が高ぶりやすくなり肝火生風となるか、脾虚によって血の産生が低下して血虚となり血虚生風となるケースである。

### 脾胃湿熱

脾胃湿熱（spleen-stomach dampness-heat / dampness-heat in the middle energizer）とは、脾胃の機能を低下させる湿熱の蓄積に起因する病的状態のこと。湿熱困脾ともいい、湿熱が脾胃を犯し、機能を失調させる。

### 脾胃虚寒

脾胃虚寒（spleen-stomach deficiency cold）とは、脾胃の陽気の減退によって機能低下と虚寒が内生する病理変化のこと。脾胃の陽虚である。脾兪や胃兪、太白、公孫、衝陽、足三里、中脘や下脘などが虚の反応を呈す。

### 脾胃俱虚

脾胃俱虚（dual deficiency of the spleen-stomach）とは、脾も胃もともに虚の状態のこと。胃の空虚感・息切れ・四肢逆冷・水様下痢が続くのが特徴である。脾兪や胃兪、太白や衝陽、足三里などが虚の反応を呈す。

### 脾胃虚弱

脾胃虚弱（spleen-stomach weakness）とは、脾胃の水穀の摂取および消化機能が低下するのが特徴の病的変化のこと。脾胃俱虚の体表所見に準ずる。

### 脾胃俱実

脾胃俱実（dual excess of the spleen-stomach）とは、脾胃に実邪が存在するのが特徴の病理変化のこと。脾兪や胃兪、中脘などに実の反応が現れる。

### 脾胃陰虚

脾胃陰虚（spleen-stomach yin deficiency）とは、脾胃の陰液が不足し、水穀の摂取と消化が低下する病理変化のこと。脾兪や胃兪、太白や公孫、足三里、中脘などが虚の反応を呈し、舌中部が無苔傾向になる。羸痩もみられ、歯肉や舌自体が委縮してくる場合もある。

### 脾腎陽虚

脾腎陽虚（spleen-kidney yang deficiency）とは、脾腎の陽気が不足し、内寒が生じ、水があふれる病理変化のこと。脾兪や腎兪、太渓・照海・復溜や太白・公孫が虚の反応を呈し、特に右側の復溜や太渓・大巨・腎兪・気海兪・大腸兪・膀胱兪・胞肓に冷えと虚の反応が顕著に現れる傾向がある。舌は色褪せたり、湿潤が強くなったりする。水邪があふれている場合には、上記穴所が膨隆する現象がみられる。

### 脾失健運

脾失健運（spleen failing in transportation）とは、水穀の精微を運輸する脾の機能失調のこと。脾の虚実を問わず、脾の昇清や運化機能が低下しているものを指す。脾兪や太白などに虚や実の反応が現れるのが特徴である。

### 脾気不舒

脾気不舒（constrained spleen qi）とは、脾の消化と吸収が低下する機能失調を特徴とする病理変化のこと。脾失健運と同じ範疇である。

### 脾気不升

脾気不升（spleen qi failing to bear upward）とは、脾の昇清作用の失調のこと。脾失健運と同じ範疇。脾の運化や昇清の失調である。

### 脾気下陥
脾気下陥（sunken spleen qi）とは、脾気が下陥し、脾が弱って昇清機能が低下するのが特徴の病理変化のこと。中脘や気海、関元、脾兪、公孫などに虚の反応が現れる。

### 中気不足
中気不足（insufficiency of middle qi）とは、中焦における気の不足のこと。脾胃の機能低下が特徴である。脾胃俱虚と同じ範疇であり、それに準じた体表所見が現れる。

### 中陽不振
中陽不振（devitalized middle yang）とは、中焦の陽気が弱り、脾胃の消化と吸収する機能が低下するのが特徴である。臨床的には、脾胃がともに虚しているか、もしくは木邪（肝鬱）によって脾胃の機能が低下して（木乗土）、結果として中陽不振に至る場合がある。

### 胃家実
胃家実（excessiveness in the stomach-intestines）とは、陽明経の深くに病邪が存在し、胃腸器官で燥熱が旺盛となるのが特徴の病理変化のこと。『傷寒論』では「病には太陽陽明・正陽陽明・少陽陽明があり、正陽陽明が胃家実のことであり、陽明の病というのは胃家実のことである」としている。また「大便が出ずに内に実することが陽明病で、陽明病の外証として、身熱・汗が自ずと出る・悪寒せず悪熱する」と挙げている。体表所見では足陽明胃経上や胃兪に実熱の反応が顕著に現れやすい。また舌は赤みが強くなり、乾燥傾向を呈する。

### 胃実
胃実（stomach excess）とは、体内の陰液が消耗し、胃の気が停滞することによる病的状態のことで、胃に蓄積された実熱によって引き起こされる。胃家実とほぼ同義。

### 胃虚
胃虚（stomach deficiency）とは、胃が虚している状態を示す総称のことで、胃の気虚や陰虚や陽虚を含む。胃兪や足三里、衝陽が虚の反応を呈す。

### 胃気虚
胃気虚（stomach qi deficiency）とは、胃気が弱まり、食欲と消化が低下する病的変化のこと。中脘や胃兪、胃倉、足三里や衝陽が虚の反応を呈す。

### 胃陰虚
胃陰虚（stomach yin deficiency）とは、胃陰が不足し、温病における激しい胃火や旺盛な熱によって機能低下が起こる病的変化のこと。熱邪や火邪によって胃陰が消耗し、胃陰虚となる。胃兪や足三里、衝陽が虚の反応を呈し、舌では舌中部が無苔となったり乾燥がきつくなったりする。

### 胃陽虚
胃陽虚（stomach yang deficiency）とは、陽気が衰え、胃の虚寒が生じ、主に食欲と消化が低下する病的変化のこと。胃兪や足三里、衝陽、中脘などの虚と冷えが顕著となり、舌の色褪せや湿潤が顕著となる。

### 胃寒
胃寒（stomach cold）とは、胃陽の虚、もしくは、外寒邪の侵襲によって起こる病理変化のことで、虚実両方がある。前者は胃の虚寒、後者は胃の実寒である。胃の虚寒は胃陽虚のこと。胃の実寒は冷たいものの摂取によって胃の腑に寒邪が侵襲したもの。ともに胃兪、胃倉、中脘、足三里に虚や実、虚

中の実などの反応が現れる。舌は色褪せたり、普段よりも湿潤が強くなったりする傾向がある。

### 胃熱

　胃熱（stomach heat）とは、熱邪や辛辣物の過食によって胃が弱る病理変化のこと。胃の陰虚、もしくは胃の実熱である。胃の陰虚の場合は虚熱で、食欲はあってもあまり食することはできないが、胃の実熱の場合には消穀善飢といって食べてもすぐに空腹になり実際に食べることができる。

### 胃熱消穀

　胃熱消穀（stomach heat with swift digestion）とは、胃熱や胃火が異常な消化促進を起こす病理変化のこと。胃熱によって消穀善飢が起こる。胃兪や中脘、内庭、衝陽に熱実の反応が現れ、舌は紅舌乾燥傾向となる。

### 胃火上升

　胃火上升（stomach fire bearing upward）とは、胃の旺盛な火が経絡に沿って上炎し、歯痛や歯肉が腫れたり、歯肉出血や吐血を引き起こしたりする病理変化のこと。衝陽や内庭、厲兌、商陽や合谷、胃兪などに実熱の反応が顕著となる。

### 胃火熾盛

　胃火熾盛（intense stomach fire）とは、胃に実熱邪が存在し、胃火が上炎する。胃火が強い段階。舌は、紅舌〜暗紅色で乾燥が顕著となる。

### 胃気不降

　胃気不降（stomach qi failing to bear downward / stomach qi failing to descend）とは、胃気の下降が弱まり、食欲不振・吐き気・嘔吐・噯気・心窩部の痞え感が起こること。胃の降濁機能が低下し、胃気逆が起こる。内関や膈兪、胃兪に実や虚中の実の反応が現れる。内関は心気虚や心血虚が同時に存在している場合には治療穴所として安易に選穴しないこと。よって切診も、指圧のような強圧を加えたり、粗雑に按じたりしてはいけない。

### 胃気上逆

　胃気上逆（stomach qi ascending counterflow）とは、胃気が上逆し、噯気・吃逆・呑酸や嘔吐が起こる病的変化のこと。体表所見は胃気不降に準ずる。

### 胃不和

　胃不和（stomach disharmony）とは、胃の様々な機能失調に関する総称のこと。たとえば、腸への伝導機能、食物を摂取し消化する機能などが低下することである。体表所見としては胃に関する穴所に虚や実などの反応が現れる。

### 肺脾両虚・脾肺両虚・肺脾気虚

　肺脾両虚・脾肺両虚・肺脾気虚（dual deficiency of the lung-spleen / lung-spleen qi deficiency）とは、肺と脾の気虚で、脾の運化と肺の宣発粛降がうまくいかなくなること。太淵や列欠、肺兪や魄戸、中脘、脾兪、太白、公孫などに虚の反応が現れる。

### 肺絡損傷

　肺絡損傷（damage to the lung vessels）とは、激しい咳や長期にわたる咳、あるいは熱邪によって引き起こされる吐血を特徴とする病理変化のこと。咳とともに喀血したり、血痰を吐いたりするが、熱邪が脈絡を傷って出血する。魚際、少商、太淵、肺兪、身柱、中府などの熱の反応に注目する。

### 肺腎陰虚

　肺腎陰虚（lung-kidney yin deficiency）とは、肺や腎の陰液が不足し、内熱が生じる病理変化のこと。肺兪や腎兪・太淵・魚際・照海・太渓などの虚と熱の反応に注目する。

### 肺腎気虚

　肺腎気虚（lung-kidney qi deficiency）とは、肺気と腎気が両方不足し、宣発粛降と納気の機能が低下する病理変化のこと。太淵や肺兪、太渓や腎兪など、肺と腎に関わる穴所に虚の反応が現れる。

### 肺津不布

　肺津不布（lung failing to distribute fluid）とは、肺が水道通調できなくなり、痰を産生し咳や呼吸困難を起こすこと。肺気虚や肺気不宣によって肺の機能の一つである水道通調が失調し、津液が停滞、湿痰が形成される。肺兪や魄戸、太淵や列欠、尺沢などに虚や実の反応が現れる。

### 肺失清粛

　肺失清粛（impaired lung depuration）とは、咳や呼吸困難、喀痰、胸満を引き起こす肺の病理変化のことで、肺気不宣のことである。身柱に圧痛、肺兪や太淵などに虚の反応や左右差が顕著になる。

### 痰濁阻肺

　痰濁阻肺（phlegm turbidity obstructing the lung）とは、痰濁が肺気を阻害することによって宣発粛降が低下する病理変化のこと。豊隆や脾兪、膈兪に実または虚中の実の反応が現れ、同時に身柱や肺兪・太淵などに圧痛や虚または実の反応が現れる。腹診では、胃土～心下・両脾募・肺先に緊張が顕著となる。

### 風寒束肺

　風寒束肺（wind-cold fettering the lung）とは、風寒が侵襲し、正常な肺気の流れが悪くなる病理変化のこと。肺兪や風門、外関に冷えと虚の反応、左右差が顕著に現れ、浮脈を呈す。

### 肺気不宣

　肺気不宣（lung qi failing to diffuse / lung qi failing to disperse）とは、肺気の宣発粛降がうまく機能しない状態のこと。一般的に、肺気の宣発が失調すると、外邪が肺に侵襲したり束表したりする原因となる。咳や嗄声・鼻閉を特徴とする。外邪の侵襲のみならず、腎虚や肝気逆、心肝火旺、痰の襲肺などによって、肺の機能が圧迫されたり阻害されたりすることによって、肺気不宣になる。身柱に圧痛、肺兪や魄戸、太淵や列欠などに虚の反応や左右差が顕著になる。

### 肺気不利

　肺気不利（inhibited lung qi）とは、肺気の粛降と水道通調が阻害されること。肺気不利が進行すると、肺気不宣となる。肺兪や手太陰肺経上に冷え、弛緩、緊張などの反応や左右差が現れる。

### 肺気上逆

　肺気上逆（lung qi ascending counterflow）とは、肺気が粛降せずに上逆する病理変化のこと。身柱や風門の間に圧痛、肺兪や風門に左右差が、太淵・列欠・尺沢などに虚や実の顕著な左右差が現れる。

### 肺虚

　肺虚（lung deficiency）とは、肺の虚の状態を表す総称のことで、肺気虚と肺陰虚を包括する。

### 肺陰虚

　肺陰虚（lung yin deficiency）とは、肺陰が不足し、内熱を伴う病理変化のこと。肺兪や魚際、太淵に虚と熱の反応が現れる。

### 肺気虚
　肺気虚（lung qi deficiency）とは、肺気が虚して肺の機能が低下する病理変化のこと。肺兪、魄戸、太淵、列欠などに虚の反応や左右差が顕著に現れる。

### 肺寒
　肺寒（lung cold）とは、外寒が肺に侵襲した状態、または肺気の虚寒状態のこと。肺が冷える状態を指す。太淵や身柱、肺兪、魄戸など肺に関連する穴所に冷えの反応が現れる。

### 肺実・肺気実
　肺実・肺気実（lung excess）とは、肺が実している状態で、風邪、寒邪や熱邪が肺を侵襲したり、痰熱や痰濁が肺を阻害したりすることなどに起因する。肺兪や魄戸の反応を中心に、湿痰であれば膈兪や豊隆や梁門や不容など、瘀血であれば膈兪や三陰交や足臨泣、風寒邪であれば合谷、外関、身柱や風門など、熱邪や温邪であれば内関や労宮に何らかの反応（実、熱、冷え、発汗など）が現れる。

### 肺火
　肺火（lung fire）とは、実型、虚型のいずれにせよ、強烈な熱が肺にあるのが特徴の病理変化のこと。身柱、肺兪、魄戸、魚際や少商に熱の反応が現れる。また、胸部や上背部に手掌を当てがうと、熱感を他覚的に感じ取ることができ、また仮に表面は冷えていても奥のほうから熱感が強く感じられる。

### 肺熱
　肺熱（lung heat）とは、肺が熱の状態であることの総称。肺火に準ずるが、肺火ほど熱が強くないので傷陰のレベルも比較的軽度である。ただし慢性的な肺熱によって大いに傷陰されていることもある。

### 肺実熱
　肺実熱（excess heat in the lung）とは、肺に実熱邪があることを特徴とする病理変化のこと。肺火や肺熱の実証タイプである。肺に関する穴所に実の反応が顕著となる。

### 燥気実肺
　燥気実肺（dryness qi damaging the lung）とは、燥邪が肺陰を損耗させ、宣発粛降を低下させる病理変化のこと。状態としては肺熱と肺陰虚の状態である。

### 火熱迫肺
　火熱迫肺（fire heat distressing the lung）とは、火熱邪が肺に蓄積し、激烈な火熱が肺陰を焦灼する病理変化のこと。肺火や肺熱の範疇である。

### 金破不鳴
　金破不鳴（broken metal failing to sound）とは、肺気虚による嗄声を象徴的に表現したもの。「五行」では肺は金であることから、肺が弱って声が出なくなったものや、嗄声するものを「不鳴」と表した。

### 金実不鳴
　金実不鳴（excess metal failing to sound）とは、肺気が実することによって嗄声したり声が全く出なくなったりするものを象徴的に表現したもの。

### 大腸寒結
　大腸寒結（large intestinal cold bind / large intestinal cold accumulation）とは、大腸における寒が結して便秘する病理変化のこと。天枢や大腸兪、合谷に実の反応が現れる。

### 大腸湿熱

　大腸湿熱（large intestinal dampness-heat）とは、大腸に湿熱が蘊積し、気の動きを低下させ、腸の脈管を損傷し、大便が異常を呈す病理変化のこと。ねっとりとして便器にこびりつくような軟便で臭いが強い。時に痔になったり、便に血が混ざることもある。天枢や大腸兪、合谷や上巨虚に実（熱）の反応が現れる。

### 大腸液虧

　大腸液虧（えきき）（insufficiency of the large intestinal humor）とは、大腸の津液が不足することに起因する病理変化のこと。公孫や大腸兪、天枢や大巨などに虚の反応が現れる。

### 大腸虚寒

　大腸虚寒（large intestinal deficiency cold）とは、大腸の陽気が衰弱し、内寒を生じ、大便異常を起こす病理変化のこと。水様下痢のことが多く、臭いはないか少ない。大腸兪や腎兪、天枢や大巨、復溜や太渓、公孫などが虚の反応を示す。

### 大腸実熱

　大腸実熱（large intestinal excess heat）とは、熱邪が旺盛となって腸気を阻害する病理変化のこと。便秘傾向となり、熱証を呈す。大腸兪、合谷、上巨虚が実熱の反応を示す。

### 熱迫大腸

　熱迫大腸（heat distressing the large intestine）とは、熱邪が大腸の機能を低下させ、腹痛を伴う急性の下痢や肛門の灼熱感、色の濃い尿が少し出て、乾燥した黄苔が現れる病理変化のこと。大腸兪や上巨虚や曲池の実熱の反応が顕著となる。

### 大腸熱結

　大腸熱結（large intestinal heat bind / large intestinal heat accumulation）とは、大腸の熱が旺盛で、大便乾結する病理変化のこと。大承気湯証である。上巨虚の実の反応が顕著となる。

### 大腸虚

　大腸虚（large intestinal deficiency）とは、大腸の気が虚して大便が異常を呈すこと。大腸兪や合谷が虚の反応を示す。

### 大腸実

　大腸実（large intestinal excess）とは、大腸において邪実となること。合谷や大腸兪が実の反応を示す。

### 大腸熱

　大腸熱（large intestinal heat）とは、大腸の実熱邪のこと。大腸兪や合谷に実熱の反応が現れる。

### 腎虚

　腎虚（kidney deficiency）とは、腎が虚の状態を示す総称のこと。腎陰虚、腎陽虚、腎精の虚、腎気虚を包括する。太渓、腎兪など腎に関する穴所が虚の反応を示す。

### 腎精不足

　腎精不足（insufficiency of kidney essence）とは、腎精が不足して機能が低下する病理変化のこと。五遅五軟や発育不良で、腎兪や志室、太渓や照海・湧泉・気海や関元の虚が顕著となる。脈では尺位の脈力が弱い。

### 腎虚水泛

腎虚水泛（kidney deficiency with water flood）とは、腎陽が不足し、水の代謝が低下し、結果として水湿が停積する病理変化のこと。腎兪や気海兪、復溜や陰谷、太渓、照海、大巨などが虚（冷え）の反応を示す。舌は色褪せ傾向で湿潤が強くなる。脈では尺位に力のない滑脈や弱脈、硬めの脈などが現れる。

### 腎火偏亢

腎火偏亢（hyperactive kidney fire）とは、腎陰虚によって相対的に腎の火が旺盛となること。命門の火が高ぶっている状態である。大巨や腎兪（多くは右側）や照海に圧痛や硬結、弛緩がみられ、脈では尺位（特に右側）に枯弦や滑脈が現れる。

### 腎気不固

腎気不固（insecurity of kidney qi）とは、腎精を貯蔵し固摂する機能が低下する病理変化のこと。小便失禁や滑精、帯下が多量に出るなど、腎の固摂機能が低下する。腎兪や太渓、湧泉など、腎に関する穴所が虚の反応を示す。

### 腎不納気

腎不納気（kidney failing to receive qi）とは、腎気が虚して、肺気の吸気を阻害すること。腎虚になると、息が深く入りにくくなる。腎兪や太渓など腎に関する穴所のほかに、身柱や肺兪にも虚や実の反応が現れる。腹診では、臍下丹田を中心に虚軟になったり、逆に緊張が強く現れたりする傾向がある。

### 腎陰虚

腎陰虚（kidney yin deficiency）とは、腎を濡養する陰が不足し、虚火や虚熱を生じる病理変化のこと。腎兪や気海兪、大巨や太渓、照海に虚や熱の反応が現れる。特に左側に現れることが多い。脈は尺位が滑脈で無力、あるいは枯弦で按じて弱となる。舌根部が無苔になることもある。

### 腎陽虚・腎陽虚衰

腎陽虚・腎陽虚衰（kidney yang deficiency）とは、腎陽が虚して温煦機能が低下し、気化が失調する病理変化のこと。腎兪や気海兪、大巨や太渓、復溜（特に右側）に虚や冷えの反応が現れる。脈は尺位が弱脈で無力となる。

### 命門火衰

命門火衰（debilitation of the life gate fire）とは、腎陽の不足によって生殖機能が低下する病理変化のこと。腎陽虚の体表所見に準ずる。

### 腎気虚

腎気虚（kidney qi deficiency）とは、腎気が枯渇し、精を貯蔵したり固摂したりする機能が低下する病理変化のこと。腎虚の体表所見に準ずる。

### 精脱

精脱（collapse of essence）とは、腎精が枯渇してくる病理変化のことで、聴力が減退する。腎虚、特に腎精不足の範疇で、後天的に腎精が不足する場合を指す。房事過度、過労、睡眠不足によって一時的に起こる場合もある。体表所見としては腎陰虚や腎精不足に準ずる。

### 腎熱

腎熱（kidney heat）とは、腎陰が消耗し、内熱を生じる病理変化のこと。腎陰虚に準ずる。

## 腎気実・腎気盛

腎気実・腎気盛（kidney qi excess）とは、腎の精気が旺盛であること。実というのはあくまで邪気実を示し、腎気や腎精が充実していること自体は病理ではないので、北辰会方式では特に意識しない（実を病理として扱うのは、あくまでも邪気実の場合だけである）。

## 腎実

腎実（kidney excess）とは、腎において邪気が実すること。腎において湿熱、瘀血、邪熱が鬱滞すること。腎臓自体の炎症や結石などに相当する概念である。

## 熱灼腎陰

熱灼腎陰（heat scorching kidney yin / heat damaging kidney yin）とは、熱邪による腎陰の損傷のことで、多くは温熱病が進展する段階で起こる。邪熱が気分にあるか営血分にあるかを見極め、その熱邪をより早く清すことが腎陰の消耗を防ぐ方法である。照海や湧泉が虚の反応を示す。紅舌〜絳紅舌で舌根部が無苔になって乾燥する傾向がある。腹診では天枢よりも下（大巨や水道、帰来）の緊張が顕著となる。

## 膀胱不利

膀胱不利（inhibited bladder）とは、膀胱の排尿機能の病理変化のこと。膀胱兪や腎兪、関元や中極に虚や左右差が現れる。

## 膀胱気閉

膀胱気閉（bladder qi block）とは、膀胱の気の気化が低下し、結果的に排尿困難や尿閉が起こること。癃閉が起こる病理である。肝鬱気滞が膀胱腑に影響して起こるもの、あるいは腎虚によって起こるものがある。膀胱兪や胞肓、中極の反応に注目する。

## 膀胱湿熱

膀胱湿熱（bladder dampness-heat）とは、膀胱における湿熱の蘊積のこと。油膩物の過食によって湿熱が内盛し、膀胱腑に蘊蓄して起こるもの、肝胆湿熱から膀胱腑へ湿熱が移動波及して起こるもの、また腎陰虚による虚熱と湿邪が湿熱邪となって膀胱腑に蘊積するものもある。さらに外邪としての湿熱邪が侵襲し、膀胱経から膀胱腑に影響して起こるものもあるが、その場合は、裏の問題として湿熱を助長蘊積しやすい病理を持っていることが多い。中極や膀胱兪に実熱や虚中の実の反応が現れる。脈は按じて滑脈となることが多い。腹診では大巨や関元、中極あたりの緊張に注目する。舌では舌根部の膩苔（白〜黄色）が厚くなる傾向にある。

## 膀胱虚寒

膀胱虚寒（bladder deficiency cold）とは、膀胱の排尿活動が低下し、腎陽の消耗によって寒の症状が現れること。腎陽虚の体表所見に準ずる。

## 膀胱失約

膀胱失約（bladder retention failure）とは、膀胱の機能失調のことで、結果的に失禁する。膀胱の固摂機能が低下する。腎気・腎陽の虚損によることが多く、腎陽虚の体表所見に準ずる。臍下不仁が顕著に現れる傾向がある。

## 5　奇経病機・経脈病機

経脈（奇経を含む）の生理機能が失調した場合、どのような病理が現れるかみていこう。ここでも、WHO の定義とその和訳を記載し、適宜、補足事項として北辰会方式の内容を付記していくことにする。

#### 寒入血室

寒入血室（cold entering the blood chamber）とは、寒邪が子宮に入り込み、肝経に凝滞し、血流を阻害すること。下半身を冷やし過ぎて瘀血が生ずる（寒凝血瘀）。特に冬場やクーラーの強い室内で、下半身の露出度の高い衣服を着用することが原因となる。

#### 熱入血室

熱入血室（heat entering the blood chamber）とは、月経中や出産後の虚に乗じて熱邪が血室に入り込み、血と抗争すること。三陰交や血海、肝兪などに実（熱）の反応が現れる。

#### 熱伏衝任

熱伏衝任（hidden heat in the thoroughfare and conception vessels）とは、熱邪が衝任脈に停滞する病的状態のこと。公孫や三陰交、血海、あるいは任脈上に熱の反応が現れる。

#### 衝任不調

衝任不調（disharmony of the thoroughfare and conception vessels）とは、衝任脈における気血の流れが阻害され、衝任脈の機能が失調すること。公孫や衝陽、太衝、三陰交、任脈上に虚や実などの反応が多く現れる。

#### 衝任不固

衝任不固（insecurity of the thoroughfare and conception vessels）とは、衝任脈による、月経の調整や子宮出血や流産を抑止する機能が失われること。三陰交や公孫、血海、太渓、照海、太衝などに虚の反応や左右差が顕著に現れる。臍下不仁あるいは下腹部の緊張が顕著となる。

#### 衝任損傷

衝任損傷（damage to the thoroughfare and conception vessels）とは、房事過度や頻繁な妊娠、外邪による衝任脈の損傷によって起こる病理変化のこと。公孫や照海、太衝、気海や関元、大巨や水道などに虚や虚中の実の反応が現れる。

#### 経隧失職

経隧失職（dysfunction of meridians）とは、経絡における気血の流れが阻害される病理変化のこと。どの経絡が阻害されているかは、左右差が顕著に出ている経絡、あるいは虚や実の反応が多数箇所にわたって顕著に現れている経絡を原穴診や井穴診、切経によって推測する。

#### 経気逆乱

経気逆乱（derangement of meridian qi）とは、経気が逆流し、血流を失調させる経絡の病理変化のこと。術者の指頭や労宮で衛気の流れや状態を触知できるようになると、気の逆乱状況がわかるようになる。経穴の開閉（虚実や虚のエリアや深浅）がコロコロと変化したり、不安定になったり、みるみるうちに虚のエリアが広がり、経絡の流れとは逆向きに虚の反応が拡大していったりする。

## 6　六気病機

　六気（風・寒・湿・熱・燥・火）による病機についてみていこう。ここでも、WHO の定義とその和訳を記載し、適宜、補足事項として北辰会方式の内容を付記していくことにする。

### 風中血脈

　風中血脈（wind striking the blood vessels）とは、弱った血脈に風が侵襲して、口眼喎斜（こうがんかしゃ）、半身麻痺、四肢の痺れが起こること。中風証には中臓腑と中経絡があるが、この場合は中経絡である。内風や外風があたって経気不利を起こした経絡において麻痺や痺れ、極度の緊張と弛緩の左右差が生じ、口眼喎斜が起こる。経気不利の部位が冷えたり虚したり、硬結が顕著に現れたりする。切経してみるとよい。

### 風火内旋

　風火内旋（wind-fire whirling internally）とは、熱邪が旺盛となって内風を生じる病理変化のこと。化火生風もしくは虚火と内風（肝陽化風）が合わさった病理の範疇である。

### 風寒束表

　風寒束表（wind-cold fettering the exterior）とは、風寒邪が身体の浅い部分を侵襲することによる病理変化のこと。表証で太陽病の範疇である。脈は浮き、外関や身柱、肺兪などに虚の反応が現れる。

### 風湿相搏

　風湿相搏（mutual contention of wind and dampness / wind and dampness attack）とは、風湿邪が筋肉痛や関節痛を引き起こす病理変化。痺病の範疇で、外関や陰陵泉、身柱や肺兪などに虚や発汗などの反応が現れる。脈は浮緩あるいは浮濡を示すことが多い。

### 中風・卒中（風）・中風病

　中風・卒中（風）・中風病（wind stroke）とは、風が中（あた）ることによって、突如半身麻痺、口眼喎斜、言語を発することができなくなること。風が経絡にあたる中経絡の場合には口眼喎斜や四肢の痺れなどにとどまるが、臓腑にあたる（中臓腑）と、突然昏倒し、意識不明や昏睡、場合によっては絶命することがある。人中や百会、手十井穴や神闕、湧泉などがその対処穴となる。

### 中寒

　中寒には次の二つがある。

　中寒（cold in the middle）の定義は、「陽虚によって起こる中焦の虚寒」と「中焦に残っている内寒が、陽気を損傷させ気血を停滞させること」の二つである。中焦において寒証が現れる状態なので、中脘や上脘、下脘、あるいは天枢、脾兪、胃兪、足三里や陰陵泉などに、虚寒あるいは実（寒）の反応が現れる。

　中寒（cold stroke）とは、腸胃に直接寒が侵襲すること。この「中」は"中る（あたる）"という意味で、寒邪に"中る"ということである。冷たい飲食物の摂取によることが多い。中脘や足三里、脾兪や胃兪などに実（冷え）の反応、あるいは虚の反応が顕著に現れる。

### 中湿

　中湿（dampness stroke）の定義は、「湿邪の侵襲に起因する病理変化で、外湿によるものもあれば、内湿によるものもある」と「湿の凝縮に関係する、ある種の卒中」の二つである。湿邪にあたることであり、外関や脾兪、梁門や中脘や不容、陰陵泉などに実の反応が現れる。

#### 燥乾清竅

燥乾清竅（dryness affecting the clear orifices）とは、燥熱が身体の上部に影響し、感覚器官の機能を低下させる病理変化のこと。燥熱によって目が乾き、かすんだり、耳が聞こえにくくなったり、鼻閉や嗅覚異常が起こったりする。百会や内関、合谷、身柱などの熱の反応に注目する。腹診では心下〜両脾募あたりの表在または深在に緊張が現れる。

#### 燥結

燥結（dryness accumulation）とは、胃腸の陰液が欠乏し、結果的に便秘となる病理変化のこと。陽明腑実証である。上巨虚や大腸兪・胃兪・天枢などに実熱の反応が現れる。舌は紅舌で乾燥傾向。

#### 熱傷筋脈

熱傷筋脈（heat damaging the sinews）とは、激烈な熱が営陰を焦灼し、筋脈の営養を奪い、それによって攣縮・弛緩・四肢麻痺が起こる病理変化のこと。督脈上の穴所に圧痛と強い熱感、百会、後渓などに熱の反応が顕著に現れる。血分にまで熱が及んでいる場合には、三陰交、血海、膈兪に反応が現れる。原穴・井穴診、切経をして、熱邪が最も影響を及ぼしている経絡を把握する。

#### 熱閉

熱閉（heat block）とは、熱邪が臓腑経絡に鬱閉すること。どの臓腑経絡に鬱閉しているかは、背候診で左右差の顕著な穴所とその中心にある督脈穴所の圧痛や、原穴・井穴診と切経にて熱感や左右差の多く出ている経絡から把握する。

#### 熱遏

熱遏（trapped heat）とは、熱邪が裏にあって消散できないこと。熱邪の鬱滞が強い状態のこと。督脈や後渓・百会、手足十井穴などの反応に注目する。

#### 熱結

熱結（heat accumulation）とは、血分や膀胱・腸胃など、裏に熱邪が集まって結している病理変化のこと。熱邪の鬱滞が強く、消散しにくい状態。

#### 熱鬱

熱鬱（heat depression / heat stagnation）とは、鬱している状態に応じて、熱に変化することで生じる病理変化のこと。鬱火、鬱熱といって、気が強く鬱したり、長期間鬱していると、熱化して火熱邪が生じる。肝鬱化火であれば、内関や百会、天枢などに実熱の反応が顕著に現れる。

#### 六鬱

六鬱（ろくうつ）（six depressions / six stagnations）とは、気・血・湿・火・痰・食の鬱滞を示す総称のこと。気鬱・血鬱・湿鬱・火鬱・痰鬱・食鬱の六つの鬱する病理の総称。臍周が緊張し、動悸を打つことも多い。背部で、その関連する臓腑の穴所が実の反応を示すことが多い。

## 7　衛気営血病機

衛分・気分・営分・血分における病機についてみていこう。ここでも、WHOの定義とその和訳を記載し、適宜、補足事項として北辰会方式の内容を付記していくことにする。

#### 衛陽被遏

衛陽被遏（obstruction of defense yang）とは、衛気が鬱結し、体表を温煦したり防衛できなくなっ

たりする病理変化のこと。肝鬱気滞や腎虚などにより、衛気がのびやかに体表をめぐらなくなる。衛気は肺気と密接に関連しているため、身柱や肺兪、太淵、申脈などに虚の反応が現れる傾向がある。

### 営衛不和
　営衛不和（nutrient-defense disharmony）とは、衛分が発汗を調整し、営分は汗を産生するための陰液をつくっているが、これが表証によって自汗している病理状態のこと。衛気と営気が調和していると、必要に応じて発汗を調整できるが、衛気と営気が不調和になると、発汗調整ができず自汗が止まらなくなり、外邪の侵襲を常に受けやすい状態となる。身柱、肺兪、外関、申脈、三陰交、滑肉門などに虚の反応が現れ、発汗する傾向がある。

### 衛弱営強
　衛弱営強（weak defense with strong nutrient）とは、発熱せずに自汗する病理状態のことで、表証である。衛気が弱まり相対的に営気のほうが充実している状態である。営気はしっかりしているので、陰液を産生することができるが、衛気の固摂が低下するので自汗が起こる。

### 衛強営弱
　衛強営弱（strong defense with weak nutrient）とは、発熱中にのみ発汗する病理状態のことで、表証である。表において邪正抗争が激しくなるに従い発熱も高くなる。表において衛気が強く抵抗している状態で、相対的に営気が弱くなっている状態である。

### 気分寒
　気分寒（qi aspect cold）とは、気分が冷えている病理変化のことで、脾胃の陽虚で陰寒が優勢となることによるか、あるいは寒邪が気分を侵害することによって起こる。冷たい飲食物の摂取によって寒湿が中焦を侵襲する実寒証か、もしくは脾胃陽虚による虚寒証のいずれかということになる。中脘や梁門、滑肉門、脾兪、胃兪、足三里、衝陽、太白などに冷えの反応が現れ、実寒証であれば実の反応、虚寒証であれば虚の反応が現れる傾向がある。舌は色褪せるか、もしくは（色褪せが顕著に出なくとも）湿潤が強くなる。

### 気分熱
　気分熱（qi aspect heat）とは、気分が熱になる病理変化のこと。もともと実であることが多い。実熱証で、気分（肺、脾胃、大腸、膀胱など）において熱があるという段階である。口渇が出たり、尿の色が濃くなったり、舌の赤みが増したり乾燥が強くなる傾向がある。熱の存在する臓腑に関連する穴所や経絡上に、熱の反応が多数現れる。脈は按じて滑脈を打つ場合が多い。

### 衛気同病
　衛気同病（disease of both defense and qi aspects）とは、衛分と気分が同時に病んでいる状態のこと。温病学でいう衛分証と気分証が同時に存在する状態である。『中国漢方医語辞典』（中医研究院ほか、中国漢方、1980年）には、「表邪が内へ入って熱になり、気分の熱勢はすでに盛んであるが、表寒がまだ消えていない病機を指す。主要な症状としては壮熱、口渇、心煩、発汗で、悪風寒、身痛などを伴う」とあり、衛分証に風寒邪の侵襲を含めている。少沢・関衝・商陽の熱感や鬱血が顕著となり、腹診では心下〜脾募〜胃土〜天枢〜肝相火の上部あたりにかけて緊張が顕著になりやすい。

### 衛営同病
　衛営同病（disease of both defense and nutrient aspects）とは、衛分と営分が同時に病んでいる状態のこと。営衛不和ではなく、温病学でいうところの衛分と営分がともに病んでいる状態である。営分

証があるうえに、温熱邪の侵襲を受け衛分証も存在する、ということになる。『中国漢方医語辞典』には、「"営分証"に悪寒、頭痛身痛、咳嗽など衛分の症状が加わった病機のこと」とある。

### 熱入血分

熱入血分（heat entering the blood aspect）とは、熱邪が血分に侵入し、出血、精神障害、時に痙攣を引き起こす病理変化のこと。紅絳舌で、三陰交・血海・膈兪に熱の反応が現れる（表面が冷えているように感じても奥のほうから熱感が湧き出してくる感じがする）。

### 血分熱毒

血分熱毒（blood aspect heat toxin）とは、熱毒が血分の奥深くに潜入し、高熱とともに、斑疹や出血、時に意識混濁を引き起こす病理変化のこと。熱入血分の状態よりも、さらに紅絳舌が進み、乾燥が強くなり、夜中になると高熱がさらに高くなる。三陰交や血海、膈兪の熱の反応が強くなり、神道に熱と圧痛が顕著となり、手足の井穴の鬱血も強くなる傾向がある。

### 気血両燔

気血両燔（blazing of both qi and blood）とは、気分と血分の両方において熱邪が旺盛で、陰液を損傷させ、出血を引き起こす病理変化のこと。舌は赤みが強く乾燥傾向を示し、霊台や督兪、脊中や脾兪を中心に熱や圧痛が現れ、三陰交や血海、膈兪にも実や熱の反応、左右差が現れる。傷陰の程度によっては、公孫や照海に虚（熱）の反応が現れる。

### 気営両燔

気営両燔（blazing of both qi and nutrient）とは、気分と営分の両方において熱邪が旺盛となる病理変化のこと。気血両燔の前段階である。気営両燔の状態から、血分への熱邪の割合が増して、出血症状や斑疹が顕著になったものが気血両燔である。血分の熱を示す三陰交や膈兪、血海、神道などの反応や、紅絳舌の状態で区別する。

### 営陰鬱滞

営陰鬱滞（depressed nutrient-yin / stagnated nutrient-yin）とは、営陰の気の流れが阻害された病理変化のこと。血が鬱滞することである。すなわち血瘀とほぼ同義ということになる。

## 8　病の移り変わり

病機は位置（病位）を変え、性質（病性）も変わり、様々に変化していく。どのような移り変わりがあるのかみていこう。

### 伝変

伝変（transmission and ransmutation）とは、病の進展のことで、ある経絡からほかの経絡へと移ることで病症が変化すること。たとえば、太陽病から少陽病へ、太陽病から陽明病へ、陽明病から太陰病へ進展すること。衛分証から気分証、気分証から営血分証への移行など、病が時間や誘因、治療法とともに、進展する。

### 伝化

伝化（transmission and transformation）とは、病の発展のこと。ある経絡から別の経絡へと病理変化するとともに移動変化すること。たとえば、より浅い初期段階の外感病であれば滑肉門あたりに反応が出る傾向があるが、その反応が天枢寄り、あるいは章門寄りに移動していくと、少陽病に移行し

ていっていることを示す。同じ章門でも前章門に出るか、後章門に出るか、帯脈寄りに出るか、大包寄りに出るかなどで、同じ少陽位の「上」か「下」かという移動を察知することができる。体表観察は、このような病の移動や進展具合を察すうえでも重要である。

### 従化

従化（constitutionally influenced transformation）とは、体質と適合して証が進展する過程のこと。たとえば陽の体質の者が熱証になる、陰の体質の者が寒証になる、など。腎陰虚傾向の人が飲酒過多になると、腎陰虚が進み、湿熱が派生しやすくなったり、もともと肝の湿熱傾向の人が油腻物を過食することで、肝胆湿熱が助長されやすくなったりする。

### 化熱

化熱（transform into heat）とは、病の過程で熱証に変化すること。たとえば、寒邪が太陽に侵襲して、それが伝変して陽明に入ると、寒邪が熱邪に変わる、あるいは寒証の寒邪に対して、施灸や補法を継続すると、熱証に変わることがある、などの変化をいう。

### 熱化

熱化（heat formations）とは、病の過程で熱証を形成するプロセスのこと。五志化火や気鬱化火、湿鬱化火など、ある病理が強くなったり長期化したりすることで熱と化すことがある。

### 化火

化火（transform into fire）とは、病の過程で火証へと変化すること。気鬱化火や湿鬱化火、肝鬱化火などである。

### 火化

火化（fire formation）とは、病の過程で火証を形成するプロセスのこと。

### 化風

化風（transform into wind）とは、病の過程で風証に変化すること。肝陰虚が進行すると起こる肝陽化風などのこと。

### 風化

風化（wind formation）とは、病の過程で風証を形成するプロセスのこと。

### 化燥

化燥（transform into dryness）とは、身体の陰液を消耗することによって燥証へ変化すること。

### 燥化

燥化（dryness formation）とは、陰液の消耗によって燥証を形成するプロセスのこと。

### 化寒

化寒（transform into cold）とは、病の過程で寒証に変化すること。

### 寒化

寒化（cold formation）とは、病の過程で寒証に変化するプロセスのこと。

### 化湿

化湿（transform into dampness）とは、病の過程で湿証に変化すること。

### 湿化

湿化（dampness formation）とは、病の過程で湿証に変化するプロセスのこと。

### 少陰寒化

少陰寒化（lesser yin cold transformation）とは、心腎の陽が衰弱し、陰寒が旺盛となる病理変化のこと。多くは畏寒して発熱なく、元気がなく、嗜眠、四肢逆冷、不消化性下痢、微細脈を特徴とする。少陰虚寒証、つまり腎陽虚証が中心であるので、体表所見も腎陽虚に準ずる。心陽虚にまで至ると、動悸や胸痛、冷や汗やサラサラした汗が止まりにくいなどの症状とともに、心陽虚特有の体表所見が多く現れる。

### 少陰熱化

少陰熱化（lesser yin heat transformation）とは、心腎の陰が衰弱し、陽熱が旺盛となる病理変化のこと。多くは発熱、イライラしやすい、不眠、口乾や口渇、紅舌、数細脈を特徴とする。少陰虚熱証、つまり腎陰虚証が中心であるので、体表所見も腎陰虚に準ずる。心陰虚にまで至ると、動悸や胸痛などが現れる場合もあり、心陰虚特有の体表所見が多く現れる。

### 暑入陽明

暑入陽明（summerheat entering yang brightness）とは、暑熱が陽明に侵入し、体表面や胸部、頭部に及ぶ壮熱、大量の発汗、高熱、口渇、心煩、頭痛、眩暈を特徴とする。陽明気分証の範疇であり、熱邪が強いので、体表所見としては熱の反応が強く現れる。

### 順伝

順伝（normal transmission / sequential transmission）とは、正常な順序で熱病が伝達することで、たとえば、衛分から気分へ、太陽病から陽明病を経て少陽病へ、上焦証から中焦証、次いで下焦証への伝達などがある。

### 逆伝

逆伝（reverse transmission / non-sequential transmission）とは、正常な順序ではなく熱病が伝達することで、たとえば気分を通過することなく、衛分から直接営血分へ伝達したり、あるいは逆伝心包のように、上焦証において衛分から気分、そして営血分へという通常の順序を経ずに、衛分から直接営血分に邪熱が侵入していく場合をいう。

### 不伝

不伝（non-transmission）とは、熱病がさらに深く進展することがないこと。

### 経尽

経尽（ceasing to transmit）とは、外因性の熱病が、ある経絡やある進展段階に至って、それ以上進行せず快復に向かおうとすること。

### 再経

再経（transmit to another meridian）とは、傷寒病において、ある経脈病証の段階にありながら、別の経脈病証へも入っていく、そのプロセスのこと。WHOの定義では、たとえば太陽病の段階で、その病証がまだ続いている状態でありながら、陽明病や少陽病にも進展していく（太陽病でもあり陽明病あるいは少陽病でもある）という段階のことになるが、『中国漢方医語辞典』には、再経とは「一経が既に過ぎて、次に他経に伝わること、太陽経が尽き、次に陽明経に伝わる如き類をいう」とあり、その解釈は異なっている。

### 越経伝

越経伝（skipping meridians transmission）とは、傷寒病において、ある経絡から別の経絡へ、一つ

あるいはそれ以上の経絡を飛び越えて伝経すること。たとえば、太陽経から少陽経へ、陽明経を飛び越えて伝変すること。

#### 循経伝

循経伝（sequential meridians transmission）とは、傷寒病において、ある経絡から別の経絡へ、順序通り（太陽、陽明、少陽、太陰、少陰、厥陰）に伝変すること。臨床的には、少陰で終わることが多い。

#### 直中

直中（direct strike / stroke）とは、外邪が、陽経からの伝変を経ずに直接三陰経を侵襲すること。

#### 併病

併病（overlap of diseases）とは、二つの経脈病証が連続して、そして同時に存在して重複すること。たとえば、太陽病が治っていない段階で陽明病や少陽病も存在する状態。

#### 合病

合病（combination of diseases）とは、二つあるいは三つ以上の経脈病証が同時に存在すること。たとえば、外邪が太陽と陽明、あるいは太陽と少陽を同時に侵襲し、太陽病と陽明病、あるいは太陽病と少陽病の証候が同時に現れること。

#### 順証

順証（favorable pattern / syndrome）とは、予後が良好な証。

#### 逆証

逆証（unfavorable pattern / syndrome）とは、予後が不良な証。

## VI. 体質医学

伝統医学において、体質とは、身体の質、すなわち生長と発育において形成される心神面の傾向（特性）や環境の変化への適応能力など、個人によって千差万別となるその特性のことをいう。病に対する抵抗力の強弱も体質が関係してくる。たとえば、一定の環境の条件下で風寒邪を受けて、風邪症状を起こす場合、感受する人と全く感受しない人がいる。感受する人は、邪気に侵襲される要素を持っていることになる。人それぞれの構造や機能自体に差はなくとも、体質的な強弱は、病が発生するうえでの一つの要因となることは間違いない。

西洋医学においても、身体の細部を客観的に把握したうえで、病名診断をし、それに合わせた治療法として手術や投薬などを行うが、この際も、薬の量や手術に耐え得る身体か否かなどの判断を行っている。

伝統医学は、身体の状態を把握する際、直観的な部分である五感も生かして診察を行う。五感から得られる情報で、病に対する抵抗力などがどうなっているかを捉えるのである。

「体質医学」（constitutional medicine）とは、WHO では、「生理学、病理学、診断、治療法、健康維持と関係のある、個人の体質の評価に基づく医学部門」（the branch of medicine based on assessment of an individual's constitution involving physiology, pathology, diagnosis, treatment and maintenance of health）とされている。正気の状態を把握し、陰陽を捉えるには、体質の把握が非常に重要となる。

その人の体質を把握し、病の原因を捉えることができれば、病因病理（病因病機）が絞られ、その時点における「証」の標本主従が明確となり、治療内容が確定できて、さらには予後判定にも役立つのである。

このように弁証論治において、体質の把握は非常に重要である。

# 1 体質とは何か

## [1] 体質・稟賦

体質・稟賦（constitution）とは、気質、環境の変化への適応性と病気の罹病性を含んだ、個人の構造的、機能的な特徴であり、遺伝的に決定され、比較的安定しているものである。

> 黄帝曰、一時遇風、同時得病、其病各異。願聞其故。
> 少兪曰、善乎哉問。請論以比匠人。匠人磨斧斤礪刀、削斲材木。木之陰陽、尚有堅脆、堅者不入、脆者皮弛、至其交節、而缺斤斧焉。夫一木之中、堅脆不同、堅者則剛、脆者易傷、況其材木之不同、皮之厚薄、汁之多少、而各異耶。夫木之蚤花先生葉者、遇春霜烈風、則花落而葉萎。久曝大旱、則脆木薄皮者、枝条汁少而葉萎。久陰淫雨、則薄皮多汁者、皮漬而漉。卒風暴起、則剛脆之木、枝折扤傷。秋霜疾風、則剛脆之木、根搖而葉落。凡此五者、各有所傷、況於人乎。
> 黄帝曰、以人応木奈何。
> 少兪答曰、木之所傷也、皆傷其枝、枝之剛脆而堅、未成傷也。人之有常病也、亦因其骨節皮膚腠理之不堅固者、邪之所舎也、故常為病也。……（中略）……其病必起。是謂因形而生病、五変之紀也。
>
> 『霊枢』（五変篇）

第2章「東洋の哲学と思想」でも学んだ通り、体質を斧による木の伐採にたとえて論じている。

## [2] 体質素因

体質素因とは、遺伝的な気質、あるいは人体の構造や機能のなかに存在する発病上の傾向であり、環境を含めて、生長・発育過程において、どのような体質に形成されていったかを把握するための一要素となる。主訴の諸症状ではなく、それ以前から出ていた症状と関連して、もともと傾向としてあるだろう体質のことをいう場合もある。

> 夫百病之始生也、皆生于風雨寒暑清湿喜怒。喜怒不節則傷蔵、……（中略）……因於天時与其身形、参以虚実、大病乃成。
>
> 『霊枢』（百病始生篇）

これは、六淫が人体を侵襲し、病が形成される過程において、体質によって虚実が分かれるということである。

北辰会方式では、病の起こる過程を病因病理図としてチャート式で作成していくが、その際、体質素因というものが病因病理の進展にどのように作用し、どのように別の病理を派生させているかをチャートのなかに加えながら考え、予後予測や治療戦術におけるヒントとしている。

たとえば、子供の頃からのぼせやすく、中学時代から肩こり・頭痛などが既往歴としてあったとする。40歳を過ぎ、過労や精神的ストレスにより眩暈を発症した場合、眩暈の直接的な病因病理は、眩暈を発症した時点でその人の抱える病理のいずれかにヒントがある。しかし体質素因としての気逆傾向がその病因病理に拍車をかけているならば、将来的に繰り返し気逆を起こす可能性があることが推測できる。すなわち治療経過中に、主訴の眩暈が改善・あるいは消失しても、体表観察上、舌尖紅刺や腹診の心下両脾募の邪などの徴候が出てきていれば、施術後にそれらの体表所見が芳しい改善を示さない場合には眩暈が起こるとの予測をもとに、次の治療までの日にちを空け過ぎないように指示提案することができる。

主訴発症での病因を区別することが正確な弁証論治をするうえでは欠かせないが、体質素因を把握することは、より正確な予後判断も含め、重要な要素になってくる。

## 2　日本漢方による体質分類

1954年に『漢方診療の実際』（大塚敬節・矢数道明・清水藤太郎、南山堂）が出版され、そのなかで大塚氏は「虚とは病の抵抗していく体力の衰えている状態をいい、実とは病に抵抗する体力の充実している状態をいう。一般的に頑強な体格の人を実とし、虚弱な筋骨薄弱な人を虚とする説が行われている」と述べている。

これ以降、日本漢方では、この虚実の定義が定着し、体力の強弱で「虚実」を判定することが一般的となっている。

## 3　四象医学

ここでは、韓国の「四象医学」（Four-Constitution Medicine / Sasang Constitutional Medicine）を紹介する。

1894年、朝鮮の東武・李濟馬（イジェマ）（1836〜1900年）は、長年の臨床体験を体系化し、「四象医学」としてまとめた『東医寿世保元』（日本語版『東医寿世保元—韓国四象体質医学の原典』李濟馬、三冬社、1998年）を執筆した。

李は自分の身体を実験台にした体質医学の研究のなかで、喜怒哀楽に偏りがあると、病をいっそう重くし、肺・脾・肝・腎など臓器に影響することを明らかにした。この五臓六腑の機能と強弱、質によって、体質を太陽人、少陽人、太陰人、少陰人など4種類に分類した。

四象とは、太極原理に基づく概念で、万有が陰陽思想の相対的法則によって生成されており、また人間の体内構造も陰陽虚実で成り立っているとの考えが根幹となっている。

人間は、4種類の体質、すなわち太陽人・太陰人・少陽人・少陰人の四象人（four constitution types）に大別されるといわれている（**表5-17**）。

表5-17　四象人

| | |
|---|---|
| 太陽人<br>greater yang person / Tai-yang person | 肺臓が強く、肝臓が弱い人 |
| 少陽人<br>lesser yang person / So-yang person | 脾臓が強く、腎臓が弱い人 |
| 太陰人<br>greater yin person / Tai-eum person | 肝臓が強く、肺が弱い人 |
| 少陰人<br>lesser yin person / So-eum person | 腎臓が強く、脾臓が弱い人 |

## 4　北辰会方式における体質

### [1] 成人の場合

幼少時からの体質を知る必要がある。その際、以下の点を考慮する。

- どのような疾患にかかり、その疾患発病時には具体的にどのような症状が出たか
- どのようなときにそれらの症状が発症する傾向にあったか
- それらに何か共通点がないか（上焦に症状が出やすい、あるいは下焦に症状が集中する、右側のみに発症する、左側に出やすいなど）

たとえば、ストレスがかかると膀胱炎になったり、腰痛が頻繁に起こったり、痛経（小腹痛）がひどくなったりと下焦に出やすいタイプは、下焦に気血が鬱滞しやすい、もしくは下焦に弱りがある可能性がある。もしくは、週末になると、左肩こり、左頭痛、左目の違和感、左小指の痺れが現れ、右側に出ることがない場合、空間的に左上に気血が偏在している可能性があるが、実際には空間診で確かめる必要がある。実際は、空間診の結果、「右下の偏在」が主病理で、斜体関係として左上に出ているだけかもしれない。

### [2] 幼児の場合

母体の問診が不可欠となる。母体の月経の情報から母親の体質を知り、懐妊中の飲食、精神状態、労倦状況を合わせ、出産後の月経の変化状況を総合的に診て判断する。

たとえば、肝鬱気滞・気滞血瘀体質の母親が妊娠し、懐妊中にイライラが多く、甘いものを多食した結果、出産後、その子供が乳児湿疹からそのままアトピー性皮膚炎になってしまったケースでは、母親の月経が出産後に「痛経がなくなり血塊も出なくなってとても楽になった」ということがある。この場合、子供が母親の血瘀を受け継いで生まれた可能性が高くなり、かつ、母親の妊娠中の飲食不節によって子供も「湿熱」体質を受け継いでいる可能性があると考える。

### [3] 体質を知る情報が得られない場合

既往歴がなく、問診も十分にできない場合は、体質素因についての考察は困難となる。この場合は、体質素因についてこだわる必要はない。

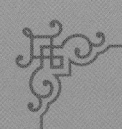

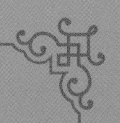

# 第6章

## 弁証学の基礎

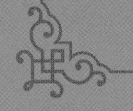

本章では弁証（pattern identification / syndrome differentiation）について詳しくみていこう。

第5章「Ⅱ．病因と病機」で学んだように、患者の病因と病機がどうなっているのかを正確に把握し、病態を把握しなければ、適切な治療ができない。また、そのためには四診情報が必須であるが、どういう情報が有用なのか、目的をもって収集しなければ意味がない。ここでは、そのために最低限必要な患者の病態把握法として、各種弁証法を学ぶことにする。

病気というのは、まさに、気のはたらきが病んでいる状態である。

気のはたらきが病むということは、すなわち、陰陽の調和が崩れているということと同義である。では、陰陽がどのように崩れ、気が病んで、血や津液にまで影響を及ぼしているのか、あるいは、どの臓腑経絡に影響しているのか、正気と邪気の戦力具合はどうなのか、戦線はどの位置に敷かれているのか。患者の病態に合わせて、時には大きなものさしでそれらを推し測り、時には細かいものさしでそれらを解析するしかない。

その大きなものさしや小さな細かいものさしとなる弁証法とは、すなわち八綱弁証、気血弁証、津液弁証、臓腑弁証、経絡弁証、病因弁証、六経弁証、衛気営血弁証、三焦弁証である（弁証名は、『WHO西太平洋地域伝統医学国際標準用語集』に準じる）。

北辰会方式では、臓腑弁証と経絡弁証は「臓腑経絡弁証」とし、気血弁証と津液弁証は「気血津液弁証」とひとくくりとする。さらに、六淫外邪や内生五邪の弁別を行うための病因弁証は「病邪弁証」と称する。これらのほかに、独自の正邪弁証、空間弁証を加えて、より緻密な病態把握を行っている。

本書では、WHOの定義に従って病因弁証・八綱弁証・気血弁証・津液弁証・臓腑弁証・六経弁証・衛気営血弁証・三焦弁証の順に詳細を学び、北辰会方式で採用している「正邪弁証」と「空間弁証」については簡略に述べることとする。

# Ⅰ. 病因弁証

病因弁証（disease cause pattern identification / syndrome differentiation）とは、診断上、病態と病因の因果関係を示すことのできる様々な要因によって証を分類することである。

病因弁証によって、病因の特徴やその病因がどういう証候として現れやすいのかを把握していくことで、実際に出現している数々の証候から病因を特定していくことが可能となるのである。

各病因によってどのような証候が起こるのか、北辰会方式で重視する体表観察所見なども補足しながらまとめてみよう。

### 外風証

外風証（external wind pattern / syndrome）とは、外風邪単独、あるいは湿邪や熱邪、伝染性の毒のようなほかの外邪とともに引き起こされる証候の概称。

**北辰会方式** 外関に左右差が出る傾向がある。脈が浮いて緩脈を打つ傾向が強い。

### 内風証

内風証（internal wind pattern / syndrome）とは、裏において内風が巻き起こり、眩暈、目昏、四肢麻木、振顫、抽搐、瘙痒を特徴とする証候。

**北辰会方式** 舌戦や眼戦、手指振顫が起こりやすく、百会や内関などに実の反応が出やすい。

### 中風閉証

　中風閉証（wind-stroke block pattern / syndrome）とは、突然意識を失い、半身不随、歯をくいしばり、手を硬く握り締めるといった閉竅に特徴づけられる証候。

[北辰会方式] 気血津液が強烈に鬱してしまうために、脈が触れにくくなることがある。歯を硬くくいしばるために、舌を出すこともできない。百会や人中、手の十井穴、神闕、湧泉などが治療ポイントとなる。

### 中風脱証

　中風脱証（wind-stroke collapse pattern / syndrome）とは、陽気が脱して、突然意識がなくなり、口は開いたまま目を閉じ、微呼吸、四肢がたるんで麻痺し、冷汗がとめどなく出て、二便失禁するのが特徴の中風の証候。

[北辰会方式] 手足の厥冷がひどく、涎を垂れ流した状態。神闕や気海、百会、湧泉に施灸して、早急に陽気を高めなければならない段階。

### 実熱証

　実熱証（excess heat pattern / syndrome）とは、体力的にまだ十分に激しく抵抗する力がある段階で、実熱の邪によって引き起こされる証候。高熱が続き、便秘し、大脈もしくは滑数脈を呈するのが特徴である。

[北辰会方式] 舌紅で、舌に十分力が入り、脈力も十分ある。

### 実寒証

　実寒証（excess cold pattern / syndrome）とは、陰寒にかかることによる証候。

[北辰会方式] 寒邪が脾胃が寒邪（外寒邪や冷たい飲食物の摂取）に侵襲されることによって起こる。舌が急に色褪せて湿潤し、脈が硬くなるのが特徴である。

### 中寒証

　中寒証（pattern / syndrome of cold in the middle）とは、陽気の不足と脾の運化の低下によって引き起こされる中焦の虚寒証である。温めたりさすったりすると軽減する腹痛や、四肢厥冷、摂食減少、軟便などが特徴である。

[北辰会方式] 中脘や梁門、脾兪、胃兪、太白や公孫に、虚や虚中の実などの反応が出る。舌は湿潤し、色褪せる。

### 暑証

　暑証（summerheat pattern / syndrome）とは、暑邪に侵襲されて引き起こされる病証で、発汗を伴う高熱、口渇、息切れ、脱力感、手足が重怠く、尿黄短赤、紅舌で数虚脈を呈するのが特徴である。

[北辰会方式] 舌は乾燥し、顔面紅潮。大椎や身柱、肺兪、後渓、労宮、内関、膻中などに実熱の反応が出る。

### 湿証

　湿証（dampness pattern / syndrome）とは、外湿邪に侵襲されたり、内から生じる湿邪によって引き起こされる証候で、肉体疲労感、手足の鈍重感、頭重、食欲不振、腹部膨満感、下痢、滑苔や膩苔、濡緩脈を呈するのが特徴である。

[北辰会方式] 外関、脾兪、陰陵泉に反応が出やすい。舌は湿潤が強くなる。

### 外燥証

外燥証（external dryness pattern / syndrome）とは、気候の乾燥によって引き起こされる証候の概称で、皮膚の乾燥、鼻の乾燥、口乾、咽乾、空咳が特徴である。

**北辰会方式** 舌が乾燥し、舌色が紅に傾く。

### 内燥証

内燥証（internal dryness pattern / syndrome）とは、身体の水分を消耗することで起こる燥の証候で、羸痩（るいそう）、皮膚の枯燥、咽喉の乾燥、唇の乾燥、口渇、尿量減少、便秘、紅舌で無苔、細数脈が現れる。

**北辰会方式** 舌が乾燥し、舌自体も萎縮する場合があり、裂紋が入ることも多い。

### 涼燥証

涼燥証（cool dryness pattern / syndrome）とは、秋の寒さと乾燥によって起こる証候で、熱よりも寒が強く、頭痛、無汗、鼻腔と唇の乾燥、わずかに痰がらみの咳をし、薄く白い乾燥した舌苔、浮緊脈が特徴である。

**北辰会方式** 咽の痛みを訴えることもある。風門、肺兪、太淵、列欠、合谷、外関などに左右差が出る。

### 温燥証

温燥証（warm dryness pattern / syndrome）とは、外因としての秋の暖かさと乾燥によって引き起こされる証候で、そわそわし、微悪風や微悪寒を伴う発熱、鼻腔や唇の乾燥、口渇、わずかに痰の絡む咳、薄黄苔、数脈で浮いているのが特徴である。

**北辰会方式** 内関と外関、両方に反応が出る。身柱や肺兪にも注目する。

### 燥乾清竅証

燥乾清竅証（pattern / syndrome of dryness affecting the clear orifices）とは、口鼻や目が乾燥し、鼻汁や唾液、涙が出なくなるのが特徴。

**北辰会方式** 清竅が乾燥する病理を明らかにし、それこそが本質を示す証であるので、局所的にどうこうすることはない。

### 燥結証

燥結証（dryness bind pattern / syndrome）とは、胃腸道の津液が欠乏することによる便秘が特徴の証候。

**北辰会方式** 舌が乾燥していることが多い。大腸兪や腎兪、公孫、天枢や大巨の反応に注目する。

### 実火証

実火証（excess fire pattern / syndrome）とは、激烈な火邪によって引き起こされる証候で、胃腸や肝胆に影響することが多く、高熱、頭痛、目の充血、口苦、口乾、口渇喜冷飲（口渇して冷たいものを欲する）を特徴とする。

**北辰会方式** 紅舌で乾燥し、苔が黄色くなる。脈は数脈や洪脈を呈す傾向あり。

### 火熱証

火熱証（fire-heat pattern / syndrome）とは、外邪として侵襲するか、もしくは内生することによる火熱のいくつかの証候。

**北辰会方式** 外邪として侵襲感受した場合には衛分、気分のレベルから営分、血分の深い位置まで進行していくのが通例。内生火邪の場合には、虚火（虚熱）か実火（実熱）か、気分レベルか営血分レベ

## 虚火上炎証

　虚火上炎証（pattern / syndrome of deficiency fire flaming upward）とは、陰不足のために火を抑制できずに引き起こされる証候で、咽喉が乾燥し、痛み、心煩、失眠、眩暈、耳鳴り、喜忘、手掌と足底の火照り、盗汗、目の充血、舌や口内の潰瘍、弱々しい紅舌、細数脈を特徴とする。

　北辰会方式　照海や湧泉、腎兪、大巨や気海、関元などに虚や熱感、緊張などの反応がみられ、百会にも反応が出る。舌根部が無苔になりやすく、舌尖の赤味が強くなり、乾燥傾向を示し、時に裂紋が顕著になる。

## 膿証

　膿証（pus pattern / syndrome）とは、潰瘍性病変から悪臭のする膿を排出するもので、発熱に付随して起こり、口渇、腐苔や膩苔、数滑脈を呈するのが特徴である。

　北辰会方式　化膿しやすいかどうかは、北辰会専用カルテ（巻末の「付録5　北辰会専用カルテ」参照）の問診事項からわかるが、内熱傾向にあって気血が鬱滞しやすければ化膿しやすくなる。それが内臓レベルで起こる場合も同様で、気血の鬱滞と鬱熱によって膿が形成され、その膿が気血の流れを阻害してさらに熱を鬱滞させるという悪循環となる。

## 食積証

　食積証（food accumulation pattern / syndrome）とは、心窩部や上腹部の膨満感、酸っぱいものを嘔吐、食欲不振、不快な臭いのする大便、腐苔や膩苔を特徴とする。「食滞証」ともいう。

　北辰会方式　夢分流腹診の脾募、胃土の緊張が顕著で、脾兪や胃兪、膈兪に実や虚中の実の反応を呈す場合が多い。

## 蟲積証

　蟲積証（worm accumulation pattern / syndrome）とは、寄生虫が腸に集まって引き起こされる証候で、腹部膨満感や腹痛、羸痩、元気がなく、肌の血色が悪いなどが現れる。

　北辰会方式　現代日本では、寄生虫による病証は激減している。大横に反応が出る（藤本和風の実践に基づく）。

## 風痰証

　風痰証（wind-phlegm pattern / syndrome）とは、痰を伴う外風または肝風のいずれかに起因する証候で、泡沫状の痰を喀出し、胸満や胸部圧迫感、眩暈、頭や目の脹痛が特徴である。あるいは咽喉で痰の絡む音がし、四肢麻木、時に意識がなくなり失語し、口眼喎斜に至ることもあるのが特徴である。

　北辰会方式　膩苔は厚いこともあれば、さほど顕著でない場合もある。夢分流でいう心下〜脾募〜胃土の緊張が強い。臍周の冷えと緊張にも着目する。膈兪や脾兪、胃兪、心兪、肝兪、胆兪の反応、また百会や合谷、後渓、内関、太衝、行間などの反応にも注目する。

## 寒痰証

　寒痰証（cold-phlegm pattern / syndrome）とは、白色の痰を伴う咳、呼吸困難、喘鳴、四肢厥冷を伴う悪寒、白膩苔、硬い滑脈あるいは緊張した脈を呈するのが特徴の証候。

　北辰会方式　肺兪、膈兪、脾兪、胃兪、豊隆などの反応や、中脘や梁門、不容などの反応にも注目する。

### 熱痰証

熱痰証（heat-phlegm pattern / syndrome）とは、熱邪に結びつけられて痰濁が肺に凝集し、心の臓をおびやかして発症する証候で、黄色の痰を伴う咳、心煩や胸の痞え、発熱、口渇、動悸、不眠、尿黄短赤、紅舌黄膩苔、数滑脈を特徴とする。内関、合谷、豊隆、尺沢、膈兪、脾兪、胃兪の実熱の反応に注目。舌は乾燥傾向にある。心下〜脾募の緊張に着目する。

### 燥痰証

燥痰証（dryness-phlegm pattern / syndrome）とは、肺の燥熱と痰濁の蓄積によって起こる証候で、喀出しにくい少し粘り気のある痰を伴う咳、血の線が混ざった痰、圧迫感のある胸痛、口や鼻の乾燥、潤いが少なく膩苔、細く波立つ脈を呈するのが特徴である。

**北辰会方式** 魚際や肺兪、尺沢、膈兪、中脘、豊隆などの反応に注目する。

### 瘀痰証

瘀痰証（blood stasis-phlegm pattern / syndrome）とは、痰濁が瘀血と結びつき、気の流れを阻害したときに生じる証候で、固定性の刺痛を伴う。腫塊を形成し、四肢が麻木して弱り、胸に圧迫感があり多量の痰を喀出したり暗い血の混ざった痰を喀出したり、紫舌あるいは紫色の瘀斑、膩苔と弦渋脈を呈すのが特徴である。

**北辰会方式** 膈兪や章門、三陰交、足臨泣に実の反応が現れる傾向がある。舌下静脈の怒張が顕著になったり、舌腹に嚢胞が現れたりする傾向がある。

### 膿痰証

膿痰証（purulent phlegm pattern / syndrome）とは、膿汁や膿性の唾液を喀出するのが特徴の証候。

**北辰会方式** 肺兪の左右差に注目し、太淵や内関、列欠、魚際の反応にも注目する。

### 湿痰証

湿痰証（dampness-phlegm pattern / syndrome）とは、肺に湿痰が凝集することにより生じる証候で、多量に痰を喀出する咳、四肢の鈍重感、胸の痞え感、食欲が減退し、口粘、白膩苔、滑脈を呈するのが特徴である。

**北辰会方式** 中脘、梁門、脾兪、胃兪、膈兪、豊隆、肺兪、尺沢などに実の反応が現れる傾向がある。

### 痰気互結証

痰気互結証（pattern / syndrome of binding of phlegm and qi）とは、気分の抑鬱、不眠、夢が多く熟睡できない、飲み込むこともできず吐き出すこともできない何かが咽喉にある感じがし、胸満と胸部圧迫感、多量の唾液、白膩苔、滑弦脈を呈するのが特徴の証候である。

**北辰会方式** 内関、豊隆、脾兪、胃兪、膈兪、肝兪などの反応に注目し、夢分流腹診の心下〜脾募の詰まり具合に注目する。

### 痰熱内擾証

痰熱内擾証（pattern / syndrome of internal harassment of phlegm-heat）とは、痰熱が精神をかき乱し、気の流れを阻害すると生じる証候で、黄色く粘っこい痰を喀出する咳、喘、発熱、口渇、心煩、不眠、夢が多く熟睡できない、紅舌黄膩苔、滑数脈を呈するのが特徴である。

**北辰会方式** 内関、脾兪、胃兪、天枢、百会、太衝、豊隆、三陰交などの実熱の反応に注目する。巨闕兪や神道や霊台、あるいは膻中に熱感と圧痛が出やすい傾向にある。

### 痰熱内閉証

痰熱内閉証（pattern / syndrome of internal block of phlegm-heat）とは、裏において痰熱が心神を阻害し塞いだ場合に生じる証候で、意識が遠のき、胸満、胸部圧迫感、胸部の灼痛とともに譫妄や狂躁、咳、喘、黄色い粘っこい痰を喀出し、発熱、口渇、また、突如咽喉でヒューヒューという音がして意識がなくなりそうになることもある。紅舌黄膩苔、滑脈を呈するのが特徴である。

[北辰会方式] 心兪、厥陰兪、百会、内関、神門、霊道、後渓、神闕周辺の穴所の反応、太衝、公孫、照海、豊隆、脾兪、胃兪、膈兪、神道、霊台などの督脈上の穴所の反応に注目する。

### 痰熱動風証

痰熱動風証（pattern / syndrome of phlegm-heat stirring wind）とは、痙攣あるいは眩暈が特徴で、胸満や胸部圧迫感、咳、喘、黄色く粘っこい痰を喀出し、発熱、口渇、悪心嘔吐、紅舌黄膩苔、滑数脈を呈する。

[北辰会方式] 百会や内関、後渓、神道、心兪、膈兪、脾兪、胃兪、豊隆、中脘、梁門、神闕周辺の穴所の反応に注目する。照海や公孫、気海など下焦に反応が集中することもある。

### 痰核留結証

痰核留結証（pattern / syndrome of lingering phlegm nodule）とは、特に頚の皮下にしこりがあるが、発赤や熱感、痛みはなく、指でつまむと動き、丸い形で硬く、つかみにくいのが特徴の証候。

[北辰会方式] 気の鬱滞によって湿痰が皮下に凝集して痰核を形成し、しこりをつくるというメカニズムである。理気し、祛湿、祛痰する。合谷、至陽、膈兪、百会、太衝、豊隆、滑肉門や梁門などの反応に注目する。

### 血瘀風燥証

血瘀風燥証（pattern / syndrome of blood stasis with wind-dryness）とは、裏で瘀血が存在し続け、燥と風を引き起こすと発症する証候で、肌膚甲錯、落屑（らくせつ）、瘙痒に付随して、眩暈、四肢麻木、紫舌、紫色の瘀斑、細渋脈を特徴とする。

[北辰会方式] 舌下静脈の怒張や、少腹硬満、皮膚に細絡が多くみられる。三陰交、膈兪、血海、百会などに反応が出る。

### 血瘀水停証

血瘀水停証（pattern / syndrome of blood stasis with water retention）とは、腹部に腫塊を形成し、刺痛、腹部が膨張して大きくなり、排尿障害、紫舌、瘀斑、細渋脈を特徴とする証候。

[北辰会方式] 膈兪、章門、陰陵泉、三陰交などに反応が出る。腹部が太鼓のように膨張し、軽く叩くとチャポチャポという水の音がする。

### 寒湿内阻証

寒湿内阻証（pattern / syndrome of internal obstruction of cold-dampness）とは、頭重や身重感、関節痛で屈伸しにくく、汗が出なくなり、顔面や四肢がむくみ、大便が緩み、小便不利、白苔で潤いがあり、滑脈を特徴とする証候。

[北辰会方式] 脾兪や三焦兪、陰陵泉や太白、天井や大巨などの冷えと緊張の反応に注目する。

### 寒凝血瘀証

寒凝血瘀証（pattern / syndrome of congealing cold with blood stasis）とは、寒邪が気血の流れを阻害して引き起こす証候である。冷えによって増悪し、温めると軽減する痛みが特徴で、月経の遅延や

月経痛、暗紫色の経血に血塊が混ざり、暗紫舌白苔、沈遅渋脈を呈する。
**北辰会方式** 外関や合谷、身柱、肺兪に実の反応、かつ三陰交や膈兪、血海、足臨泣も実の反応を呈する傾向が強い。舌は湿潤し、舌下静脈の怒張が顕著になったり、瘀斑が出たりすることもある。天枢や大巨に緊張が現れ、少腹急結や硬満が出現することもある。

### 血寒証
　血寒証（blood cold pattern / syndrome）とは、寒の凝結と気滞が血の流動を阻害し、瘀血を形成して引き起こす証候で、皮膚が暗紫色になって四肢が冷痛したり、少腹部がひきつり痛み、温めると軽減し、冷えによって増悪する。月経が遅れたり、暗紫色の経血に血塊が混ざったり、白苔で沈遅渋脈を呈するのが特徴である。
**北辰会方式** 気海や関元、復溜や三陰交、陰谷、腎兪、気海兪、三焦兪、膈兪などに実や冷えの反応が現れる傾向がある。

### 湿熱毒蘊証
　湿熱毒蘊証（pattern / syndrome of retained dampness-heat toxin）とは、手足、耳、鼻、頭部、顔面、陰部が発赤、腫脹、潰瘍形成し、浸出液が出たり、発熱、黄疸が出たり、意識が乱れ、疹ができ、紅舌で数濡脈を呈するのが特徴である。
**北辰会方式** 脈は按じて有力な滑脈や洪脈を打つことが多い。舌も乾燥気味で、湿邪が多ければ（白〜黄）膩苔となる。督脈上、背部兪穴一行に実や熱の反応が顕著に現れることが多い。後渓や督兪、脾兪、胃兪、天枢、章門、三陰交、足臨泣などに実熱の反応を呈する傾向にある。

### 湿熱下注証
　湿熱下注証（pattern / syndrome of dampness-heat pouring downward）とは、頻尿で排尿痛があったり、黄色く臭いの強い帯下、下肢に潰瘍ができ、膿汁が出てきたりするという特徴の証候。
**北辰会方式** 蠡溝や三陰交、公孫、足臨泣、中極などの反応に注目する。

### 瘟毒下注証
　瘟毒下注証（pattern / syndrome of pestilential toxin pouring downward）とは、流行性耳下腺炎のときに睾丸が腫れて痛むといったような、瘟毒が下注することによる証候。
**北辰会方式** 女性の陰部が腫れて膿むという場合もこれに相当する。蠡溝や三陰交に熱実の反応が出る。

### 風毒証
　風毒証（wind-toxin pattern / syndrome）とは、皮肌に風毒が侵襲することによって起こる証候で、突然浮腫になり、麻木や瘙痒や痛み、水泡ができたり、顔面や目や鼻や口が紅潮して腫れたりするという特徴がある。
**北辰会方式** 百会や身柱、霊台、外関、合谷などの実の反応に注目する。

### 風火熱毒証
　風火熱毒証（wind-fire-heat toxin pattern / syndrome）とは、皮肌に風火熱毒が蘊積するために起こる証候で、瘙痒に付随して癤や膿瘍や癰を形成し、麻木や灼痛、もしくは高熱に付随して化膿したり潰瘍を形成したりする。絳舌で茶色に近い黄苔、数洪脈を呈するのが特徴である。
**北辰会方式** 内熱が強いため、督脈上や背部兪穴一行ライン、百会、後渓、あるいは手十井穴に熱の反応が顕著に現れる。

## 火毒証

火毒証（fire toxin pattern / syndrome）とは、皮膚や皮下組織に鬱滞する火熱が盛んとなって発生する毒によって引き起こされる証候で、局所の発赤、腫脹、灼痛を特徴とし、膿瘍の形成を伴い、発熱、口渇、紅舌黄苔、数脈を呈する。

北辰会方式　風火熱毒証に準じる。火邪が強烈になれば内風を生じやすくなり、傷陰も進む。舌の乾燥がさらに顕著になり、苔が剥げて裂紋が現れることもある。

## 火毒内陥証

火毒内陥証（pattern / syndrome of inward invasion of fire toxin）とは、火熱毒が盛んとなって裏の臓腑に侵襲（内陥）して発症する。多くは、口渇、譫語、便秘、濃い色の尿、絳舌黄苔、数で沈脈を呈すのが特徴である。

北辰会方式　温病学でいうところの気分〜営分の段階である。内関や三陰交、百会や背部督脈上の穴所や背部一行の熱の反応に注目する。

## 陰毒証

陰毒証（yin toxin pattern / syndrome）とは、陰寒に起因する毒が蓄積して起こる証候。一般的な症状としては、局所の腫れが拡大し、冷痛を伴うものがあるが、その痛みは、温めたり、化膿した部分の破裂を防いだりすることで軽減する。また、その腫れは、有臭の膿汁を含んでいることが多い。付随症状として悪寒、四肢厥冷など。白苔で沈脈を呈する。

北辰会方式　『金匱要略』百合狐惑陰陽毒病證治第三に出てくる。臨床的には少なく、穴所の反応については不明。

## 蛇毒内攻証

蛇毒内攻証（pattern / syndrome of inward attack of snake venom）とは、毒蛇に噛まれ、その毒が内臓を侵して現れる証候で、頭痛、眩暈、胸部圧迫感、呼吸困難、冷や汗が出て四肢厥冷し、意識がなくなるのが特徴である。

## 石阻証

石阻証（calculus obstruction pattern / syndrome）とは、結石が詰まることによって起こる証候で、右脇や腰部から少腹部にかけての脹痛や激しい痛みが特徴である。

北辰会方式　京門や志室、肓門、三焦兪、腎兪あたりの冷えの状態や、督脈圧痛部位、築賓や承山、足臨泣などの反応に注目する。

## 風寒証

風寒証（wind-cold pattern / syndrome）とは、風寒に外感することで起こる証候。悪寒が顕著で、微熱、頭痛、身痛、無汗、鼻閉と鼻水、薄白湿潤苔、浮脈を特徴とする。

北辰会方式　外関に冷えの左右差が現れる。身柱や肺兪、風門、合谷、申脈などにも現れる。風邪が中心であれば自汗し、脈は浮いて緩脈を呈す。寒邪が中心であれば無汗となり、脈は浮緊となる。

## 風熱証

風熱証（wind-heat pattern / syndrome）とは、風熱に外感することで起こる証候。熱が顕著で微悪寒、咳嗽、口渇、舌辺と舌尖が紅舌でわずかに黄苔、浮数脈を呈するのが特徴である。咽喉痛を訴える場合も多く、咽喉の色が鮮紅であるのが特徴。また、内関や労宮に熱の反応が出るのが特徴。舌は普段よりも乾燥気味になる。

### 風火証

風火証（wind-fire pattern / syndrome）とは、風邪と火邪が合わさったものに外感することで起こる証候。

`北辰会方式` 風熱証に準じるが、風火証のほうが熱の所見が強く現れ、症状が激烈である。

### 風湿証

風湿証（wind-dampness pattern / syndrome）とは、風邪と湿邪が合わさったものに外感することで起こる証候。身痛、身重感、関節痛で可動域が制限されるのが特徴である。

`北辰会方式` 脈は浮いて濡脈を呈することが多い。自汗し、舌は普段よりも湿潤が強くなる。外関の左右差とともに、脾兪や陰陵泉に左右差が出るのが特徴である。

### 風燥証

風燥証（wind-dryness pattern / syndrome）とは、風邪と燥邪が合わさったものに外感することで起こる証候。頭痛、発熱、悪風、無汗で鼻や唇や咽喉や皮膚が乾燥し、乾燥した薄苔がみられるのが特徴である。

`北辰会方式` 身柱・肺兪の熱、内関、労宮、太淵、列欠、魚際の熱の反応に注目する。

### 熱毒証

熱毒証（heat toxin pattern / syndrome）とは、火熱邪が蘊積して毒と化して起こる証候で、癤・瘡（糜爛）・発疹性の疾患を特徴とする。

`北辰会方式` 舌が乾燥して赤味が増し、熱感の強い穴所が多くなる（特に督脈周辺）。

### 湿毒証

湿毒証（dampness toxin pattern / syndrome）とは、蘊積した湿邪が毒と化して起こる証候で、治癒するのに時間がかかり、濁った分泌物を出すのが特徴である。

`北辰会方式` 尿が濁って泡立ったり、帯下も濁った色になったりする。陰陵泉や脾兪・三焦兪などの反応に注目する。

### 寒湿証

寒湿証（cold-dampness pattern / syndrome）には、以下の二つの特徴がある。

気血の流れが寒湿によって阻害されて発症する証候で、関節や筋肉、骨が痛む。

`北辰会方式` 合谷や申脈、後渓などの冷えの反応、太白や公孫、脾兪、胃兪、三焦兪などの冷えと実の反応に注目する。脈は硬くなっている場合が多く、舌は色褪せていたり湿潤が顕著になっていたりすることが多い。

湿邪が脾胃を困阻して寒邪が脾陽を損傷したり、あるいは脾腎陽虚の場合に水津が溜まり続けることで引き起こされる証候で、悪寒、四肢厥冷、腹脹、下痢、浮腫がみられる。

`北辰会方式` 腎兪、気海兪、三焦兪、脾兪、気海、関元、大巨、水道などに冷えの反応がある。太渓、復溜、照海、天井、陽池、三陰交、公孫、太白、陰陵泉などの冷えの反応にも注目する。舌は湿潤きつく色褪せ、胖大になったり、腫脹舌になったりすることもある。

### 湿熱証

湿熱証（dampness-heat pattern / syndrome）とは、外邪または内生において、湿邪と熱邪が合わさって引き起こされる証候で、その部位によって主症が異なる。たとえば、肝胆湿熱の場合には黄疸が、湿熱下注した場合には帯下が、腸の湿熱であれば泄瀉が起こる、などである。

**北辰会方式** 脾胃の湿熱であれば、脾兪や胃兪や上巨虚などに実邪が現れる。肝胆湿熱であれば、肝兪や胆兪、蠡溝や足臨泣などに実の反応が現れる。腸の湿熱であれば、脾兪、胃兪、大腸兪、天枢や大巨や上巨虚などに反応が現れる。

### 陰暑証

陰暑証（yin summerheat pattern / syndrome）とは、暑い夏に、風やクーラーの風にさらされたり、冷飲物を過剰に摂取したりして起こる証候で、発熱、頭痛、悪寒、汗が出ず、身痛、あるいは嘔吐し泄瀉や腹痛が起こるのが特徴である。

**北辰会方式** 一時的な寒湿困脾や脾陽虚を起こし、霍乱（かくらん）症状を呈するものである。悪寒するのは気の鬱滞によって衛気の温煦が低下しているためであり、身痛も気や水湿の停滞が強いために起こる。汗として出せない場合は当然、嘔吐や下痢として排出しようとする。これは生理反応であるが病理でもある。嘔吐や下痢の後に、すっきりして倦怠感や眩暈がなく、悪寒も減少し、脈力・脈状が好転すればよいが、それとは逆の反応を示す場合には、気虚や脾胃の気虚（陽虚）を疑い、早急に温補しなければならない。脾兪や胃兪の虚の程度、脊中・接脊の圧痛、中脘や下脘の虚の程度、舌の色褪せ具合に着目すべきである。

### 痰湿証

痰湿証（phlegm-dampness pattern / syndrome）とは、湿邪が凝集して痰をつくることで起こる証候。現れる部位によって主症が異なる。もし痰が肺を阻塞すれば、咳とともに多量の白色の痰を喀出し、胸悶する。もし痰が脾に蘊積すれば、心下痞、食欲低下、口のなかが粘っこくなる。湿熱の全般的な徴候としては、白滑苔で滑脈を呈することである。

**北辰会方式** 湿痰邪が蘊積した場合、その存在部位に関連して肺兪や尺沢、中脘や梁門、脾兪や胃兪、膈兪、豊隆などに実の反応を呈すことが多い。

# II. 八綱弁証

八綱弁証（八綱陰陽、eight principle pattern identification / syndrome differentiation）は、病態を最も大きく捉える弁証フィルターである。慢性病、急性病ともにこの八綱弁証を捉えることが第一となる。

第5章「病因病機学の基礎」でも述べた通り、八つの綱領があるので八綱という。「八綱」のうち、表・裏・寒・熱・虚・実の六つを明らかにできると、陰陽いずれかに傾いているのかがわかる。表裏は疾病の部位（浅いか深いか）を、寒熱は疾病の性質（熱か寒か）を、虚実は正気の弱りと邪気の存在を示す指標となる。陰陽はこれらすべてを概括して疾病の類型を表す。表・熱・実は陽に、裏・寒・虚は陰に属する。

八綱をさらに細かく分析するために各弁証があるが、各弁証、特に六経弁証や臓腑弁証から、八綱という最も大きな陰陽の傾きを知ることも可能となる。八綱を正確に把握できれば、自分の診断（治療方針）を間違えず、目的意識をもって治療に取り組むことができるのである。

## 1 表・裏／寒・熱／虚・実の意味するもの

### [1] 病位

　病位とは、病の位置である。浅い位置にあるのか、深い位置にあるのかということである。

　生体に病邪が存在すると、正気がその邪気のある部位へ集まり邪気と抗争する（邪正抗争）。その戦線が浅い位置で行われているのか、深い位置で行われているのか、ということである。

　衛気〜皮毛（皮毛のなかでもより浅い位置）を「表」といい、それよりも深い部分を「裏」という。経絡の深い部分や臓腑自体は「裏」の範疇である。

　「半表半裏」という位置もあるが、これは表と裏の両方に部分的にまたがっている、と捉えればよい。

### [2] 病性

　病性とは病の性質である。陰的性質なのか、陽的性質なのかということである。陰的性質とは、静的で動きの少ない状態であり、陽的性質とは、動的で動きが激しい状態である。「寒熱」で代表され、寒は陰的性質、熱は陽的性質の代表格といえる。

### [3] 病勢

　陽邪が盛んであれば病の勢いが盛んであるため、早急に邪を駆逐しなければならない。陰邪が盛んであれば、病の勢いは緩く、静的である。

　正気が不足すれば、邪正抗争する勢いが弱く、邪気の勢いを食い止められない。正気が充実していれば邪正抗争の勢いは強くなり、邪気の勢いを食い止められる。陽邪があって、それに対抗する正気が十分にあれば激しく邪正抗争が起こるが、正気が不足していると、陽邪の勢いに負けてしまい、病の勢いを食い止めることが難しくなる。

　病の勢いとは、正気の状態および邪気の性質とその程度によって変わってくるものであり、「正気の程度」と「邪気の種類と程度」を知ることが重要となる。

## 2 伝変と転帰

　正気の充実度と邪気の強弱、敵（邪気）の居場所（浅い位置か深い位置か）、敵の性質（熱か寒か）、その場、その時期、その人の体質素因や三因制宜によって、病が深く広く伝播し進んでいくか、あるいは、ある部位で邪気の進展を食い止め、押し戻す方向へ向かうか、邪気の性質が転化するか、あるいはそれを防ぐかなど、病には様々な進展と変化が起こり得る。

　病変部位が変わると病理機序も変化するため、現れる症状も変化する。これを「伝変」という。伝変には、表裏間での伝変、臓腑経絡間での伝変、空間的位置間での伝変がある。

　深い位置からより浅い位置に伝変していくと、病が治癒する方向へと向かいやすくなる。逆にどんどん深い位置へ伝変していくと病が重く悪化していく。正気と邪気の強弱によって、それらが決まるが、治癒に向かうのか、悪化の一途をたどるのか、その病変の転化と帰結のことを「転帰」という。

　正気と邪気が相対峙した状況が続く（正虚邪恋）と、病は長引き、難治となる。治療の適否とタイミング、そして養生の方法と実践具合によって、転帰は大きく変わってくる。転帰の判断は予後判断

でもあるので、治療前後での体表所見の変化を診て判断することは臨床にとっては必須であり、極めて有用である。

## 3 表裏

「表裏」とは、「病位」を捉える最も包括的なものさしのこと。邪気と正気がどの位置で抗争するかを表す。外邪が侵襲してくる場合、通常はまず「表」において抗争するので、病位は「表」であるが、一歩進むと病位は「表」ではなく「裏」の方へ進むことになる。

表裏も陰陽概念なので、表でなければ裏（あるいは半表半裏）ということになる。

### [1] 表

「表」とは、衛気や皮毛など、体表の浅い位置をいう。病位が表にある、というのは、外感病にみられる証候であり、外感六淫の邪が皮毛や口鼻から人体に侵襲することによって生じる現象である。表（浅い位置）で邪気と正気が抗争している状態のことである。太陽表証（脈浮、頭項強痛、悪寒）もしくは、温病の「衛分証」に相当する。

- 太陽表証（太陽病）＝脈浮、頭項強痛、悪寒
- 衛分証＝咽喉がイガイガしたり痛みを感じたりする。脈浮数、（普段よりも）舌尖の紅がきつい、微悪風（すぐに悪熱に変わる）

表証＝"太陽表証（太陽病）"あるいは"衛分証"

### [2] 裏

「裏」とは、「表」よりも深いことを意味し、経絡経筋病や内傷病や臓腑病に相当する。

- 表邪が裏に伝変、あるいは外邪が直接臓腑を侵襲（直中）して臓腑病に至る
- 精神の変動（内因）、飲食の不摂生、肉体疲労（不内外因）による内傷病（＝臓腑病）
- 経絡経筋病（経絡経筋病の場合は、「表病」〔内傷病や臓腑病よりも病位が浅いという意味での"表"における病であって"表証"ではない〕ではあるが、裏証の範疇に入る）

裏証は臓腑の病や経絡経筋病で、その範囲は非常に広くなる。原則的に"脈が浮かない"ということが共通する証候となる。

裏証＝表証がなく、内傷病や臓腑病、あるいは経絡経筋の病

### [3] 半表半裏

表の一部と裏の一部にまたがって位置している部分に「半表半裏」がある。

表と裏の間で、邪気と正気が拮抗している状態である。経絡でいうと、病位は少陽経を中心にあるので、身体の横側（耳〜脇〜脇腹）や季肋部において気機が鬱滞している状態であるといえる。

## [4] 表裏における注意点

### ①表における虚実寒熱の弁別

"表証のなかでの寒熱虚実"であり、これによって全体の八綱が確定するものではない点に注意する（**表6-1**）。表寒虚証は、表寒実証に対して相対的に虚しているという意味であり、絶対的な虚証ではない。

- 表・寒・虚証＝太陽中風証（桂枝湯証）……………………悪風、自汗、脈浮緩
- 表・寒・実証＝太陽傷寒証（麻黄湯証・葛根湯証）……悪寒、無汗、脈浮緊
- 表・熱・実証＝衛分証（銀翹散証）……………………脈浮数、微悪風、咽痛

### ②浮脈の四つの可能性

浮脈だけをもって「表証」と断じてはいけない。なぜなら、浮脈には次の四つの可能性があるからである。

①正気と邪気との抗争が表において行われている（陽気有余）
②陰気が不足している（中焦の虚）
③陰虚の極
④虚陽上浮（陽虚の極）

**表6-1 表における虚実寒熱（太陽中風証・太陽傷寒証・衛分証）の弁別表**

|  | 太陽中風証 | 太陽傷寒証 | 衛分証 |
| --- | --- | --- | --- |
| 病因 | 風邪 | 寒邪 | 温熱邪 |
| 悪寒 | 悪風 | あり | 初期のみわずかに悪風寒 |
| 汗 | あり | なし | あることが多い |
| 口渇 | 体質素因によるが、ないことが多い | | あることが多い |
| 舌質 | 普段よりも湿潤する | | 舌尖・舌辺が紅、乾燥 |
| 咽痛（咽喉の望診） | 暗紅 | | 鮮紅でヒリヒリ感がきつい |
| 鼻水 | 出やすい | | 乾燥しやすい |
| 脈 | 浮緩弱 | 浮緊 | 浮数（按じて滑） |
| 手の穴所の反応 | 外関の虚 | 外関や合谷の実 | 内関や労宮、魚際の熱実 |
| 背部の反応 | 身柱・肺兪などの虚の反応（自汗あり） | 身柱・肺兪などの実の反応（自汗なし） | 身柱に熱感が強くなる傾向 |
| 腹部での反応 | 不容～滑肉門あたりの虚の反応（自汗あり） | 大巨に邪が顕著 | 不容～滑肉門に邪が顕著 |
| 八綱弁証 | 表寒虚 | 表寒実 | 表熱実 |

## 4　寒熱

　寒熱とは、「その人が、冷えに傾いているのか、熱に傾いているのか」であるが、その原因が病邪によるものなのか、正気の異変によるものなのかがポイントである。病の性質を把握するための重要なものさしとなる。

> 陽勝則熱、陰勝則寒。　　　　　　　　　　　　　　　　　　　　　　　『素問』（陰陽応象大論篇）

　また、『景岳全書』には「寒熱は陰陽の化なり、陽盛んなれば即ち熱、陰盛んなれば即ち寒、陽虚すれば即ち寒、陰虚すれば即ち熱」という内容が述べられる。

### [1] 寒

　寒とは、冷えに偏っているもの（陰が盛ん、あるいは陽不足）。虚寒（陽の不足）と実寒（寒邪の実）がある。
　衛気が充実していてもそれを傷って侵襲してくる外寒邪を感受する、あるいは臓腑の陽気が不足することによって生じる。また、冷たいものを飲食することによって寒邪として脾胃に侵襲する場合もある。
　証候として、悪寒や畏寒、四肢の冷え、顔面蒼白（陰邪の侵襲により血脈が収縮されるため）、口淡で口渇はない、小便清長、多尿、大便溏薄、完穀不化あるいは臭いのない下痢または便秘。舌淡、苔白（潤滑）、脈遅あるいは緊、無汗、腹痛、喜温。
　幼児など、自分で症状を訴えられない場合は、布団などの防寒具を被せたりしてみて、脱がずにずっと被っていれば寒に偏っていると判断できる。

【問診所見】
①悪寒：寒邪により肌表の陽気が閉じこめられ温煦作用が失調（表寒証）
②畏寒・四肢の冷え：陽気不足により気血の運行が緩慢になり温煦作用が失調（裏寒証）。四肢厥冷には熱厥もあるので、短絡的に四肢厥冷＝寒証と断定しないこと
③口渇がない：津液の損傷がないことを表す。舌や口内が湿潤している
④小便清長：固摂機能が減退すると小便清長（色が透明で頻尿）となる
⑤水様便・泥状便：寒邪が脾を損傷したり、体質素因に脾陽虚があると脾の運化作用が失調。臭いがなく、寒冷によって下痢が誘発される
⑥腹痛：喜温。寒冷によって痛みが増す

【望診・切診所見】
①舌淡・苔白（潤滑）：陽虚による寒湿の内生を表す
②脈遅：陽気が不足し、血液の運行を推動する力が減退すると顔面晄白となり、遅脈が現れる
③脈緊：寒邪の影響により、脈道が収縮、拘急するために現れる（緊脈とは、脈が緊張していて張りつめた感じがあり、縄をよったロープのような状態の脈）。寒邪が人体に侵入すると、寒邪を駆逐す

るために気血が集まるが、寒邪の収斂作用によって気血が凝集鬱滞し閉じこもる状態になる。それが脈状では緊張した状態となって現れる。寒邪が表にあれば浮脈、裏にあれば沈緊。身体のどこかに激痛がある場合や宿食の場合にも緊脈が現れるが、要するに気血や津液が閉じこもり、めぐっていない状態にあることを示している

## [2] 熱

熱に偏っているもの（陽が盛ん、あるいは陰不足）。虚熱（陰の不足）と実熱（熱邪の実）がある。
人体が陽邪（熱邪・風邪・暑邪・火邪）の侵襲を受けた場合、あるいは陽気亢盛（実熱）、陰液不足（虚熱）によって生じる。

証候としては、暑がりで冷えるのを好む。口乾・咽頭の乾き、口渇喜冷飲、発熱し悪寒はない、悪熱、煩熱、潮熱、皮膚の灼熱感、汗が出ても解熱しない、尿の色が濃い。経血の色が鮮紅で多量。排出物（嘔吐物、大便、小便、帯下）の臭いがきつい。痰や鼻汁、帯下などが黄色く粘稠になる。顔面紅潮、頬部の紅潮、目の充血、脈洪・滑・数。紅舌で乾燥傾向。舌苔が白〜黄色（ひどい場合には黒苔）。

幼児など、自分で症状を訴えられない場合は、布団など防寒具を被せたりしてみて、脱ぎたがれば熱に偏っている、と判断できる。

**【問診所見】**
①熱がりで冷えるのを好む：陽熱が偏って盛んになっているために起こる
②口乾・咽頭の乾き、口渇喜冷飲：陰虚津液不足、あるいは熱邪により津液を損傷するために起こる
③発熱し悪寒はない悪熱、煩熱、潮熱、皮膚の灼熱感、汗が出ても解熱しない：陰虚または陽盛にはすべて熱の症状が現れる。たとえば発熱・悪熱・煩熱・潮熱など、悪寒は一般的にない
④顔面紅潮、頬部の紅潮、目の充血、脈洪・滑・数：陽盛となると気血の流れが上昇し、顔面紅潮、目の充血、脈洪・滑・数が起こる
⑤煩躁、手足をばたつかせる：熱が心神を乱す（精神・意識活動面における心の機能の失調）
⑥大便秘結：陽熱により津液を損傷し、腸燥となり腸の伝導機能が失調して起こる
⑦尿の色が濃い：熱が強く津液を損耗するために生じる
⑧痰や鼻汁は黄色で粘稠：陽熱の作用によって津液が薫蒸されると黄色粘稠になる
⑨吐血・衄血：火熱の邪が血絡に影響し、迫血妄行して起こる

**【望診・切診所見】**
①舌質紅降、舌苔黄あるいは白で乾いている：熱証の所見、舌が乾いて津液が少ないのは陰の損傷
②数脈：陽熱が亢進すると、心の鼓動が加速され、血流も速くなるため数脈が現れる。数脈とは、脈拍が速くて一息に五至以上の脈。邪熱が盛んであると、気血の流れが速くなるために数脈となり、しかも力がある。久病で陰虚のものには虚熱が内生するために、脈は数となるが力はない。陽虚外浮（虚陽上浮）して数脈となるものは大にして無力でこれを按ずると広々として空虚な感じがする

## [3] 寒熱錯雑

寒熱錯雑（挟雑）とは、寒と熱が混在しているもののこと。仮象は詳細に観察する必要がある。仮象は特に、四肢、体表、顔色に現れる。顔面紅潮し皮膚表面が熱くても本質は寒の場合もある（真寒仮熱）。逆に皮膚が冷たく四肢厥逆していても本質は熱のこともある（真熱仮寒）。

真熱仮寒は急性の中期・極期に、真寒仮熱は慢性病の末期に出現することがあり、熱傾向でも寒に転化することもあれば、寒傾向のものが熱化することもある。

寒熱は舌診で判断しやすい（**図6-1**）。

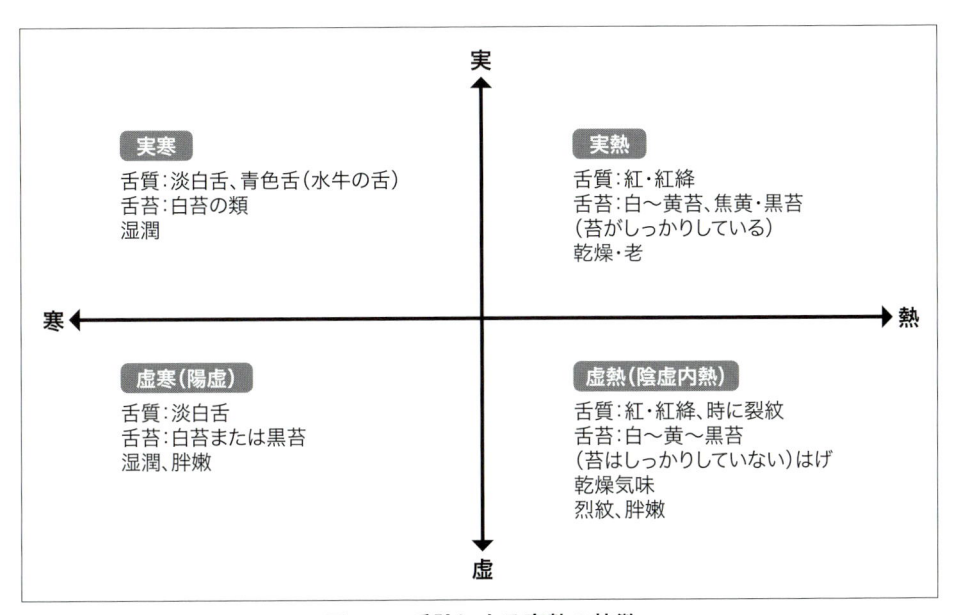

```
                        実
                        ↑

    ┌─実寒─┐              ┌─実熱─┐
    舌質：淡白舌、青色舌（水牛の舌）   舌質：紅・紅絳
    舌苔：白苔の類                舌苔：白〜黄苔、焦黄、黒苔
    湿潤                        （苔がしっかりしている）
                              乾燥・老

 寒 ←──────────────────────→ 熱

    ┌─虚寒（陽虚）─┐            ┌─虚熱（陰虚内熱）─┐
    舌質：淡白舌                舌質：紅・紅絳、時に裂紋
    舌苔：白苔または黒苔         舌苔：白〜黄〜黒苔
    湿潤、胖嫩                  （苔はしっかりしていない）はげ
                              乾燥気味
                              裂紋、胖嫩

                        ↓
                        虚
```

**図6-1　舌診による寒熱の特徴**

## 5　虚実

虚とは正気が弱っていること、実とは邪気が旺盛であることを示す。
虚証、実証、虚実挟雑証についてWHOでは以下のように定義している。

### [1] 虚証

虚証（deficiency pattern / syndrome）とは正気が不足して引き起こされる証候の概称で、陰陽気血の不足も含む。

**北辰会方式**　WHOの定義と同じ。正気の弱りを指す。気一元の立場から、正気の弱りとは、すべて気の弱りと同義である。ゆえに、血虚や精虚といっても、そこには、当然気の弱りが含まれる。ただ、正気の弱りには、その弱っている部位や程度の問題があるので、ランク分けが必要になってくる。一般に、正気の弱りがある場合は、肉体負荷をかけると倦怠疲労感が増悪したり、脈力が弱かったり、舌に力が入らず胖嫩傾向で色褪せが目立つことが多い。その他、背部兪穴や原穴などで虚の反応（膨隆含む）が目立つのも特徴である。

## [2] 実証

実証（excess pattern / syndrome）とは六淫や疫癘の邪、蠱毒のような外邪要因、あるいは痰や水飲、水、湿邪、膿、瘀血や宿食のように、内臓器官の機能不全によって病理産物が蓄積されて引き起こされる証候の概称。

**北辰会方式** 本来正気であったものが、その機能を果たせなくなったものが邪気である。正気の機能を阻害する邪気が存在すれば「実証」として診立てる。正気の弱りがあるところには邪気が発生したり、邪気がそこを攻めやすい傾向がある。気の停滞（気滞）や血の留滞（瘀血、血瘀）、津液の停滞（湿痰、水飲）、外邪の侵襲（六淫の外邪など）など、内生の邪（内風、内熱、内湿、寒痰、寒飲、湿熱、熱痰など）も含め、邪気が存在すれば実証ということになる。虚証の所見がみられない場合は、（健康体でない限り）実証である。虚実挟雑もあるので、虚か実か排反的に選択しないよう注意する。

## [3] 虚実挟雑証

虚実挟雑証（deficiency-excess complex pattern / syndrome）とは、邪気が旺盛となり正気の不足も同時に存在すること。正気と邪気の争いから起こる証候。

**北辰会方式** 正気の弱りもあり、邪気の実も存在するものを虚実挟雑という。虚実挟雑の場合には、正気の虚と邪気の実の程度を明らかにする必要があるため、北辰会方式では「正邪弁証」というフィルターを通して判断している。正気の虚と邪気の実の程度を比較し、どちらが勝っているのか、あるいは同等かを弁別することは、治療指針の決定に大きく関わってくる。

## 6　陰陽

八綱弁証における陰陽とは、表裏（病位）、寒熱（病の性質）、虚実（病の趨勢）の陰陽を明らかにするということであり、それによって病態を立体的に捉えることができるようになる。

たとえば、「浅い位置において、熱に偏っており、しかも実証だ」という場合であれば、浅い位置の熱邪を散らす治療をすれば治せる、ということがわかる。

「深い位置において、冷えており、正気の弱りがかなりきつい」という場合であれば、深い位置を温めてそこに正気が充実してくるような治療をすればよい、ということになる。裏におけるバリエーションもいろいろあるが、裏証は以下の四つに分けられる。

①裏虚熱：たとえば腎陰虚や肝陰虚、肺陰虚など
②裏虚寒：たとえば腎陽虚、脾陽虚、心陽虚、足太陰脾経の経気の虚寒など
③裏実熱：たとえば脾胃湿熱、肝鬱化火、心肝火旺など
④裏実寒：たとえば寒滞肝脈、寒湿犯胃など

さらに、「浅い位置においては冷えて虚してはいるが、深い位置では熱に偏っており邪気の実が中心だ」という場合には、まず、浅い位置を守ってから、深い位置の熱邪を散らす治療をすることもあるが、場合によっては、浅い位置の冷えを無視して深い位置の熱邪を徹底的に散らす治療をしなければならないこともある（標本の問題に関わるので、ここでは割愛する）。

このように、表裏寒熱虚実のおおよその偏りが判明すれば、病位における陰陽、病の性質における陰陽、病の趨勢における陰陽がわかり、全体でのおおよその陰陽のバランスも把握することができる。

八綱陰陽においては、主訴に対する八綱と全体の八綱を見極めることが重要である。問診でのくい違いは整理すれば説明できる。

八綱陰陽を主訴に対して正確に把握するのが最優先であるが、同時に全体（全身）の八綱陰陽も把握しておく必要がある。なぜなら、主訴がごく局所的なものの場合、主訴の八綱と全体の八綱は必ずしも一致するとは限らないからである（詳細は第 5 章「Ⅳ．病因病理チャート図の組み立て方、Step4 主訴に対する八綱と全体の八綱」参照）。

## 7　表裏弁証

表裏弁証（exterior-interior pattern identification / syndrome differentiation）とは、病の位置が表にあるのか裏にあるのか、表面的な部分にあるのか深い部分にあるのか、に基づく証の分類である。

### 表証
表証（exterior pattern / syndrome）とは、身体の外部に外邪が侵襲してくる主に初期段階において起こる証で、急性に発症する特徴がある。悪寒や悪風、発熱、頭痛、身痛、薄苔で浮脈を呈す。

**北辰会方式** 太陽病の場合、脈浮、頭項強痛、悪寒に加え、外関の冷えの左右差、身柱や肺兪の虚の反応、申脈の冷えの左右差、（普段よりも）舌が潤う。衛分証の場合、手背部（特に指先）が温かくなる、咽喉がイガイガしたり痛みを感じたりする、脈浮数、（普段よりも）舌尖の紅がきつい、微悪風（すぐに悪熱に変わる）に加え、内関、労宮の熱と圧痛、舌が普段よりも乾燥傾向になる。

### 裏証
裏証（interior pattern / syndrome）とは、臓腑、気血、骨髄のように身体の内部（裏）に疾病があるものを含む証の概称。

**北辰会方式** 表証がない、ということで裏証ということになる。つまり、前述した表証所見がない、ということである。

### 半表半裏証
半表半裏証（half-exterior half-interior pattern / syndrome）とは、身体の外部（表）と内部（裏）の間に病が位置しているために起こる証で、発熱と悪寒を繰り返したり（往来寒熱）、胸や季肋部が張って詰まった感覚がしたり、口苦、咽乾、吐き気、食欲低下、弦脈を呈するのが特徴である。表と裏の間で、邪気と正気が拮抗している状態で、表の方へ押し返すことができれば悪寒が出て、裏の方へ攻め込まれると悪熱発熱が現れる。表へ行ったり裏へ行ったりするので、往来寒熱となる。

**北辰会方式** 経絡でいうと、病位は少陽経が中心となるので、身体の横側（耳～脇～脇腹）や季肋部において気機が鬱滞している状態である。後渓や足臨泣、天枢、肝兪や胆兪など、少陽枢機に関わる穴所に反応が現れる。

### 表寒証・風寒束表証
表寒証・風寒束表証（exterior cold pattern / syndrome）とは、風寒邪が表に侵襲して起こる証で、微熱とともに悪寒が顕著で、頭痛、身痛、汗が出ない、白薄苔、浮緊脈を呈するのが特徴である。風寒束表証ともいう。

**北辰会方式** いわゆる麻黄湯証である。身柱や肺兪、外関、合谷に実の反応が出る。

### 表熱証・風熱犯表証・風熱襲表証

　表熱証・風熱犯表証・風熱襲表証（exterior heat pattern / syndrome）とは、風熱邪が表を侵襲して起こる証で、微悪風寒を伴う顕著な発熱、頭痛、咽喉痛、発汗と口渇、薄黄苔と数滑脈を呈するのが特徴である。風熱襲表証ともいう。
　[北辰会方式]　いわゆる銀翹散(ぎんぎょうさん)証である。労宮や内関に熱の反応、咽喉部を望診すると鮮紅色である。舌は普段よりも舌尖部の赤味が増し、乾燥気味になる。

### 表虚証

　表虚証（exterior deficiency pattern / syndrome）とは、身体の抵抗力が低下しているときに、風邪が侵襲して起こる表証。悪風し、自汗が続き、発熱、頭痛、白薄苔、浮緩脈を呈するのが特徴である。
　[北辰会方式]　いわゆる桂枝湯(けいしとう)証である。背部上部の腠理が開き、産毛が逆立ち、衣服をまくりあげると悪風する。身柱、肺兪、外関、申脈などに虚の反応が現れやすい。

### 表実証

　表実証（exterior excess pattern / syndrome）とは、発熱、悪寒、頭痛、身癢(しんよう)、実脈あるいは浮緊脈で、無汗を伴う表証。寒邪に侵襲されている体表部分があっても衛気は傷られていない。
　[北辰会方式]　表において正気の弱りなく（衛気は充実しているということ）、外邪だけが侵襲して被さっている状態で、病邪は寒邪に限らず、外湿邪や外熱邪もある。

### 風湿襲表証

　風湿襲表証（pattern / syndrome of wind-dampness assailing the exterior）とは、風湿邪が身体の表位を侵襲することで起こる証。四肢が重怠く、眩暈と頭重がするのが特徴である。
　[北辰会方式]　脈が浮濡を呈し、外関や太淵が発汗弛緩する。脾兪や陰陵泉も実の反応が強くなり虚中の実を呈することもある。舌は普段よりも湿潤することが多い。

### 暑湿襲表証

　暑湿襲表証（pattern / syndrome of summerheat dampness assailing the exterior）とは、暑湿が身体の表を侵襲して起こる証で、発熱、微悪風寒、疲労倦怠感、頭が重く何か被っているような感じがし、顔面がすすけたように汚れ、口渇、心煩、紅舌黄膩苔で数濡脈を呈するのが特徴である。
　[北辰会方式]　内関や労宮、外関に実熱の反応が現れる傾向がある。脈は浮ききるとは限らない。場合によっては洪脈を呈する場合もある。

### 衛表不固証

　衛表不固証（defense-exterior insecurity pattern / syndrome）とは、畏寒、自汗、気短、元気がない、淡白舌、弱脈を特徴とする証。
　[北辰会方式]　営衛不和のこと。衛気が虚して起こることもあれば、衛気が充実していても停滞することで起こる場合もある。また、営気が弱ったために起こる場合もある。身柱や肺兪、外関や申脈が虚の反応を呈す場合が多い。営気の弱りの場合は、三陰交にも注目する。

### 裏寒証

　裏寒証（interior cold pattern / syndrome）とは、臓腑の陽気不足あるいは寒邪が裏に直中、または伝変することにより起こる証で、主に畏寒して四肢厥冷し、顔色が暗く白く、口渇なし、あるいは温かいものを飲みたがり、小便清長、淡白舌、白潤苔で遅沈脈を呈する。
　[北辰会方式]　舌の色が褪せたり、湿潤が強くなったりする。脾腎に関連する穴所が冷えて虚したり、中

脘や脾兪、胃兪などが実の反応を呈すことが多い。
### 裏熱証

裏熱証（interior heat pattern / syndrome）とは、外邪が裏に侵入して熱と化し、熱が盛んになって起こる裏証の一つ。主に発汗を伴う発熱、口渇して水分を欲し、心煩、口苦、尿黄短赤、紅舌黄苔、数洪脈や数弦脈を呈するのが特徴である。

**北辰会方式** 舌は乾燥傾向にある。脈は按じて滑脈を呈することが多い。

### 裏虚証

裏虚証（interior deficiency pattern / syndrome）とは、裏の臓腑の気血陰陽が不足して機能が低下していることによる裏証の一つ。主に気短、話すのが億劫、元気がない、脱力感、動悸、眩暈、耳鳴り、摂食量が減少し、腰が疼き、膝が跛行し、淡白で力のないぶよぶよした舌で弱脈を呈するのが特徴である。

**北辰会方式** 舌に力が入りにくくなり、色褪せが強くなる。脈も按じて無力となり、押し切れやすくなる。ツボも虚の反応を呈す箇所が多くなるのが特徴である。

### 裏実証

裏実証（interior excess pattern / syndrome）は、以下の二つに定義される。

外邪が熱邪に転化し、裏に入って胃腸に結すことで起こる。高熱・煩渇、腹痛と便秘を特徴とする。

**北辰会方式** 脈は有力である。必ずしも高熱になるとは限らず、煩渇も出るとは限らない（これらは裏実熱証の場合にみられる症状である。その場合、粘稠度の高い汗が出て、尿の色が濃くなり、脈も数脈や滑脈あるいは洪脈を呈することが多い）。

痰の停留、瘀血、食滞や寄生虫によって引き起こされる証の概称。

**北辰会方式** "実"とは、邪気の実である。

### 表裏俱寒証

表裏俱寒証（pattern / syndrome of dual exterior and interior cold）とは、寒邪が身体の表裏を同時に侵襲して起こる証で、多くは四肢厥冷して悪寒し、頭痛と身痛、腹部の冷痛、嘔吐と下痢を特徴とし、表裏寒証とも呼ばれる。

**北辰会方式** 寒邪は陽気を傷る力が強いので、衛気で防ぐことができなければ一気に裏にまで侵襲し、太陰（脾）や少陰（腎）の陽気を損傷する。それにより四肢厥冷して悪寒し、腹痛や嘔吐・下痢が起こる。舌は色褪せて湿潤が強くなり、場合によっては胖大で無力になる。脾兪や腎兪、気海兪、大腸兪、膀胱兪、大巨や水道、帰来などに虚寒や硬結の反応が出る。

### 表裏俱熱証

表裏俱熱証（pattern / syndrome of dual exterior and interior heat）とは、表裏両方とも熱証で、表証が解さず熱邪が裏に入ることで起こるか、もしくは、もともと存在していた裏証に加え、新たに温病を感受して表証と重なり合うことによって引き起こされる証。多くは発熱、悪風、頭痛、顔面紅潮、口渇、心煩、あるいは時に譫妄、便秘、尿色が濃い、紅舌で黄乾苔、数実脈で浮脈を呈するのが特徴である。表裏熱証ともいう。

**北辰会方式** 口渇喜冷飲が特徴である。排尿時、尿道が熱く感じたり、尿や大便の臭いが強くなったりする。内関、労宮に実熱の反応が出て、督脈上に熱感が強く現れ、督脈上の穴所に圧痛が出やすくなる傾向がある。

### 表裏俱実証

　表裏俱実証（pattern / syndrome of dual exterior and interior excess）とは、表裏両方とも実証で、多くは汗のない発熱、項の強痛を伴う頭痛、過敏になり、腹部膨満と便秘を特徴とする。

　**北辰会方式**　表実証として表位で気血が鬱滞していると、ブラシで髪を梳く際に頭皮が痛く感じたり、知覚過敏になったりする。脈は浮緊脈で、かつ有力である。身柱、肺兪や外関が実の反応を呈し、時に熱感が強く現れる。

### 表裏俱虚証

　表裏俱虚証（pattern / syndrome of dual exterior and interior deficiency）とは、表裏両方とも虚証のもので、多くは悪風を伴って自汗し、気短（呼吸が浅くなること）、話すのが億劫、摂食量の減少、下痢、淡白舌、弱脈を呈するのが特徴である。

　**北辰会方式**　下痢ではなく便秘になるケースもある。外関や身柱、肺兪が虚の反応を呈し、脈は浮ききらずに緩弱を示す。また脾兪や胃兪、太白や公孫、太渓など臓腑の反応を示す穴所に虚の反応が多くなるのが特徴である。舌に力が入りにくく、色褪せが強くなる。

### 表寒裏熱証・外寒裏熱証

　表寒裏熱証・外寒裏熱証（pattern / syndrome of exterior cold and interior heat）は、以下の二つに定義される。

　寒邪が束表し内熱を押し込める証。主に無汗で悪寒を伴う発熱、頭痛、身痛、心煩、息切れ、胸満、口渇、紅舌で黄色や白色の混在した苔、浮緊脈を呈する。

　**北辰会方式**　大青竜湯証に相当する。高熱が出て、合谷や外関、身柱、肺兪に実の反応が出るのが特徴である。

　本当は裏は熱だが、表は仮寒を示す証。

　**北辰会方式**　真熱仮寒である。寒がったり、厥冷したりしていても、尿の色が濃い、あるいは口渇して冷たいものを欲したり、布団や暖房を嫌うという特徴がある。舌腹の赤味がきついことが特徴である。

### 表熱裏寒証

　表熱裏寒証（pattern / syndrome of exterior heat and interior cold）とは、もともと存在していた陽気の不足が風熱に侵襲されることで増悪した証。発熱、微悪寒、頭痛と身痛、咳嗽、下痢、淡白舌で締まりのない舌、薄黄苔、数浮脈を呈するのが特徴である。

　**北辰会方式**　舌は淡白とは限らず、紅舌であることもある。小便の色が薄いあるいは透明なことが特徴である。下痢も臭いがきつくない、あるいは全く臭わないことが多い。皮膚表面は熱くても、厚着したり暖房を好んだりする傾向がある。

### 表虚裏実証

　表虚裏実証（pattern / syndrome of exterior deficiency and interior excess）とは、外邪が裏に結し、防衛力が低下している証で、悪風や自汗といった外衛不足の徴候が現れ、同時に腹痛や便秘、黄厚苔のような裏実の徴候も現れるのが特徴である。

　**北辰会方式**　外関や身柱、風門、肺兪に虚の反応が現れ、なおかつ脈は浮いてはいても中位〜沈位に滑脈や弦脈など裏実を示す脈を呈す。

### 表実裏虚証

　表実裏虚証（pattern / syndrome of exterior excess and interior deficiency）とは、表実と裏虚が同時

に起こる証で、悪寒、無汗発熱、元気がなく疲労し、息切れ、食欲不振、心悸、白苔で浮脈を呈するのが特徴である。

**北辰会方式** 裏虚の程度が深刻ではない段階である。裏虚が深刻であれば、表において邪正抗争することができないので、脈が浮かなくなる。関節痛や身痛が出たりすることもある。中脘や滑肉門の虚の反応、外関や合谷などの反応に注目する。

#### 内閉外脱証

内閉外脱証（pattern / syndrome of internal block and external collapse）とは、実邪が裏に閉じ込められる一方で正気が脱してしまう証。実邪が裏に閉じ込められると、発熱・咳嗽と喘、あるいは裏急後重して腹痛したり、便秘と尿閉、あるいは胸脇や腹部の激痛が起こる。正気が脱すると、四肢が蒼白になって厥逆し、冷汗が滴り落ち、か弱い呼吸になり、脈がかろうじて触知できるなどの特徴が現れる。

**北辰会方式** 神闕およびその周辺の穴所の反応に注目する。

## 8　寒熱弁証

寒熱弁証（cold-heat pattern identification / syndrome differentiation）とは、寒か熱かを分類することで病の性質を決定する弁証法である。

#### 寒証

寒証（cold pattern / syndrome）とは、外寒邪もしくは体内の陽気の不足によって引き起こされる証の概称。主に悪寒や畏寒、発熱よりも冷痛が目立ち、口渇がなく、色の薄いさらさらした鼻水と鼻汁、小便清長、下痢、顔色が白、淡白舌白苔、緊脈もしくは遅脈を呈するのが特徴である。

**北辰会方式** 排泄物の色が薄いか透明で、臭いがほとんどないか全くない状態で、かつ舌の赤味が薄く湿潤傾向にある場合は「寒証」に偏っていると判断できる。

#### 熱証

熱証（heat pattern / syndrome）とは、外熱邪の侵襲によるか、あるいは陽気の過剰によって起こる証の概称。発熱して悪熱し、冷たいものを欲し、口渇、顔面紅潮、易怒と心煩、黄色く粘稠度の高い痰や鼻汁を出し、尿黄短赤、便秘、紅舌黄苔、数脈を呈するのが特徴である。

**北辰会方式** 排泄物の色が濃く、臭いが強いことが多い。また、舌の赤味が顕著で乾燥傾向にあるものは熱証であると判断できる。数脈傾向で、按じて滑脈のものは内熱である。

#### 寒熱錯雑証

寒熱錯雑証（cold-heat complex pattern / syndrome）とは、身体の上部は熱で下部は寒、上部は寒で下部は熱、表は熱で裏は寒、表は寒で裏は熱、など熱と寒が錯雑していることが特徴の証。

**北辰会方式** 腎陽虚や脾陽虚などの寒証と、心肝火旺や肝火上炎、肺陰虚などの熱証が混在している状態である。風寒邪が束表して、内熱がこもっている状態も寒熱錯雑といえる。本質が熱か寒かは、舌や排泄物の色や臭いによく現れる。

#### 上寒下熱証

上寒下熱証（upper cold and lower heat pattern / syndrome）とは、身体上部に寒の徴候、下部に熱の徴候がある証。

**北辰会方式** 心陽虚や肺陽虚があるか、もしくは下焦に実熱が集まることで上焦が冷える状態で、相当異常な段階といえる。

### 上熱下寒証

上熱下寒証（upper heat and lower cold pattern / syndrome）とは、身体上部に熱の徴候、下部に寒の徴候がある証。

**北辰会方式** いわゆる冷えのぼせ状態である。腹部や背部で上実下虚傾向にある。百会は凹んで熱感があるが、湧泉や照海、公孫など足首から先は冷えている。

### 真寒仮熱証

真寒仮熱証（true cold with false heat pattern / syndrome）とは、裏寒が甚だしく、陽気が体外へ押しやられたことで起こる証。自覚的な発熱状態、煩燥、口渇、咽喉痛と同時に、胸腹部は冷たく、四肢厥逆、小便清長、未消化物のある泄瀉、淡白舌白苔、沈弦脈を特徴とする。

**北辰会方式** 胸や腹は冷たい、とあるが、皮膚表面が発赤して他覚的に熱い場合もある。熱証を呈しながら本質は寒証なので、暖房や防寒具を欲するのが特徴で、口渇があったとしても温かいものを欲する。

### 真熱仮寒証

真熱仮寒証（true heat with false cold pattern / syndrome）とは、熱邪が甚だしく、陽気を裏にこもらせて起こる証。四肢厥冷、悪寒もしくは時に寒戦、意識が弱まり、顔色が暗紫色となるが、他方では胸腹部を触ると高熱があり、口鼻から出る息が熱く、口臭がきつく、息が粗く、口渇が強く、尿黄短赤、紅舌で黄乾苔、数弦脈を呈するのが特徴である。

**北辰会方式** いくら寒がっても暖房や防寒具を嫌うのが特徴。口渇がなくとも冷たいものを摂取したがる傾向がある。

### 熱閉証

熱閉証（heat block pattern / syndrome）とは、熱邪が臓腑や経絡に鬱し、体外への正常な（気の）動きを阻害して起こる証。

**北辰会方式** 熱邪が心包絡に閉じこもると逆伝心包となり意識障害が起こる。舌が赤く乾燥するのが特徴である。意識がなく、舌を出せず、脈も伏して触れにくい場合は、とりあえず湧泉を按圧したり、臍周辺を押さえてみたりするとよい。

### 熱極生風証・熱極動風証

熱極生風証・熱極動風証（pattern / syndrome of extreme heat engendering wind）とは、甚だしい熱邪によって引き起こされる肝風の証候で、高熱が出て、落ち着きがなく、抽搐、角弓反張、意識減弱を伴うのが特徴である。

**北辰会方式** 舌戦や眼戦が出て、内関、太衝、照海などに熱や実の反応が出る。百会は熱感があり、大きく凹むことが多い。

## 9　虚実弁証

虚実弁証（deficiency-excess pattern identification / syndrome differentiation）についてWHOでは、正気と邪気を比較し、どちらが強いかを分類し、病の特性を決定する弁証法と定義している。虚証か

実証か、虚実挟雑証かを弁別する弁証法である。

#### 虚寒証

虚寒証（deficiency cold pattern / syndrome）とは、陽虚証と同じく、陽気の不足によって起こる寒証候。

[北辰会方式] 次項「10　陰陽弁証」の陽虚証を参照。

#### 虚熱証

虚熱証（deficiency heat pattern / syndrome）とは、陰、気血津液の不足によって起こる熱証候。

[北辰会方式] 次項「10　陰陽弁証」の陰虚証を参照。

#### 上盛下虚証

上盛下虚証（upper exuberance and lower deficiency pattern / syndrome）とは、身体の上部では気血や痰が鬱積し、身体の下部では肝腎の陰が不足することを特徴とする証候で、上実下虚と同じである。

[北辰会方式] 舌先の赤味が強く、紅刺紅点が多くなる。心下両脾募で邪が顕著になり、かつ臍下不仁になる。上背部で実の反応が目立ち、腰部以下の穴所は虚の反応が多くみられる。

#### 真虚仮実証

真虚仮実証（true deficiency with false excess pattern / syndrome）とは、本当は虚証であるが、いくつか実証らしき徴候も現れる証候。

[北辰会方式] 脈幅があるようでも按じるとすぐに潰れてしまったり、舌も一見力があるようでも色褪せが強かったりする。

#### 真実仮虚証

真実仮虚証（true excess with false deficiency pattern / syndrome）とは、虚と思われる証候をいくつか示しているが、本質は実である証候。

[北辰会方式] たとえば脈が一見弱く脈幅も少ないようでも、その本質は実証である場合がある。多面的観察をすることでその本質を見抜くことができる。

#### 精気虧虚証

精気虧虚証（essential qi deficiency pattern / syndrome）とは、精気の虚によって起こる証候で、羸痩（るいそう）、眩暈、耳鳴り、身長が低く細身で、動きが緩慢、知能が劣り、不妊、インポテンツ、早漏が特徴である。

[北辰会方式] 女性カルテや男性カルテ（巻末の「付録5　北辰会専用カルテ」参照）で、初潮年齢や精通年齢の情報を得ることで、体質素因として精気の過不足がいかほどかがわかる。腎の反応を示す穴所の反応に注目する。

## 10　陰陽弁証

陰陽弁証（yin-yang pattern identification / syndrome differentiation）とは、陰陽理論に従った証候の分類で、たとえば裏寒虚証は陰に関係し、表熱実証は陽に関係する、というように弁別する弁証法。

#### 陰証

陰証（yin pattern / syndrome）とは、抑止的で、機能が低下し、静的で、症状がはっきり現れない、

あるいは陰性の外邪によって引き起こされる病的状態。また、内側や下部に症状のある裏証・寒証・虚証の集合的用語。
**北辰会方式** 舌は色褪せて力がない、脈力が弱く押し切れやすく、あるいは背部兪穴や原穴などの経穴の虚の反応が目立つ、なども判定基準となる。

### 陽証

陽証（yang pattern / syndrome）とは、興奮性で、機能亢進し、絶えず変化し、はっきりした症状が現れ、あるいは陽性の外邪によって引き起こされる病的状態。また、外側や上部に症状のある表証・熱証・実証の集合的用語。
**北辰会方式** 舌に十分力が入り、脈力があり、押し切れにくく、あるいは背部兪穴や原穴などの経穴の実の反応が目立つ、なども判定基準となる。

### 陰陽失調証

陰陽失調証（pattern / syndrome of yin-yang disharmony）とは、陰陽のバランスが失調したいくつかの証候。
**北辰会方式** 陰に傾き過ぎるか、陽に傾き過ぎるか、太極陰陽の法則から大きく逸脱した状態のことをいう。

### 傷陽証

傷陽証（yang damage pattern / syndrome）とは、裏の陰寒の実や陰性の薬物の過剰使用、過剰な発汗や下痢など、様々な原因から起こる陽の損傷に特徴づけられる証候。畏寒、顔色は青白い、自汗、四肢厥冷や気絶、脈が触れにくくなることがある。
**北辰会方式** 舌の赤味がなくなり色褪せが強くなる。自汗はサラサラとして粘り気がないのが特徴である。

### 傷陰証

傷陰証（yin damage pattern / syndrome）とは、陰への損傷によって特徴づけられる証候で、熱邪の侵襲もしくは熱病の極期において肝腎の陰が損傷されることによって引き起こされる。通常は、微熱、手掌と足底が火照り、羸痩、口渇、顴髎あたりが紅潮し、乾燥した深紅舌、細弱数脈を呈する。
**北辰会方式** 舌に裂紋が入ったり、舌自体が痩せてきたりする。脈は滑で按じて無力になる場合もある。

### 陰虚証

陰虚証（yin deficiency pattern / syndrome）とは、陰液、精の不足によって引き起こされる証候で、陽を抑制することができない状態である。通常は、羸痩、眩暈、耳鳴り、口や喉の乾燥、便秘、色の濃い尿、午後の発熱、顴髎あたりの紅潮、盗汗、紅舌で苔が少なく、細数脈を呈する。漢方医学では、陰虚証は「虚のパターンと合わさる陰のパターン」と理解される。
**北辰会方式** 照海や湧泉、気海、関元、腎兪、胞肓などに虚の反応が出やすい。脈は滑脈で、按じて無力になることもある。

### 陽虚証

陽虚証（yang deficiency pattern / syndrome）とは、陽気が不足し、温煦や推動の力が低下することで引き起こされる証候。寒さに耐えられず、四肢厥冷し、自汗、大便が緩み、小便清長、淡白舌、沈弱脈を呈すのが特徴である。漢方医学では、陽虚証は「実のパターンと合わさる陽のパターン」と理解されている。

**北辰会方式** 舌は湿潤傾向にある。復溜や太渓、腎兪、膀胱兪、胞肓、天井などに冷えと虚の反応がみられる傾向が強い。

### 陰陽両虚証

陰陽両虚証（pattern / syndrome of dual deficiency of yin and yang）とは、臓腑の陰液も陽気もともに不足して起こる証候。通常は、眩暈、耳鳴り、疲労、悪寒と四肢厥冷、もしくは五心煩熱、心悸、腰痛、淡白乾燥舌、数弱脈を呈する。

**北辰会方式** 陰も陽もともに虚している段階で、かなり重篤である。舌は力が入りにくく、脈も押し切れが顕著になってくる。原穴や背部兪穴も虚の反応が多くなり、虚の程度も強い。

### 陰虚内熱証

陰虚内熱証（pattern / syndrome of yin deficiency with internal heat）とは、陰液が不足して起こり、内熱を伴う証候。通常は、微熱が続いたり、午後の潮熱、五心煩熱、顴膠の紅潮、盗汗、口が乾燥して水分を欲し、尿黄短赤、便秘、湿潤のない紅舌、数細脈を呈する。

**北辰会方式** 照海や腎兪、大巨などに反応が出やすい。特に左側に出ることが多い。

### 陰虚火旺証

陰虚火旺証（pattern / syndrome of yin deficiency with effulgent fire）とは、陰液の不足から起こる火旺の証候。心煩、失眠、口や咽喉の乾燥、盗汗、頬の紅潮と遺精、骨蒸潮熱、大便乾燥、大便秘結、尿黄短赤、喀血、衄血、潤いのない紅舌、あるいは舌上に潰瘍ができ、数細脈を呈する。

**北辰会方式** 百会、照海に顕著に反応が出る傾向がある。

### 陰虚陽亢証

陰虚陽亢証（pattern / syndrome of yin deficiency with yang hyperactivity）とは、陰液が不足し陽が亢進する証候。潮熱、盗汗、頬の紅潮、眩暈、目昏、煩燥、失眠、紅舌で苔がなく、数細脈を呈する。

**北辰会方式** 脈は滑大あるいは洪脈で按じて無力を呈する場合もある。

### 陰虚津虧証

陰虚津虧証（pattern / syndrome of yin deficiency with fluid depletion）とは、陰液の不足の証候。ひどい口渇、皮膚の乾燥、目の落ち込み、尿黄短赤、大便乾燥し秘結する、五心煩熱、羸痩、盗汗、紅舌無苔、数細脈を呈する。

**北辰会方式** 舌は乾燥している。

### 陰虚水停証

陰虚水停証（pattern / syndrome of yin deficiency with water retention）とは、陰液不足で水の分泌停止が絡む証候。限局性の四肢浮腫、尿量の減少、咽喉や口の乾燥、五心煩熱、便秘、紅舌無苔、数細脈を呈する。

**北辰会方式** 四肢がむくむと、太渓や照海や公孫など脾腎に関わる穴所の反応が診にくくなる。腹部や背部兪穴の反応が重要になる。背部では腎兪、気海兪、三焦兪、膀胱兪、脾兪など、腹部では天枢、大巨、水道、帰来などの反応を診る。

### 陰虚湿熱証

陰虚湿熱証（pattern / syndrome of yin deficiency and dampness-heat）とは、陰液が不足しているうえに湿熱が邪魔をしている証候。微熱、盗汗、午後に頬が紅潮する、五心煩熱、口苦や口粘、四肢

が重怠い、紅舌で黄薄苔、数細脈を呈する。

**北辰会方式** 小便の色が濃く、泡立つこともある。照海や蠡溝、公孫などに反応が出る。

## 陰虚血瘀証

　陰虚血瘀証（pattern / syndrome of yin deficiency and blood stasis）とは、陰液が不足しているうえに血瘀がある証候で、五心煩熱、咽喉や口の乾燥、午後の微熱、固定性の刺痛、血塊のある暗い色の血痰を喀出し、舌の瘀斑、細渋脈を呈す。

**北辰会方式** 舌下静脈の怒張、照海と三陰交、大巨あたりに反応が出る傾向がある。内踝付近や腰部や下腹部の皮膚が黒ずみ、肌膚甲錯になることもある。

## 陰虚動風証

　陰虚動風証（pattern / syndrome of yin deficiency with stirring wind）とは、陰液の不足が経絡の濡養不足となり、内風をかき立てるときに生じる証で、四肢がひきつり、眩暈を伴い、耳鳴り、顴髎あたりが紅潮し、乾燥した紅舌を特徴とする。

**北辰会方式** 陰虚内熱（虚熱）によって内風が生じる。舌戦や眼瞼が振顫したり、頭揺といって頭部が小刻みに揺れることもある。気海や関元、大巨、照海、腎兪、気海兪など、下焦の穴所が虚の反応や膨隆して虚軟の反応を呈す。舌では無苔傾向となって、裂紋を呈する場合もある。百会の陥凹、熱感が顕著となる。

## 陽虚気滞証

　陽虚気滞証（pattern / syndrome of yang deficiency with qi stagnation）とは、陽気が不足して気の停滞が起こる証候。悪寒、四肢厥冷、顔色が悪く、胸部や脇や腹部の脹痛、腸鳴、泥状便、小便清長、淡白胖大舌、遅沈弱脈を呈する。

**北辰会方式** 脈力の弱さ、押し切れの程度に注意する。気海や関元、中脘などの虚の程度に注目する。

## 陽虚湿阻証

　陽虚湿阻証（pattern / syndrome of yang deficiency with dampness obstruction）とは、陽気が不足することによる気化失調を伴い、湿邪が阻害する証候。悪寒、四肢が重怠い、浮腫、排尿障害、泥状便、食欲減退、腹脹、淡白胖嫩舌で白膩苔もしくは白滑苔、遅沈弱脈を呈する。

**北辰会方式** 雨天前や雨天に症状が増悪したり、全身が重怠くなったりする傾向がある。特に寒冷で湿度の高い日は顕著となる。陰陵泉や陰谷、太溪や復溜、照海、公孫などに顕著な冷えと虚（虚中の実）の反応が出やすい。

## 陽虚水泛証

　陽虚水泛証（pattern / syndrome of yang deficiency with water flood）とは、脾腎の陽気が不足して体内の水が排出されなくなって起こる証候。通常は、全身性浮腫、尿閉、動悸、喘、悪寒して四肢厥冷し、腹脹、水様下痢、胖大舌で白滑苔、遅沈弱脈を呈する。

**北辰会方式** 眩暈や歩行時にふわふわ浮いているような感覚がすることがある。陽池や復溜、大巨、関元、公孫、太白、脾兪、胃兪、腎兪、三焦兪、気海兪、膀胱兪、胞肓などに顕著な虚の反応が出る傾向がある。

## 陽虚痰凝証

　陽虚痰凝証（pattern / syndrome of yang deficiency with congealing phlegm）とは、陽気が虚しているうえに痰が凝集する証候。悪寒、四肢厥冷、眩暈、嗜眠、胸部に圧迫感があり、多量の痰が出る、

肥満、あるいは甲状腺腫、リンパ腺が赤く腫れ、胸にしこりができたり、関節が腫れて曲がりにくくなったり、膩苔や滑苔を呈する。
**北辰会方式** 痰や小便の色は透明もしくは白で、黄色くはならない。豊隆や脾兪、三焦兪などに実あるいは虚中の実の反応が現れ、陽虚を示す虚の所見が腎兪や太渓、復溜、気海、関元、大巨などに現れる。

### 陽虚寒凝証

陽虚寒凝証（pattern / syndrome of yang deficiency with congealing cold）とは、悪寒、四肢厥冷、胸脇痛や腹痛や腰膝痛があり、温めると緩解する。女性では月経が遅れ、月経痛、血塊のある暗い色の経血があり、淡白胖大舌で白滑苔、遅沈脈を呈する証候。
**北辰会方式** 陽気が虚して、著しく温煦機能が低下しているために起こる証候である。小便や鼻水など排泄物は透明。ただし、女性の経血は暗く黒っぽい色が出るのが特徴である。

### 陰血虧虚証

陰血虧虚証（yin-blood depletion pattern / syndrome）とは、羸痩、血色が悪く、微熱、頬の紅潮、四肢の痺れ、眩暈、眼花、心悸、不眠、紅舌で無苔、数細脈を特徴とする証候。
**北辰会方式** 陰血が虚している証候で、脈は滑脈で、按じて無力になる場合もある。

### 陰盛陽衰証

陰盛陽衰証（pattern / syndrome of yin exuberance with yang debilitation）とは、陰寒が盛んなために陽気が虚衰して起こる証候。悪寒、四肢厥冷、小便清長、下痢、もしくは冷痛しているため温めると気持ちよく、淡白舌白苔、遅沈脈を呈す。
**北辰会方式** 小便の出が悪くなった場合、浮腫や腹水が現れる。基本的には陽池や気海、関元、膀胱兪や腎兪、湧泉などに施灸し、場合によっては百会にも施灸し、陽気を高めて陰邪を散らすようにする。

### 陰盛格陽証

陰盛格陽証（pattern / syndrome of exuberant yin repelling yang）とは、内寒が盛んなために、陽気を身体の外方へと追いやり、内においては本質は寒で、外においては仮熱の状態の証候。
**北辰会方式** 真寒仮熱の証候。表面的には熱の所見がみられても、温かいものを欲したり、布団や防寒着を嫌がらない。舌は比較的潤っている。

### 陰損及陽証

陰損及陽証（pattern / syndrome of detriment to yin affecting yang）とは、長期にわたり陰液を消耗し、陽を損傷させて起こる証候。結果的に陰も陽も不足するが、陰の不足が主で、陽の不足は従である。
**北辰会方式** 陰陽両虚の陰虚が中心となる。

### 陽損及陰証

陽損及陰証（pattern / syndrome of detriment to yang affecting yin）とは、長期にわたり陽気を消耗し、陰を損傷させて起こる証候。結果的に陰も陽も不足するが、陽の不足が主で、陰の不足は従である。
**北辰会方式** 陰陽両虚の陽虚が中心となる。気一元の観点から、陰より陽が虚しているほうが重症であると診る。

#### 陰竭陽脱証

陰竭陽脱証（pattern / syndrome of yin exhaustion and yang collapse）とは、陰精が虚して、続いて陽脱が起こる危急の証候。

**北辰会方式** 陽気が脱しないようにしないと絶命するので、臍の反応がポイントとなる。臍は本来くぼんでいるが、正気の虚損が激しくなればなるほど平らとなり、逆に膨隆して凸になると危ない。金の鍉鍼で臍に外射する方法があるが、非常に危険な段階である。

#### 清陽不昇証

清陽不昇証（pattern / syndrome of clear yang failing to ascend）とは、眩暈、眼花、耳鳴り、難聴、悪寒して四肢厥冷を伴い、脱力感と虚弱、食欲不振、水様下痢、淡白舌白苔、緩弱脈を特徴とする証候。

**北辰会方式** 毎食後に眠くなったり、消化に悪いものを摂取すると諸症状がさらに増悪したりする傾向がある。中脘や太白、公孫、脾兪などに虚の反応が出る。

#### 戴陽証

戴陽証（upcast yang pattern / syndrome）とは、下半身には本質である冷えの症状が現れながらも、上半身は仮の熱を現す危急の証候で、顔色は悪いが急に頬が紅潮するのが特徴である。

**北辰会方式** 真寒仮熱であるが、一気に残された陽気が上の外に向かってしまうために、急に紅潮して発汗する。危険な段階である。

#### 亡陰証

亡陰証（yin collapse pattern / syndrome）とは、陰液の消耗によって起こる重篤な証候。口渇、喜冷飲、顔面紅潮、不眠、乾燥舌、数細脈を呈する。

**北辰会方式** 脈は按ずるとすぐに潰れ無力である。舌は萎縮したり、裂紋が深くなってきたりする。

#### 亡陽証・陽脱証

亡陽証・陽脱証（yang collapse pattern / syndrome）とは、陽気の消耗によって起こる重篤な証候で、青白くなり、冷汗、四肢厥冷、淡白湿潤舌、触れにくい脈を呈する。

**北辰会方式** 舌に力が入らなくなってくる。胖嫩傾向。

## III. 気血弁証

気血弁証（qi-blood pattern identification / syndrome differentiation）とは、気と血の状態による証や証候の分類である。気や血の機能が損なわれた状態（病理）における証候と病態を的確に認識し、分類していく。

気と血の関係は、気は血の帥、血は気の母である。気と血は相互依存の関係にあるため、一方に病変が発生すると必ず他方に影響が及び、その結果、気血ともに機能失調に陥る（気血同病、**表 6-2**）。

表6-2　気と血の関係

| 気 | （相互依存） | 血 |
|---|---|---|
| 気が凝集して血を生じる | | 気化して気を生じる |
| 気は血をめぐらせる（推動） | | 気を運搬する |
| 気は血を摂す（固摂） | | 気の外脱を防止する |

### 気虚証

気虚証（qi deficiency pattern / syndrome）とは、息切れ、脱力感、元気がない、自汗、淡白舌、弱脈を特徴とする、内臓器官の機能減退を伴う真気不足の証。気の機能低下により現れる証で、長期にわたる病気や過労、あるいは高齢などの原因により、全身の気が虚することによって起こる場合が多い。

**北辰会方式** 主な症状として、元気がない、全身倦怠無力感、動悸、声に力がない、動くと症状が増悪する、食欲不振、消化不良、泥状便、立ちくらみ、ふらつき、眩暈（頭暈目眩）、呼吸微弱（息切れ）、物を言うのが億劫、舌淡、脈虚無力などを呈す。頭暈目眩について、「暈」とは頭がくらくらすること、「眩」とは目の前が暗くなること、頭がくらくらして目がかすむものをいう。これらに加え、肉体負荷試験（入浴や運動）によって症状が増悪する、背候診や原穴診で虚の反応が顕著になってくる、舌に力が入りにくくなる、胃の気の脈診で押し切れの脈が出現する、など。

### 気陥証

気陥証（qi sinking pattern / syndrome）とは、眩暈、目昏、少気、疲労、脱肛、陰脱、あるいは内臓下垂、白苔のある淡白舌と弱脈を特徴とする、昇挙固摂機能の欠如から起こる証で、気が虚して昇挙無力となり、気が下陥して生じる虚証である。先天不足や労倦による気虚によって起こることが多い。

**北辰会方式** 主な症状としては、子宮脱（子宮下垂）、久瀉（慢性下痢）による脱肛、大便が硬く排便困難による脱肛、その他の内臓下垂（胃下垂の場合、脘腹部の下垂感、腹部の墜脹感）で、これらの証候に気虚症状が加わる。疲労後に悪化するのが特徴である。下腹部（大巨、気海、関元、水道、帰来あたり）の反応や、背部下焦（腎兪、気海兪、膀胱兪、小腸兪、胞肓など）に反応が出やすい。百会に圧痛、あるいは湧泉、天井や曲沢、陰谷や曲泉や委中などの冷え（虚）の反応。脈や舌に気虚所見が現れる。

### 気滞証

気滞証（qi stagnation pattern / syndrome）とは、間歇的な胸脇部や心下部・腹部の膨脹感や痛みを特徴とする、気の停滞から引き起こされる証。ため息やゲップによって軽減することがある。

**北辰会方式** 主な症状は、遊走性の脹痛（あるいは疼痛）、痛みが情緒により増減し、痛む部位も一定していないなどである。人体のある一部分、あるいは経絡、臓腑の気機の流通が障害されて、痛みが生じる。「気行不暢」（気のめぐりがのびやかでない）ということも含め、「不通則痛」（通ぜざればすなわち痛む）がそのメカニズムである。北辰会方式は「気滞病理学説」（気の停滞こそ病を引き起こす原因であるとする説）を重視しており、いかに気を通じさせるかに主眼を置いている。一般的に気滞があると、体表（穴所やその周辺）には冷えの反応として現れる。しかし、その気の鬱滞が強い、あるいは長引くと熱化してくるため、表面は冷えていても奥で熱感を感じるようになる。気の鬱滞してい

る部位を動かしたり伸展させたり、叩打したり、温めて気血の流れをよくして、一時的にでも気の流れが回復すると、痛みが軽減したり消失したりする。その反対に、運動不足などで、同じ姿勢が長時間持続すると、気の停滞が助長され、痛みが増大するのが特徴である。**表6-3**に示したように、督脈上に圧痛が多くみられたり、臍周が緊張しやすくなったりする。脈は硬くなり、痛みが強い場合には必ず弦脈を呈するが、さらに悪化すると伏脈となり触知しにくくなることもある。

**表6-3　気の停滞部位による特徴**

| 部　位 | 症　状 | 腹　診 | 背　部 | 脈 |
|---|---|---|---|---|
| 上焦の前 | 前頭痛や眼痛、鼻痛、胸痛など | 心下〜両脾募や胃土の上部、臍周に邪が顕著に出やすい | 上背部の督脈に圧痛が顕著 | 主に寸口に枯(弦) |
| 上焦の後 | 後頭部痛、項痛、上背部痛など | | | |
| 上焦の横 | 耳痛、こめかみの痛み、側頸部痛、脇痛など | 心下〜両脾募、肝相火、臍周に邪が出やすい | | |
| 中焦 | 胃痛、腹痛、胸脇痛など | 胃土、臍周〜肝相火、天枢あたりの邪 | 八椎下〜懸枢の圧痛が顕著 | 関上に枯(弦) |
| 下焦 | 腰痛、下腹部痛、下肢痛など | 天枢、臍下丹田、少腹部、肝相火の下部に邪 | 命門〜十七椎下の圧痛が顕著 | 尺中に枯(弦) |

### 気逆証

　気逆証（qi counterflow pattern / syndrome）とは、気が異常に上昇するときに出現する証で、咳や喘、悪心、嘔吐、噦（しゃっくり）、噯気、場合によっては吐血、あるいは少腹部から胸や咽へ膨脹と圧迫を伴うガスが上昇する感覚、頭痛や眩暈が現れる。気機の昇降失調により気が上逆して起こる証。肺気、胃気、肝気の上逆を指すことが多い。詳細は、後述の「Ⅴ．臓腑弁証」を参照。

　**北辰会方式**　舌尖の赤味が増し、舌尖部の紅刺や紅点が顕著になる。百会の反応が拡大し、夢分流腹診では心下〜脾募に邪（緊張）が増し、大巨や臍下が虚軟となる。背部では上背部に実や圧痛、熱感が顕著になる一方、下焦の穴所が虚を呈する。脈では、寸口部と尺位のアンバランスが顕著になることが多い。

　以上、四つの証については**表6-4**にまとめた。

### 気閉証

　気閉証（qi block pattern / syndrome）とは、精神不安、牙関緊急、四肢攣縮を伴って突然意識がなくなったり、胸腹部が疝痛したり、突然呼吸促迫してチアノーゼを呈したり、大便貯留や排尿閉止するのが特徴の証。

　**北辰会方式**　風火痰瘀などの邪気が清竅を閉塞するために発症する。手を固く握りしめ、歯をくいしばるのが特徴である。脈は必ずしも大きくならない(伏脈として触れないことがある)。百会や湧泉に反応が出る。臍周の緊張。手十井穴や人中を治療点として使うこともある。

### 気脱証

　気脱証（qi collapse pattern / syndrome）とは、多汗、顔色が蒼白、唇が青紫色、手足厥冷、微弱な呼吸、時に失禁、淡白舌、ほとんど触知できないくらい弱い脈を伴った昏厥あるいは突然の意識喪失

## 表6-4　気虚証・気陥証・気滞証・気逆証の特徴と症状

|  | 気虚証 | 気陥証 | 気滞証 | 気逆証 |
|---|---|---|---|---|
| 特徴 | 臓腑の機能低下 | 子宮あるいはその他の臓器の下垂 | 原因や気滞を起こしている部位の違いによって種々の症状を呈する | 肺気、胃気、肝気の上逆 |
| 一般症状 | 眩暈、呼吸微弱、無気力、疲労倦怠、自汗、活動時に諸症状悪化、懶言[*1] | 腹部の墜脹感、脱肛 | 悶脹・疼痛（遊走性の痛み） | 咳嗽・喘息（肺気上逆）、呃逆[*2]（胃気上逆）、噯気（ゲップ）、悪心、嘔吐、頭痛・眩暈、昏厥[*3]、吐血（肝気上逆） |
| 舌 | 嫩傾向 || 嫩～老 ||
| 脈 | 弱くなる、虚（無力） || 実（有力）のことが多いが、脈幅は小さいケースもある ||
| 穴所 | ・虚の反応を示す穴所が増え、その反応も顕著になる<br>・臍下部を中心に虚の反応が出る || 実の反応が中心 ||
| | || 督脈上の圧痛箇所や圧痛の強さが増す | 上実下虚（上焦部は実、下焦部は虚の反応） |

*1：話すのが億劫であること。
*2：しゃっくりのこと。
*3：突然倒れ、手足が冷たく人事不省となること。

が特徴の証。

**北辰会方式**　手指をだらりと力なく広げた状態で、臍に温灸や金の鍉鍼を外斜し、場合によっては湧泉を温補したり、人中に刺鍼し、脈力脈幅が出るかどうかを確認する。同時に、舌の色褪せや顔面気色が変化するかにも注意する。

### 気機失調証

気機失調証（disordered qi movement pattern / syndrome）とは、気滞、気逆、気陥、気閉、気脱など、気の動きの障害に基づく証の概称。

### 気機不利証

気機不利証（inhibited qi movement pattern/syndrome）とは、気の流れが遅くなったり妨げられたり、流れなくなって臓腑や経絡経穴の機能が低下したときに現れる証。ため息ばかりつき、気分の落ち込みと弦脈と連動して、圧迫感や膨脹感、痛みを特徴とする。

**北辰会方式**　気機の不利が起こっている部位の経脈上や穴所の表面は冷えることが多い。顕著な場合は、虚軟となり、弛緩度合いが増す。軽度の気機不利であれば、運動したり、入浴したり、気分がポジティブになることで反応が軽減したり消失する傾向がある。ある経絡の気の流れが著しく悪くなっている場合、「〜経の経気不利」という言い方をする。その経絡上に痛みや痺れが出やすくなる。井穴診や原穴診、切経でどの経絡の経気不利かを判断する。

### 気機鬱滞証

気機鬱滞証（stagnant qi movement pattern / syndrome）とは、気の流れの停滞によって引き起こされる証で、ため息、抑鬱感、弦脈を伴う不安感、膨満感、痛みが特徴である。

**北辰会方式** 臍周が冷えて緊張し、肝兪や胆兪、心兪、太衝、内関などに実や虚中の実の反応を呈す傾向がある。

### 気鬱証

気鬱証（qi depression pattern / syndrome；qi stagnation pattern / syndrome）とは、気滞証と同様に、胸中に膨満感、季肋部痛、過敏症、イライラしやすい、食欲不振、月経不順を特徴とする証。

**北辰会方式** 四肢厥冷する場合も多い。臍周が冷えて緊張し、肝兪や胆兪、心兪、太衝、合谷、内関などに実や虚中の実の反応を呈す傾向がある。舌は淡紅〜淡白（決して紅舌とも限らない）、顔面気色では白抜けしていたり血色の悪いエリアが増えたりする。

### 気鬱化火証

気鬱化火証（pattern / syndrome of depressed qi transforming into fire；pattern / syndrome of stagnated qi transforming into fire）とは、鬱滞した気が火に変わる証。精神抑鬱、過敏症、イライラしやすい、胸の膨満感と灼痛、紅舌黄苔を特徴とする証。

**北辰会方式** 百会や内関、神道、膻中などに熱感を伴った圧痛が出ることが多い。

### 寒凝気滞証

寒凝気滞証（pattern / syndrome of congealing cold with qi stagnation）とは、寒邪が気の流れや気化を阻害して起こる証で、身痛、頭痛、頸痛、頸部強直、背部痛、腰痛、冷えを伴う心窩部痛や腹痛、四肢関節痛など、様々な痛みを特徴とする。

**北辰会方式** 外邪としての寒邪が侵襲し、その凝集収斂作用によって起こる気滞の場合は、寒邪を駆邪すればよい。申脈や後渓や合谷、大巨などに反応が出る。内寒の場合は、関係する臓腑を示す穴所に冷え（虚あるいは実）の反応が出る。

### 中気下陥証

中気下陥証（sunken middle qi pattern / syndrome）とは、上腹部や腹部の下垂感、継続する腹瀉、時に直腸の脱垂や内臓下垂を特徴とする証。

**北辰会方式** 中脘や下脘、太白や公孫、脾兪や胃兪（意舎や胃倉）など脾胃に関する穴所に虚の反応が顕著に現れる。

### 気虚不摂証

気虚不摂証（pattern / syndrome of qi deficiency with failure to constrain）とは、気虚が進み、津液を推動できなくなった場合に現れる証で、精漏、尿失禁、自汗、出血、顔色に艶なく、脱力感があり、力がなくなり、淡白胖大舌で弱脈を特徴とする。

**北辰会方式** 気虚証の体表所見に準じる。脈が滑脈を呈し、按じて無力を呈する場合もある。

### 気虚発熱証

気虚発熱証（qi deficiency fever pattern / syndrome）とは、微熱が続き、肉体酷使によって増悪する証で、疲労や力が入らない、息切れ、淡白舌、弱脈が現れる。

**北辰会方式** 気虚証の体表所見に準じる。脈診では押し切れたり、舌も胖大を呈すこともある。太白や太渓、中脘、気海など、全身の気の盛衰の反応が現れる穴所に虚の反応が現れることが多い。

### 気虚湿阻証

気虚湿阻証（pattern / syndrome of qi deficiency with dampness obstruction）とは、元気がない、脱力感、摂食減少、息切れ、頭重感や身重感、腹脹、下痢、濡脈で弱脈を呈す証。

**北辰会方式** 気虚証の体表所見に準じるが、舌は湿潤あるいは胖大を呈す。

### 気虚水停証

　気虚水停証（pattern / syndrome of qi deficiency with water retention）とは、四肢浮腫、排尿困難、頭重感と身重感、胸部や上腹部や腹部の膨満感・痛み・圧迫感、淡白舌白滑苔を特徴とする証。

**北辰会方式** 気虚の所見に加え、水湿が停滞したときの所見がみられる。舌が湿潤傾向となり色褪せや胖嫩傾向となる。脈では滑脈や脈幅が大きくても、脈力が乏しかったり、軽い按圧で潰れてしまったりする傾向がある。

### 気虚外感証

　気虚外感証（pattern / syndrome of qi deficiency with external contraction）とは、悪寒、発熱、自汗、頭痛、鼻閉、声に力がない、倦怠感、力が入らない、息切れを特徴とする証。

**北辰会方式** 繰り返し外邪の影響を受ける。気虚所見に加え、脈は弱く浮ききらないことがあり、陶道〜身柱の冷えが強く、風門や肺兪の虚が顕著。

### 気陰両虚証・気陰虧虚証

　気陰両虚証・気陰虧虚証（pattern / syndrome of dual deficiency of qi and yin）とは、元気がない、力が入らない、息切れ、話すのが億劫、咽や口の乾き、激しい口渇、午後に顴髎あたりが紅潮し、小便排出量の減少、便秘、羸痩、舌苔少なく乾燥、虚脈を特徴とする証。

**北辰会方式** 気虚と陰虚が同時に存在しているため、体表所見も気虚と陰虚の両方の特徴がみられる。脈では力が弱いのが特徴であるが、陰虚の場合に滑脈を呈することがあり、有力だと感じてしまうことがあるので、要注意。

### 血虚証

　血虚証（blood deficiency pattern / syndrome）とは、口唇や爪や顔肌の色が青ざめて血色が悪い、ふらふらする（眩暈）、目のかすみ、動悸、四肢の感覚麻痺や細脈を特徴とする証。

**北辰会方式** 瞼（眼瞼結膜）の血色が白くなり、血虚の程度が強くなると、耳介も白くなる。筋肉がひきつりやすくなるのも血虚の特徴である。三陰交や血海、太白や公孫などに虚の反応や左右差が出てくる傾向がある。舌腹が色褪せ、血虚が進むと、舌下静脈の色が薄く透明に近くなる。

### 血虚挟瘀証

　血虚挟瘀証（pattern / syndrome of blood deficiency complicated by stasis）とは、顔肌の色が青ざめて血色が悪い、ふらふらする（眩暈）、目昏、動悸、夢や睡眠障害、固定性の刺痛、経血が少なく暗紫色の血塊が出る、痛経や閉経、舌は紫舌や紫色の瘀斑の出現、細く不安定な脈を特徴とする証。

**北辰会方式** 血虚による瘀血（血虚血瘀）の証なので、血虚および瘀血の所見がみられるのが特徴である。膈兪、三陰交や血海などに虚中の実などの反応が出る。

### 血虚寒凝証

　血虚寒凝証（pattern / syndrome of blood deficiency and congealing cold）とは、顔色や肌の色が紫がかり、眩暈、目昏、口唇や舌が暗紫色になり、手足が厥冷し、局部的な厥冷、痛み、感覚麻痺が起こり、月経が遅れて暗い色の経血や血塊が出るが経血量は少なく、痛経や閉経が特徴の証。

**北辰会方式** 舌や顔色が紫色になるだけでなく、爪も紫色になり、気血の戻りが悪くなる。舌は舌腹の色褪せが強く出たり、舌背は湿潤傾向にある。経穴にも、血虚所見のみならず、陽虚としての特徴的な反応が現れる。

### 血虚風燥証

血虚風燥証（pattern / syndrome of blood deficiency and wind-dryness）とは、あかぎれ（亀裂開裂口）のある乾燥、ざらざらして痒く、しなびた皮膚になり、髪に艶なく抜ける、体表の知覚鈍麻、手足の筋肉の収縮、肌や顔色に艶なく、爪が青白く、眩暈や目昏が起こり、淡白舌、細脈を特徴とする証。

**北辰会方式** 舌は乾燥傾向にある。天枢や大巨や気海、関元あたりの邪、あるいは臍下虚軟。三陰交や太衝などに虚あるいは虚中の実の反応が現れる。

### 血虚生風証

血虚生風証（pattern / syndrome of blood deficiency engendering wind）とは、滋養する力を奪う血虚に特徴づけられる肝風の証で、知覚麻痺や振顫、手足のひきつり、瘙痒、眩暈、光沢のない爪、淡白舌と細弱脈を特徴とする。

**北辰会方式** 太衝、気海や関元、百会の反応に注目する。

### 瘀血証

瘀血証（blood stasis pattern / syndrome）とは、うっすらと皮膚が紫色に変色したり、刺痛や圧痛を伴う腹部腫塊、あるいは血塊を伴う暗紫色の出血や、暗紫舌、細く不安定で不規則な脈を呈したりするのが特徴の証。

**北辰会方式** 皮膚に細絡が多くみられたり、舌下静脈の怒張が顕著になったり、舌に瘀斑が現れたり、皮膚が黒ずみ肌膚甲錯を呈すこともある。三陰交や膈兪、血海、足臨泣に実の反応が現れる傾向がある。少（小）腹硬満や少腹急結も血瘀の反応である有形の邪となると「瘀血」になるが、瘀血に至るとこれらの所見も顕著に現れる。瘀血証の主な症状を**表 6-5**に示す。中医学の疼痛に対する考え方は、「通ずれば則ち痛まず、不通なれば則ち痛む」といわれており、経絡系統の滞りが疼痛を発生させると考える。経絡系統を渋滞させるのが、気血津液の異常代謝物である気滞・血瘀・瘀血・痰飲である。望診、問診、切診の所見と病理について**表 6-6**に示す。

**表 6-5 瘀血証の主な症状**

| 主な症状 | 症状の特徴 |
|---|---|
| 疼痛 | 針で刺されるような痛み（刺痛）、拒按、固定痛、夜間やじっとして動かないでいると経絡の運行が低下して痛みが増す |
| 出血 | ・瘀血が血脈を塞ぐため、血液が脈管を循行できずに外にあふれる<br>・慢性的に反復する。血色は紫暗色で、悪化するとタール様の血塊を伴う<br>・出血は瘀血以外に、脾気虚による統血不足や血熱なども原因となって起こる |
| 腫塊（しこり） | ・瘀血によるものは固定して移動しない。気滞によるものは移動しやすい<br>・押圧すると強い痛みがある |
| 変色など | ・顔は黒ずみ、唇や爪がチアノーゼ状になる<br>・皮膚は青紫色を帯びたり黒ずんだりする<br>・肌膚甲錯（さめ肌）になる |

表6-6　血瘀証の望診・問診・切診の所見と病理

| 望診所見 | 病理 |
|---|---|
| 皮下出血が目立つ、顔色や口唇が黒い、細絡（小さな静脈の浮き）、静脈が浮き、色調青紫、唇や爪の青紫色、舌の暗紫色、瘀斑や瘀点、舌下静脈の怒張、細絡 | 血が血脈を阻滞するため |

| 問診所見 | 病理 |
|---|---|
| 疼痛（固定性の刺痛・ちくちくする、夜間に増悪する） | 血瘀が生じると滞るため固定痛が起こり、夜は陰の作用が強くなり、停滞しやすくなるため夜間痛を生じる |
| 動かすと痛みが悪化 | 気滞と違い、気を循らせても瘀血が停滞している場合、動かすと痛みが増す |
| 腫塊・血塊 | 血が集積し、気血が通利しなくなり、腫塊が形成される |
| 出血・月経痛（刺痛） | 血が衝脈任脈などを阻滞し、月経の変調や暗色の経血塊を形成する |

| 切診所見 | 病理 |
|---|---|
| 細渋脈・結代脈 | 瘀血が経脈を阻滞し、気血の運行が渋ってのびやかでなくなる |
| 肌膚甲錯 | 皮膚が濡潤されないため |
| 少腹部や小腹部の痛み（少腹急結）・小腹硬満 | 血瘀や瘀血が血室、下焦の経絡に阻滞して起こる |

### 血熱証

　血熱証（blood heat pattern / syndrome）とは、熱邪が血分に入って起こり、発熱、鼻出血、吐血、喀血、血便、皮膚発疹、月経周期が早まり、おびただしい量の鮮紅色の経血が出て、イライラし、時に精神錯乱や痙攣発作、深絳舌、数弦脈を現す証。

　北辰会方式　発熱は夜中にひどくなり、口乾を訴えても飲み物を飲みたがらない。出血症状は、歯茎や目や耳、内臓からも起こる場合がある。WHOでは発疹と定義されているが、盛り上がらない「斑」の状態で出ることが多く、皮下出血もみられることがある。膈兪、血海、三陰交に実や虚中の実の反応、熱感や左右差が顕著に現れる。章門や大巨〜水道〜帰来あたりにも邪（緊張や熱感）が出現する。

　血熱証の出血には、次の二つがある。

- 外感熱病の病因病理は、「熱邪を感受 → 熱邪が血分にまで侵入 → 血脈を灼傷 → 出血」となる
- 内傷雑病の病因病理は、「悩みや怒りなどの鬱積 → 心気や肝気鬱結 → 気鬱化火 → 火熱が血脈を灼傷 → 出血」となる

### 血脱証

　血脱証（blood collapse pattern / syndrome）とは、急性の大量出血が原因で現れる危険な証で、蒼白になり、眩暈、動悸、弱々しい呼吸と気短、手足厥冷、時に精神錯乱することもあり、淡白舌、芤脈や触知しにくい脈を呈す。

　北辰会方式　大量出血や慢性的な出血によって、血虚がさらに進んだ危険な状態の証である。脈が全く触れず、意識が薄れ、舌も出せないことがあるので、その場合には、神闕に金の鍉鍼をかざしたり（外射法）、湧泉を按圧したり刺鍼して意識を戻す。また、場合によっては百会に施灸して陽気を高める。

#### 蓄血証

　蓄血証（blood amassment pattern / syndrome）とは、経穴や、ある部位に蓄積された血が停滞することによって現れる証。胞宮（の蓄血証）の場合、下腹部の膨満と痛み、悪寒発熱、夜になると譫語したりほかの精神障害を起こしたりするのが特徴である。中焦（の蓄血証）の場合は、上腹部を触れると痛く、圧痛があるのが特徴である。

> **北辰会方式** 気滞血瘀や瘀血証の範疇と捉えている。治療法もそれらに準じる。

　ここで、血虚・血瘀・血熱・血寒（血虚寒凝）の特徴や症状の違いについて**表6-7**に示す。

**表6-7 血虚・血瘀・血熱・血寒（血虚寒凝）の分類表**

|  | 血　虚 | 血　瘀 | 血　熱 | 血　寒 |
|---|---|---|---|---|
| 特徴 | 血の不足 | 血の滞り | 血分に熱 | 寒凝気滞 |
| 一般症状 | 眩暈、顔色が悪い（蒼白あるいは萎黄）、唇や爪の色が薄い、心悸、不眠、手足のしびれ、月経失調 | 疼痛（刺痛）、出血（血塊）、腫塊、顔色・唇が青紫、皮膚がカサカサする（肌膚甲錯） | 発熱（夜に盛んになる）、口が乾燥（飲水は欲せず）、心煩して躁狂、吐血・衄血・血尿・皮下出血・月経過多 | 手足の疼痛、チアノーゼ、少腹冷痛、四肢の冷え、月経色紫暗、血塊 |
| 舌 | 淡白 | 紫暗・舌下静脈怒張や瘀斑 | （紅）絳 | 淡暗、苔白 |
| 脈 | 細 | 渋 | 弦・細・数 | 遅・渋 |

#### 気滞血瘀証

　気滞血瘀証（pattern / syndrome of qi stagnation and blood stasis）とは、胸、季肋部、心窩部、腹部の遊走性の痛みまたは刺痛があり、腫塊がある場合もある。紫舌あるいは紫色の点刺舌、弦や渋脈を呈するのが特徴の証。

> **北辰会方式** 月経時に血塊が出る、少腹部に急結や硬満、舌下静脈の怒張、皮膚に細絡などがみられ、三陰交や足臨泣、膈兪などに反応が現れる傾向にある。臨床上、精神的抑鬱やプレッシャーから起こる肝鬱気滞によって血瘀に至るケースが多く、その場合、肝兪や胆兪、太衝、内関、臍周の緊張や肝相火に緊張がみられることが多い。気滞血瘀にも程度の差があるが、ひどい場合には、女性では早期閉経に至ることもある。また痛経は、気の停滞が起こりやすい部位で発症する。

#### 気血両虚証

　気血両虚証（pattern / syndrome of dual deficiency of qi and blood）とは、元気がない、力が入らない、息切れ、顔色蒼白あるいは萎黄、眩暈、目のかすみ、唇や爪の色褪せ、動悸、失眠、淡白舌、弱脈を呈す証。

> **北辰会方式** 気血両虚が甚だしくなると、舌に力が入らなくなり、耳介が白くなる。ツボの反応も虚や虚中の実の反応が多くなる。脈力が弱くなり、押し切れやすくなる。

　気血両虚証の病因病理には次の三つがある。
- 久病による気血の損耗
- 出血による血と気の消耗

- 気虚による血の生成不能

また、気滞血瘀と気血両虚の違いについては表6-8の通り。

**表6-8 気滞血瘀と気血両虚の分類表**

|  | 気滞血瘀 | 気血両虚 |
|---|---|---|
| 特徴 | 気機鬱滞により血の運行が失調 | 気虚＋血虚 |
| 一般症状 | 胸脇脹悶・疼痛が放散する・イライラ・月経前に乳房脹痛＋痞塊・刺痛（拒按）・閉経・月経痛（経血は紫暗色で血塊を伴う） | 心悸・不眠、眩暈・呼吸微弱・無気力・疲労倦怠・自汗・活動時に悪化、顔色蒼白あるいは萎黄、舌や唇、爪の色が薄い |
| 舌 | 紫暗・瘀斑 | 淡 |
| 脈 | 弦濇渋 | 細弱（無力） |

### 気血失調証

気血失調証（qi-blood disharmony pattern / syndrome）とは、気と血が不調和となって相互に濡養したり補完し合うことができなくなることによって起こる証で、多くの場合、持続痛、気の逆流（厥）、月経不調や慢性出血に関係する。

**北辰会方式** 気不摂血や気の疏泄過多による出血などに相当するものの範疇である。慢性出血の場合、舌や顔面気色での血虚所見と、脈力をよく判断して虚の程度を知ることが重要となる。疏泄過多による出血の場合は、陰虚火旺なのか、実熱（実火）によるものなのか、虚実の弁別が重要である。

### 気虚血瘀証

気虚血瘀証（pattern / syndrome of qi deficiency with blood stasis）とは、気虚によって引き起こされる血瘀の証で、憂鬱で顔色蒼白、息切れ、局部的刺痛、紫舌あるいは瘀斑、沈渋脈を呈するのが特徴である。

**北辰会方式** 気虚と瘀血の両所見が現れている。

### 気随血脱証

気随血脱証（pattern / syndrome of qi collapse following bleeding）とは、顔色蒼白、四肢厥冷、多汗、弱い呼吸、時に呼吸停止に至ることもあり、脈が触れにくくなったり、なかが空虚で根のない大きな脈を呈するのが特徴の証。

**北辰会方式** 舌色が白く、色褪せが強くなる。特に舌腹部の色褪せが顕著になる。眼瞼結膜が白くなったり、耳介まで白くなると血虚が相当進んでいる。脊中や脾兪、命門や神闕、湧泉、場合によっては百会の反応に注目する。それらが治療点にもなり得る。

### 気不摂血証

気不摂血証（pattern / syndrome of qi failing to control the blood）とは、便血、（目や鼻や耳などの）孔からの出血、歯齦出血、血尿や月経過多、元気がない、力が入らない、息切れ、話すのが億劫、顔色に膏沢がなく、淡白舌で弱脈を呈するのが特徴の証。

**北辰会方式** 出血がどこかで起こっている場合、舌に出血斑が現れたり、部分的に鮮紅色が顕著になることが多い。出血が多過ぎて血虚に至ると舌の色が薄くなっていく。

# IV. 津液弁証

　津液弁証（fluid-humor pattern identification / syndrome differentiation）とは、体液の状態による証や証候の分類。津液機能が損なわれた状態（病理）における証候と病態を的確に認識し、分類していく。

### 痰証
　痰証（phlegm pattern / syndrome）とは、咳嗽、呼吸困難で痰が多かったり、吐き気、嘔吐、眩暈を伴う、あるいは腫瘍や結節を形成することを特徴とする証グループの概括的名称。
　**北辰会方式**　苔が厚くなり、豊隆や脾兪、膈兪などに実の反応を呈す傾向にある。

### 飲証
　飲証（fluid retention pattern / syndrome）とは、眩暈、胸郭部や心窩部の痞え感、透明の液体を嘔吐し、滑苔で弦脈を特徴とする証。
　**北辰会方式**　舌の湿潤が顕著。

### 水停証
　水停証（water retention pattern / syndrome）とは、浮腫、尿量減少、腹水を伴うこともあり、胖嫩淡白舌で白滑苔があり、濡緩脈を特徴とする証。
　**北辰会方式**　照海や陰陵泉、脾兪、三焦兪、腎兪、気海兪など津液代謝に関わる肺・脾・腎の反応を示す穴所が、実や虚の反応、あるいは膨隆しているにもかかわらず、その奥は弛緩しているような反応を呈す傾向がある。

### 液脱証
　液脱証（humor collapse pattern / syndrome）とは、口唇が乾燥して皸裂したり、皮膚が枯燥したり、目の落ち込み、耳鳴り、尿量減少、大便乾結、全く湿潤していない紅舌、細弱脈を特徴とする、津液欠乏の著しい証。
　**北辰会方式**　発汗できなくなり、血もどろつくために血瘀となり、陰虚、血虚、気虚も絡んでいる段階で、胃の気の存亡に関わる段階である。ひどい場合には、舌が萎縮し、前に出すことすらできなくなる。脾胃の機能を高められるかどうかがポイントである。

### 津液虧虚証・津液虧損証
　津液虧虚証・津液虧損証（fluid-humor deficiency pattern / syndrome）とは、口や喉が乾燥し、口唇が乾燥して皸裂し、口渇して水分を欲し、尿量減少、便秘、潤いを欠いた紅舌、細数脈を特徴とする証。
　**北辰会方式**　津脱証に至る手前の段階で、虚熱証が顕著な段階。照海や公孫、気海、関元、腎兪、気海兪、膀胱兪、三焦兪、脾兪など、腎陰や脾陰の反応が現れやすい穴所の反応に注目。照海や腎兪などは左側に反応が出る傾向にある。特に腹部では、左大巨あたりに反応が出やすい。

### 津気虧虚証
　津気虧虚証（fluid-qi deficiency pattern / syndrome）とは、元気がない、気短、煩渇、皮膚の乾燥、乾燥した苔のある紅舌、細弱脈を特徴とする、津液も気もともに虚すことによる証。
　**北辰会方式**　気虚所見に加え、陰虚傾向を示す所見も混在する。舌や口唇も乾燥傾向を示す。

### 気滞水停証

　気滞水停証（pattern / syndrome of qi stagnation with water retention）とは、四肢浮腫、尿量減少、頭重感や身重感、胸や心窩部や上腹部の張悶や竄痛、白滑苔の淡白舌、弦脈や緩脈を特徴とする証。

　北辰会方式 　竄痛とは、繰り返し起こる痛みで部位がコロコロ変わるものをいう。臍周が冷えて緊張していたり、夢分流腹診の肝相火の緊張が顕著で、合谷や太衝など気滞を示す穴所に左右差が顕著に現れることが多い。津液が停滞している反応として、脾兪や三焦兪、腎兪、陰陵泉、復溜や照海などに実や虚中の実などの反応が現れやすい。

### 飲停胸脇証

　飲停胸脇証（pattern / syndrome of fluid retention in the chest and hypochondrium）とは、胸脇痛を特徴とする証で、身体をひねる動作や呼吸、咳によってさらに増悪する。胸部の張り、胸部圧迫感、息切れに関連し、白滑苔で弦脈を呈する。

　北辰会方式 　いわゆる「懸飲」に相当する。心窩部が硬く痞え、痰が多く出たりからんだりし、呼吸が苦しくて横臥できない（起坐呼吸）。内関や肺兪、膈兪、膻中、大包～章門あたりの反応に注意する。

### 風水相搏証

　風水相搏証（pattern / syndrome of mutual contention of wind and water）とは、風邪が肺を侵襲し、宣発粛降が失調して発症する。皮下に水が異常に蓄積して、頭顔の浮腫が急性に発症し、やがて全身性となる。悪寒、発熱、汗が出ない、尿量減少、白薄苔で浮脈が特徴である。

　北辰会方式 　いわゆる「溢飲」（風水）のこと。外邪が関与しているので、肺兪や風門、外関に左右差が現れやすい。陰陵泉や陰谷、滑肉門や梁門などにも反応が出やすい傾向にある。脈は必ずしも浮いているとは限らない。越婢加朮湯証のように沈脈の場合もあり得る。

## V. 臓腑弁証

　WHOでは、臓腑弁証（visceral pattern identification / syndrome differentiation）とは、臓腑の病理変化による証の分類（categorization of patterns / syndromes according to the pathological changes of viscera and bowels）と定義しているが、臓腑と経絡は一体であるので、北辰会方式では「臓腑経絡弁証」として、各臓腑経絡の病証を弁別している。

### 1　心病弁証

　心病弁証（heart diseases pattern identification / syndrome differentiation）とは、心の臓の疾病に関する臓腑の証の分類のことである。

#### 心気虚証・心気不足証・心気虧虚証

　心気虚証・心気不足証・心気虧虚証（heart qi deficiency pattern / syndrome）とは、心悸、息切れ、元気が出ない、自汗、青白い舌や淡白舌、弱脈や不整脈を特徴とする証。

　北辰会方式 　神門、霊道、陽池、心兪、厥陰兪、神堂に虚の反応がみられる。特に心兪は、左よりも右に虚の反応が出れば出るほど心気虚の程度がひどく、器質的に異常を起こしていることが多いので要

注意である。

### 心血虚証・心血不足証・心血虧虚証

心血虚証・心血不足証・心血虧虚証（heart blood deficiency pattern / syndrome）とは、心神を濡養する血の作用が低下することによる証で、心悸、眩暈、多夢、喜忘、顔色が蒼白や萎黄、唇や舌が蒼白、細脈を呈すのが特徴。

**北辰会方式** 体表所見は、第5章「Ⅴ．病機各論、4　臓腑病機」心血虚に準じる。

### 心気血両虚証

心気血両虚証（pattern / syndrome of dual deficiency of heart qi and blood）とは、気血がともに弱って、心と心神の濡養が減弱して起こる証。多くは動悸、息切れ、元気がない、易疲労、眩暈、健忘、浅眠多夢、顔色や舌の血色が乏しい、細弱脈を呈するのが特徴である。

**北辰会方式** 心気虚と心血虚の両方の所見がみられる証なので、体表所見もそれらが複合して現れる。動悸や胸痛がある場合には、虚里の動の程度と、心兪や厥陰兪の虚の程度に注意する。

### 心虚胆怯証

心虚胆怯証（pattern / syndrome of heart deficiency with timidity）とは、動悸、不眠、臆病、驚きやすい、眩暈、胸部圧迫感、淡白舌、弱脈や数動脈を特徴とする証。

**北辰会方式** 神道や中枢の圧痛、心兪や胆兪（肝兪）、神堂や陽綱などの虚の反応、左右差の程度に注目する。神門や後溪の虚や左右差の程度、臍周の緊張や動悸の程度などにも注目する。

### 心陰虚証・心陰不足証・心陰虧虚証

心陰虚証・心陰不足証・心陰虧虚証（heart yin deficiency pattern / syndrome）とは、心神を濡養する陰液が不足することで起こる証で、精神的にイライラしやすい、動悸、不眠、盗汗、頬が紅潮、口渇、数細脈を特徴とする。

**北辰会方式** 体表所見は、第5章「Ⅴ．病機各論、4　臓腑病機」心陰虚に準じる。

### 心陽虚証・心陽不足証・心陽虧虚証

心陽虚証・心陽不足証・心陽虧虚証（heart yang deficiency pattern / syndrome）とは、心を温煦したり推動したりする陽気が不足する証で、動悸、息切れ、胸部の圧迫感、四肢厥冷とともに畏寒、膏沢がある青白い顔色、唇や舌の色が暗い、白苔、脈は弱か結代脈（不整脈）を特徴とする。

**北辰会方式** 体表所見は、第5章「Ⅴ．病機各論、4　臓腑病機」心陽虚に準じる。

### 心陽虚脱証

心陽虚脱証（heart yang collapse pattern / syndrome）とは、突然汗が大量に出て、皮膚が冷たくなり、四肢厥冷し、呼吸が弱くなり、動悸、意識混濁あるいは意識喪失、血色がなくなり、触知しがたい脈になるのが特徴である。

**北辰会方式** 冷や汗が止まらなくなり、舐めると汗が無味であるのが特徴である。うずくまるような姿勢をとって呼吸が弱々しく、舌は色褪せが強くなるか、紫色っぽくなる。重篤な場合は舌を出すことができない。陽池や心兪、厥陰兪の虚の程度が強い。特に右側の心兪の虚の程度が強ければ、重症であることを示す。

### 心火上炎証

心火上炎証（pattern / syndrome of heart fire flaming upward）とは、心臓から火が燃え上がる証で、口内炎、イライラしやすい、不眠、舌尖が赤くなるのが特徴である。

>[北辰会方式]< 体表所見は、第5章「Ⅴ．病機各論、4　臓腑病機」心火上炎に準じる。

## 心火熾盛証

　心火熾盛証（intense heart fire pattern / syndrome）とは、旺盛な火が心神を阻害する証で、発熱、口渇、心煩、不眠、重篤な場合には躁的興奮、譫語、舌尖紅、黄苔、数滑脈を特徴とする。
>[北辰会方式]< 体表所見は、第5章「Ⅴ．病機各論、4　臓腑病機」心火亢盛、心火内熾に準じる。

## 熱擾心神証

　熱擾心神証（pattern / syndrome of heat harassing the heart spirit）とは、旺盛な熱によって心神が阻害される証で、発熱、口渇、心煩、不眠、時に躁的興奮、譫語、顔面紅潮、便秘、尿が濃い、舌尖紅、黄苔、数滑脈を特徴とする。
>[北辰会方式]< 熱傷神明に至る前段階ともいうべき証。百会や神道、心俞、内関、後溪、神門などの熱の反応に注目する。心神が乱されるので臍周に緊張や動悸を強く打つことも多い。

## 心移熱小腸証

　心移熱小腸証（pattern / syndrome of transmission of heart heat to the small intestine）とは、心火が旺盛となって、小腸へと広がって起こる証で、発熱、口渇、心煩、痛みのある潰瘍を伴う口内炎、排尿痛とともに赤い小便が出る、時に血尿、舌尖紅、黄苔、数脈を特徴とする。
>[北辰会方式]< 小腸実熱と同じであり、体表所見も第5章「Ⅴ．病機各論、4　臓腑病機」小腸実熱に準じる。

## 心血瘀阻証

　心血瘀阻証（heart blood stasis（obstruction）pattern / syndrome）とは、心脈の血流が阻害されて起こる証で、動悸と前胸部の刺痛を特徴とする。
>[北辰会方式]< 体表所見は、第5章「Ⅴ．病機各論、4　臓腑病機」心血瘀阻に準じる。

## 心脈痺阻証

　心脈痺阻証（heart vessel obstruction pattern / syndrome）とは、心脈が障害されて起こる証で、激しく動悸発作が起こり、心臓や胸に痛みや圧迫感があり、肩や上肢にまで及ぶのが特徴である。
>[北辰会方式]< 心血瘀阻証の範疇である。

## 痰蒙心神証

　痰蒙心神証（pattern / syndrome of phlegm clouding the heart spirit）とは、意識の損傷、鬱症状、もしくは時に昏睡、喉で痰が絡んだ音がするのが特徴である。
>[北辰会方式]< 体表所見は、第5章「Ⅴ．病機各論、4　臓腑病機」痰迷心竅（痰蒙心包）に準じる。

## 痰火擾心証・痰火擾神証

　痰火擾心証・痰火擾神証（pattern / syndrome of phlegm-fire harassing the heart）とは、痰火が心神を犯すことで起こる証で、落ち着きがなくなり、不眠、時に狂乱、舌尖紅、黄膩苔、数滑脈を特徴とする。
>[北辰会方式]< 体表所見は、第5章「Ⅴ．病機各論、4　臓腑病機」痰火擾心に準じる。

## 水気凌心証

　水気凌心証（pattern / syndrome of water qi intimidating the heart）とは、心と腎の陽気が虚し、結果的に水があふれて起こる証で、動悸と息切れ、全身浮腫、特に下肢の浮腫、透明な小便がわずかにしか出ない、元気がない、倦怠感、四肢厥冷、青白く暗い血色、淡白胖大舌、白滑苔、沈弱脈を特徴

とする。

**北辰会方式** 体表所見は、第 5 章「V．病機各論、4　臓腑病機」水気凌心に準じる。

### 瘀阻脳絡証

瘀阻脳絡証（pattern / syndrome of (blood) stasis obstructing the brain collateral）とは、脳絡が瘀血によって阻害されて起こる証で、眩暈、固定性の頭痛、健忘、不眠、意識喪失、くすんで音沢のない血色、紫舌もしくは瘀点、細く不安定な脈を特徴とする。

**北辰会方式** 舌を出せる状況であれば、舌下静脈の怒張が舌尖部にまで伸びているか、嚢胞が舌腹舌尖部にあるかに注意し、臍周の緊張にも着目する。脈では、右尺位に弦急脈が出るが、施術後もその脈が全く不変の場合は予後不良であることが多い。

### 気閉神厥証

気閉神厥証（pattern / syndrome of qi block with syncope）とは、精神刺激によって気の動きが障害され心神に影響して起こる証で、卒倒、失語、意識の喪失、牙関緊急、痙攣、弦脈や伏脈を特徴とする。

**北辰会方式** 閉証と脱証があるが、実型である閉証のことである。昏倒して手を強く握りしめているのが特徴。百会や神闕、人中、手の井穴などがその対処穴となる。

### 飲停心包証

飲停心包証（pattern / syndrome of fluid retention in the pericardium）とは、心包で停滞した水飲が気血の流れを阻害して起こる証で、激しい心拍、胸満感や胸の圧迫感、呼吸困難で横臥できない、紫舌白滑苔、沈脈や伏脈を特徴とする。

**北辰会方式** 厥陰兪や心兪、膈兪、内関などの反応に注目し、腹診では心下～両脾募の緊張の程度に注目する。

## 2　肺病弁証

肺病弁証（lung diseases pattern identification / syndrome differentiation）とは、肺の疾病に関する臓腑の証の分類のことである。

### 肺気虚証・肺気虧虚証

肺気虚証・肺気虧虚証（lung qi deficiency pattern / syndrome）とは、顔色が青白く、息切れし、声が小さく、畏風し自汗するのが特徴である。

**北辰会方式** 体表所見は、第 5 章「V．病機各論、4　臓腑病機」肺気虚に準じる。

### 肺陰虚証・肺陰虧虚証

肺陰虚証・肺陰虧虚証（lung yin deficiency pattern / syndrome）とは、肺陰が虚して内熱が生じることによって起こる証で、ときどき咳が出て、午後の発熱、盗汗、頬の紅潮、喉の乾燥、乾燥した紅舌、細数脈を特徴とする。

**北辰会方式** 体表所見は、第 5 章「V．病機各論、4　臓腑病機」肺陰虚に準じる。

### 肺陽虚証

肺陽虚証（lung yang deficiency pattern / syndrome）とは、肺を温煦する陽気が虚して起こる証で、咳、呼吸困難、稀薄な唾液、畏寒、四肢厥冷、自汗、顔色が白い、胖大舌、白滑苔、弱脈を特徴とす

る。
**北辰会方式** 肺兪や魄戸、風門、太淵や列欠に虚と冷えの反応が顕著に現れる。中府の左右差も現れる。

## 風寒襲肺証
　風寒襲肺証（pattern / syndrome of wind-cold assailing the lung）とは、悪寒、鼻閉、くしゃみ、大量の鼻水、稀薄な痰、薄白苔、浮緊脈を特徴とする証。
**北辰会方式** 体表所見は、第5章「Ⅴ．病機各論、4　臓腑病機」風寒束肺に準じる。

## 風寒束肺証
　風寒束肺証（pattern / syndrome of wind-cold fettering the lung）とは、風寒が肺に侵襲し、肺気が宣散できなくなって起こる証で、稀薄な白い痰を伴う咳嗽、悪寒、微熱、稀薄な鼻水を伴う鼻閉、喉痛、胸の圧迫、白苔、浮緊脈を特徴とする。
**北辰会方式** 体表所見は、第5章「Ⅴ．病機各論、4　臓腑病機」風寒束肺に準じる。

## 風熱犯肺証
　風熱犯肺証（pattern / syndrome of wind-heat invading the lung）とは、微悪寒、頭痛、喉痛、咳嗽、舌尖紅、淡黄苔、浮数脈を特徴とする。
**北辰会方式** 身柱や肺兪、内関、労宮、太淵や魚際などに熱の反応が現れる。舌も乾燥傾向となり、咽喉部は鮮紅色となる。

## 燥邪犯肺証・燥邪傷肺証
　燥邪犯肺証・燥邪傷肺証（pattern / syndrome of dryness invading the lung）とは、乾咳で痰が出ない、もしくは粘稠な痰が少量出て、喀出しにくい、胸痛、微悪寒と発熱、口唇や喉や鼻の乾燥、浮脈を特徴とする。
**北辰会方式** 肺に関する穴所に熱の反応が現れる。前項の風熱犯肺証の体表所見に準じる。

## 肺熱証
　肺熱証（lung heat pattern / syndrome）とは、肺の熱証を示す総称。
**北辰会方式** 体表所見は、第5章「Ⅴ．病機各論、4　臓腑病機」肺熱に準じる。

## 肺熱熾盛証
　肺熱熾盛証（intense lung heat pattern / syndrome）とは、発熱、口渇、咳嗽、呼吸困難や胸痛、便秘、尿黄、紅舌黄苔を特徴とする証。
**北辰会方式** 呼気が熱く感じられる場合も多い。身柱、肺兪、魄戸に虚であれ実であれ熱の反応が顕著となり、魚際の熱感が強くなる。膻中や中府あたりに熱感が強くなる場合もあり、その場合には内関にも熱の反応が現れる。手太陰肺経（〜手厥陰心包経）ラインを切経してみると熱を示す穴所が多く存在する。

## 痰熱閉肺証
　痰熱閉肺証（pattern / syndrome of phlegm-heat obstructing the lung）とは、咳嗽、呼吸困難、粘稠で黄色あるいは血の混ざった痰を喀出し、胸痛、紅舌黄膩苔、数滑脈を特徴とする証。
**北辰会方式** 肺兪、魄戸、膈兪、膈関、尺沢、合谷などに実（熱）の反応が現れる。心下〜両脾募〜肺先にかけて緊張が顕著になる。豊隆や脾兪などにも実の反応が現れる傾向がある。

## 痰濁阻肺証
　痰濁阻肺証（pattern / syndrome of phlegm turbidity obstructing the lung）とは、咳嗽して多量の

白い痰を喀出、胸部の痞え感、白滑苔、濡脈を特徴とする証。
**北辰会方式** 体表所見は、第5章「Ⅴ．病機各論、4　臓腑病機」痰濁阻肺に準じる。

### 寒痰阻肺証

　寒痰阻肺証（pattern / syndrome of cold-phlegm obstructing the lung）とは、咳嗽して喀出しやすい痰が多量に出る、胸部圧迫感もしくは粘液質の喘鳴、畏寒と四肢厥冷、淡白舌白膩苔もしくは白滑苔、弦滑脈を特徴とする証。
**北辰会方式** 肺兪、魄戸、膈兪、膈関、脾兪、胃兪、豊隆、尺沢などに実の反応が現れる。太淵や列欠などには虚や（場合によっては）実の反応の左右差が強く現れる。

### 暑傷肺絡証

　暑傷肺絡証（pattern / syndrome of summerheat damaging the lung vessel）とは、発熱、口渇、咳嗽、鮮血を喀血する、紅舌黄苔、数弱脈を特徴とする証。
**北辰会方式** 身柱の圧痛や、肺兪・魄戸に虚中の実や虚の反応、太淵や魚際に虚や熱の反応が現れる。舌腹では舌尖部に赤味が強くなっていないか、嚢胞や出血斑がないかどうかに注目する。

### 熱毒閉肺証

　熱毒閉肺証（pattern / syndrome of heat toxin blocking the lung）とは、発熱、四肢厥冷、咳嗽、呼吸困難、胸部圧迫感があり呼吸が促迫する、紅舌黄苔、数沈脈を特徴とする証。
**北辰会方式** 身柱や風門の間、あるいは厥陰兪、神道や霊台に圧痛と熱、肺兪や風門や厥陰兪・心兪・督兪の左右差が顕著となる。太淵や列欠、魚際、内関に熱の反応が現れる。舌の赤味が強く、暗紅舌になったり、乾燥が強くなったりする傾向がある。

### 肺燥腸閉証

　肺燥腸閉証（pattern / syndrome of lung dryness with intestinal obstruction）とは、発熱、咳嗽、呼吸困難、口渇、便秘、腹部膨張、黄色く乾燥した舌苔、沈実脈を特徴とする証。
**北辰会方式** 手太陰肺経と手陽明大腸経が表裏関係にあるので、肺熱が大腸に影響することはよくある。合谷や肺兪、大腸兪、天枢、上巨虚などに実熱の反応が現れることが多い。

## 3　脾病弁証

　脾病弁証（spleen diseases pattern identification / syndrome differentiation）とは、脾の臓の疾病に関する臓腑の証の分類のことである。

### 脾虚証

　脾虚証（spleen deficiency pattern / syndrome）とは、脾のあらゆる虚証で、脾気虚、脾陰虚、脾陽虚を含む。
**北辰会方式** 体表所見は、第5章「Ⅴ．病機各論、4　臓腑病機」脾虚に準じる。

### 脾気虚証・脾気虧虚証

　脾気虚証・脾気虧虚証（spleen qi deficiency pattern / syndrome）とは、眩暈、疲労、顔色が黄色っぽい、消化不良、腹部膨満、脱力感、食欲不振、下痢を特徴とする証。
**北辰会方式** 体表所見は、第5章「Ⅴ．病機各論、4　臓腑病機」脾気虚に準じる。

### 脾失健運証

脾失健運証（pattern / syndrome of spleen failing in transportation）とは、脾のいかなる虚の状態においても起こる証で、食欲不振、腹部膨満、下痢、腹鳴、慢性の場合には羸痩、力が入らない、四肢浮腫を特徴とする。

<u>北辰会方式</u> 体表所見は、第5章「Ⅴ．病機各論、4　臓腑病機」脾失健運に準じる。

### 脾陰虚証・脾陰虧虚証

脾陰虚証・脾陰虧虚証（spleen yin deficiency pattern / syndrome）とは、脾の運化が低下して陰液が不足することに起因する証で、空腹になるが摂食できない、羸痩、脱力感を特徴とする。

<u>北辰会方式</u> 体表所見は、第5章「Ⅴ．病機各論、4　臓腑病機」脾陰虚に準じる。

### 脾陽虚証・脾陽虧虚証・脾虚寒証

脾陽虚証・脾陽虧虚証・脾虚寒証（spleen yang deficiency pattern / syndrome；spleen deficiency cold pattern / syndrome）とは、陽気が不足して脾を温煦し活性化することができなくなることに起因する証で、四肢厥冷、腹部の冷えと痛み、食欲不振、腹満、慢性下痢、脱力感、羸痩と浮腫を特徴とする。

<u>北辰会方式</u> 体表所見は、第5章「Ⅴ．病機各論、4　臓腑病機」脾陽虚・脾虚寒に準じる。

### 脾不統血証

脾不統血証（pattern / syndrome of spleen failing to control the blood）とは、脾気が弱り、統血できなくなって起こる証で、結果的に様々な種類の慢性出血、たとえば紫斑や不正出血など、黄色っぽい顔色、食欲不振、下痢、脱力感、力が入らない、息切れ、話すのが億劫、淡白舌で弱脈を伴う。

<u>北辰会方式</u> 体表所見は、第5章「Ⅴ．病機各論、4　臓腑病機」脾不統血に準じる。

### 脾虚気陥証・脾気下陥証

脾虚気陥証・脾気下陥証（sunken spleen qi pattern / syndrome；pattern / syndrome of spleen deficiency with sunken qi）とは、上腹部が下墜する感覚がし、食後それが顕著となる、あるいは肛門の下墜感とともに頻繁に排便したくなったり、あるいは慢性的な長期間にわたる下痢や、脱肛や子宮脱が起こり、息切れ、脱力感、話すのが億劫、眩暈、淡白舌白苔、緩弱脈を伴うのが特徴の証。

<u>北辰会方式</u> 臍下丹田の虚の程度と百会の反応の差や、脾兪や胃兪、太白や公孫の虚の反応の程度に注目する。

### 脾虚湿困証

脾虚湿困証（pattern / syndrome of spleen deficiency with dampness encumbrance）とは、上腹部の膨満、食欲が乏しい、腹鳴、下痢、吐き気、口渇はあるが飲みたいとは思わない、脱力感、膩苔や滑苔を特徴とする証。

<u>北辰会方式</u> 脾兪や胃兪、意舎などに虚や虚中の実の反応、太白や公孫などに虚の反応が現れる。陰陵泉や豊隆には実や虚中の実の反応が現れる。

### 脾虚動風証

脾虚動風証（pattern / syndrome of spleen deficiency with stirring of wind）とは、四肢振戦や痙攣が起こり、摂食減少、腹脹、軟便、脱力感、力が入らない、顔色が白い、淡白舌、弱脈を伴うことを特徴とする証。

<u>北辰会方式</u> 体表所見は、第5章「Ⅴ．病機各論、4　臓腑病機」脾虚生風に準じる。

### 脾虚水泛証

脾虚水泛証（pattern / syndrome of spleen deficiency with water flood）とは、顔面や四肢の浮腫、あるいは腹水を伴うこともあり、摂食量の減少、腹脹、泥状便、脱力感、力が入りにくい、顔色が白い、淡白胖大舌、白滑苔、濡脈あるいは弱脈を伴うのが特徴の証。

**北辰会方式** 小便がどのくらい出ているかがポイントとなる。脾兪、胃兪、三焦兪、意舎、胃倉、太白、公孫、三陰交などに虚の反応が強く現れるが、水邪が多い場合には、これらの穴所が膨隆することがよくある。特に下肢浮腫がある場合は、太白や公孫の反応は、表面の皮膚が突っ張る状態になって触知するのが難しい。陰陵泉や足三里が虚や虚中の実の反応を呈することが多い。腹水で診にくいかもしれないが、中脘や上脘、梁門や滑肉門、水分などの反応にも注目する。

### 寒湿困脾証・湿困脾陽証

寒湿困脾証・湿困脾陽証（pattern / syndrome of cold-dampness encumbering the spleen）とは、上腹部や腹部の張り、口粘、味がわからない、吐き気、軟便、頭重感や身重感、もしくはくすんだ黄色の黄疸、淡白舌で胖大、白滑苔、濡緩脈を特徴とする証。

**北辰会方式** くすんだ暗い感じの黄色になる黄疸は陰黄といい、寒湿型の特徴である。脾兪や胃兪、中脘、陰陵泉などの虚や虚中の実、太白や公孫の虚の反応に注目する。

### 湿熱蘊脾証

湿熱蘊脾証（pattern / syndrome of dampness-heat in the spleen）とは、腹脹、吐き気、嘔吐、食欲不振、四肢の重い感覚、黄疸、紅舌黄滑苔、数濡脈を特徴とする証。

**北辰会方式** 湿熱型の黄疸は比較的明るい黄色を呈する黄疸である（陽黄という）。脾兪や胃兪、中脘などに実があり熱感を伴うこともある。公孫や陰陵泉にも実の反応（虚中の実含む）が現れることが多い。腹診では胃土や天枢あたり、あるいは章門を中心とする肝相火に緊張と熱の反応が現れる。

### 脾胃湿熱証・中焦湿熱証

脾胃湿熱証・中焦湿熱証（pattern / syndrome of dampness-heat in the spleen and stomach；pattern / syndrome of dampness-heat in the middle energizer）とは、上腹部あるいは腹部の張り、食欲不振、吐き気、嘔吐、脱力感、身重感、あるいは皮膚や白目が明るい黄色を呈する黄疸、黄膩苔や黄滑苔を特徴とする証。

**北辰会方式** 脾兪や胃兪、意舎や胃倉、中脘、公孫、足三里などに実の反応が現れる。

### 脾胃虚寒証・脾胃陽虚証

脾胃虚寒証・脾胃陽虚証（spleen-stomach deficiency cold pattern / syndrome；spleen-stomach yang deficiency pattern / syndrome）とは、脾胃を温煦する陽気が不足して内寒を生じることに起因する証で、胃のあたりが冷えて痛み、食欲不振、腹満、ゲップ、稀薄な液を吐出、慢性下痢、脱力感と四肢厥冷を特徴とする証。

**北辰会方式** 中脘、脾兪、胃兪、意舎、胃倉、足三里、太白、公孫などに虚と冷えの反応が顕著に現れる。舌は色褪せたり、湿潤が強くなる。脈は硬い脈（胃の気の脈診の第1脈や第4脈の緩不足や滑不足）となることが多い。

### 脾胃虚弱証

脾胃虚弱証（spleen-stomach weakness pattern / syndrome）とは、脾気虚と胃気虚の複合した証。

**北辰会方式** 第5章「Ⅴ．病機各論、4　臓腑病機」脾気虚と胃気虚の体表所見が複合的に現れる。

### 脾胃陰虚証

脾胃陰虚証（spleen-stomach yin deficiency pattern / syndrome）とは、脾胃を滋潤する陰液が不足することに起因する証で、口や喉が乾燥し、空腹になるが飲食したくない、胃の不調、腹脹と腹部の鈍痛、吐き気、しゃっくり、羸痩、便秘、紅舌で湿潤に欠け、緩数脈を呈する。

**北辰会方式** 脾兪や胃兪、公孫、衝陽、中脘などに虚の反応が現れる。

### 脾胃不和証

脾胃不和証（spleen-stomach disharmony pattern / syndrome）とは、気の流れが停滞し、脾胃の機能が低下することに起因する証で、心窩部の痞満、食欲不振、泥状便、ゲップ、腹鳴、弦脈を呈するのが特徴である。

**北辰会方式** 脾の昇清と胃の降濁の上下の気の動きがうまくいかなくなり、中焦で気の停滞が顕著になることで発症する。心下〜両脾募、胃土に邪が顕著で、臍周や天枢などに反応が出ることもある。膈兪や脾兪・胃兪、足三里や太白、衝陽などに冷えを中心とした左右差が顕著に現れる。

## 4　胃腸病弁証

胃腸病弁証（gastrointestinal pattern identification / syndrome differentiation）とは、胃腸の疾病に関する臓腑の証の分類のことである。

### 胃虚証

胃虚証（stomach deficiency pattern / syndrome）とは、胃の様々な虚証の総称で、胃気虚、胃陽虚、胃陰虚を含んでいる。

**北辰会方式** 胃の腑の反応が現れる穴所（胃兪や胃倉、中脘、衝陽、足三里など）に虚あるいは実の反応が顕著となるのが特徴である。

### 胃気虚証

胃気虚証（stomach qi deficiency pattern / syndrome）とは、喜按性の心窩部の鈍痛、食欲不振、淡白舌、弱脈を呈する証。

**北辰会方式** 胃の腑の受納と降濁機能が低下するので、摂食量が少なくなり、食すと胃の痛みが増したり食欲がなかなか出てこなくなる。胃兪や中脘、足三里、衝陽などが虚の反応を呈す。腹診では、胃土を中心に冷えて邪が顕著となるか、もしくは虚軟となる。

### 胃陽虚証・胃虚寒証

胃陽虚証・胃虚寒証（stomach yang deficiency pattern / syndrome）とは、胃の腑を温煦する陽気の不足に起因する証で、温めたり按圧したりすると軽減する持続性の心窩部痛、摂食量が減少し、胃のあたりの痞え感、畏寒して四肢厥冷、淡白舌白苔、沈遅弱脈を呈する。

**北辰会方式** 温かい飲食物を欲するが、摂食量は少ない。胃のあたりの冷えた感じを自覚することがある。胃兪、胃倉、中脘、梁門、足三里、衝陽などが冷えて虚または虚中の実の反応を呈する。舌は湿潤傾向、顔面気色は鼻翼あたりが白く血色悪く艶がなくなる。

### 胃陰虚証・胃陰虧虚証

胃陰虚証・胃陰虧虚証（stomach yin deficiency pattern / syndrome）とは、胃の腑を滋潤する陰液の不足に起因する証で、口乾、口渇、食欲不振、便秘、噦（呃逆）、紅舌で光蛍舌を呈する。

**北辰会方式** 舌中部が無苔となり乾燥を示したり、裂紋が入ることもある。胃兪や胃倉、中脘や梁門、足三里、衝陽が虚中の実や虚を呈する。顔面気色では鼻翼が赤〜赤黒くなってくる傾向がある。脈は滑や滑弦であっても、按じて無力のことが多い。

### 胃寒証

胃寒証（stomach cold pattern / syndrome）とは、実型もしくは虚型の胃寒の証。

**北辰会方式** 胃の陽虚もしくは胃の実寒である。前者は胃陽虚証・胃虚寒証を、後者は次項の胃実寒証を参照。

### 胃実寒証

胃実寒証（stomach excess cold pattern / syndrome）とは、胃が寒邪に侵襲されて起こる証で、急性に心窩部に激痛が起こり、水様物を嘔吐し、悪寒して四肢厥冷し、白苔を呈するのが特徴である。

**北辰会方式** 氷や冷たいものを摂取して胃の腑が急激に冷えて発症する。一時的に舌の湿潤が強くなり、甚だしい場合には色褪せが強くなる。足三里、中脘、胃兪などに実や虚中の実の反応が現れ、冷えを触知することができる。

### 胃熱証・胃火証・胃熱壅盛証・胃火熾盛証

胃熱証・胃火証・胃熱壅盛証・胃火熾盛証（stomach heat pattern / syndrome）とは、熱邪あるいは熱い辛味物（辛いもの）の過食などで胃が弱ることにより起こる証。口渇、呼吸が荒い、食欲過剰、尿黄短赤、便秘、口内炎や歯肉炎、紅舌黄苔、数脈を特徴とする。胃火証ともいう。

**北辰会方式** 食べても食べてもすぐに空腹になる現象が現れる。消穀善飢（しょうこくぜんき）という。臍周〜胃土に邪が顕著となり、場合によってはその部位に動悸が出現することもある。顔面気色で鼻全体が赤くなったり、鼻翼が特に赤く膏沢があり過ぎるくらいになる。舌は乾燥傾向で、胃熱が強ければ強いほど舌中部の苔が薄くなり、場合によっては無苔となる。胃兪や接脊、足三里や中脘、梁門、衝陽、内庭などに熱の反応が現れる。

### 瘀阻胃絡証

瘀阻胃絡証（pattern / syndrome of〔blood〕stasis in the stomach collateral）とは、瘀血が胃経を阻害して起こる証。拒按性の心窩部の刺痛や、心窩部に腫塊を触診することができたり、暗い色の血塊を含んだ吐血をしたり、舌に瘀斑、弦渋脈を特徴とする。

**北辰会方式** 胃の腑に積聚（しゃくじゅう）ができたり、胃の腑内での出血により瘀血が胃の経絡を阻害することで起こる。足陽明胃経の穴所の左右差が顕著となる。特に不容〜内庭までの穴所に注目するとよい。胃兪や胃倉、接脊にも圧痛などの反応が現れる。尺膚診では、前腕の内関〜間使〜郄門あたりに冷えや熱などの反応が顕著になることもある。瘀血の反応としては、三陰交や血海、膈兪、公孫などに実の反応があり、深在あるいは表面近くにおいても触知することができる。舌では舌腹に注目する。舌下静脈が怒張し、舌中部あたりに嚢胞が確認されることが多い。出血がひどい場合には、出血斑や内出血もみられる。

### 腸燥津虧証・腸燥津傷証

腸燥津虧証・腸燥津傷証（pattern / syndrome of intestinal dryness and fluid depletion）とは、大便が乾燥して排泄しにくく、腸の動きが乏しく、腹部の膨満感と痛み、下腹部の腫塊、口渇、紅舌乾燥、黄乾苔、弦渋脈を呈するのが特徴である。

**北辰会方式** 上巨虚や大腸兪、天枢〜大巨あたり、曲池などに熱の反応が現れる。公孫にも虚の反応や

熱の反応が現れる傾向がある。

#### 血虚腸燥証

血虚腸燥証（pattern / syndrome of blood deficiency and intestinal dryness）とは、血虚により腸の潤いが奪われて起こる証で、大便が乾燥して排泄しにくくなったり、便血を伴ったり、顔色や舌色が褪せ、細渋脈を呈するのが特徴である。

北辰会方式 爪や耳介、眼瞼の色も血色が乏しくなり白くなる。皮膚も枯燥する傾向がある。公孫は大きく虚し、大腸兪や天枢や上巨虚には筋張った実の反応が現れる（虚中の実、もしくは沈んだ実など）。

#### 寒滞胃腸証

寒滞胃腸証（pattern / syndrome of cold stagnating in stomach and intestines）とは、寒邪が消化管に侵襲し、運化伝導の機能を低下させて起こる証で、心窩部や腹部が突然痛む、冷えると増悪し、温めると軽減する、吐き気、嘔吐、味がわかりにくくなる、口渇なし、水様下痢、悪寒、四肢厥冷、白苔、弦緊脈を特徴とする。

北辰会方式 両脾募（不容あたり）・胃土（中脘〜梁門）・天枢・大巨のあたりの冷えと邪に注目する。胃兪や大腸兪、上巨虚や下巨虚、足三里などに実や虚中の実の反応が現れ、左右差が顕著になる傾向がある。舌は湿潤し、舌質の色は暗赤の場合もあれば、色褪せが顕著になって淡白に近い色を示す場合もある。

#### 腸道湿熱証

腸道湿熱証（intestinal dampness-heat pattern / syndrome）とは、腹痛や裏急後重、色の濃い尿が少しだけしか出ない、黄膩苔、数滑脈、化膿性の大便あるいは血便を排泄するのが特徴の証候。

北辰会方式 大便は便器にこびりつきやすく、臭いが強いのが特徴である。関上〜尺中に硬い脈（滑弦、滑、弦）が現れる。按じて有力である。天枢〜大巨にかけての邪が顕著で、下巨虚〜足三里の実熱の反応、特に上巨虚あたりにその反応が顕著となる。大腸兪や曲池にも同様の反応が現れる。舌では特に舌根部の膩苔が厚くなる。

#### 腸熱腑実証

腸熱腑実証（pattern / syndrome of intestinal heat and bowel excess）とは、高熱、日晡所潮熱（にっぽしょちょうねつ）（14時くらい〜夕方に一気に熱が上がってくる）、腹満痛、拒按、便秘や熱結傍流（ねっけつぼうりゅう）、口渇、意識が弱まる、精神錯乱、尿黄短赤、紅舌で厚い黄乾苔、沈数実脈を特徴とする証。

北辰会方式 腹部全体に邪がみられ、他覚的熱感も顕著となる。上巨虚〜下巨虚、足臨泣、天枢〜大巨、胃兪、大腸兪に実熱の反応が顕著となる。必ずしも数脈を呈するとは限らず、脈幅が小さく感じる場合もある。

#### 胃腸気滞証

胃腸気滞証（gastrointestinal qi stagnation pattern / syndrome）とは、心窩部や腹部の脹痛や遊走性の痛み、ゲップ、放屁すると軽減する腹鳴、悪心、不快な（すっきりしない）下痢、苔が厚い、弦脈を特徴とする証。

北辰会方式 胃土〜臍周の冷えと緊張が顕著になる。脾兪や胃兪、梁門、天枢、足三里などに実の反応や左右差が顕著になる。舌は赤味が強いものもあれば、やや色褪せている場合もある。顔面気色では、鼻柱の眼鏡が接するあたり（『霊枢』五色篇の肝胆に相当する部位）や鼻翼部分の血色が悪くなり白く色抜けするのが特徴である。

### 飲留胃腸証

　飲留胃腸証（pattern / syndrome of fluid retention in the stomach and intestines）とは、胃腸に飲が留滞して起こる証で、心窩部の膨満や痞えがあり、胃のあたりでポチャポチャ音がする、腸でゴロゴロ音が鳴り、味が薄く感じ、口渇なく、白滑苔、沈滑脈を特徴とする。

**北辰会方式** 胃兪や脾兪、腎兪や大腸兪、足三里や太白、公孫などに虚もしくは虚中の実の反応を呈す。夢分流腹診では、脾募・胃土～臍周にかけて押圧すると弾力のある感じの邪が顕著となり、ポチャポチャと音がするのが特徴である。舌では腫脹舌や胖大舌を呈する。

### 蟲積腸道証

　蟲積腸道証（pattern / syndrome of worms accumulating in the intestines）とは、腸内寄生虫に起因する証で、特に回虫症のこと。腹痛発作、時に腫塊を形成したり糞便に回虫が排出されたり、睡眠中に歯ぎしりしたり、唇の内側に粟粒状の出来物ができるのが特徴である。

**北辰会方式** 現代日本では少ないと思われるが、無農薬野菜などの生食は、回虫の卵が体内で孵化する可能性があり、発症のリスクとなる。『傷寒論』では烏梅丸があてられている。

### 大腸津虧証

　大腸津虧証（large intestinal fluid deficiency pattern / syndrome）とは、便秘や排便困難となり、喉が乾燥し、紅舌無苔傾向となるのが特徴の証。

**北辰会方式** 内熱が強く、陰液が虚している状態。陰虚の範疇である。理気や腑気をめぐらせることで、どれだけ舌が潤ってくるかがポイントとなる。合谷や天枢、公孫などの実や虚中の実、あるいは虚の反応に注目する。

### 大腸熱結証

　大腸熱結証（large intestinal heat bind pattern / syndrome）とは、便秘で腹痛し、拒按を伴い、黄乾苔、沈実脈を特徴とする証。

**北辰会方式** 実熱証で、大腸において熱邪が旺盛となっている証である。舌が乾燥して苔が黄色くなる、熱邪が激しいと黒苔になる場合もある。脈は按じて有力である。合谷、天枢、上巨虚、大腸兪に実熱の反応が現れる。腹部では天枢や臍周、腹部全体の邪と熱感が顕著となる。

### 大腸湿熱証

　大腸湿熱証（large intestinal dampness-heat pattern / syndrome）とは、膿血便を排泄し、腹痛、裏急後重、色が濃い少量の尿、黄滑苔、数滑脈を特徴とする証。

**北辰会方式** 舌は黄膩苔であることも多い。大便は便器にこびりつくような粘稠度の高い性状のことが多く、湿熱の熱が強いほど、大便の臭いが強いのが特徴である。脾兪や大腸兪、天枢、上巨虚などに実の反応が顕著となる。

### 小腸気滞証

　小腸気滞証（small intestinal qi stagnation pattern / syndrome）とは、小腸の気滞によって引き起こされる証で、腹鳴を伴う腹痛が特徴である。

**北辰会方式** 腕骨や後溪、小腸兪、天枢、脾兪などに実の反応が現れる。

## 5　肝胆病弁証

　肝胆病弁証（liver-gallbladder diseases pattern Identification / syndrome differentiation）とは、肝胆の疾病に関する臓腑の証の分類のことである。

#### 肝気鬱結証・肝鬱証

　肝気鬱結証・肝鬱証（liver qi depression pattern / syndrome；liver qi stagnation / constraint pattern / syndrome）とは、憂鬱、頻繁にため息をつき、季肋部や下腹部の脹痛や遊走性の痛みがあり、弦脈を特徴とする証。女性では、胸の脹痛、月経不順になる。

　[北辰会方式] 臍周が冷えて緊張したり、肝相火の邪が顕著となる。顔面気色では肝胆の部位が白く血色が薄くなる。内関や臍周、肝兪、太衝に実の反応がみられる。

#### 肝気虚証

　肝気虚証（pattern / syndrome of liver qi deficiency）とは、第5章「病因病機学の基礎」で病理（病機）として述べた通り、結果的に肝の気の流れをなめらかにする機能が低下して起こる気虚が特徴の病的状態として捉えられているが、肝陽虚証に至る前段階の証として記しておく。

　[北辰会方式] マイナス思考となって、やる気が起きず、憂鬱や恐怖感を感じやすい。季肋部の脹りや圧迫感、畏寒して四肢厥冷、眩暈、目のかすみ、舌の色褪せ、淡白舌を呈する。太衝や肝兪に虚の反応が現れる。

#### 肝血虚証・肝血虧虚証

　肝血虚証・肝血虧虚証（liver blood deficiency pattern / syndrome）とは、黄色っぽい顔色、目のかすみ、不眠、月経量の減少または無月経、舌や唇が淡白となるのが特徴の証。

　[北辰会方式] 血虚の範疇なので、舌のみならず、眼瞼の裏や耳介、爪の色も淡白〜白となる。転筋が起こりやすくなる。太衝や肝兪、三陰交に虚や虚中の実の反応が現れる。

#### 肝陰虚証・肝陰虧虚証

　肝陰虚証・肝陰虧虚証（liver yin deficiency pattern / syndrome）とは、陰液が不足し、肝の臓を濡養できなくなることに起因する証で、眩暈、頭痛、眼花、目の乾燥、不眠、口渇、咽喉の乾燥、無苔となって細脈を特徴とする。

　[北辰会方式] 肝兪、胆兪、太衝に虚の反応が出現し、曲泉の左右差（冷えや熱）が顕著となる。舌の無苔も、特に舌辺部で顕著となり、乾燥傾向となる。腹部では、肝相火の左右差や天枢・大巨の邪が顕著となる傾向がある。顔面気色診では、肝胆の部位の白抜けや赤、観髎あたりの紅潮が特徴である。脈は細数となる場合もあれば、滑脈を呈し按ずるとすぐに潰れて無力になる場合もある。

#### 肝陽虚証

　肝陽虚証（liver yang deficiency pattern / syndrome）とは、陽気が弱まり、肝の臓が機能低下することによって起こる証で、憂鬱や恐怖感を感じやすい、季肋部の脹りや圧迫感、畏寒して四肢厥冷、眩暈、目のかすみ、淡白舌白苔で沈遅弱脈を呈する。

　[北辰会方式] 肝気が弱まり、温煦機能が低下して、肝の疏泄が大いに低下している段階である。やる気が起こらずマイナス思考となり、視力も低下し、全身に力が入りにくい場合もある。太衝や肝兪、胆兪、曲泉などに虚と冷えの反応が顕著となり、顔面気色では、特に肝胆の部位の血色が悪くなり、艶がなくなる。舌の色褪せが顕著になる。

### 肝風内動証・肝風証

　肝風内動証・肝風証（pattern / syndrome of internal stirring of liver wind；liver wind pattern / syndrome）とは、痙攣や振顫やひきつけを特徴とする証。

　|北辰会方式|　基本的には、肝鬱化火から内風を生じる実証である（相対的に火邪が傷陰している場合もある）。内関や百会や行間、肝兪などに熱感が強く現れ、実の反応（百会は陥凹が顕著となる）が強くなる。神道や霊台、至陽、八椎下、筋縮、中枢のいずれか、あるいは複数穴所に圧痛が現れる傾向がある。舌や眼瞼が振顫したり、声が震えたりする。臍周や心下、肝相火の邪が強くなる。春先や、精神的緊張やイライラによって症状や反応は強くなる。

### 肝陽化風証

　肝陽化風証（pattern / syndrome of liver yang transforming into wind）とは、眩暈とともに、転倒しやすくなり、時に突然失神発作を起こす、頭揺、四肢の振顫、イライラして怒りっぽい、顔面紅潮、紅舌、弦脈を特徴とする証。

　|北辰会方式|　肝陽化風証は、一般的に中医学では本虚標実証で、肝腎陰虚を本として捉える傾向にある（「肝陽上亢証」も同様である）。北辰会方式でも肝陽化風証は本虚標実証として捉え、全くの実証タイプである「肝火生風証」とは区別している。このWHOの定義は、虚実の弁別が曖昧である。肝陽化風証の場合は、照海や太衝、関元や気海、腎兪や肝兪などに虚の反応がみられ、舌根部や舌辺部が無苔で乾燥傾向、場合によっては裂紋となる。脈では滑弦であっても按じると弱く、特に関上・尺中の脈が硬くなる傾向がある。腹診では、肝相火や腎相火や腎水など下焦の邪が沈んだり、表面が虚す一方で、心下に邪が顕著となる。百会や内関にも熱の反応が出る。顔面気色では、観髎あたりの紅潮が顕著となる。

### 肝鬱気滞証

　肝鬱気滞証（pattern / syndrome of liver depression and qi stagnation）とは、気分が落ち込み、頻繁にため息をつき、喉に異物感があり（梅核気）、胸や少腹部に脹痛や急痛があり、胸の膨満痛や女性の月経不順、白苔、弦脈を特徴とする証。

　|北辰会方式|　肝鬱気滞の気の停滞部位がどこに存在するかで、痛みの出る部位が異なってくる。上で停滞すれば頭痛や肩こりなど、下焦で停滞すれば、下腹部痛や腰痛などである。なお、梅核気は湿痰があり、肝気の停滞が咽喉部を中心に起こる場合に現れる。気の鬱滞が強ければ当然、血や津液もそれとともに凝滞するので、気の鬱滞によって湿痰が形成されることも当然ある。気滞が強くなればなるほど、督脈上の穴所に圧痛が多く出現し、臍周が冷えて緊張し、肝相火の邪が強くなって沈む傾向がある。肝兪や胆兪の実や虚の左右差が顕著となる。太衝や合谷、後渓に実の反応（表面は冷えて奥に硬結が顕著）が現れる。顔面気色では肝胆の部位が白く色抜けしたり、逆に少し赤黒くなったりする。舌は紅舌または淡紅舌となる。

### 肝気（上）逆証

　肝気（上）逆証（pattern / syndrome of liver qi ascending counterflow）は、第5章「病因病機学の基礎」のWHOの「肝気上逆」の定義として「肝気の亢進によって身体の上半身が影響を受けること。すなわち眩暈、頭痛、顔面紅潮、耳鳴り、耳聾、胸脇満痛、吃逆、呑酸、時に吐血などの症状で、緊張した実脈を呈するのが特徴」とする病機が述べられているが、臨床上、証として扱うことも多いので、肝気上逆証、もしくは肝気逆証として列記しておくこととする。

北辰会方式　いわゆるのぼせ症状が強く現れ、イライラしやすくなったりもするが、肝鬱化火や肝火上炎のように、「火」には未だ至っていない段階である。つまり、熱所見が肝鬱化火や肝火上炎ほど顕著ではない。百会に熱感や圧痛が顕著になり、神道や霊台、至陽、八椎下、筋縮などに圧痛が現れる。背候診・腹診ともに、上実下虚の反応がみられることが多い。舌尖〜舌辺の赤味が強くなり無苔となることが多い（舌尖部に紅刺が増えてくる）。天枢の反応に左右差がみられることもある。脈では寸口部が旺気したり、寸口部（あるいは関上部）に枯弦脈を呈する。

### 肝鬱血瘀証・肝血瘀滞証

　肝鬱血瘀証・肝血瘀滞証（pattern / syndrome of liver depression and blood stasis）とは、肝気の停滞が肝で血瘀を引き起こして発症する証で、気分の落ち込み、季肋部の脹痛や刺痛、もしくは季肋部や少腹部に腫塊を形成、紫舌や瘀斑、弦渋脈を特徴とする証。

北辰会方式　肝気が鬱滞することが主原因である。よって、肝鬱気滞の証候に加え、血瘀の所見が現れる。皮膚が甲錯傾向になってきたり、細絡が増えたり、三陰交や足臨泣や血海や膈兪に実の反応が現れたり、少腹急結や少腹（小腹）硬満、舌下静脈の怒張が顕著になる。肝兪や胆兪、天枢（大巨）などに実や虚中の実の反応が顕著となる。顔面気色も少し暗い色や黒っぽい色を呈すようになる。

### 肝鬱化火証

　肝鬱化火証（pattern / syndrome of depressed liver qi transforming into fire）とは、季肋部の膨満、痛み、灼熱感、イライラして怒りっぽく、口苦や口乾、紅舌黄苔、数弦脈を特徴とする。

北辰会方式　のぼせやすい、目が充血する、胸の奥が熱くもやもやする、といった症状を伴うこともある。内関や百会、行間、肝兪や胆兪に、熱実の反応を呈す（百会は陥凹する）。神道や筋縮の熱感や圧痛が顕著となる（霊台以下中枢までの穴所のいずれかにも圧痛が出ることもある）。舌尖紅刺、紅点が多く、舌辺無苔傾向、化火が強ければ乾燥気味になる。

### 肝火上炎証

　肝火上炎証（pattern / syndrome of liver fire flaming upward）とは、頭痛、眩暈、低音の耳鳴り、聴力減退、目の充血、イライラ、口苦、黄苔、数弦脈、ひどい場合には、血尿や喀血や鼻出血を特徴とする証。

北辰会方式　肝鬱化火証よりも、火熱証が顕著となって上焦部を中心に症状が出る段階である。耳鳴りは高音のこともある。神道〜筋縮、中枢などの熱感や圧痛がさらに顕著となる。肝兪や胆兪、行間や太衝の熱感も強くなり、実や虚中の実を呈する。百会の陥凹や熱感も肝鬱化火証よりも激しく、圧痛の程度も強くなる。紅舌で舌尖部の赤味がかなり強く、乾燥傾向となる。臍周の邪と肝相火の邪が顕著で、心下の邪が沈んだり、あるいは心下部〜膻中の熱感が強くなる。

### 肝火熾盛証

　肝火熾盛証（intense liver fire pattern / syndrome）とは、季肋部痛、口乾と口苦、苦い液体を嘔吐する、イライラして怒りっぽい、不眠や睡眠障害、顔面紅潮、目の充血、便秘、尿が濃い、紅舌黄苔、数弦脈を特徴とする証。

北辰会方式　体表所見は、第5章「Ⅴ．病機各論、4　臓腑病機」肝火上炎と上記肝鬱化火証に準じる。

### 肝陽上亢証

　肝陽上亢証（pattern / syndrome of ascendant hyperactivity of liver yang）とは、眩暈、頭痛、顔面紅潮、目のかすみ、耳鳴り、口苦と弦脈を特徴とする証。

[北辰会方式] 肝腎陰虚がベースにあり、陰虚陽亢の形をとった状態である。肝火上炎は実証であるが、肝陽上亢は虚証である。ゆえに、弦脈であっても按ずると弱く脈が潰れたり、紅舌でも舌尖紅刺や紅点が膨隆せずに扁平であることが多い。顴髎部分の赤味が強く、のぼせ症状が顕著である。歩行時に雲の上を歩いているかのようにふわふわした感じがしたりすることもある。肉体疲労によって症状が増悪する傾向がある。肝陰虚証の体表所見に加え、百会に熱感、尺膚診では天井や曲池や曲沢が冷え、労宮から指先にかけて熱を呈す（四肢厥冷している場合には熱感はない）。行間の熱や曲沢の寒熱虚実の左右差が顕著となる傾向にある。

## 肝胆湿熱証

肝胆湿熱証（liver-gallbladder dampness-heat pattern / syndrome）とは、発熱悪寒、黄疸、季肋部痛や腹痛、口苦、吐き気、数滑脈を特徴とする証。
[北辰会方式] 舌では舌辺部は紅、無苔傾向で、舌中から舌根部に膩苔（白〜黄色）。顔面気色では肝胆の部位が赤っぽくなる傾向がある。肝兪・胆兪、魂門・陽綱、足臨泣、蠡溝、章門などの左右差が顕著となり、実熱の反応が現れ、筋縮・中枢に圧痛が顕著となる。滑脈は按ずると有力で、必ずしも数脈を呈するとは限らない。

## 寒滞肝脈証

寒滞肝脈証（pattern / syndrome of cold stagnating in the liver meridian）とは、下腹部や睾丸に冷え感とともに牽引痛のように、肝経に関係するエリアで筋痙攣性の徴候がみられるのが特徴の証。
[北辰会方式] 寒邪は下（足）から侵襲してくるので、症状も下半身が中心となる。曲泉や蠡溝、太衝、行間の左右差をよく診て、冷えがどちら側の経絡上にあるかを切経して見極める。井穴診では、気の停滞が強い側の肝経（大敦）に圧痛が顕著となる。井穴診とは、井穴そのものの反応を診るのではなく、術者の母指と次指で患者の足の母指の指節関節を両サイドから挟み押圧し、圧痛が出るかどうかを診る方法である。詳細は『体表観察学―日本鍼灸の叡智』（藤本蓮風、緑書房、2012年）を参照。脈では特に尺中に沈位を中心に緊脈（硬い脈：胃の気の脈診でいう第2脈の枯脈や枯弦脈、あるいは、第4脈の緩不足の滑脈）が現れる傾向がある。

## 肝経湿熱証

肝経湿熱証（pattern / syndrome of dampness-heat in the liver meridian）とは、季肋部周辺の脹痛、生殖器が痒みや痛みを伴って腫れる、耳痛があり膿を排出、紅舌黄滑苔、数滑脈を特徴とする証。
[北辰会方式] 黄色い耳だれが出たりする。耳だれは、粘稠度が高く、臭いが強いのが特徴。陰部瘙痒も、湿性の場合は粘稠度の高い黄色っぽい汁が出る。高温多湿や飲酒、油膩物（脂っこいもの）の過食などによって、諸症状が増悪する。肝兪、魂門、蠡溝、太衝、行間に熱実の反応が現れる。舌は舌辺無苔になりやすくなる。顔面気色では肝胆の部位が赤く帯状になることが多い。下肢の足厥陰肝経上を切経すると熱感のある部位が広いのが特徴。特に蠡溝に集中することが多い。表面は冷えていても奥から熱感が湧き出す感じで感知できる。

## 胆熱証

胆熱証（gallbladder heat pattern / syndrome）とは、イライラして怒りっぽく、季肋部の脹り、口苦、耳痛、耳鳴り、不眠、紅舌黄苔を特徴とする証。
[北辰会方式] 胆兪や陽綱、章門、足臨泣、侠渓の熱実の反応に注目する。中枢の圧痛が顕著になる。

### 胆鬱痰擾証

胆鬱痰擾証（pattern / syndrome of depressed gallbladder with harassing phlegm；pattern / syndrome of stagnated gallbladder with harassing phlegm）とは、臆病、びくびくしやすい、不眠多夢、煩燥、胸脇苦満、頻繁なため息、眩暈、口苦、吐き気、嘔吐、白滑苔、弦脈を特徴とする証。

**北辰会方式** 膈兪、膈兪と肝兪の間、肝兪、胆兪、章門などに実や虚中の実、また豊隆や足臨泣に実の反応が現れる。中枢に圧痛が顕著に出る傾向がある。舌辺無苔となり、膩苔が厚くなることもある。

### 胆気虚証・胆気虧虚証

胆気虚証・胆気虧虚証（gallbladder qi deficiency pattern / syndrome）とは、パニック、猜疑心、ため息、神経質になり、イライラしやすい、倦怠感、眩暈、不眠を特徴とする証。

**北辰会方式** 胆の腑は決断力を主るため、胆気が弱ると、優柔不断となり精神不安定となる。胆兪や陽綱、後溪や神門が虚の反応を呈し、臍周に冷えと邪が顕著となり、臍周に動悸が出現しやすくなる。眼神が乏しくなったり、目の動きが定まらない。顔面気色では、心・肝胆の部位の艶がなくなり白抜けする傾向がある。脈は按じて弱く、舌も力の入り方が弱かったり、胖嫩になったりする場合もある。

### 蟲擾胆腑証

蟲擾胆腑証（pattern / syndrome of worms harassing the gallbladder）とは、寄生虫によって我慢しがたいほどの腹痛が起こる、顔色が悪い、四肢厥冷、苦い液体や回虫を吐出したりするのが特徴の証。

**北辰会方式** 北海道のキタキツネなどに触れることで感染し、肝臓に寄生虫が寄生するエキノコックス症などに相当すると思われる。寄生虫が肝胆を中心として内臓を侵食していく段階であろうから、西洋医学に委ねたほうがよい。

以上、肝臓自体の弁証として**図6-2**、**表6-9～表6-12**のように分類される（巻末の「付録3　肝の病理のベクトル図」も参照）。

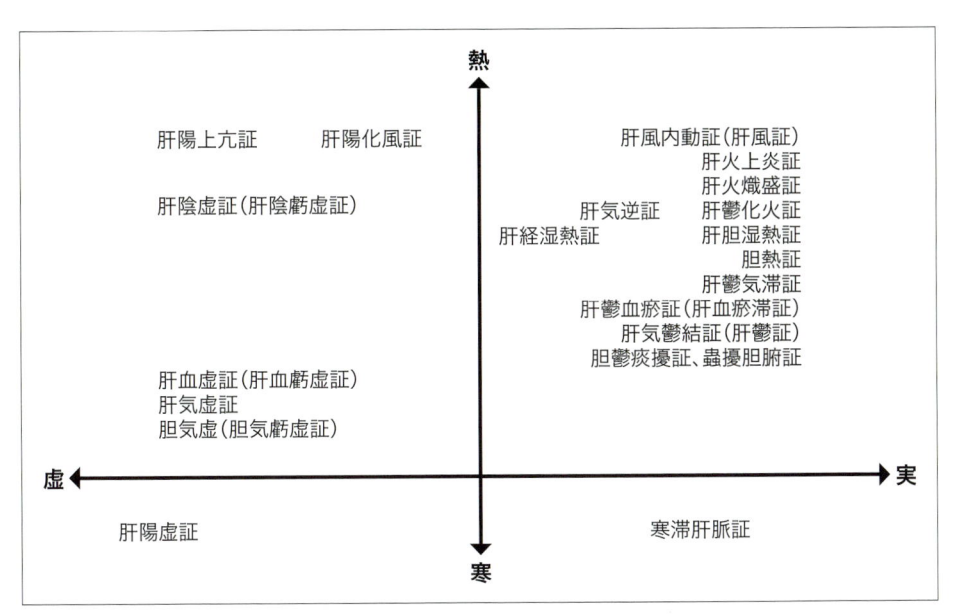

**図6-2　肝胆病弁証の分類**

**表6-9 肝胆病弁証のまとめ（実証）**

| 弁証名 | 症　状 | 腹 | 舌 | 脈 |
|---|---|---|---|---|
| 肝気鬱結証（肝鬱証） | 落ち込み、頻繁なため息、胸脇苦満（季肋部の膨脹感）、月経不順、乳房脹痛 | 臍周の冷えと緊張、肝相火の邪が顕著となる | ― | 弦脈（結代脈を呈すこともある） |
| 肝鬱気滞証 | 抑圧された気分、頻繁なため息、喉の異物感、胸脇部・下腹部痛、月経不順、月経期の膨脹感・痛み | | （白膩苔） | |
| 肝気逆証 | ― | 心下〜脾募の邪 | 舌尖紅刺 | ― |
| 肝鬱血瘀証（肝血瘀滞証） | 季肋部・下腹部の脹痛や刺痛、抑圧感 | 上記所見に加え、少腹急結や少腹(小腹)硬満 | 暗紫舌、瘀斑 | 弦渋脈 |
| 肝火上炎証 | 激しい頭痛、眩暈、耳鳴り、精神的に短気になる、口苦、血尿、喀血または鼻血 | 心下、臍周、肝相火の邪と熱 | 黄苔 | 弦数脈 |
| 肝鬱化火証 | 季肋部の膨脹感、口苦、口乾、短気、灼熱感を伴う痛み | | 紅舌、黄苔 | |
| 肝火熾盛証 | 口苦、短気、不眠症、嘔吐、顔面紅潮、目の充血、便秘、黄色の尿、季肋部痛 | | | |
| 肝胆湿熱証 | 発熱、悪寒、黄疸、腹痛、口苦、吐き気 | 肝相火の邪と熱 | 紅舌、膩苔 | 数滑脈 |
| 胆熱証 | 口苦、短気、季肋部の脹り、耳鳴り、不眠 | | 紅舌、黄苔 | ― |
| 胆鬱痰擾証 | 臆病、恐怖、不眠症、多夢、胸脇苦満、頻繁なため息、眩暈、口苦、吐き気、嘔吐 | 肝相火と心下、臍周の邪（熱） | 舌辺無苔 膩苔 | 弦脈 |
| 蟲擾胆腑証 | 顔色蒼白、耐えられない腹痛、四肢厥冷、苦々しい流動性嘔吐、回虫による発作 | ― | ― | ― |

表6-10　肝胆病弁証のまとめ（虚証）

| 弁証名 | 症　状 | 腹 | 舌 | 脈 |
|---|---|---|---|---|
| 肝気虚証 | 気力が出ない、憂鬱 | — | 色褪せ、淡白舌 | — |
| 肝陽虚証 | 四肢の冷え、寒がり、眩暈、かすみ目、落ち込みと抑圧に対する恐怖、季肋部の脹り | 肝相火の邪 | 淡白舌、白苔 | 沈遅弱脈 |
| 肝血虚証<br>（肝血虧虚証） | 顔面黄色、不眠症、月経量少、青白い唇 | | 淡白舌 | — |
| 肝陰虚証<br>（肝陰虧虚証） | 眩暈、頭痛、かすみ目、目の乾燥、不眠、口乾、咽喉の乾燥 | 肝相火の邪、臍下丹田の虚軟や邪 | 舌辺無苔 | 細脈や滑脈<br>（按じて無力） |
| 肝陽上亢証 | 眩暈、頭痛、顔面紅潮、かすみ目、耳鳴り、口苦 | | 紅舌で舌辺無苔 | 弦脈 |
| 胆気虚<br>（胆気虧虚証） | パニック、神経過敏、疑いやすい、ため息、短気、倦怠感、眩暈、不眠 | — | | 按じて弱 |

表6-11　肝の風証のまとめ

| 弁証名 | 症　状 | 腹 | 舌 | 脈 |
|---|---|---|---|---|
| 肝風内動証<br>［実証主体］ | 痙攣、震顫 | 臍周・心下・肝相火の邪が強くなる | 舌戦 | — |
| 肝陽化風証<br>［本虚標実］ | 失神、頭の揺れ、四肢の震顫、短気、眩暈 | 肝陰虚証や肝陽上亢証に準じる | 紅舌<br>舌辺や舌根部が無苔で乾燥 | 滑弦脈<br>（按じて弱） |

表6-12　肝胆病弁証のまとめ（足厥肝経の病証）

| 弁証名 | 症　状 | 肝経上の反応 | 舌 | 脈 |
|---|---|---|---|---|
| 肝経湿熱証 | 季肋部痛、性器の腫れや痒み、耳痛 | 曲泉、蠡溝、太衝、行間に熱の反応 | 紅舌黄膩苔 | 数滑脈 |
| 寒滞肝脈証 | 下腹部や睾丸の冷感と牽引痛・肝経上の痙攣性徴候 | 足厥陰肝経上に冷えの反応 | — | 緊脈 |

## 6　腎膀胱病弁証

腎膀胱病弁証（kidney-bladder diseases pattern identification / syndrome differentiation）とは、腎と膀胱の疾病に関する臓腑の証の分類のことである。

### 腎虚証

腎虚証（kidney deficiency pattern / syndrome）とは、腎のあらゆる虚証で、腎気虚、腎陰虚、腎陽虚を含む。

**北辰会方式** 腎の気が弱っている証。腎兪や志室、陰谷、照海、復溜、太渓、大巨や気海や関元に虚の反応が現れる。脈では尺中に枯弱や滑弱脈が現れる。

### 腎精不足証

腎精不足証（kidney essence insufficiency pattern / syndrome）とは、子供の成長の遅れ、早く老ける、生殖機能の低下、耳鳴り、歯の動揺、髪が薄くなる（抜ける）、物忘れしやすい、などが特徴の証。
**北辰会方式** いわゆる「五遅五軟（ごちごなん）」といって、腎精が不足すると発育不良になる。腎兪や志室、胞肓、関元などが虚の反応を呈するのが特徴である。

### 腎気虚証・腎気虧虚証

腎気虚証・腎気虧虚証（kidney qi deficiency pattern / syndrome）とは、眩暈、健忘、耳鳴り、腰痛、性欲減退、弱脈を特徴とする証。
**北辰会方式** 上記症状に加え、長時間立位のままでいると腰が怠くなったり腰痛が出現し、すぐに座ったり横臥したくなる。腎気虚が顕著だと、5分立っているのも辛く感じる。男性カルテ（巻末の「付録5　北辰会専用カルテ」参照）として、性欲減退のほかに、勃起力の低下や持続時間の減退などもある。腎兪や志室、太渓、大巨など腎の反応が出る穴所に虚の反応や冷えの反応が出る。脈では、尺中が弱くなったり枯脈が出現したりする。

### 腎気不固証

腎気不固証（kidney qi insecurity pattern / syndrome）とは、頻尿、排尿後に尿がポタポタしたたる（瀝（りゅう））、二便失禁、夜間尿や夢精、月経の排出が延々と続いたり、流産しやすくなったり、腰や膝の痛み、弱脈を特徴とする証。
**北辰会方式** 気の固摂機能が発揮できるのは、引き締める作用を有す気が充実していることが前提となる。頻尿や夜間尿では、尿の色は透明に近く、一回量も多く出るのが特徴である。男性では滑精や早漏、女性でも粘稠性の低い透明に近い帯下が増えたりする。腎の封蔵機能が低下するのは、相当腎気が弱っている段階である。腎兪、気海兪、大腸兪、膀胱兪、胞肓、太渓、照海、復溜、湧泉などが虚の反応を呈する。脈では尺中が弱く、あるいは枯弱、あるいは滑大で按じて無力などを呈する。

### 腎陰虚証・腎陰虧虚証

腎陰虚証・腎陰虧虚証（kidney yin deficiency pattern / syndrome）とは、腰痛、倦怠感、眩暈、耳鳴り、夢精、月経過少、羸痩、咽乾、口渇、頬の紅潮、五心煩熱、午後の発熱、盗汗、紅舌少苔あるいは無苔、数細脈を特徴とする証。
**北辰会方式** 六味丸証（ろくみがん）である。午後になると熱っぽくなって手掌や足底がほてったり、倦怠感が強く出現する。腰部や身体に怠さや重さ（ひどい場合には痛み）を感じ、運動すればするほど痛みや怠さが増すのが特徴である。男性の場合は、勃起過多となるも早漏であったり射精後に眩暈や火照り、動悸が増したりするのが特徴である。舌根部が無苔になったり、裂紋舌になったりすることもある。脈は尺中が滑脈で按じて無力を呈したり、枯弱脈を呈したりする。照海、大巨（特に左側）、腎兪や志室や気海兪や大腸兪、膀胱兪、胞肓の虚。顔面気色では腎の部位の艶がなくなり黒ずんで、観髎あたりが赤くなる。尺膚診では、陰谷や天井あたりに冷えと虚の反応が顕著となる。

### 腎陰虚火旺証

腎陰虚火旺証（pattern / syndrome of kidney yin deficiency with fire effulgence）とは、潮熱、盗汗、頬の紅潮、五心煩熱、夢精、流産しやすい、性欲亢進、腰痛、耳鳴り、紅舌黄苔、乾燥傾向で数細脈

を特徴とする証。

**北辰会方式** 腎陰虚が進展し、虚火が旺盛となっている段階である。症状的には、腎陰虚の症状に虚熱症状が顕著に現れるのが特徴で、イライラしやすくなったり、夜になると目が冴えて不眠や浅眠となったり、男性であれば勃起過多となり、甚だしい場合には木腎（もくじん）(勃起したまま弛緩しなくなる)や血精（精液に血が混ざること）に至ることもある。脈も一見洪滑脈のように感じても、按じるとすぐに潰れたりするのが特徴である。舌は無苔傾向で、乾燥が強く裂紋が増えることもある。顔面気色では、顔面紅潮がみられるが、特に顴髎あたりを中心として顕著となる。照海や湧泉、大巨や関元、気海、腎兪や志室、膀胱兪や胞肓に虚や虚中の実の反応が現れ、行間や内関、百会に熱の反応が現れる。

### 腎陽虚証・腎陽虧虚証

腎陽虚証・腎陽虧虚証（kidney yang deficiency pattern / syndrome）とは、腎陽が虚衰し、身体を温煦できなくなって起こる証で、悪寒や四肢厥冷、元気がない、腰や膝の痛み、流産しやすい、男性ではインポテンツ、女性では性欲欠乏や不妊、夜間尿、白苔、尺位で弱脈を特徴とする。

**北辰会方式** 八味丸証（はちみがん）である。尿の回数や量が増え、透明な尿が出る、それも冷えると増加するのが特徴である。性欲が低下し、男性では勃起力が弱くなり、精液も水のように色が薄く粘稠度が低くなり、射精後に倦怠感や厥冷が増悪する傾向がある。女性では月経が遅れたり、経血の色が薄くなったりする。陽虚の程度が強いほど、四肢厥冷の程度と範囲が拡大する。腎兪や志室、気海兪、大腸兪、膀胱兪、胞肓、(特に右側の)大巨の冷えと虚の反応が顕著となり、陰谷、復溜、太渓、照海、湧泉なども虚と冷えが強く出現してくる。脈は遅脈や弱脈、枯弱脈のこともある。特に尺中で顕著となる。舌は色褪せが強く、湿潤傾向であるが、紅舌を呈する場合もある。顔面気色では、腎の部位が白く色抜けたり艶がなくなったり、黒くくすんだようになることもある。尺膚診では、陰谷あたりと天井、曲池付近の冷えが顕著となる。

### 腎不納気証

腎不納気証（pattern / syndrome of kidney failing to receive qi）とは、呼気が長引く呼吸困難、無力性の咳、声がか弱いといった特徴の証。

**北辰会方式** 腎の納気機能が低下するために、吸気しにくく、呼気が多くなる傾向があるが、臨床的にはこのような呼吸はすべて腎不納気であるとは限らない。肝気実によって起こる場合や上焦の気の鬱滞が強い場合にも、よく似た呼吸になることがある。気海や関元、大巨、腎兪、陰谷、照海、太渓、湧泉などの虚の反応が顕著となる。尺中と寸口の脈状にかなり差が出て（尺中は弱あるいは枯弱、寸口に枯脈や枯弦など）、上下のバランスがかなり悪くなり、数脈を呈することもある。

### 腎虚水泛証

腎虚水泛証（pattern / syndrome of kidney deficiency with water flood）とは、腎気が弱って気化が失調し、水があふれて起こる証で、浮腫、特に四肢浮腫、尿量減少を伴い、耳鳴り、腰や膝の痛み、淡白舌白滑苔、弱脈を特徴とする。

**北辰会方式** 特に腎陽が虚すことで気化失調が顕著となり（腎陰虚中心でも水泛は起こる）、排尿量が激減することで水湿が過剰となる状態。下肢の浮腫は、膝から下が特に顕著で、脛骨粗面を押圧すると陥凹してなかなかもとには戻らない。腎兪や気海兪、志室、京門、大腸兪、膀胱兪、胞肓、大巨、水道、帰来、関元、中極、陰谷、復溜、太渓、照海、湧泉の虚や冷えが顕著となる。復溜〜湧泉まで、浮腫がひどくてわかりにくい場合は、衛気の状態を察知するとよいが、手指や労宮の感覚が鋭くないと

わからない。脈では特に尺位が弱、あるいは滑大で按じるとすぐに潰れる。舌では色褪せが強かったり、あるいは紅舌であっても胖嫩で、湿潤が強いのが特徴である。

### 腎経寒湿証

　腎経寒湿証（kidney meridian cold-dampness pattern / syndrome）とは、腎陽が虚して寒湿が入り込むことに起因する証で、身重感、腰や膝の冷えと痛みで、屈伸制限があり、悪寒や下肢厥冷、白滑苔や濡緩脈を特徴とする。

[北辰会方式] 寒湿は下から侵襲してくる。腹診では、大巨や水道、帰来あたりに邪（緊張）が現れる。申脈や照海、太渓、復溜、陰谷を中心に、足少陰腎経上に冷えの反応が顕著となる。腎俞や気海俞、志室、京門、膀胱俞、胞肓にも顕著な冷えが現れる。舌は普段よりも潤う。前腕の尺膚診では、天井や曲池、小海、少海、曲沢あたりのどこかに冷えが顕著に現れる。尺中の脈が沈み気味になり、硬くなるのが特徴である。

### 膀胱虚寒証

　膀胱虚寒証（bladder deficiency cold pattern / syndrome）とは、腎陽虚により膀胱の気化が弱まることで起こる証で、頻尿、癃閉、下腹部の冷え、白苔で湿潤し、弱脈を特徴とする。

[北辰会方式] 腎陽虚の体表所見に加え、中極や膀胱俞、京骨や申脈などの虚と冷えの反応が顕著となる。尿は透明に近い色になり、冷えると尿意が頻繁となる。

### 膀胱湿熱証

　膀胱湿熱証（bladder dampness-heat pattern / syndrome）とは、湿熱が膀胱に侵襲して蘊蓄することに起因する証で、頻尿や尿意が緊迫したり、淋瀝（りんれき）（有痛性排尿困難）、尿が濁ったり、血尿、紅舌黄滑苔、数脈を特徴とする。

[北辰会方式] 膀胱炎で多くみられる証である。排尿時に尿道が熱い感じがすることもある。尿は色が濃く、時に血尿となるが、湿熱の特徴として、泡立ったり、臭いが強くなったりする。膀胱俞や中極が実（あるいは、虚中の実）の反応を呈す。脈は数脈になるとは限らず、滑脈で按じて有力であったり、緩脈を呈する場合もある。舌の膩苔は必ずしも黄色を帯びるとは限らず、白膩苔のこともある。舌根部に膩苔が厚くなる傾向があるが、湿熱の熱が強い場合には、膩苔が薄く、無苔傾向のこともある。

### 熱積膀胱証

　熱積膀胱証（pattern / syndrome of heat accumulating in the bladder）とは、下腹部の脹満、淋瀝（有痛性排尿困難）、頻尿や悪寒のない発熱を特徴とする証。

[北辰会方式] 内熱が膀胱に蘊積する証である。外邪性ではないので、悪寒がないことが多い。尿の色は濃く、血尿となる場合もある。舌は紅舌（熱邪が顕著であれば乾燥傾向になる）。膀胱俞や委中、中極など、膀胱の反応を呈す穴所に熱の反応（表面が冷えていても奥のほうから熱感を触知できる）が現れる。膀胱経と表裏関係にある腎経上に熱の反応が現れることも多い（照海や太渓、然谷など）。

## 7　臓腑兼病弁証

　臓腑兼病弁証（combined visceral pattern identification / syndrome differentiation）とは、臓腑が二つ以上同時に関与する病に関する弁証のことである。

### 心腎不交証

　心腎不交証（heart-kidney non-interaction pattern / syndrome）とは、心と腎の陰液の不足と陽の相対的な亢盛に起因する証で、気分が落ち着かず、不眠、動悸、眩暈、耳鳴り、腰や膝の痛み、遺精、五心煩熱、盗汗、紅舌無苔、数細脈を特徴とする。

**北辰会方式**　心陰虚と腎陰虚の体表所見が現れ、上実下虚の反応が顕著になる。舌尖部と舌根部が特に無苔となったり、紅色が強くなる。気海や関元が虚して（深在に硬結が出る場合もあり）、臍周が緊張する。脈では滑脈のこともあるが、按じると弱かったり、潰れたりすることがある。

### 心腎陽虚証

　心腎陽虚証（heart-kidney yang deficiency pattern / syndrome）とは、陽気が不足して、心も腎も温煦や推動が低下して起こる証で、動悸、悪寒、四肢厥冷、排尿障害、足の浮腫、腰や膝の冷えと痛み、白滑苔、沈弱脈を特徴とする。

**北辰会方式**　心陽虚と腎陽虚の体表所見が現れる。進行すると、胸痛（心痛）が起こることがある。この場合、虚里の動の有無や、心兪・陽池の虚の程度（特に右側に虚の反応が顕著な場合には、器質的異常を疑う）に注目する。排尿が激減した場合には浮腫が出現する傾向にあるが、逆に頻尿になることもある。舌は色褪せたり、紅舌になったりする場合もある。

### 心肺気虚証

　心肺気虚証（heart-lung qi deficiency pattern / syndrome）とは、動悸、胸の圧迫感、咳嗽、激しい運動によって呼吸困難や息切れが悪化する、稀薄な唾液が出る、眩暈、倦怠感、気力が出ない、声がか弱い、自汗、淡白舌、弱脈を特徴とする証。

**北辰会方式**　心気虚と肺気虚の体表所見が現れる。腹診では、不容や承満、梁門あたりに左右差が顕著に出ることも多い。もしこれらに反応が出ていない場合には、中府の反応に注目し、中府にも反応が出ていなければ、背部兪穴（心兪、厥陰兪、肺兪、魄戸、膏肓、神堂など）の反応の左右差に注目するとよい。

### 心脾両虚証

　心脾両虚証（pattern / syndrome of dual deficiency of the heart and spleen）とは、動悸、健忘、不眠、浅眠多夢、食欲がなくなり、腹脹、大便が緩くなり、倦怠感、顔面の血色が悪く、淡白胖嫩舌、緩弱脈を特徴とする証。

**北辰会方式**　帰脾湯証である。鬱状態となり、漠たる不安感や恐怖感が起こり、涙を流したり、精神的緊張に耐えられなくなったりする。心兪や厥陰兪、脾兪、胃兪の虚や虚中の実の反応の左右差に注目し、腹部では臍周を中心に、心下〜胃土、脾募の邪の程度に注目する。特に情緒が不安定になればなるほど臍周の緊張が強くなり、臍周の硬結部分に動悸が強く現れたり、両脾募から上脘や中脘あたりにかけてＶ字型に強い緊張が現れたりする。舌は胖大で力が弱く、膩苔が厚かったり湿潤が顕著となる。脈は滑脈や弦脈であっても按じると無力である。顔面気色では特に心、肝胆、脾胃の部分にかけて血色がなく白抜けし、艶がなくなり、眼神が衰え、覇気がなくなる。

### 心肝血虚証

心肝血虚証（heart-liver blood deficiency pattern / syndrome）とは、動悸、健忘、不眠、夢で覚醒する、目のかすみ、顔色が悪い、四肢が痺れる、爪の色沢がなくなる、経血色が薄く少量、無月経になることもある、淡白舌、緩脈を特徴とする証。

**北辰会方式** 心血虚と肝血虚の体表所見が同時に出現する。症状的に心血虚と肝血虚はリンクする部分が多いので鑑別しがたいが、心の状態が反映される穴所（心兪、神堂、神門、霊道など）や肝の状態が反映される穴所（肝兪、魂門、胆兪、陽綱、太衝、曲泉など）に虚や虚中の実の反応が現れ、左右差が顕著となる。その左右差の顕著な穴所がどこに現れるかで、心血虚が中心か、肝血虚が中心かを判断することが可能である。心肝血虚の場合は、心と肝両方の反応が多く現れるのが特徴である。顔面気色診では全体に血色が悪くなるが、特に心の部位と肝胆の部位の色抜けが顕著となる。

### 肺腎気虚証

肺腎気虚証（lung-kidney qi deficiency pattern / syndrome）とは、呼気が多くなる呼吸困難、自汗、力が入りにくい、腰痛で足をひきずるように歩く、咳嗽とともに稀薄な唾液が出るのが特徴の証。

**北辰会方式** 腎虚の程度が進むと、腎兪の次に、大腸兪、膀胱兪、肺兪に虚の反応が現れる。肺腎気虚になると、腎兪や肺兪に同時に虚の反応が出る。気虚の程度が強くなればなるほど呼吸が微弱となる。腹診では、臍下丹田が虚を呈す。尺膚診では、尺沢や曲沢あたりの冷えの左右差が顕著になったり、天井や陰谷あたりの冷えが顕著になる。脈では、総按で弱い傾向にあるが、特に尺中が弱い。

### 肺腎陰虚証

肺腎陰虚証（lung-kidney yin deficiency pattern / syndrome）とは、肺と腎の陰液が不足し、内熱が生じることに起因する証で、空咳、口中や咽喉の乾燥、嗄声、腰痛で足を引きずる、骨蒸潮熱、顴髎あたりの紅潮、盗汗、夢精や月経不順、紅舌無苔、数細脈を特徴とする。

**北辰会方式** 肺陰虚と腎陰虚の体表所見が同時に出現する。睡眠不足や肉体過労によって諸症状が悪化する傾向があり、夕方〜夜中に咳がひどくなることが多い。脈は滑脈のこともあるが、その場合は按じて無力である。顔面気色診では肺の部と腎の部が赤くなる、もしくは黒ずんで艶がなくなる。

### 肺腎陽虚証・水寒射肺証

肺腎陽虚証・水寒射肺証（lung-kidney yang deficiency pattern / syndrome）とは、腎陽が弱り、水湿が肺を阻害して起こる証で、悪寒と四肢厥冷、咳とともに白く稀薄な唾液を多量に喀出、足の浮腫、尿量減少、淡白胖大舌、白滑苔、弱脈を特徴とする。

**北辰会方式** 腎陽虚の体表所見が顕著となり（右腎兪や右気海兪、右復溜や右太渓、右胞肓や右膀胱兪に虚と冷えの反応が顕著となる）、肺兪や尺沢、列欠、太淵、中府に虚の反応が顕著に現れる。

### 脾肺気虚証・脾肺両虚証

脾肺気虚証・脾肺両虚証（spleen-lung qi deficiency pattern / syndrome）とは、食欲低下、大便が緩い、腹脹、呼吸困難や息切れを伴う咳が長引く、稀薄な唾液を大量に喀出し、声がか弱い、話すのが億劫、顔色が青白く艶がない、淡白舌白滑苔、弱細脈を特徴とする証。

**北辰会方式** 肺気虚と脾気虚の体表所見が同時に現れる。腹部では、不容や中脘、梁門、滑肉門などに虚の反応が顕著になる。太淵や列欠、太白、公孫の虚の程度に注目する。顔面気色診では、肺の部と脾胃の部の血色が特に悪くなるのが特徴である。

### 肝火犯肺証

　肝火犯肺証（pattern / syndrome of liver fire invading the lung）とは、口苦、眩暈、目の充血、イライラしやすく怒りっぽい、胸脇部の遊走性の痛み、濃厚な痰を喀出する咳、時に喀血、紅舌、数弦緊脈を特徴とする証。

　北辰会方式　イライラしたり、精神的緊張が強くなると咳が出やすくなったりするのが特徴である。肝火による気逆が強いと、頭痛や眩暈、時に吐き気を伴うこともある。舌尖〜舌辺にかけて紅色が強くなり乾燥傾向になる。体表所見は、第5章「Ⅴ．病機各論、4　臓腑病機」肝火犯肺に準じる。

### 肝気犯胃証・肝胃不和証

　肝気犯胃証・肝胃不和証（pattern / syndrome of liver qi invading the stomach）とは、眩暈、季肋部痛、イライラしやすい、脇の脹痛、食欲不振、吐き気、嘔吐、弦脈を特徴とする証。

　北辰会方式　イライラしたり精神的緊張やジレンマ・抑鬱感によって肝気が鬱滞し、胃の機能を失調させる証である。胃の腑の状態を反映する穴所よりも、肝の状態を反映する穴所の方により左右差や圧痛など顕著な反応が現れる（接脊よりも筋縮に圧痛が出たり、衝陽よりも太衝の左右差が顕著になったりするなど）。太衝や肝兪以外にも、百会が陥凹したり、内関に実熱の反応が現れたりする。

### 肝鬱脾虚証・肝脾不調証

　肝鬱脾虚証・肝脾不調証（pattern / syndrome of liver depression and spleen deficiency / the liver-spleen disharmony pattern / syndrome；the pattern / syndrome of liver stagnation and spleen deficiency）とは、季肋部や腹部の脹痛、気分が塞ぐ、頻繁なため息、食欲不振、大便が緩い、残便感、排便後に腹痛が軽減する、腹鳴と放屁、白滑苔を特徴とする証。肝鬱気滞と脾虚の証と同じ。

　北辰会方式　肝脾不和証(かんぴふわ)のことである。肝鬱気滞の体表所見に加え、脾気虚証の体表所見が現れる。肝鬱気滞が主の場合と、脾気虚が主の場合と、二者同レベルの場合があるが、その弁別は、疏肝理気もしくは健脾の配穴を1穴に厳選して処置し、その結果、他方の臓の状態を反映する穴所がどの程度回復するかを診る。たとえば、実側太衝の瀉法のみを行い、太白や公孫の虚の反応がどの程度回復するか、あるいは虚側の脾兪に補法を行って、太衝や肝兪の実の反応がどの程度解消するかを診て弁別することができる。

### 肝腎陰虚証

　肝腎陰虚証（liver-kidney yin deficiency pattern / syndrome）とは、肝腎の陰液が不足して内熱が生じることに起因する証で、眩暈、目のかすみ、耳鳴り、健忘、不眠、夢が多く熟睡できない、季肋部痛、腰痛、下肢の筋力の低下、顴髎あたりの紅潮、五心煩熱、盗汗、夢精、月経過少（無月経）、紅舌無苔、数細脈を特徴とする。

　北辰会方式　肝陰虚と腎陰虚の体表所見が同時に出現する。気海や関元の虚（虚中の実）、曲泉や陰谷の冷えの左右差や、照海と太衝の虚を中心とした左右差、腎兪・気海兪・肝兪・志室・京門・魂門の左右差が顕著になり、腎兪以下下焦の穴所の弾力がなくなり一枚の板もしくは石のように硬くなることもある。内熱が生じるため、体表は熱の反応を呈す場合もある。その場合は、弛緩と緊張の左右差を目安に体表観察するとよい。舌は乾燥傾向で、特に舌辺部と舌根部の無苔が顕著となる傾向にある。脈では滑脈を呈する場合もあるが、特に関上と尺中が滑大で按じて無力を呈する。

### 脾腎陽虚証・脾腎虚寒証

　脾腎陽虚証・脾腎虚寒証（spleen-kidney yang deficiency pattern / syndrome）とは、脾腎の陽気が

不足して内寒を生じることに起因する証で、透き通るように青白い顔色、悪寒と四肢厥冷、腰や下腹部の冷痛、慢性下痢、排尿が減少し浮腫が起こり、淡白胖大舌、白滑苔、遅脈や沈脈や力のない脈を呈するのが特徴である。

**北辰会方式** 慢性下痢でも、鶏鳴泄瀉（自然界の陽気が最も少なくなる明け方や冷えによって誘発される下痢）が多い。太白や公孫、太渓、照海、復溜、湧泉、陰谷、陰陵泉、腎兪、膀胱兪、胞肓、脾兪、意舎、志室などに冷えと虚の反応が出現する。足に浮腫が起こっていなくとも、照海や太渓、復溜、腎兪、志室などが膨隆していることがあるが、これは深在が空虚で、虚の程度が相当進んでいることを示す。陽虚の程度が進めば進むほど、四肢厥冷のエリアが手首よりも肘側、足首よりも膝の方へと拡大していく。舌に力が十分に入らなくなり、湿潤と色褪せが強くなってくるのが特徴である。脈は弱脈であるが、滑大を呈し、按ずるとすぐに潰れる脈状のこともある。特に関上と尺中にそれが顕著となる。尺膚診では、（下焦の反応を示すところの）天井や曲池、小海、曲沢あたり、陰谷・曲泉・陰陵泉の冷えが顕著となり、これらは腹診での下腹部（大巨や水道、帰来、気海、関元あたり）の冷えと虚の反応や、背候診での京門、胞肓〜膀胱兪あたりに冷えが顕著になることと一致する。

# VI. 六経弁証

六経弁証（six-meridian pattern identification / syndrome differentiation）とは、WHOの定義によれば「六経の理論に基づく証の分類で、異なった段階の急性の熱病だけでなく、ほかの疾病の証の区別にも有用である」とある。『素問』熱論篇を始めとし、張仲景の『傷寒論』で緻密に分類されてきた。

六経病とは、『素問』熱論篇によると、「太陽 → 陽明 → 少陽 → 太陰 → 少陰 → 厥陰という順序で伝変していく」とされている。『傷寒論』もこの順序で記載されているが、臨床上は、慢性雑病の場合、最終的には少陰病で亡くなることが多い。

三陰三陽病は、『傷寒論』では**表6-13**のようにまとめられている。主な特徴は表の通りであるが、続いて詳細にみていこう。

**表6-13 三陰三陽病の分類**

| 三陰三陽病 | | 症　状 |
|---|---|---|
| 陽証 | 太陽病 | 脈浮、頭項強痛、悪寒、(発熱) |
| | 少陽病 | 口苦、咽乾、眩暈、(寒熱往来、胸脇苦満) |
| | 陽明病 | 身熱、大汗、大渇、(大便難) |
| 陰証 | 太陰病 | 腹満、嘔吐、下痢 |
| | 少陰病 | 脈微細、嗜眠、(四肢厥冷) |
| | 厥陰病 | 消渇、気上衝心、心中疼熱、空腹感を感じても実際には食べられない |

## 1　太陽病証・太陽病

　WHOの太陽病証・太陽病（greater yang disease pattern / syndrome；the greater yang disease）の定義は、「太陽経証と太陽腑証の総称。熱病の初期に出現し、主に頭痛、項が強ばって痛み、悪寒と浮脈を呈す」である。太陽膀胱経を中心として背部で外邪と抗争する段階である。太陽とは、外邪の侵襲を最初に防衛しようとする第一関門であり、第一戦線である。つまり最も浅い段階である。

### 太陽経証

　太陽経証（greater yang meridian pattern / syndrome）とは、体表の太陽経に風寒邪が侵襲することによる六経証候の一つ。たいていは、罹患の最初の段階でみられ、悪寒発熱、頭項強痛、浮脈として現れる。

**北辰会方式**　最も浅い部位で邪正抗争が起こるために、脈が浮き、発熱し、悪寒する。また、太陽膀胱経の上部（項や後頭部）で気血が鬱滞するために頭項強痛が出現する。寒邪の侵襲であれば寒邪の収斂作用によって気血が強く鬱滞し、それに対して邪正抗争も激しくなるため、脈は浮緊となる（太陽傷寒証）。風邪が中心であれば、衛気がそぞろとなるため脈が浮緩となる（太陽中風証）。体表所見としては、足太陽膀胱経を中心として手太陽小腸経や外関穴に反応が出る傾向がある。

### 太陽腑証

　太陽腑証（greater yang bowel pattern / syndrome）とは、泌尿器の膀胱腑（太陽腑）に太陽経に残っている外邪が侵襲する証候。

**北辰会方式**　膀胱蓄水証と膀胱蓄血証がある。

### 太陽傷寒証・太陽傷寒

　太陽傷寒証・太陽傷寒（greater yang cold damage pattern / syndrome）とは、外寒邪が太陽経を侵襲して起こる証候で、主に発熱、悪寒、無汗、浮脈を呈し、太陽傷寒とも呼ばれる。

**北辰会方式**　外関や合谷に実の反応、身柱・肺兪が無汗で実の反応が出る傾向にある。寒邪が強い場合には、(寒邪は基本的に下〔下肢〕から侵襲してくるため）腹部では大巨あたりに反応が出ることが多い。風寒邪として上から侵襲してきた場合には、滑肉門や不容あたりに反応が出る。脈は浮緊で、舌は普段よりも潤う。

### 太陽蓄水証・太陽蓄水

　太陽蓄水証・太陽蓄水（greater yang water-retention pattern / syndrome）とは、水の代謝不全に特徴のある太陽腑証の一型。主に排尿が減少し、口渇するが飲水するとただちに嘔吐するのが特徴で、太陽蓄水とも呼ばれる。

**北辰会方式**　五苓散の証である。天井や膀胱兪、中極などの反応に注目するとよい。

### 太陽蓄血証・太陽蓄血

　太陽蓄血証・太陽蓄血（greater yang blood amassment pattern / syndrome）とは、外邪が血に結し、下腹部に残る太陽腑証の一型で、下腹部の痛みや硬満、多尿、譫妄、健忘、色の濃い大便、沈渋脈、あるいは沈結脈を呈すのが特徴である。太陽蓄血ともいう。

**北辰会方式**　『中医学基礎』（神戸中医学研究会編著、燎原書店、1995年）では、太陽表邪が手太陽腑（小腸）にやどり、化熱して血と結びつき、瘀熱を形成した状態とされている。なお、本証はWHOでは厥陰病として記載されているが、太陽に関連するのでここでは太陽病内に記載した。太陽蓄水証

とともに、裏証である。桃核承気湯や抵当湯の証である。空間的には太陽表証は病位が「上の後」であるが、本証は太陽であっても「下の前もしくは後」である。三陰交や足臨泣、あるいは大巨や気海、関元に硬結の反応が出てくる。

以上の太陽病証・太陽病について**表6-14**にまとめた。

**表6-14　太陽病証・太陽病のまとめ**

| 病証 | | | 病機 | 証候 | | 治則・治法 | 代表方剤 |
|---|---|---|---|---|---|---|---|
| 太陽病 | 経証（表証） | 傷寒 | 風寒襲表（風＜寒） | 悪寒・発熱・頭項強痛・脈浮 | 悪寒が強い・無汗・脈浮緊 | 辛温発汗 | 麻黄湯 葛根湯 |
| | | 中風 | 風寒襲表（風＞寒） | | 悪風・有汗・脈浮緩 | 辛温解肌 | 桂枝湯 |
| | 腑証（裏証） | 蓄水 | 太陽表邪が膀胱腑へ侵入し、膀胱の気化を阻害し三焦気化にも影響 | 発熱・口渇・多飲・飲むとすぐに吐く・尿量減少・脈浮 | | 通陽化気利水 | 五苓散 |
| | | 蓄血 | 太陽表邪が手太陽腑（小腸）へ、化熱して瘀熱を形成 | 発熱・下腹部の硬満・排尿は正常・狂躁・脈沈 | | 瀉熱逐瘀 | 桃核承気湯 抵当湯 |

『基礎中医学』（神戸中医学研究会編著、燎原書店、1995年）を参考に作成。

## 2　陽明病証・陽明病

WHOは、陽明病証・陽明病（yang brightness disease pattern / syndrome；the yang brightness disease）について「外感病の過程で起こる胃腸の腑の陽盛と燥熱に特徴がある証候。便秘と腹脹、潮熱と沈実脈を呈する」と定義している。

太陽にあった邪気が三陽（太陽・少陽・陽明）のなかで最も深い「陽明」に入り込み化熱するか、あるいは直接陽明経を侵襲して熱化したものである。陽明病は「胃家実」であり、"裏実熱"証が基本である。身熱し、悪寒することなく悪熱し、汗が多く出ることが特徴で、口渇喜冷飲、あるいは小便の色が濃くなる。舌は乾燥傾向にあり、脈も按じて有力であることが多い。数脈とは限らない。

### 陽明経証

陽明経証（yang brightness meridian pattern / syndrome）とは、旺盛な熱邪が陽明経にあふれ、体中に広がることで発症し、しかし未だ便秘に至っていない証候。特徴としては、悪寒のない高熱、多汗、強い口渇と洪大脈を呈する。

**北辰会方式**　口渇喜冷飲、小便の色は淡黄〜濃黄色。舌は乾燥気味で（少しは潤いがある場合もよくある）、赤味が強い。傷津がひどいと舌が相当乾燥し、脈は洪大で無力になる。衝陽や内庭に熱実の反応が出る。厲兌の圧痛。第二衝陽、第二内庭、第二厲兌に反応が出る場合もある。

### 陽明腑証

陽明腑証（yang brightness bowel pattern / syndrome）とは、胃と大腸で熱邪が蘊積して起こる証候。潮熱、腹脹、腹満、腹痛、便秘、煩躁、時に譫妄を呈する。

**北辰会方式** 潮熱は日晡所潮熱が特徴である。また、熱結傍流（便秘でなく臭いの強い水様物が下る）となる場合もある。舌は紅で乾燥し、しっかり膩苔が生え、白〜黄苔。上巨虚に実の反応が出る（特に右側のことが多い）。腹診では胃土〜臍周〜大腸（天枢あたり）にかけて邪（緊張）が顕著になり拒按であることが多い。燥屎の内結が強いと、脈は沈遅脈を呈し、一見触知しにくいこともあるが按じて有力である。

以上の陽明病証・陽明病について**表6-15**にまとめた。

**表6-15　陽明病証・陽明病のまとめ**

| 病証 | | 病機 | | 証候 | 治則・治法 | 代表方剤 |
|---|---|---|---|---|---|---|
| 陽明病 | 陽明経証（陽明熱盛） | 邪熱が陽明に散慢し津液を消耗させる | 高熱・悪熱・多汗 | 口渇・多飲・多汗・脈洪大・舌質紅で乾燥 | 清熱瀉火 | 白虎湯　白虎加人参湯 |
| | 陽明腑証（陽明熱結） | 燥屎内結し、燥屎が胃腸の腑気を阻滞させ邪熱が心神に影響する | | 日晡所潮熱・意識障害・うわごと・腹満・腹痛・便秘・舌苔厚黄で乾燥・芒刺・脈沈有力 | 通裏攻下 | 承気湯類 |

『基礎中医学』（神戸中医学研究会編著、燎原書店、1995年）を参考に作成。

## 3　少陽病証・少陽病

　WHOの定義によると、少陽病証・少陽病（lesser yang disease pattern / syndrome；the lesser yang disease）は「外邪が表と裏の間に存在する証候。寒熱往来、胸脇苦満、咽乾、弦脈を呈するのが特徴」である。半表半裏の位置で邪が存在し、そこで邪正抗争する証候である。病位が太陽寄りになると悪寒し、陽明寄りになると悪熱する。これが往来寒熱として現れる。
　体表では、天枢や後渓、肝兪や胆兪、足臨泣、腹部の肝相火などに反応が出る。

### 少陽経証

　少陽経証（lesser yang meridian pattern / syndrome）とは、足少陽胆経を巻き込んだ少陽病証。往来寒熱、胸脇苦満、飲食物を欲さず、イライラして怒りやすく、喜嘔、口苦、咽乾、眩暈、白苔で弦脈を呈する。

**北辰会方式** これらの症状のほかに、耳が塞がる感じがしたり、耳の奥が痛んだり、側頭部やこめかみが痛んだり、ある種の咳や、微熱が続くこともある。手少陽経あるいは手太陽経、足少陽経上に何らかの反応（冷えや熱の左右差）が出現する傾向にある。

### 少陽腑証

　少陽腑証（lesser yang bowel pattern / syndrome）とは、胃腸管で熱が結することに関連した少陽病証。往来寒熱、胸脇苦満、絶え間なく嘔吐し、心下部のひきつり、怒りやすく、便秘、あるいは熱結傍流し、紅舌黄乾苔、実脈で弦脈を呈する。

**北辰会方式** 舌の赤味と乾燥が強くなり、特に舌辺部が無苔になる傾向がある。筋縮や中枢の圧痛、肝兪や胆兪に左右差が顕著になる。腹部では脾募・肝相火や天枢中心に左右差が強くなる。

#### 熱入血室証

　熱入血室証（pattern / syndrome of heat entering blood chamber）とは、子宮内に熱が侵入することによる証候。腹痛、月経が乱れ、往来寒熱、夜になると譫妄する。

　北辰会方式　WHOでは厥陰病の範疇とされているが、小柴胡湯を使うので、少陽病としてここに置き換えた。天枢や大巨、関元・中極あたりに邪が顕著となり、三陰交に熱実の反応が出る。

　少陽病について**表6-16**にまとめた。

**表6-16　少陽病のまとめ**

| 病証 | 病機 | 証候 | 治則・治法 | 代表方剤 |
|---|---|---|---|---|
| 少陽病 | 三焦枢機不利・胆気鬱阻 | 往来寒熱・微熱・胸脇部脹痛・口苦・咽乾・食欲不振・イライラ・悪心嘔吐・脈弦 | 和解少陽 | 小柴胡湯 |

『基礎中医学』（神戸中医学研究会編著、燎原書店、1995年）を参考に作成。

## 4　太陰病証・太陰病

　WHOの太陰病証・太陰病（greater yin disease pattern / syndrome；the greater yin disease）の定義によると、「脾の陽気が衰弱し寒湿を生じる証候。食欲不振、嘔吐、腹満と鈍痛、下痢、弱脈を呈する」とある。三陽病の段階で誤治したり、あるいは体質素因として脾胃が虚弱である者に寒邪が脾に直中して発症する。裏虚（寒）証である。

#### 太陰中風証

　太陰中風証（greater yin wind stroke pattern / syndrome）とは、表に風寒邪が存在する太陰の虚寒の証候。悪風、発熱、自汗、腹満、温めたりさすったりすると緩和する腹痛、水様下痢を呈する。

　北辰会方式　中脘や脾兪、胃兪、太白、公孫などが虚の反応を呈し、同時に肺兪や風門、外関や列欠などに虚の反応がみられる。腹部では、不容や梁門、あるいは滑肉門あたりに虚の反応がみられる傾向が強い。舌は色褪せて胖嫩気味で湿潤傾向。脈は弱く、按じて無力。

　また、太陰病には**表6-17**に示した二つの証も含まれる。

**表6-17　寒傷脾陽証と脾虚肝乗証**

| 病証 | | 病機 | 証候 | | 治則・治法 | 代表方剤 |
|---|---|---|---|---|---|---|
| 太陰病 | 寒傷脾陽証 | 寒邪困阻脾陽 | 腹満・腹痛・舌質が淡・脈が沈 | 食欲不振・泥状〜水様便・悪心・嘔吐・舌苔が白・脈が沈緩 | 温中散寒・健脾 | 理中湯 |
| | 脾虚肝乗証 | 脾虚・肝気乗克 | | 絞約性の腹痛・脈が沈弦 | 柔肝健脾・止痛 | 桂枝加芍薬湯 桂枝加芍薬大黄湯 小建中湯 |

『基礎中医学』（神戸中医学研究会編著、燎原書店、1995年）を参考に作成。

## 5　少陰病証・少陰病

　WHOの少陰病証・少陰病（lesser yin disease pattern / syndrome；the lesser yin disease）の定義では、「外邪性の病の最終段階で起こる証で、心と腎の虚寒が特徴である。悪寒、元気がなく、易怒、不眠、四肢厥冷、未消化下痢、細脈が特徴」とあるが、特に腎虚がメインとなる段階が少陰病である。腎陰虚に偏るケースでは、心腎不交のように、不眠やイライラしやすくなったりして、腎陽虚に偏るケースでは虚寒の証候が顕著に現れる。腎陰虚で現れる体表所見と腎陽虚でみられる体表所見のどちらが多くみられるかで、判断することもできる。

　『傷寒論』では、「脈微細にしてただ寝んと欲す」ことを少陰病の定義としているように、腎が弱り過ぎて、心神が明晰でなくなってくる段階である。よって、眼神も乏しくなってきて、呼吸も静かで浅くなってくるのが特徴である。

### 少陰表寒証

　少陰表寒証（lesser yin exterior cold pattern / syndrome）とは、陽虚の状態の患者において、寒邪が少陰と、そして太陽にも同時に侵襲して起こる証で、発熱悪寒、頭痛、無汗にして四肢厥冷、倦怠感、白苔、沈脈を特徴とする。

**北辰会方式**　腎陽虚の患者が寒邪に侵襲されると、少陰と太陽において邪正抗争が起こるが、太陽で邪正抗争する正気がないために、脈は浮かず、汗も出す力がなく、悪寒と倦怠感が強く出てしまう。大巨や水道あたりに冷えと邪の反応が顕著となり邪が沈む傾向にある。陰谷や復溜、申脈に冷えの反応が顕著となる。風門や肺兪にも反応が出るが、治療点としては、大巨など下焦の穴所を中心に温補し、寒邪を駆邪する力をつけていくことが肝要である。

### 少陰寒化証

　少陰寒化証（lesser yin cold transformation pattern / syndrome）とは、心と腎を侵襲した邪気が寒化する少陰証で、多くは悪寒、四肢厥冷、嗜眠、不消化下痢、淡白舌、沈微脈を特徴とする。

**北辰会方式**　外邪をきっかけとして、一気に腎陽虚が進み、虚寒証が顕著になる証である。もともと腎陽虚があるか、もしくは寒邪の病勢が強く腎陽を大いに傷ることで起こる。大巨や水道、膀胱兪、胞肓、復溜、申脈、天井などに虚寒の反応が現れる。舌は湿潤する。

### 少陰熱化証

　少陰熱化証（lesser yin heat transformation pattern / syndrome）とは、外邪が熱化する少陰証で、易怒、不眠、口や咽喉が乾燥し、舌尖紅、細数脈を特徴とする。

**北辰会方式**　外邪の侵襲をきっかけとして、たとえ寒邪の侵襲であっても、裏で熱化し、腎陰虚証を呈することがある。心腎不交になる場合もあれば、腎陰虚でとどまる場合もある。これらはすべて少陰熱化証の範疇である。便秘になることもあり、小便の色が濃くなり少量になる（尿黄短赤）のが特徴である。舌は乾燥傾向となり、滑脈で按じて無力を呈する場合もある。特に尺中に細く少し硬めの脈が現れたり、滑弱脈が現れたりする傾向がある。大巨に反応が出るが、特に左側に虚や虚中の実が現れやすく、照海には虚の反応とともに熱感が現れたり、腎兪・気海兪・志室も左側に虚の反応が出たりする傾向がある。

　少陰病において、寒化した場合と熱化した場合の病証について**表6-18**にまとめた。

表6-18 少陰病のまとめ

| 病　証 | | 病　機 | 証　候 | 体表所見 | 治則・治法 | 代表方剤 |
|---|---|---|---|---|---|---|
| 少陰病 | 寒化 | 腎陽虚衰 | 元気がない・うとうとする・寒がる・冷え・蹐臥する・不消化下痢・尿量が多い | ・舌質が淡・脈が沈微<br>・大巨や腎兪、気海兪、復溜に冷えと虚の反応（特に右側に出やすい） | 温陽散寒 | 四逆湯<br>通脈四逆湯 |
| | 熱化 | 腎陰虚、（心腎不交） | 発熱・焦躁・口や咽喉の乾燥 | ・舌質が紅絳・舌苔が少・脈が細数<br>・大巨や腎兪、気海兪、照海に（熱）と虚の反応（特に左側に出やすい） | 滋陰、（瀉火滋陰） | 黄連阿膠湯 |

『基礎中医学』（神戸中医学研究会編著、燎原書店、1995年）を参考に作成。

## 6　厥陰病証・厥陰病

WHOの厥陰病証・厥陰病（reverting yin disease pattern / syndrome；the reverting yin disease）の定義によると、「陰病の最後の段階で起こる証で、重篤疾患において寒熱や陰陽が錯雑するのが特徴」とある。

臨床的には、最終段階は少陰病で絶命することになるが、その前段階として、寒熱が頻繁に転化し合ったり、陰陽転化が頻繁に起こったりする段階である。いわゆる真寒仮熱や真熱仮寒などの現象が出現しやすい状態である。

### 厥陰熱厥証

厥陰熱厥証（reverting yin heat reversal pattern / syndrome）とは、外邪性の疾患の最終段階で、極まった陽熱を表に外達するのを邪気が阻害して起こる証である。四肢厥冷、顔面紅潮と目の充血、胸腹部の灼熱感、口渇、怒りやすい、焦躁と不眠、尿黄短赤、便秘、紅舌黄苔、数滑脈を特徴とする。

北辰会方式 邪熱が鬱積し過ぎて、気血の流れが阻害されるために、四肢厥冷が起こる。頭や顔面など上半身が熱くなって、下肢を中心に下半身の冷えが強くなる場合もある。百会の熱感と陥凹が顕著となり、神道や筋縮などに圧痛と熱感、後渓や内関、太衝、行間、三陰交などに（表面は冷えているように感じても深在部には）熱感が強く現れたり、曲泉、大巨、水道、帰来などに虚実の左右差が顕著に現れたりする。

### 厥陰寒厥証

厥陰寒厥証（reverting yin cold reversal pattern / syndrome）とは、外邪性の疾患の最終段階で起こる証で、四肢厥冷と脈が極めて触知しにくくなったり、促脈を呈するのが特徴である。

北辰会方式 陽気が少なくなって、気の固摂機能が極めて低下し、脈が速くなっても脈力が弱過ぎて触れにくいのが特徴である。四肢厥冷のエリアも、肘や膝あたりまで広範囲にかけて厥冷するのが特徴である。舌もたとえ赤味が強くとも力が入りにくくなる。気海や関元、石門、大巨、水道、帰来などの虚が顕著となる。

厥陰病証・厥陰病について表6-19にまとめた。厥陰病の場合は、胸郭、心下〜両脾募〜肝相火に邪が出現する。前述した少陰病の場合は、背部に症状が出たり（背中の悪寒など）、下腹部に邪が出現し

たりする。詳細は『鍼灸医学における実践から理論へ　パート3―いかに弁証論治するのか　その2』（藤本蓮風、たにぐち書店、2004年）を参照。

**表6-19　厥陰病証・厥陰病のまとめ**

| 病　証 | | | 病　機 | 証　候 | 治則・治法 | 代表方剤 |
|---|---|---|---|---|---|---|
| 厥陰病 | 上熱下寒 | | 上下で気血陰陽の交流が阻滞される | 胸中の熱感・強い口渇・飢餓感および食欲不振・下肢の冷え・回虫の吐出など | 泄熱・温散 | 呉茱萸湯<br>烏梅丸 |
| | 厥熱往復 | | 寒邪による陽熱の内閉（寒）と外達（熱）を繰り返す | 四肢の冷え・寒けおよび発熱・熱感・咽痛などが数日の間隔で繰り返す | 辛温散寒を主とする | 処方未提示 |
| | 厥 | 寒厥 | 陽衰 | 寒け・冷え・元気がない・腹痛・不消化下痢・筋肉のひきつり・脈が沈で無力 | 温陽散寒 | 四逆湯<br>通脈四逆湯 |
| | | 寒滞肝脈 | 寒邪によって肝経の気血が凝滞する | 手足の冷え・下腿内側〜下腹両側の冷え痛み・陰嚢や外陰部の収縮・脈が沈細で有力 | 温経散寒・養血 | 当帰四逆湯<br>当帰四逆加呉茱萸生姜湯 |
| | | 熱厥 | 邪熱壅遏気機 | 四肢の冷え・発熱・胸腹の熱感・口渇・舌質が紅・脈が滑など | 辛涼泄熱 | 白虎湯<br>承気湯類 |

『基礎中医学』（神戸中医学研究会編著、燎原書店、1995年）を参考に作成。

# VII. 衛気営血弁証と三焦弁証

　温病や熱邪が主たる病因となる病証を弁別する際に用いる弁証法として、衛気営血弁証と三焦弁証がある。

## 1　温病の認識と温病学の歴史

　温病とは、陽の性質に偏った温熱の邪に起因する多種の外感急性熱病の総称である。
　『素問』六元正紀大論篇には「民癘温病」「温病乃作」などの記載があり、温病の病因、分類、脈証、治療原則などについての記述も散見されるため、同書をもって温病学の萌芽とみなすことができる。その後、『難経』には「傷寒に五あり。すなわち中風・傷寒・湿温・熱病・温病あり」と、"湿温"や"温病"という名称が出てくるが、この湿温・熱病・温病の三つが、後世の温病学の重要な病証となっている。
　漢代、張仲景は『傷寒雑病論』で「太陽病、発熱して渇し、悪寒せざるもの、温病と為す」と述べ、清熱の方法によって治療することを提起し、後世の温病治療学発展のための基礎を固めた。
　晋代の王叔和は『内経』の論述を根拠に、温病の種類として温病と暑病を提示したほか、温瘧・風温・温毒・温疫の病証も提示している。

宋・元の時代、温病は傷寒学説の体系から分離され、治療上の新しい見解が示される。金代の劉完素は、熱病初期に辛温大熱の薬を用いてはならないと主張し、辛涼の法によって表裏双解・養陰退熱することを提起している。双解散などの方剤処方は、外感熱病初期には辛温解表と先表後裏、という固定化していた治療方法を変えていくこととなる。

　明代に入り、温病学が確立される。明初、王履は「温病は傷寒と混称することを得ず」と指摘し、温病は内から伏熱が発するもので、治法では裏熱を清することが主となると考えた。明代、温病学は理論上でも具体的な治療面でも大きく発展したが、そのなかでも、特に呉有性の貢献が光っている。『温疫論』（1642年）は温病理論のスタートを飾るに相応しい貴重な文献である。

　かくして、温病は徐々に傷寒学説から区別され、その基礎的理論と経験が蓄積され、体系化されていく。

　呉鞠通の『温病条弁』（1799年）は温病理論の実践書として高い評価を受けている。特に上焦篇、中焦篇、下焦篇の3篇は傷寒理論との対比においても注目に値する。

## 2　衛気営血弁証

　WHOの定義によると、衛気営血弁証（defense, qi, nutrient and blood pattern identification / syndrome differentiation）とは「癘気による熱病の証の衛気営血に基づいた分類である。衛気営血は、対応する邪気の変化に伴って起こる病の道筋の段階を指し示すものである」とある。すなわち、衛気営血弁証とは、温熱邪や疫癘の邪気が侵襲した際に、衛分、気分、営分、血分のどの位置まで犯しているかを、証候から見極めるための弁証法である。北辰会方式では、舌診や腹診、営血分に侵入した場合に現れる穴所の反応など、多面的な情報から判断していく。

### 衛分証
　衛分証（defense aspect pattern / syndrome）とは、癘気による熱病の最初の段階で、衛気の表面的な部分に関与する。発熱、微悪風寒、頭痛、舌尖紅、数浮脈を特徴とする。

[北辰会方式]　身柱や肺兪、内関や労宮に熱や発汗の反応が現れる。少沢、関衝、商陽に普段よりも熱感が顕著となり、鬱血して赤黒くなるのが特徴である。二間や三間に熱の反応が現れることもある。舌では舌尖部が普段よりも紅刺・紅点が増えたり赤味が増したりし、乾燥傾向となる。

### 気分証
　気分証（qi aspect pattern / syndrome）とは、癘気による熱病の第2段階で、熱邪が陽明経もしくは肺、胆、脾胃あるいは大腸に侵襲していることを示す。高熱で悪寒がなく、口渇が強く、顔面紅潮、尿の色が濃く、紅舌黄苔、数実脈を呈するのが特徴である。

[北辰会方式]　気分証は、陽明気分証ともいい、その熱邪の存在するエリアの可能性はいろいろある。身熱、悪熱が中心となるため、悪寒は基本的にはあり得ない（気血の停滞が強い場合に、悪寒が出ることがある）。口渇が強く、冷たいものを欲するのが特徴である。呼気が熱く感じられたり、顔面などが熱くなったりする。舌は乾燥傾向となる。霊台、督兪、脊中、脾兪に圧痛や実の反応が現れるのを基本とし、熱邪が存在する臓腑に関する穴所に圧痛や実熱の反応が現れるのが特徴である。

### 営分証
　営分証（nutrient aspect pattern / syndrome）とは、癘気による熱病の重篤な進行で、熱邪が営分に

侵入し、精神を阻害するのが特徴で、発熱が夜間に高くなり、焦燥や精神錯乱、ぼんやりした皮疹と絳舌が主な証候である。

**北辰会方式** 斑といって、皮膚に境界のはっきりしない模様のようなものができる。夜中になると、発熱が高くなり精神が落ち着かなくなり、眠れなくなったり、熱所見が顕著になったりするのが特徴である。三陰交や公孫、膈兪、大巨などに熱の反応が現れ、神道に熱と圧痛が出て、心兪の左右差が顕著に出てくるようになる。

### 血分証

血分証（blood aspect pattern / syndrome）とは、癘気による熱病の最も重篤な段階。陰血が相当損耗し、喀血や鼻出血や血尿、血便のような様々な出血症状に加え、高熱、昏睡（人事不省）や痙攣を起こすのが特徴である。

**北辰会方式** 営分証よりも、神志障害が重くなるのが特徴で、全身各所から出血が起こるのが最大の特徴である。内風が強く起これば起こるほど、痙攣や角弓反張が激しくなる。百会や手十井穴、内関、神道、膈兪、血海、三陰交、公孫などに熱の反応が顕著になる。舌は絳舌で萎縮してくることもある。出血斑が舌背あるいは舌腹に出現することもある。腹診では、大巨、水道、帰来など下焦に反応が出てくるようになる。

以上の四つの衛気営血弁証について、**表6-20**にまとめた。

### 衛気同病証

衛気同病証（pattern / syndrome of both defense-qi aspects disease）とは、熱邪が衛分と気分の両方に同時に存在するのが特徴の証。高熱、微悪風寒、口渇、易怒、紅舌、数浮脈を呈する。

**北辰会方式** 衛分のみならず気分にも及んでいるので、治療の中心は気分の熱を徹底的に清することに重点を置く段階である。咽喉部が鮮紅色になって腫れ上がり、唾を飲み込まなくてもヒリヒリと焼けるように痛むことが多い。督脈上の穴所（身柱や霊台など）に熱と圧痛が現れやすくなり、内関や労宮、内庭や第二内庭にも熱感が顕著になってくる。腹診では、天枢の位置よりも上（不容、梁門、滑肉門、天枢）に熱の反応、あるいは左右差が顕著になる。

### 衛営同病証

衛営同病証（pattern / syndrome of both defense-nutrient aspects disease）とは、癘気による熱病で、熱邪が衛分と営分に同時に存在するのが特徴の証。高熱、精神錯乱が悪寒と頭痛、全身痛とともに現れるのが特徴である。

**北辰会方式** 高熱は夜間に特に顕著になる。逆伝心包に陥る可能性が高いことに注意を払う必要がある。治療としては、営血分の熱を涼することに重点を置く。内関や神道、百会、手十井穴、三陰交、血海、膈兪、公孫などである。

### 気営両燔証

気営両燔証（pattern / syndrome of dual blaze of qi-nutrient aspects）とは、気分と営分の証候が同時に存在するのが特徴の証で、高熱、口渇、精神的にイライラしやすい、精神錯乱、かろうじて肉眼でわかる皮疹が現れるのが特徴である。

**北辰会方式** 高熱は、夕方から上がり始め、夜間にピークを迎え、朝になると下がるのが特徴である。身

表6-20 衛分証・気分証・営分証・血分証のまとめ

| 病証 | | 病機 | 証候 | | 治法 | 代表方剤 |
|---|---|---|---|---|---|---|
| 衛分証 | | 風熱犯肺 | 発熱・微悪風寒・無汗あるいは有汗・咽喉の発赤腫脹・咽喉痛・咳嗽・舌尖辺が紅・脈が浮数 | | 辛凉清解 | 銀翹散 桑菊飲 |
| 気分証 | 邪熱阻肺 | 肺経熱熾 | 高熱・口渇・汗が出る・舌質が紅 | 咳嗽・呼吸困難・胸苦しい・胸痛・舌苔が黄・脈が滑数 | 清熱宣肺・平喘 | 麻杏甘石湯 |
| | 気分大熱（陽明熱盛） | 陽明邪熱熾盛・傷津 | | 口渇喜冷飲が顕著・顔面紅潮・多汗・舌苔が黄色で乾燥・脈が洪大 | 清熱保津 | 白虎湯 白虎加人参湯 |
| | 熱結腸胃（陽明熱結） | 燥屎内結 | | 日晡所潮熱・うわごと・便秘あるいは水様下痢・腹満・腹痛・拒按・舌苔が焦黄～黒～芒刺・脈が沈で有力 | 攻下熱結 | 承気湯類 増液承気湯 |
| 営分証 | | 邪入営分 | 夜間の高熱・焦躁・時にうわごと・口渇がない・不鮮明な斑疹・舌質が紅絳・少苔～無苔・脈が細数 | | 清営透熱 | 清営湯 |
| 血分証 | 血熱動血 | 邪入血分 迫血妄行 | 営分証の証候とともに各種の出血・精神錯乱・舌質は紫紅、舌に出血斑など | | 凉血散血 | 犀角地黄湯（さいかくじおうとう）|
| | 熱盛動風 | 邪熱耗陰 肝風内動 | 高熱・ふらつき・狂乱・昏睡・頭の脹痛・手足のひきつり・痙攣・舌質が絳・脈が弦数 | | 凉肝熄風 | 羚角鉤藤湯（れいかくこうとうとう）|
| | 熱灼真陰 | 肝腎精血と真陰の耗損 | 微熱と熱感の持続・昏睡（人事不省）・手足心熱・咽乾・舌質が絳で乾燥・脈が無力あるいは結代 | | 滋陰養液 | 加減復脈湯 |

『基礎中医学』（神戸中医学研究会編著、燎原書店、1995年）を参考に作成。

熱、悪熱が強く、口渇喜冷飲。舌は紅絳舌で乾燥傾向。気分証と営分証の体表所見がリンクし合って出現する。腹診では、天枢や大巨、章門などに熱の反応が顕著となる。

### 気血両燔証

気血両燔証（pattern / syndrome of dual blaze of qi-blood aspects）とは、気分と血分の証候が同時に存在するのが特徴の証で、高熱、口渇、精神錯乱、皮疹など様々な出血症状が現れる。

北辰会方式 高熱は、夕方から夜間にかけてどんどん上がるのが特徴である。絳舌で乾燥する。気分証と血分証の体表所見が現れる。

### 熱入血分証

熱入血分証（pattern / syndrome of heat entering the blood aspect）とは、発熱、意識の低下、出血と深絳舌を特徴とする証。

北辰会方式 特に血分証でも心神に大きな影響が出るものをいう。夜間に高熱となり神志障害がひどくなるのが特徴である。血分証の体表所見に準じる。

### 熱入営血証

熱入営血証（pattern / syndrome of heat entering nutrient-blood aspects）とは、夜間により高くなる発熱、煩燥不眠、意識の低下、肉眼では見えにくい皮疹、出血、便秘、絳舌、数細脈を特徴とする。

北辰会方式 営血分の熱が陰血を暗耗していき、陰虚も兼ねてくるようになる。営分や血分の体表所見

に加え、照海や大巨の虚（熱）、舌に裂紋が現れるなど。

### 熱盛動風証

熱盛動風証（pattern / syndrome of exuberant heat stirring wind）とは、高熱、昏睡、頸部硬直を伴う痙攣、角弓反張、歯をくいしばり、絳舌黄苔、数弦脈を特徴とする証。

**北辰会方式** 角弓反張（かくきゅうはんちょう）、牙関緊急（がかんきんきゅう）がひどく、歯を強くくいしばり、口を開けることができないので舌を前に出せないこともある。脈は伏脈となって触知できないこともある。白目になり、手を強く握りしめるのが特徴である。四肢は厥冷することもあるが、百会の陥凹部位とエリアが複数個所に拡大し、熱感が強くなる。内関や太衝、三陰交、心兪、厥陰兪、肝兪、胆兪の実と熱感が顕著となる。

### 熱盛動血証

熱盛動血証（pattern / syndrome of exuberant heat with bleeding）とは、高熱、口渇、精神錯乱、顔面紅潮、目の充血、血便、血尿、鼻出血、（境界の）明瞭な皮疹、絳舌黄苔、数洪脈を特徴とする証。

**北辰会方式** 出血の色が鮮明で大量に出るのが特徴である。長期間にわたって出血量が多過ぎると、舌は色褪せてくる。悪化すると目や耳からも出血する。内臓の深いところから出血した場合には、舌腹に出血斑が現れることがある。

### 熱入心包証・熱閉心包証

熱入心包証・熱閉心包証（pattern / syndrome of heat entering the pericardium）とは、高熱、口渇、精神錯乱、顔面紅潮、呼吸が荒く、紅舌黄苔、滑数脈を特徴とする証。

**北辰会方式** 心神が不安定となるので、精神錯乱や意識が低下する現象がみられる。内関や労宮、曲沢、神門、後渓、百会、膻中に熱の反応が現れる。心下〜両脾募に邪が顕著となり、あるいは邪が大いに沈み、心兪や厥陰兪の左右差が顕著となり、神道や巨闕兪に熱感と圧痛が現れる。臍周に動悸と緊張が強く出現するのも特徴である。

### 湿遏衛陽証

湿遏衛陽証（しつあつえよう）（pattern / syndrome of dampness obstructing defense yang）とは、熱が表面には現れず、悪寒、無汗、締めつけられるような頭痛、身体や四肢が重苦い、胸の圧迫感、空腹感なし、口渇なし、白膩苔、濡緩脈を特徴とする証。

**北辰会方式** 湿邪が衛気の流れを阻害するため、衛気の温煦や気化作用がうまくはたらかず、全身の気機が鬱滞することで、湿邪特有の症状が現れる。何かで覆われているような頭痛は、特に額や前頭部に強く感じることが多い。体表は冷えているが、感覚のよい手掌（労宮）でしばらく皮膚に接触していると、深在部分から熱感を感じることができる。浮腫が現れることもある。外関や脾兪、陰陵泉、太白や公孫などに、実や虚中の実の反応が現れる。無汗とあるが、外関や脾兪などがわずかに発汗することも多い。

### 気分湿熱証

気分湿熱証（qi aspect dampness heat pattern / syndrome）とは、湿熱邪が気分に侵襲して起こる証で、熱が表面にはなく、胸部の圧迫感、腹脹、黄疸、四肢が重苦い、吐き気や嘔吐、紅舌黄膩苔、数滑脈を特徴とする。

**北辰会方式** 黄疸は陽黄（明るい鮮やかな黄色）を呈するのが特徴である。脾兪や胃兪、陰陵泉や公孫に実の反応が現れる。膩苔は必ずしも黄色とは限らず、白膩苔のことも多い。湿熱の熱邪の比重が高いほど膩苔は黄色から茶色を呈するようになる。滑脈は按じて有力が特徴であるが、緩滑脈の滑不足

である場合もある。

## 3　三焦弁証

　三焦弁証（triple energizer pattern identification / syndrome differentiation）とは、WHOの定義では「三焦理論に基づく証の分類」とあるが、前述の衛気営血弁証とともに、温病解析のために提唱された弁証法の一つである。三焦弁証の考え方は、北辰会方式の「空間弁証」に類似している面がある。病邪（温熱の邪気）の存在が、上焦、中焦、下焦、あるいは上焦と中焦、あるいは三焦全部にあるのか、などという具合である。温邪や熱邪は口鼻（上焦）から侵襲し、中焦、そして下焦へ、上から下へと侵襲していくのが基本である。よって、衛気営血弁証と合わせて"上焦の気分"、"上焦の営分"、"中焦から下焦にかけての気分"、"下焦における営血分"か、など位置と深さに注目することで、病状をより精緻に分析できる。

#### 上焦病証

　上焦病証（upper energizer disease pattern / syndrome）とは、癘気による熱病の早期の段階で、邪気が肺経を侵して起こる証。悪寒発熱、発汗、頭痛、咳嗽、口渇、舌尖部や舌辺部が赤くなり、数浮脈を特徴とする。あるいは高熱で悪寒がなく、咳嗽、呼吸困難、発汗、精神錯乱などが現れる。もし逆伝心包に至れば、意識を失うことがある。

`北辰会方式`　いわゆる「上焦証」のこと。温熱邪は口鼻から侵入し、上焦に位置する肺が先に侵されるので、身柱や風門の間（二椎下）に圧痛が出たり、魚際や太淵、列欠などに熱や虚の反応の左右差が出たりする。また、労宮や内関に熱の左右差が顕著になるのも特徴である。上焦における衛分の段階であれば、脈は浮いているが、気分に至ると脈は浮かない。舌も紅が強くなり乾燥してきて、咽喉痛が起こる。上焦から次は中焦、下焦というように上から順に下へ下がっていくのが順当な流れであるが、上焦において、いきなり営血分に侵入することがある。これが「逆伝心包」である。こうなると、激しい頭痛や嘔吐、意識が突然なくなり、内関や膻中、神道に熱実の反応と圧痛が出てくる。手の十井穴の刺絡、人中を瀉法、百会の鶏足刺、神道あるいは膻中への刺鍼などによって涼血して心竅を開竅し、意識をつけていく必要がある。

#### 中焦病証

　中焦病証（middle energizer disease pattern / syndrome）とは、癘気による熱病の中期において胃経に邪気が侵入することに起因する証で、主に、陰分の損傷を伴う胃の燥熱か、もしくは、主に陰分の損傷を伴う脾の湿熱が特徴である。

`北辰会方式`　いわゆる「中焦証」のこと。温熱邪が中焦（脾胃）を侵している段階の証である。陽明腑実証や湿熱困脾、脾胃湿熱の証に相当する。脾兪や胃兪、足三里、天枢、豊隆、衝陽、公孫など、脾胃に関連する穴所が実熱の反応を呈するのが特徴。舌は紅舌で白〜黄色の膩苔が厚くなることもあれば、舌中部が無苔乾燥のケースもある。脈は、関上に滑脈や弦脈などが顕著に現れる傾向にある。尺膚診では、間使〜郄門や孔最あたりに熱感もしくは冷えの左右差が顕著に出てくる。

#### 下焦病証

　下焦病証（lower energizer disease pattern / syndrome）とは、癘気による熱病の最終段階で、肝腎の陰が低下することによる証。

|北辰会方式| いわゆる「下焦証」のこと。温熱の邪によって傷陰が進み、肝腎陰虚に至っている状態である。この段階では、営血熱も同時に存在することもあり、肝腎陰虚と営分証や血分証の体表所見が同時に存在することも多い。

### 三焦湿熱証

三焦湿熱証（triple energizer dampness-heat pattern / syndrome）とは、三焦すべてを含む全身に湿熱邪が侵襲することに起因する証。

|北辰会方式| 全身に湿熱邪による気血の鬱滞が起こっている段階である。百会、外関、肺兪、膈兪、脾兪、腎兪、三焦兪などに実の反応が現れる。腹部では、心下・両脾募、胃土、臍周、肝相火、腎相火など全体にわたり邪が現れる。尺膚診では腹面も背面も尺側面も橈側面もすべてにわたって、気の停滞としての冷えや熱の反応が現れる。

### 上焦湿熱証

上焦湿熱証（upper energizer dampness-heat pattern / syndrome）とは、湿熱の病の最初の段階で起こる証。一般的には、悪寒発熱、頭重や身重感、胸部圧迫感や咳嗽、無汗で数濡脈を特徴とする。

|北辰会方式| 身柱や風門の間に圧痛、肺兪や風門や膈兪の左右差、特に肺兪や魄戸や膈兪に実もしくは虚中の実の反応が現れる。外関や後渓に実（熱）の左右差が顕著になる。不容・承満・梁門・滑肉門に実の反応が出る傾向がある。脈では特に寸口部に硬い脈や濡脈が現れる。舌では、舌尖部の紅刺や紅点が増え、湿邪中心であれば湿潤が強くなったり舌尖部にまで膩苔や滑苔が生える。

### 下焦湿熱証

下焦湿熱証（lower energizer dampness-heat pattern / syndrome）とは、湿熱邪が大腸や膀胱に侵襲することに起因する証。

|北辰会方式| 下焦に湿熱が侵襲する大腸湿熱証や膀胱湿熱証に相当する。舌根部に膩苔（白あるいは黄色、場合によっては黒苔）が厚くなるのが特徴である。体表所見もそれらに準じる。尺膚診では前腕では、曲沢、曲池や天井に、下腿では委中、委陽や足三里あたりに寒熱の左右差が顕著に現れる。

### 毒壅上焦証

毒壅上焦証（pattern / syndrome of toxin congesting the upper energizer）とは、徴候として悪寒発熱、頭面が紅潮して腫れ上がり、咽喉が痒かったり痛んだりし、その後、高熱によって口渇、頭面が火照って腫れ、皮疹ができ、興奮し、咽喉が炎症感染し、咳嗽と呼吸困難を伴うのが特徴の証。

|北辰会方式| 頭部や顔面、咽喉部や目耳鼻口内に炎症性の症状が顕著になるのが特徴である。頭部や顔面部が他覚的にも熱くなる。呼気が熱く感じ、鼻腔を通る呼気も熱く感じることがある。頭部や顔面にできた湿疹の色が鮮紅〜暗紅で、出血することもある。百会とその周辺に熱と陥凹が顕著となり、手十井穴が鬱血して赤黒くなる。内関や後渓に実熱の反応が顕著になる。舌は絳〜暗紅、舌尖部が特に紅刺紅点が多く、紅星や白星、あるいは黒い紅刺（苺の粒状の様）が多く現れる。

### 邪伏膜原証

邪伏膜原証（pattern / syndrome of pathogen hidden in the pleurodiaphragmatic interspace）とは、決まった時間帯に悪寒と発熱の発作が起こり、激しい頭痛と全身痛、胸脇部の脹満、粘液物質を嘔吐し、白い粉末状の舌苔を特徴とする証。

|北辰会方式| 往来寒熱が起こり、食欲が出ず、季肋部や胸脇部が脹ったり痛みがある。少陽証に酷似した症状が出る。腹部では脾募〜肺先・天枢にかけて、あるいは肝相火の邪（緊張）が強く現れる。

至陽や八椎下に圧痛が現れ、膈兪や膈関、肝兪と膈兪の間の穴所、あるいは章門あたりに虚実の左右差が顕著になる。後渓や内関にも実の反応が現れる傾向にある。舌は薄白苔があることが多く、舌辺無苔傾向である。

### 暑湿困阻中焦証

　暑湿困阻中焦証（pattern / syndrome of summerheat-dampness encumbering the middle energizer）とは、暑熱と湿邪が組み合わさって脾胃を阻害して起こる証で、かなりの高熱、口渇が続き、おびただしい量の発汗、尿量が少なくなり、心下痞、身重、洪大脈を特徴とする。

　**北辰会方式**　飲んでも口渇が治まらず、氷など冷たいものをガブガブ飲みたがる。全身倦怠感とふらつきがある。尿の色は濃く、山吹色〜オレンジ色を呈し、排尿時に尿道口が熱く感じる。脈は洪大で数。舌は紅舌で乾燥。神道、霊台、至陽などに圧痛と熱感が強くなり、百会周辺の陥凹が拡大し熱感が噴出する勢いで感じられる。手十井穴の鬱血が強く熱感も強くなる。

### 余熱未清証

　余熱未清証（residual heat pattern / syndrome）とは、残った熱がなかなか消えず、体液を損傷するのが特徴の証で、微熱が続き、イライラしやすく、口渇、便秘、濃い色の尿、紅舌乾燥、数細脈を呈するのが特徴である。

　**北辰会方式**　邪熱が鬱滞している状態で、陰血を暗耗し続ける状態である。尿の色は濃く、排尿時に熱く感じることもある。督脈上の穴所のなかで、背部兪穴の虚実の左右差が強い部位と、同位置の督脈上の穴所に圧痛があれば、そこが治療点となる。あるいは百会や後渓に熱感が潜んでいるので、それを瀉すとよい。腹部では臍周、特に天枢や大巨に邪と左右差が現れる。

### 風熱疫毒証

　風熱疫毒証（pattern / syndrome of wind-heat with epidemic toxin）とは、悪寒発熱、頭面の紅潮や腫れ、咽喉の腫痛、皮膚の湿疹、興奮、口渇、頭痛、吐き気、絳舌、洪数脈を特徴とする証。

　**北辰会方式**　目の充血、口内炎、咽喉部の腫痛、舌炎、頭や顔面に赤黒く隆起する湿疹ができ、時に出血する。口渇が強く冷たいものを飲みたがる。頭痛や眼球痛、あるいは耳痛が強く起こることもある。労宮や内関、手十井穴、百会、身柱や肺兪、霊台や督兪に熱感や圧痛、実の反応が顕著に現れる。

### 湿熱鬱阻気機証

　湿熱鬱阻気機証（pattern / syndrome of dampness-heat obstructing qi movement）とは、湿熱邪が気の流れ（気機）を阻害することで起こる証で、発熱、倦怠感、四肢の痛み、胸部圧迫感や腹脹、吐き気、嘔吐、尿が赤い、白膩苔もしくは膩濁苔を特徴とする。

　**北辰会方式**　尿の色が濃いだけでなく、泡立ったり、白く濁ったりすることもある。発熱とともに、粘稠度の高い汗が出るのが特徴である。口のなかが粘ったり、大便も軟便で便器につくような性状であったり臭いが強いことが多い。四肢が痛むだけでなく、痺れや重怠く力が入りにくくなることもある。これらの症状は、湿度も気温も高い日に増悪する傾向がある。日本では梅雨時期から夏場に悪化する人が多い。また、飲酒過多や油膩物の過食によっても増悪する。脾兪や胃兪、膈兪、足三里、公孫、豊隆などに実の反応が現れる。

### 湿重於熱証

　湿重於熱証（pattern / syndrome of dampness predominating over heat）とは、あからさまに発熱しない、口渇があるが水分を取りたがらない、頭重感と四肢が重怠い、尿がすっきり出ない、下痢、紅

舌黄膩苔、微数滑脈を特徴とする。
**北辰会方式** 皮膚表面は冷えていても、深在部よりじわじわと熱感を感じることができる。背部や腹部はじっとりとわずかに発汗していることが多い。手足が少しむくむこともある。陰黄（くすんだ黄色）の黄疸が出ることもある。脾兪や胃兪、膈兪、三焦兪、陰陵泉、公孫、豊隆に実の反応が現れる。舌は膩苔が厚くなり、湿潤傾向にあるが、舌腹は暗紅～紅である。

### 熱重於湿証

熱重於湿証（pattern / syndrome of heat predominating over dampness）とは、発熱、口渇、顔面紅潮、目の充血、四肢と頭が重い、下痢が出てもすっきりしない、尿の量が少ない、紅舌黄膩苔、数滑脈を特徴とする証。
**北辰会方式** 体表には熱感がはっきりと出てくる。口渇がある場合には冷たいものを飲みたがる。下痢や尿は臭いが強い。陽黄（鮮明な黄色）の黄疸が出ることもある。舌は乾燥傾向となり、膩苔は白いこともある。滑脈は按じて有力で、洪脈気味のこともある。督脈上や百会、内庭（第一内庭や第二内庭など）に熱感が顕著に現れ、脾兪や胃兪、膈兪などにも熱実の反応が現れる。

### 湿熱浸淫証

湿熱浸淫証（spreading dampness-heat pattern / syndrome）とは、眼瞼や耳鼻、口角、手足の指が紅潮、腫脹、痛み、潰瘍、滲出したりするのが特徴の証。
**北辰会方式** 湿熱が九竅や経絡に浸淫して、赤く腫れ熱感が強く、灼熱痛やヒリヒリ痛みが出たり、黄色い滲出物が出たり、あるいは水疱ができたり、ときに潰瘍化したりする。糖尿病による壊疽や水虫などがこの証の範疇に入る。肝兪や胆兪、脾兪や胃兪、膈兪、天枢、章門、陰陵泉、蠡溝、豊隆などに実熱の反応が出て、湿熱が浸淫している経絡の滎穴や井穴に熱感を強く触知できる。膩苔が厚い場合もあれば、薄い場合もある。

### 暑兼寒湿証

暑兼寒湿証（pattern / syndrome of summerheat with cold-dampness）とは、暑熱と寒湿が組み合わさり体表に侵襲することで起こる証で、頭痛、発熱、悪寒、無汗、季肋部の圧迫感、イライラしやすい、白膩苔を特徴とする。
**北辰会方式** 酷暑の夏場に、強い冷房にあたる、冷たい水に浸かり過ぎるなどの状況において起こり得る。

### 暑熱証

暑熱証（summerheat-heat pattern / syndrome）とは、発熱、口渇、元気がない、息切れ、イライラしやすい、眩暈、発汗、尿の色が濃く量が少ない、紅舌乾燥で黄苔、洪大脈を特徴とする暑熱の証。
**北辰会方式** 口渇喜冷飲で、飲んでもすぐに口渇が起こる、呼気が熱く、じっとしていても全身が怠く感じ、落ち着きがなくなる。汗は多くて粘稠度が高く、しょっぱい味がする。尿の色がオレンジ色になることもあり、排尿時に尿道が熱く感じることもある。背部も腹部も（表面は汗で冷えているように感じても、深在部からの）熱感が強い。手足の井穴、百会、後溪、膻中、督脈上の穴所に熱感が強く現れる。

### 暑湿証

暑湿証（summerheat-dampness pattern / syndrome）とは、暑熱と湿邪が合わさって引き起こされる証で、発熱、イライラ、胸部圧迫感、吐き気と嘔吐、紅舌黄膩苔、滑脈を特徴とする。

**北辰会方式** 高温多湿の季節に起こる証である。発熱してじっとりとした汗が出て、全身重怠く感じ、食欲が出ず、水分も多量には取りたがらない。小便量が少なくなり、泡立ったり、色が濃くなったりする。手足の痺れや痛みを感じることがある。心と脾に関する穴所に実熱や実の反応、外関や内関に実（熱）の反応が現れる。膩苔は白いか、苔が薄くやや潤っていることもある。

### 暑入陽明証

暑入陽明証（pattern / syndrome of summerheat entering yang brightness）とは、暑熱が猛烈で、陽明すなわち気分に侵入することに起因する証で、激しい発熱、多汗、イライラ（煩燥）、眩暈を伴う頭痛、顔面紅潮、呼吸が荒くなる、口渇、歯の乾燥、黄乾苔、洪大苁脈を呈するのが特徴である。

**北辰会方式** 陽明気分証の内熱が激烈な状態である。汗の量もかなり多くなり、傷陰も進むので、脈が弱く感じることもある。呼気が熱く、呼吸も早くなり、黒苔あるいは無苔（裂紋）になることもある。体表所見は陽明気分証に準じるが、陰虚の所見も同時に現れ、熱を発する穴所が多くなる。

### 暑傷津気証

暑傷津気証（pattern / syndrome of summerheat damaging fluid and qi）とは、暑熱が気を消耗し、陰液を損傷させることによって起こる証で、発熱発汗、強い口渇、イライラ（煩燥）、顔面の火照り、気怠い、力が入らない、息切れ、濃い色の尿が少量出る、紅舌黄乾苔、浮大弱脈を呈するのが特徴である。

**北辰会方式** 気虚や陰虚所見が中心となる。舌は場合によっては萎縮傾向となり、無苔、乾燥が強く、裂紋が現れることもある。大巨や気海、関元に虚の反応が顕著に出てくる。

### 暑熱動風証

暑熱動風証（pattern / syndrome of summerheat-heat stirring wind）とは、高熱、意識がなくなる、痙攣、角弓反張、牙関緊急を特徴とする暑熱証。

**北辰会方式** 熱極生風し、四肢が痙攣し、白目をむいて上方注視し、牙関緊急し、突然意識がなくなる危険な状態である。百会の鶏足刺や人中の瀉法、神闕周辺への刺鍼、手十井穴を刺絡するなどで意識を回復させるようにする。

### 暑閉気機証

暑閉気機証（pattern / syndrome of summerheat blocking qi movement）とは、突然昏倒し、発熱して汗を多くかかず、四肢厥冷、呼吸困難、牙関緊急、あるいは吐き気、嘔吐、腹痛を特徴とする証。

**北辰会方式** 暑邪侵襲によって内熱が強くなり、傷陰し、気が流れなくなり、特に心包を阻害されると、突如昏倒する。手足の痺れや呼吸がしにくくなって、眩暈し、意識が遠のく。心兪や神門、霊道、後渓、百会、内関、膻中、臍周に熱や圧痛や虚実などの左右差などが顕著に出てくる。素髎や人中への刺鍼で開胸し、呼吸しやすくするとよい。

# VIII. 正邪弁証

正邪弁証は、中医学でもWHOでも提唱されていない。八綱弁証は虚実を弁別できるが、虚実挟雑証の場合は、どのように治療指針を立てればよいのか明確にできない。治療指針を立てるには、正気の虚と邪気実の割合がどの程度なのか、瀉法に重点を置くべきなのか、補法に重点を置くべきなのか

を知る必要がある。さらには、各種弁証で導いてきたいくつかの証に対して標本主従を明確にするうえでも重要な弁証となる。

このような観点から、北辰会方式では「正邪弁証」という尺度を新たに設定し、より精緻な分析ができるよう弁証システムを再構成している。

正邪弁証においては、正気の弱りの程度を見極めることが重要であり、瀉法を強く施し過ぎることによる誤治を防ぐ意味でも慎重に分析していくことが求められる。

正気の弱りを鑑別する際に重要となるのが、以下の五つの情報である。

> ①肉体負荷試験
> ②体表所見における虚の反応
> ③過去の治療法とその結果
> ④試し鍼、あるいは試し灸による体表所見の変化
> ⑤治療経過とその結果からの判定

①～③の情報からおおよその判断は可能であるが、もしそれでも不明であれば④で判断し、⑤によって、さらに明らかになる一面がある。では、具体的にどういう情報を得ればよいのか。続いてみていくこととする。

## 1 肉体負荷試験

### [1] 運動

どのような運動を何分（何時間）行い、その結果、全身倦怠・脱力感がどの程度出るかがポイントとなる。また、全身倦怠・脱力感が出たとしても、それから回復する時間がどのくらいかも重要な指標となる。一時的に倦怠・脱力感が出るだけで、一定時間経てば回復するなら、気虚とは断定しにくくなる。

### [2] 入浴

何度くらいのお湯に何分浸かっていられるか、あるいは入浴後の倦怠感の有無が重要である。入浴して「のぼせる」ことと、「倦怠感」は異なるので、区別して問診すべきである。

たとえば、運動後に入浴するとどうなるかを問診するとよい。たっぷり運動し、その後倦怠・脱力感が出ても、10分入浴するとかえってすっきりし、疲労感が取れるというのであれば、気虚ではない。

### [3] 仕事内容・居住地域

仕事内容や居住地域の特性に着目して問診する。たとえば、肉体労働であれば、その結果の気虚所見がどの程度現れるか。また、坂道の多い居住地域で、最寄り駅へ行く際や日頃の買い物などで徒歩にて上り下りすることがあれば、気虚所見が出現するか否か、出現する場合にはその程度について問診するとよい。

## 2　体表所見における虚の反応

　全身の気虚所見があれば、脾腎に関する穴所を中心に虚の反応が顕著になってくる傾向がある。また、臓腑レベルの虚の場合は、該当する臓腑の反応を示す穴所に虚の反応が顕著になる。

### [1] 原穴・八脈交会八穴
　特に太白・太渓・照海・公孫の虚の反応に注目し、それらの穴所に虚の反応が顕著であれば、脾あるいは腎が虚している可能性がある。

### [2] 背部兪穴
　特に脾兪や腎兪、膀胱兪や胞肓、三焦兪などの虚の程度に注目する。

### [3] 腹部
　気虚の程度がひどくなると、臍下不仁となったり、胃土や臍下丹田に硬結緊張が顕著となったりする。

### [4] 脈
　脈力が弱る、あるいは滑大数となる。押し切れの脈法で押し切れが顕著となることも多い。後天の脈が先天の脈よりも弱くなる場合もある。ただし、入院患者で点滴を受けている場合はその限りではない。

### [5] 舌
　気虚がひどくなると、舌自体に力が入りにくくなり、胖嫩舌となったり、色褪せが顕著となったりする。

### [6] 顔面気色・目
　気虚がひどくなるほど、色艶がなくなり、くすんだ感じとなって、眼神が乏しくなっていく。

## 3　過去の治療法とその結果

　その患者が、過去に同じ主訴に対してどういう治療を受けてきたか、わかる範囲で問診し、その結果、気虚所見が出なかったかどうかという情報を参考にする。
　たとえば、「全身に多くの鍼を刺し、その後、倦怠・脱力感が出てそれが回復するのに2〜3日かかった」となれば、気虚である可能性を否定できなくなる。一方、同様の治療をして全く倦怠感が出ず、すっきりするというのであれば、気虚の可能性が低くなる。
　また、漢方薬を処方され服用していた場合には、その結果の情報も大いに参考にできる。瀉下剤を服用し、下痢となって、その度に倦怠・脱力感が出るようになってきている場合は、気虚ありと判断できる。あるいは、破気剤を服用し、倦怠感が出るようであれば、気虚の可能性が高まるし、逆に同

方剤ですっきりして調子がよいようであれば、気虚でなく気滞や気鬱である可能性が高くなる。

さらに、強めの按摩やマッサージを全身に長時間施して、すっきりして倦怠感が全く出ない、ということになれば、気虚の可能性は低くなるが、軽めのマッサージを受けただけで、その後倦怠感が出たり、筋肉痛様の症状が出現したりする、ということになれば、虚の側面を疑う。

## 4　試し鍼・試し灸による体表所見の変化

前項の1～3の情報を得ようとしても、はっきりとした情報が得られない場合や、情報が得られたとしても正気の虚と邪気の実の比重を判定しきれない場合には、試し鍼（あるいは試し灸）をしてみるとよい。

邪気の実の比重が正気の弱りよりも若干上回っていると思われる場合には、古代鍼で（たとえば百会などに）瀉法を一回のみ施し、直後の脈・舌・気色・各穴所の反応の変化に注目してみる。これで虚の反応が強く出てしまう場合には、瀉法してはいけない、と判断でき、正気の弱りが邪気実よりも比重として重いということがわかる。

反対に、同様の試し鍼をして虚の所見が改善する場合には、正気の弱りよりも邪気実の比重が重いということになり、その段階では瀉法が適すると判断できる。

ここで注意すべき点は、正気の弱りと邪気実の比率がほぼ同等であった場合、補瀉ともに同時に行なわなければいけないケースもある、ということである。

ただ、臨床能力が高ければ、補法あるいは瀉法のいずれか一方のみを行い、結果として、正気の弱りの面にも邪気実の面にも同時にアプローチすることができる場合もあるが、施術者は、まずは過信せず、慎重に判断していくことが求められる。

## 5　治療経過とその結果からの判定

前項4の結果、あるいは、前項1～3の情報から、虚実の判定を行って、術を施し、同じ処置で何回か経過した場合、その結果から虚実の真の程度が判明することがある。

たとえば、邪気実が正気の弱りよりも若干比重的に強いと判断したものの、正気の弱りもかなりある場合、まず、安全策として補法から行うことが多い。補法の治療を何回か行った結果、邪気実が少し緩解していき、正気の弱りも回復し、主訴その他の所見も緩解すれば何ら問題ないが、数回同じ治療を繰り返しても、体表所見も主訴もあまり好転していない場合には、瀉法してみる。瀉法の結果、虚の所見の程度に注目し、好転するようであれば、この時点から瀉法に重点を置く治療に切り替えることになる。

瀉法の結果、虚の側面が悪化するようであれば、瀉法の程度を加減して補法も同時に加えることもあれば、別の穴所、特に、正気をさほど傷らずに瀉法ができる穴性を有する経穴を選択するか、あるいは、補法をした後に軽めの瀉法を加えてみる、などの工夫をいろいろとすることになる。

以上が、正邪弁証をする際に集めるべき必要最低限の情報である。

## 6 正邪弁証による分析パターン

客観的に、正気の弱りと邪気実の比重がどうなっているのかを見極められると、治療指針を明確にしやすい。正気の弱りと邪気実の比重の例は次の通り。

A) 正気の弱り ≪ 邪気実 （圧倒的に邪気実メインであるが、部分的に相対的な正気の弱りあり）
B) 正気の弱り ≦ 邪気実 （邪気実のほうがやや正気の弱りを上回る）
C) 正気の弱り ≒ 邪気実 （正気の弱りと邪気実がほぼ同等にある）
D) 正気の弱り ≧ 邪気実 （正気の弱りのほうがやや邪気実を上回る）
E) 正気の弱り ≫ 邪気実 （圧倒的に正気の弱りがメインであるが、邪気実もあり）

正邪弁証は、八綱弁証で虚実挟雑であると判断できた場合に限り、これらの情報群をもとに、虚実の比重を割り出す弁証法である（**表6-21**）。

もし、八綱弁証で、虚が問題なく「実」であると判断できた場合には、正邪弁証をする必要はない。

では、圧倒的に虚のみが問題の場合はどうなるか？　一般的には、邪実がさほど認められない、圧倒的な虚証の場合も、正邪弁証をする必要はない。ただ、実際は正気の弱りが強く出れば出るほど、邪が派生しやすくなる。もっとも、名人であれば、正気の弱りが強くとも、その正気を極力傷らずに、正気を圧迫し損耗する邪気を駆邪する術を施すことが可能となる。

**表6-21　正邪弁証による分析パターンの一覧表**

| 虚実の比重 | 肉体負荷の結果 | 体表所見 | 過去の治療結果 | 試し鍼・試し灸 |
|---|---|---|---|---|
| A) 虚 ≪ 実 | 倦怠感が出ない・すっきりすることが多い | 虚の所見が部分的にあるが少なく、軽度である・実の反応が中心 | 強い瀉法的処置で倦怠感ほぼなし | 不要 |
| B) 虚 ≦ 実 | 軽めの負荷では倦怠感が出ないが、強めの負荷では倦怠感が出る | 虚の所見もあるが、実の反応が多い | 強い瀉法的処置で倦怠感が出たことがあるがすぐに回復する程度 | 軽い瀉法で虚の所見が悪化しない（むしろ改善することもある） |
| C) 虚 ≒ 実 | 同等の負荷で倦怠感が出るときと出ないときがある | 虚の反応も実の反応も同程度にある | 軽めの瀉法的処置で倦怠感が出たこともあれば、出なかったこともある | 補法をしばらく継続治療してみてどう変化するかを診て、治療方針を判断する |
| D) 虚 ≧ 実 | 軽めの負荷で倦怠感が出ることがよくある | 虚の反応が目立つが実の反応もある | 強めの瀉法的処置で倦怠感が出ることが多い | 軽い瀉法をすると虚の所見が少し悪化する・補法をすると実の反応も改善する |
| E) 虚 ≫ 実 | 軽めの負荷でも倦怠感が毎回出る | 虚の反応所見が中心・実の反応もあるが少なく、沈んでいることが多い | 軽めの瀉法的処置でも倦怠感が出ることが多い | 不要 |

表中のアルファベットは本文中のものと対応。

# IX. 空間弁証

　気血の流れは全身に満遍なくなめらかに流れ続けるのが理想であるが、様々な原因によって、ある部位に偏在する、あるいは、ある部位のみ極端に気血が虚ろになることがよくある。
　以下の例に示すような患者がいたとしよう。
**【例A】**左偏頭痛、左肩こり、左目のかすみ、左歯茎が浮く感じがする。左肩甲骨内縁が疼く、左手が痺れる。これらの症状が同時に起こり、局所治療をしても治らない。
　例Aのように、一方にのみ症状が偏っている場合、「空間弁証」をし、その結果、空間配穴できそうな場合に限り、空間的治療の選穴をすることで、劇的に緩解させることができる。
　身体のどの部位に気血が偏在しているのかがわかれば、その部位に偏在している気血を散らして、もとのあるべき流れ方に戻せばよい。
　「空間弁証」は、藤本蓮風が『素問』三部九候論篇からヒントを得て編み出した、北辰会方式独自の弁証法である。詳細は『鍼灸治療　上下左右前後の法則―空間的気の偏在理論　その基礎と臨床』（藤本蓮風、メディカルユーコン、2008年）を参照。
　ここでは概略とポイントのみ記す。着目点は次の通りである。

## [1] 症状部位の偏在

　問診事項では、上下左右前後のある特定部位に、症状が偏っていないかどうか。どの部位（人体を直方体と捉え、上中下左右前後の12ブロックに区分けする）に偏在しているかを症状から見当をつける。
**【例B】**左膝痛、いぼ痔が左側にある、左ふくらはぎが転筋するなど。
**【例C】**右目の痛み、右側の鼻閉、右側の乳脹痛。
　例Aの場合「左上の前後」に症状が偏っていること、例Bの場合「左下」に症状が偏っていること、例Cの場合、「右上前」に症状が偏っていることがそれぞれわかる。

## [2] 百会・懸枢・臍の周囲の反応
### ①百会
　百会の周囲ではどこに陥凹部と痛み（あるいは熱感や冷感）があるかを探る。このとき、百会（左）、百会左、百会（右）、百会右といった、空間診独特の位置に注意する。
　足太陽膀胱経上に位置し、百会の真左側が「百会左」、真右側が「百会右」である。そして、百会右と百会の間の百会寄りに「百会（右）」が、百会左と百会の間の百会寄りに「百会（左）」がある。
・左側に気血の偏在があれば、百会（左）もしくは百会左に反応が出る
・右側に気血の偏在があれば、百会（右）もしくは百会右に反応が出る

　百会は督脈上の穴所で、本来、正中線上に位置しているため、ほかの十二経絡上の穴所のように、左右対称に存在しないので、"左百会"、"右百会"という表現をしない。百会（左）は「百会の少し左寄りに反応が出ていますよ」、百会（右）は「百会の少し右寄りに反応が出ていますよ」という意味で、百会左あるいは百会右は「百会の左側あるいは百会の右側（の足太陽膀胱経上との接点）に反応が出

ていますよ」という意味から命名したものである。

②懸枢

督脈上の懸枢穴と接脊穴の間にある棘突起の周囲（右上、真右、右下、左下、真左、左上）の6カ所と、懸枢と接脊の合計8カ所のどこに圧痛があるかを調べる。

- 右上に気血の偏在があれば、棘突起の右上に圧痛が出る
- 左下に気血の偏在があれば、左下に圧痛が出る
- 体幹部中央（中焦あたり）の右側に気血が偏在していると、懸枢棘突起の真右に圧痛が出る

以上のような具合である。

③臍

臍（神闕）の周囲では、緊張部位（圧痛や動悸があることが多い）に注目する。真上、左上、真左、左下、真下、右下、真右、右上というように、時計回りに診ていく。

## [3] 尺膚診

前腕部の腹面、背面、尺側面、橈側面の皮膚の冷えや熱の左右差に注目する。

術者の労宮で感じとっていく。前腕部腹面は体幹の腹側を、前腕部背面は体幹部の背面を、尺側面と橈側面は体幹の側面を示し、かつ、指先は頭頂部を、肘部は下半身に相当する。

【例D】右天井あたりに冷えが顕著にある場合、「右後下」（＝右側の腰〜下肢の背面）に冷えや虚あるいは気血の停滞がある。左内関あたりに熱が顕著にある場合、「左前上」（左側の胸のあたり）に熱（気血の鬱滞もしくは虚熱）がある。

## [4] 舌診

舌尖の紅刺の偏在（左寄りか、右寄りか）、舌辺部の無苔面積の左右差、苔の厚さ薄さの左右差、苔の剥げの部位、舌下静脈の怒張具合の左右差などを診て、左右上下の偏在に注目する。

## [5] 腹診

臍周の延長線として、「滑肉門・天枢・大巨」の反応を重視する場合もあれば、さらに延長して、「上」は、脾募の左右差、さらには中府・雲門あたりの左右差、「下」は水道・帰来あたりの反応を診て判断する場合もある。

## [6] 背部兪穴

懸枢の棘突起の延長線上として、「胃兪・三焦兪・腎兪」の反応を重視する場合もあれば、さらに延長して、「上」は神堂・膏肓、「下」は膀胱兪・胞肓あたりの反応を診て判断する場合もある。

## [7] 脈診

寸口部は上焦を、関上部は中焦を、尺中部は下焦に相当するので、左右の寸関尺のどの部位に「枯脈」が出ているかに着目すればよい。

気血の偏在によって気血が鬱滞している部位に相当する脈の位置（寸・関・尺）で「枯脈」がみられる傾向がある。

## [8] 内関・外関・申脈・照海の反応

内関は「上前」、外関は「上後」、申脈は「下後」、照海は「下前」を示すので、それらの穴所の左右どちら側に最も冷えの反応あるいは圧痛があるかを診て、上下左右前後の気血のおおまかな偏在位置を知ることもできる。

## [9] 顔面診やその他の反応

顔面診で、口角の上がり下がりの左右差や鼻柱の左右への傾きなどに注目する場合もある。前述した例Aの場合でシミュレーションしてみよう。

- 症状としては、「左上（前後は両方ある）」に偏っていることがわかる
- 臍と懸枢が右下に圧痛があり。百会（右）に圧痛あり
- 尺膚診では、右天井〜曲池あたりに冷えがあった
- 舌では左右差は顕著に出ていなかった
- 右大巨に虚中の実の反応
- 右膀胱兪と胞肓に虚と冷えの反応
- 脈診では右尺位に枯弦脈
- 右申脈と右照海に冷えと圧痛

以上のような空間的体表所見があったとすると、空間的な気血の偏在は「右下」ということになる。右下の気血の偏在を解消すれば、左上の症状群が氷解する可能性が高い。

この場合、八綱弁証および臓腑経絡弁証で、虚実の状況と臓腑経絡の異常はどこにあるかを大まかに把握しておくと、空間配穴がより精緻になる。

例Aの場合、「右下」に選穴することになるが、肝の病変で肝血虚であれば、右太衝に補法あるいは右曲泉に補法など。腎の病変で腎陽虚であれば、右照海または復溜に補法、あるいは右陰谷、あるいは右胞肓あたりに補法をすることになる。もしこの場合で、空間的体表所見が「右上」に偏在していれば、百会（右）や百会右、あるいは、右内関……など右上の選穴ということになるが、虚実に関しては八綱弁証や臓腑経絡弁証を踏まえていないといけない。

このように、「空間弁証」は気血の偏在位置を大まかに把握するうえで有効な弁証法であるが、八綱弁証や臓腑経絡弁証から逸脱することはできず、両者の組み合わせによって、臨機応変に対処することが重要である。

空間的な体表所見が左右前後上下でバラバラに反応が出ている場合には、空間的な配穴はせず、臓腑経絡弁証に基づいて対処すればよい。空間弁証は、臓腑経絡の病理の隠れた部分を暗示している場合もあるが、詳細はここでは割愛する。

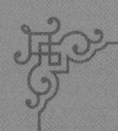

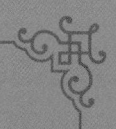

# 第7章

## 治則と治法

# I. 治療戦術はどうあるべきか

　鍼灸（特に北辰会方式）と湯液では、治療戦術の考え方が大きく異なる部分が一つある。湯液を中心にまとめられた現代中医学のテキスト『基礎中医学』（神戸中医学研究会、燎原書店、1995年）には次のようにある。

> 弁証論治は、理・法・方・薬を具体的に臨床に運用する過程であり、局所と全体・現象（標）と本質（本）・原則と融通性などが融合している。弁証の過程では、一つ一つの症状を孤立的に取り上げるのではなく、動態的かつ全面的に観察し総合的に分析して本質を求め、<u>論治では病変の本質に対する治療（本治）と主要症状に対する治療（標治）を同時に行う。</u>また、患者の個体差を重視し、因時・因地・因人制宜および先後・緩急を考慮したうえで治法を撰択する。
> 　　　　　　　　　　　　　　　　　　　　　　　　　　　　　　　　　　　　　　　『基礎中医学』

　上記下線部に「本治と標治を"同時に"行う」とあるが、北辰会方式では「標本主従を弁えて、よりシャープに効果を発揮するために、時には先標後本、あるいは本治のみ、あるいは急性の発作時には標治のみを徹底的に行い、発作が落ち着いた段階で本治に取りかかるなど治療戦術の順序を弁える」のが特徴である。
　弁証論治は、以下の理法方薬を具体的に臨床に運用する過程である。
・理：弁証分析を通じて疾病の本質を探り当て、発病のメカニズムを明らかにすること
・法：発病のメカニズムに基づいて、証に対する治療法則を確定すること。治則・治法
・方：法に従って立てられる処方
・薬：方を根拠に用いられる"薬"や"術"

　治療においては「法」は確定しているが、「方」は必ずしも一定ではない。
　前述のテキストに「弁証の過程では、一つ一つの症状を孤立的に取り上げるのではなく、動態的かつ全面的に観察し総合的に分析して本質を求める」とあるが、動態的というのは、その患者の病態の伝変・発展・進行順序を分析することであり、「病因病理チャート」を導き出そうとすることにほかならない。また、「総合的に分析する」には多面的観察が欠かせない。そして「（病の）本質を求める」ということは、「病の根本の根本〔主要矛盾〕を突くことによって、目の前にある個々の問題（症状）〔従属矛盾〕を芋づる式に解決しようとせよ」ということである。詳細は『鍼灸医学における実践から理論へ　パート1―「北辰会」は何をアピールするのか』（藤本蓮風、たにぐち書店、1990年）参照。
　これらを実践するためには、第5章「病因病機学の基礎」と第6章「弁証学の基礎」を駆使し、とりわけ正邪弁証において、虚実の比重を弁別することで病理の標本主従を明確にする必要がある。

## 1　証・治則・治法とは

### [1] 証

　証は病の本質ではあるが、部分的かつ時間的断面に制約されている（病の全過程を指し示すものではない）。これに対し、病の全過程における全体像や本質を表すことができるものは「病因病理」であ

る。
　「証」とは、疾病の全過程中の一段階（一時点）の臨床診断であるが、疾病の病因・発病部位・病理変化・邪正の度合いなどを全面的に反映していて、疾病の本質を示すものである。証を弁別・分析して導き出すことを「弁証」という。証がわかれば、その証に対してどういう治療をすればよいか、その方向性がわかる。
　「病」とは、疾病の全過程の総合診断を比較的多く反映したものである。病名は、病の大約的な性格・特徴を捉えたものに過ぎない。
　「弁病」とは、「病」・疾病を静態的に鑑別するもので、ある病因によって引き起こされる特定の反応を反映したものである。「弁病」から即、治療指針を決定することはできない。「病因病理」は病の全過程における全体像・本質を表すものであり、この「病因病理」が「弁病」と「弁証」を関連づけて繋いでいくために非常に重要となる。
　病理の標本緩急・主従を明らかにしていくことで、より緻密な治療戦略・治療戦術が立てられる。

## [2] 治則

　治則（therapeutic principle）とは、病を治療するうえで従うべき一般法則、疾病を治療するための法則のこと。
　また治則とは、整体観念と弁証の基礎上にあるものである。四診の客観的情報に基づいて、疾病に対して全面的分析・総合判断をした結果、その病状に対する治療原則がある。様々な病状に対して、様々な治療法則がある。たとえば、ある喘息患者を診立てた結果、「肝火犯肺証」であれば、その治則は「清肝粛肺」ということになる。

## [3] 治法

　治法（method of treatment）とは、治則から導かれる特定の治療法であり、疾病を治療するためのより具体的な方法である。その内容には以下の二つがある。
- 疾病を治療する手段：鍼灸、薬物、導引、気功など
- 疾病を治療する具体的な方法：八法（汗・吐・下・和・温・清・消・補）、正治・反治など

## [4] 治則と治法の関係

　治則と治法の関係は以下の通りである。
- 治則は治法を指導する。治法は治則を体現する
- 治則が決まれば、具体的な治法をいくつか候補として挙げることができる

# 2　治則の基本鉄則

## [1] 治病求本

　治病求本とは、四診を通して得られる情報を総合的に分析して弁証し、病因・病理（病変の性質・病位）などを確定したうえで、証、病因病理、標本主従に従って治療することである。本質を見抜き、本質を突き詰めるということは、弁証論治の根本精神に基づいている。

> 陰陽者、天地之道也、万物之綱紀、変化之父母、生殺之本始、神明之府也。治病必求於本。
>
> 『素問』（陰陽応象大論篇）

## [2] 陰陽の把握と調整

　陽に傾いているのか、陰に傾いているのか、八綱陰陽で陰陽のアンバランスを大まかに解析し、陰と陽のバランスを取るように調整する。そのときに、陰陽消長の法則を利用するか、陰陽互根の法則を利用するか、あるいは陰中の陽、陽中の陰にアプローチするのか……など、北辰会方式が提唱する太極陰陽論の16法則に則り、それらを利用した調整法が考えられる。

　また、気血の空間的偏在の調整も、陰陽調整の一つとなる。

> 審其陰陽、以別柔剛、陽病治陰、陰病治陽。
>
> 『素問』（陰陽応象大論篇）

> 謹察陰陽所在而調之、以平為期。正者正治、反者反治。
>
> 『素問』（至真要大論篇）

> 夫陰陽之気、清静則生化治、動則苛疾起。此之謂也。
>
> 『素問』（至真要大論篇）

## [3] 標本緩急と扶正祛邪

　標本は、以下の二つで定義される。

- 病を根本的に治すために、病の根本と枝葉、原因と結果、本質と現象、主従と先後を分かち、病証の軽重緩急を分析し、処置の序列を決定する（優先順位を考える）概念。太極陰陽論の陰陽の範疇でもある
- 「標」とは現象、「本」とは病の本質である

> 黄帝問曰、病有標本、刺有逆従、奈何。岐伯対曰、凡刺之方、必別陰陽、前後相応、逆従得施、標本相移。
>
> 『素問』（標本病伝論篇）

### ①標本緩急

　「緩則治其本・急則治其標」は「緩なれば則ちその本を治し、急なれば則ちその標を治す」ということである。一般的な状況では、「治病求本」で本を治療すべきである。しかし、標の病変が重篤になって病態の主体をなす場合、あるいは標の症状が生命の危機につながる場合には、「急なれば則ちその標を治す」で標治すべきである。「急なれば則ちその標を治す」は急を要する状況における火急的な方法であり、「緩なれば則ちその本を治す」ためでもある。すなわち「治病求本」の大原則から離れてはならない。

　表邪が関与している場合、治療鉄則として、先表後裏（treating the exterior before the interior）が基本となる。先表後裏とは、表証は裏証よりも先に処置すべきということである。これは、裏証に正気の弱りがさほど顕著でない場合の鉄則である。裏虚がひどければ、先に裏を救う治療戦術を取ることになる。

　WHOでは、「先急後緩（treating the acute before the chronic）：急性のものは慢性のものよりも優

先して治療すべき」としている。一方、標の病変と本の病変が同程度に重くて相互に関連がある場合は、標と本を兼治する（標本兼治）。

- 治本：本治法（treat the root）＝病の主たる面を治療すること
- 治標：標治法（treat the tip）＝病の従属的な面を治療すること

表証と裏証が同時にある場合、先表後裏が鉄則であるが、表からも裏からも邪気が身体に悪影響を及ぼしている場合には、表裏双解（release both the exterior and interior）する必要がある。

### ②扶正と祛邪

扶正と祛邪（reinforce the healthy qi and eliminate the pathogenic factors）とは、患者の正気を強化し、邪気を除去する二つの治療原則で、別々に行うこともあれば、特別な状況下においては組み合わせて行うこともある。

> 邪気を駆逐するにしても、むしろ正気の働きを阻害するから祛邪するだけのことであり、目標は邪気を取ることではない。正気を助けようとするための瀉法である。　『ほくと』33号「実用標本学」

補と瀉という相反するかのようにみえる概念は、実は正気をいかに生かすかという一つの目標に向かっている。

扶正と祛邪のいずれを主にし、いずれを先にするかは、疾病の虚実を明らかにしたうえで決定しなければならない。正気の程度の把握、すなわち「正邪弁証」（第6章「弁証学の基礎」参照）にて分析を行う必要がある。正気が弱ければ病はますます重くなり、邪気が強ければ強いほど、病は悪化していく。

- 先攻後補：正虚邪実の病証で、正虚が軽度で攻法に耐えることができ、扶正するとかえって邪気を留めることになると判断できた場合に、まず邪気を攻瀉した後に正虚を補う方法である
- 先補後攻：正虚邪実の病証で、正虚が甚だしくて攻邪に耐えられない場合に、まず扶正して正気を回復させ、攻伐に耐え得る状態になった後に祛邪を行う方法である
- 攻補兼施（treat with both elimination and reinforcement）：WHOでは、「扶正と祛邪を組み合わせて行う治療原則で、正気の弱りがあって、邪実の証候で苦しんでいる患者に適応する」とされている。正虚邪実の病証で、正虚と邪実がいずれも強くない状況において、扶正と祛邪を同時に行う方法である。正虚と邪実のいずれが主体であるかを明らかにし、正虚が主体であれば扶正に祛邪を兼ね、邪実が主体であれば祛邪に扶正を兼ねる

このように「急なれば即ちその標を治し、緩なれば即ちその本を治す」という原則のもと、「実すれば即ちこれを瀉し、虚すれば即ちこれを補う」ことが治療の順序と「補瀉」の治療鉄則となる。

## [4] 三因制宜

病の発症・増悪緩解・進行は、時節や時間帯、月の満ち欠け、風の向き、地理的要因、患者自身の体質に大きく影響されるので、「人・時・地」の三つの観点に応じて、臨機応変に治則を変えたり、治法を工夫したりする必要がある。このことを「三因制宜」という。

> 聖人之治病也、必知天地陰陽、四時経紀、五蔵六府、雌雄表裏、刺灸砭石、毒薬所主、従容人事、以明経道、貴賎貧富、各異品理、問年少長、勇怯之理。審于分部、知病本始、八正九候、診必副矣。
>
> 『素問』（疏五過論篇）

### ①因人制宜

　患者の年齢や性別、性格、体質の違いなどによって、治療法を変える必要がある。たとえば、赤ん坊・妊婦・色白の腠理の細かい肝鬱の人への刺鍼はより軽微かつ慎重にすべきであることなどである。肉体労働しているのか、頭脳労働しているのかなども考慮する必要がある。

> 黄帝曰、願聞人之白黒肥痩小長、各有数乎。
> 岐伯曰、年質壮大、血気充盈、膚革堅固、因加以邪。刺此者、深而留之。此肥人也。広肩腋、項肉薄、厚皮而黒色、唇臨臨然、其血黒以濁、其気濇以遅、其為人也、貪于取与。刺此者、深而留之、多益其数也。
> 黄帝曰、刺痩人奈何。
> 岐伯曰、痩人者、皮薄色少、肉廉廉然、薄唇軽言、其血清気滑、易脱于気、易損于血。刺此者、浅而疾之。
> 黄帝曰、刺常人奈何。
> 岐伯曰、視其白黒、各為調之。其端正敦厚者、其血気和調。刺此者、無失常数也。
> 黄帝曰、刺壮士真骨者、奈何。
> 岐伯曰、刺壮士真骨、堅肉緩節監監然。此人重則気濇血濁。刺此者、深而留之、多益其数。勁則気滑血清。刺此者、浅而疾之。
> 黄帝曰、刺嬰児奈何。
> 岐伯曰、嬰児者、其肉脆、血少気弱。刺此者、以毫刺、浅鍼而疾発鍼。日再可也。　『霊枢』（逆順肥痩篇）

### ②因時制宜

　季節や時間帯により治療法を変えることも大切である。
　たとえば、春は木気が高ぶり腎水不足傾向、夏は陽が１年のうちで最も盛んで陰不足、秋は脾虚になりやすく脾虚肝実、あるいは肺気に問題が生じやすく、冬は固摂の季節、気血が最もめぐりにくい。

> 春夏秋冬、各有所刺。法其所在。　『素問』（診要経終論篇）

　また、昼間は最も陽気が強く、明け方は最も陽気が少ない。夕方から夜は陰気が増してきて、夜中〜明け方に最も陰が強くなる。
　さらに、１日のある特定の時間帯を考慮すると、子午流注を使った子午陰陽配穴に結びつく。

### ③因地制宜

　同じ日本でも北海道と沖縄では、そこに生まれ育って生活している人たちには、体質的に違いがあると考えられる。近畿圏内でも奈良や京都と大阪では、湿度や１日の気温差も大きく違うために、気血の動き方の傾向が異なり、したがって治療法にも違いが出てくる。同じ地域でも、河川や海の近くか、山側に居住しているかなどを考慮する必要がある。

## [5] 正治と反治

正治と反治は治療方法や薬性と病変の本質・現象との関係を示している。あくまでも「治病求本」の基本原則に基づくものである。

> 故治有取標而得者、有取本而得者、有逆取而得者、有従取而得者。故知逆与従、正行無問。知標本者、万挙万当。不知標本、是謂妄行。
> 『素問』（標本病伝論篇）

> 帝曰、何謂逆従。
> 岐伯曰、逆者正治、従者反治。従少従多、観其事也。
> 帝曰、反治何謂。
> 岐伯曰、熱因寒用、寒因熱用、塞因塞用、通因通用。必伏其所主、而先其所因。其始則同、其終則異。可使破積、可使潰堅、可使気和、可使必已。
> 帝曰、善。気調而得者何如。
> 岐伯曰、逆之、従之、逆而従之、従而逆之、疏気令調、則其道也。
> 帝曰、善。病之中外何如。
> 岐伯曰、従内之外者、調其内。従外之内者、治其外。従内之外而盛於外者、先調其内而後治其外。従外之内而盛於内者、先治其外而後調其内。中外不相及、則治主病。
> 『素問』（至真要大論篇）

### ①正治

正治（routine treatment）は、病とは正反対の性質の薬を使うこと。たとえば寒の性質の薬で熱証候を治療する。

治療方法あるいは使用する薬物の性質が、病が表す証候の性質と反対であることをいう。寒証は温め、熱証は冷やし、虚証は補い、実証は瀉す。病態に対して反対のことをするので「逆治」ともいう。

> 寒者熱之、熱者寒之、微者逆之、甚者従之、堅者削之、客者除之、労者温之、結者散之、留者攻之、燥者濡之、急者緩之、散者収之、損者温之、逸者行之、驚者平之、上之下之、摩之浴之、薄之劫之、開之発之。適事為故。
> 『素問』（至真要大論篇）

同様に鍼灸でも、熱証に対しては清熱する鍼をし、寒証に対しては温める鍼や灸を施すのが原則である。

#### 寒者熱之

寒者熱之（寒はこれを熱す：treat cold with heat）とは、寒証に対しては温熱の治法を用いること。表寒証に対する辛温解表、裏寒証に対する温陽散寒などがこれに相当する。

#### 熱者寒之

熱者寒之（熱はこれを寒す：treat heat with cold）とは、熱証に寒涼の治法を用いること。表熱証に対する辛涼解表、裏熱証に対する清熱瀉火などがこれに相当する。

#### 虚則補之

虚則補之（虚はこれを補う：treat deficiency by tonification）とは、虚証に補益の方法を用いること。

補気・補血・温陽・滋陰などがこれに相当する。

#### 実則瀉之

実則瀉之（実はこれを瀉す：treat excess by purgation）とは、実証に攻瀉の方法を用いること。表証に対する解表、裏実証に対する瀉下、瘀血証に対する活血化瘀、胃中積食や痰飲に対する涌吐などがこれに相当する。

### ②反治

反治（paradoxical treatment）は、WHOでは「その病の性質と同じ薬を用いること」としている。病変が表す"仮象（本質とは反対の現象）"と同じ性質の治療方法を用いることで、「従治」ともいう。「従」とは仮象に従うことを意味する。治療の方法あるいは薬物の性質が病変の仮象と一致しているということは、病変の本質に対しては反対の性質になっているので、「治病求本」の大法にかなっている。
以下のような方法がある。

#### 熱因熱用

熱因熱用（熱は熱により用いる：treating heat with heat）とは、仮熱に対して温熱薬を用いることで、真寒仮熱に対する治法である。内にある真寒が陽気を外方に押しやるために外面に仮熱が現れているので、温熱薬で真寒を除けば陽気がもとに復して仮熱も消失する。

#### 寒因寒用

寒因寒用（寒は寒により用いる：treating cold with cold）とは、仮寒に対して寒涼薬を用いることで、真熱仮寒に対する治法である。内にある真熱が陽気を遏阻するために外に仮寒が現れているので、寒涼薬で真熱を除けば陽気が外達して仮寒も消失する。

#### 塞因塞用

塞因塞用（塞は塞により用いる：treating the stopped by stopping）とは、閉塞不通の病証に対して渋滞する補益薬を用いることで、真虚仮実に対する治法である。脾胃気虚で推動無力のために便秘や腹満を呈しているときに、益気健脾和胃の方薬を用いると、脾気が健運して便秘や腹満が自然に消失する。

#### 通因通用

通因通用（通は通により用いる：treating the unstopped by unstopping）とは、通瀉の病証に対して通利薬を用いることで、実邪積滞による下痢などの通瀉に対する治法である。熱痢や食積による腹痛下痢や熱結傍流、瘀血留滞による崩漏、膀胱湿熱による頻尿や尿意切迫などは、実邪の積滞のために通瀉しているため、清熱瀉下・消導瀉下・活血化瘀・清熱利湿などの方法で通利する。

反治するには深い考察が必要であり、変化する証候の真と仮を見極めた正確な弁証を行わなければならない。複雑な病証では、真寒証に仮熱が、真熱証に仮寒が出現し、虚が極まると仮実の証候が、実が極まると仮虚の証候が現れることがあるので、仮象に迷わされないよう十分な注意が必要である。反治法で本治すれば、仮象も自然に消える。

## [6] 異病同治と同病異治

東洋医学は、病を発症させている病理の本質を見極め、それに対して治療を行う。その治療パターンは次の二つに分けられる。

#### ①異病同治

　異病同治（same treatment for different diseases）とは、異なる種類の病であっても、同じ証の患者に対して同じ治療法を施すことをいう。

　たとえば、頭痛を訴えている患者と、眩暈を訴えている患者がいて、両者とも肝気逆証である場合、疏肝降気が治療法となり、百会を選穴する、などのケースをいう。

#### ②同病異治

　同病異治（different treatments for the same disease）とは、同じ種類の病であっても、証が異なる場合に、異なる治療法を施すことをいう。

　たとえば、頭痛を訴えている患者が二人いて、一方が肝気逆証、他方が風寒表証の場合、前者は疏肝降気し、後者は祛風散寒する、というように異なる治療法を施すことになる。

### [7] 加減方と合方

　加減方とは、方剤の場合はオリジナルの方剤からある原料を増減させること。鍼灸では、鍼の太さの加減、置鍼時間の長短の加減、灸の大きさと壮数の加減などに相当する。

　また、合方といって、二つ以上の方剤を混ぜたものを用いる場合もある。鍼灸では、腎陽虚と心熱が同程度ある場合に、照海の補法と後渓の瀉法を同時に行うことなどに相当する。

### [8] 誤治

　効果のない、あるいは悪化する結果になり得る間違った治療を誤治（erroneous treatment）という。

　表証があるのに、裏に対して清熱瀉法を強度にし過ぎて、外邪を内陥させてしまったり、陽明熱盛にも関わらず、温補をし続けて邪熱を助長させてしまったりすることなどである。

## 3　治法

### [1] 八法

　清代（1732年）に、程国彭（程鐘齢）が『医学心悟』の医門八法のなかで、『傷寒雑病論』で体系化されている治療法を8種の治法としてまとめ、「八法」（eight methods）として提示した。

　八法とは、汗法、吐法、下法、和法、温法、清法、補法、消法の総称である。

#### ①汗法

　汗法（promoting sweating；diaphoresis）とは、表証を解決するための基本八法のうちの一つ。『素問』陰陽応象大論篇には「其在皮者、汗而発之」とあり、外邪が表にある段階の治法である。解表法ともいう。主に、早治防変・祛邪・正治といった治則と関わる。

##### 解表

　解表（release the exterior）とは、身体の表位から外邪を散らすための用語で、表証に対して発汗によって邪気を表から取り除く治療方法（発汗解表：promote sweating to release the exterior）である。邪気の種類によって、解表の方法は様々である。**表7-1**に代表的なものを挙げておく。

**表7-1　解表の代表例**

| | |
|---|---|
| 辛温解表 | 風寒表証に対する治療法で、辛温解表薬を用いる。代表的な湯液は麻黄湯であるが、鍼灸では後渓や身柱に施灸したり、実側の外関、あるいは実側の合谷を瀉法することに相当する |
| 辛涼解表 | 風熱証に対する治療法で、辛涼薬を用いる。代表的な湯液は銀翹散で、鍼灸では少沢・関衝・商陽から刺絡あるいは古代鍼で瀉法、身柱に横刺することなどに相当する |
| 温散解表 | 肌表を温めて解表する方法で、身柱や肺兪、虚側の外関や申脈に補の鍼をする |
| 清熱解表 | 熱邪が表にある場合に、清熱法によって解表する。手十井穴から瀉法するか、督脈穴所（身柱や大椎など）に横刺することに相当する |
| 化湿解表 | 外湿による表証の場合に、化湿して解表する。実側の外関を瀉法、もしくは外関―脾兪、外関―陰陵泉を瀉法することに相当する |
| 清暑化湿 | 暑湿による表証に対しては、清暑して化湿するとよい。実側外関瀉法―百会瀉法、あるいは手十井穴から瀉法することに加え脾兪を瀉法することに相当するなど |
| 解肌発表 | 肌表から邪気を散らすという用語で、桂枝湯のはたらきである。鍼では虚側の外関に補鍼、あるいは申脈―後渓を補法することに相当する |
| 扶正解表 | 表証であるが虚の状態の場合に、解表法と補法を組み合わせて用いる治療法である。裏虚があるために外邪の侵襲を表に受け続ける場合の対処法で、北辰会方式では虚側の滑肉門に補法するのが基本となる |

### 発汗散飲法

　発汗散飲法は、溢飲証（すでに飲邪が存在しているところに外邪を感受したために肌理が閉じて水飲が肌表に溢れたことに起因する）に対して用いる。発汗させることで、水飲を外に出させて飲邪を減らすという手法である。

### ②吐法

　吐法（emesis）は、涌吐法・催吐法ともいう。治則としては祛邪に属する。正気を損傷しやすいので、老人・虚弱者・妊産婦などには注意を要する。代表的な湯液は瓜蒂散。

**北辰会方式**　主な吐法としては、夢分流打鍼術の胃快の鍼がある。

### ③下法

　下法（purgation）は、瀉下法・攻下法ともいう。便秘を解消したり、宿食、瘀血、内熱、過剰な水飲を、腸を通して除去したりする基本八法の一つである。

　停留している宿食、燥屎、実熱、瘀血、湿痰、水飲などを二陰から排出する方法であり、大便だけでなく小便として排出する方法も含んでいる。治則としては祛邪に属する。

　基本的に裏実証に対する治法であり、病態に応じて寒下・温下・潤下・逐水・攻瘀の区別をして用いる。虚証でも、実邪が虚を助長させる重大な転換時期においては、一時的に下法を加え、瀉下して邪気を除くことで、正気を守る場合がある。

#### 寒下

　寒下（瀉下泄熱：cold purgation）とは、過剰な内熱を寒性の薬を用いて下す治療法。

**北辰会方式**　鍼では実熱の反応を呈している上巨虚・天枢・大腸兪・合谷などを瀉法することに相当する。治療後に臭いのきつい大便や、色が濃く臭いのある小便が多量に出れば寒下が成功したといえる。

### 温下

温下（warm purgation）とは、内寒による裏実証に対して、下痢を起こさせて冷えを取り去る治療法。内寒の実邪を駆邪することで、大腸腑の伝導機能を高め、陰邪を下痢によって排出させる方法である。

**北辰会方式** 天枢や大巨などに鍼をすることに相当する。

### 潤下

潤下（lubricant laxation）とは、腸燥便秘を治すために、養陰薬や潤燥薬を用いて下す治療法。

**北辰会方式** 鍼灸では公孫・照海・大巨などで補陰する治療に相当する。

### 逐水

逐水（瀉下逐水：expel water by purgation）とは、逐水剤（利水剤）を使って水の停滞を取り除く治療法。

**北辰会方式** 陰陵泉の実邪をターゲットにする治療法が基本となるが、百会で瀉下逐水する場合もある。

### 攻瘀

攻瘀（破血逐瘀・破瘀・逐瘀：break blood and expel stasis）とは、正気の損傷が少なく瘀血の程度がひどい場合の治療法で、血を劇的に動かす薬を用いる。

**北辰会方式** 百会（または合谷）と足臨泣、百会（または合谷）と三陰交の刺鍼、手十井穴や足の井穴の刺絡などに相当する。

### ④和法

和法（harmonizing method；mediation）とは、臓腑の機能を調整し、臓腑の正常な相互関係を修復したり、邪気を除くために表裏の間の部分を調整したりする基本八法の一つ。和解法ともいう。和解とは、調和させ、疏解（通じさせ、滞りを解く）させること。透邪・解鬱・疏通・扶正などにより病邪を除いたり、臓腑間を調和させたりする治法。和解少陽、調和肝脾、調和腸胃など和法の分類は多い。治則として主に扶正・祛邪・調理気血・調理臓腑に基づいているといえる。代表的な湯液は小柴胡湯。

### 和解表裏

和解表裏（harmonize and release the exterior and interior）とは、表証も裏証もともにあるときに、穏やかに治療する場合の治療法。

**北辰会方式** 表証があり、かつその背後に裏虚や裏実がある場合に、滑肉門や梁門あたりに反応があれば、そこを治療点とする。

### 和解少陽

和解少陽（harmonize and release the lesser yang）とは、少陽（身体の半表半裏）に邪気がある場合の外感熱病に対する治療法。

太陽（表）と陽明（裏）の間に位置する少陽部位に邪気が鬱滞して、動かないために病が長引いている場合に、少陽での気機を促して、邪気を太陽もしくは陽明に移動させ、そこで邪正抗争できるようにする治療法。一般的には、調和させて邪気を取り去り正気を回復させる、あるいは少陽の病邪を取り除く、あるいは臓腑の気血を調和する方法である。

**北辰会方式** 後渓や足臨泣、天枢などで対処する。

#### 調和肝脾

　調和肝脾（harmonize the liver and spleen）とは、肝気が脾を犯して肝脾が不調和になっている場合に、肝を緩め脾を活性化させて気機を調節する治療法。

**北辰会方式** 肝と脾の状態を示す穴所（肝兪・太衝・脾兪・太白・公孫など）の反応をよく診て、脾の弱りが顕著であれば、脾を補う治療を重点的に行い、必要に応じて肝気を緩めればよい。肝気実が強過ぎる場合には、肝気のみを緩めることで脾気が自ずと回復することもある。

#### 調和脾胃

　調和脾胃（harmonize the spleen and stomach）とは、脾胃の不調和状態を、脾胃の気機を調節することで治す治療法。

**北辰会方式** 中脘や脾兪・胃兪・衝陽・太白など、脾胃に関連する穴所の反応の左右差に注目して、そこを治療点にする。

#### 調和肝胃

　調和肝胃（harmonize the liver and stomach）とは、胃を犯す肝気を緩めて胃と調和させる治療法で、肝と胃の不調和を治す。

**北辰会方式** 肝胃不和や肝胃横逆に対する治療法である。太衝・足三里や衝陽、肝兪と胃兪などの反応に注目するとよい。

#### 和胃

　和胃（harmonize the stomach）とは、胃の腑の機能失調を治す治療法。

**北辰会方式** 中脘や胃兪、足三里などが治療穴となる。

#### ⑤温法

　温法（warming method）とは、寒証に対して温性の薬を用いる基本八法の一つ。

**北辰会方式** 施灸や、気を集めることで温煦作用を高めるような鍼に相当する。温裏法（warm the interior）・散寒法ともいう。『素問』至真要大論篇には「治寒以熱」とあり、裏寒を解消させる治法である。治則として主に調整陰陽に基づいている。温中散寒、温経散寒、回陽救逆（正治と反治、いずれの場合もある）などがある。

#### 温散解表

　温散解表とは、温法でもって寒邪を散らし、表を解く治療法である。

**北辰会方式** 実側の合谷を瀉法や、虚側の合谷や外関を補法したり、身柱に施灸したりすることに相当する。

#### 温経通絡

　温経通絡（温経行滞：warm the meridian to move stagnation）とは、寒凝血瘀証に対する治療法で、温経薬と活血化瘀薬を用いる。

**北辰会方式** どの経絡が寒凝によって阻滞しているかを探り、極端に虚している穴所の左右に交互に施灸したり、実邪で阻滞している穴所に刺鍼したりする。

#### 回陽救逆

　回陽救逆（回陽固脱：restore yang to save from collapse）とは、虚脱するのを防ぐために、温薬や熱薬を多量に使う治療法で、回陽法ともいう。亡陽や真寒仮熱（虚陽外脱）に対する治療法である。

**北辰会方式** 神闕に施灸または棒灸、あるいは百会や湧泉に多壮灸することに相当する。

### 温中散寒（温中祛寒）

温中散寒（温中祛寒：warm the middle and dissipate cold）とは、温補薬を使って寒を取り去り、中焦を調和させることによって脾胃の陽虚を治す治療法。「中」は中焦・脾胃のこと。中焦の虚寒証に対する治法である。

**北辰会方式** 中脘・脾兪・胃兪・足三里などに施灸、または温補の鍼を施す。

### 温経散寒

温経散寒（warm the meridian to dissipate cold）とは、寒凝経絡証に対して、温陽薬・散寒薬や通経薬を用いる治療法。経絡の陽気を温通して、寒邪を取り去る方法である。

**北辰会方式** 寒邪によって気の流れが阻害されている経絡上の穴所に、施灸や刺鍼する。

### 温経養血

温経養血（warm the meridian to nourish blood）とは、寒凝を伴う血虚証に対して、経絡を温める薬や血を養う薬を用いる治療法。

**北辰会方式** 太衝や三陰交に鍼または灸をし、該当する経絡上の穴所を選穴するとよい。

### 温経回陽

温経回陽（温経扶陽：warm the meridian to restore yang）とは、経絡の陽気を温補することによって虚脱を防ぐ治療法。

**北辰会方式** 回陽救逆法に準ずる。

### 温肺

温肺（warm the lung）とは、温薬を用いて肺寒証を治す治療法。

**北辰会方式** 肺兪や身柱に施灸したり、太淵・列欠・尺沢などに温補の鍼をしたりする。

### 温腎

温腎（温腎陽：warm the kidney）とは、温補薬を用いて腎を鼓舞する治療法。

**北辰会方式** 腎兪・志室・照海・復溜などに施灸する。腎陰を補うには照海を、腎陽を補うには復溜を用いるのが一般的であるが、反応をよく診て選穴すればよい。

### ⑥清法

清法（clearing method）とは、火熱証に対して寒薬や寒性の薬を君薬とする基本八法の一つ。清熱法（熱邪を清す治療法：clear heat）ともいう。『素問』至真要大論篇には「治熱以寒」とあり、熱邪を清解する方法。熱邪の位置（衛分・気分・営分・血分）や熱邪のレベルによって、疏散表熱、清気分熱（清気泄熱）、清営涼血、気血両清、清熱解毒などの治療戦術の違いが出てくる。治則として主に調整陰陽に基づいている。

北辰会方式では難病治療における清熱解毒法としてもよく用いられる。

### 疏散風熱

疏散風熱（disperse wind-heat）とは、外邪の風熱邪に罹った場合に辛涼解表薬を用いる治療法。

**北辰会方式** 少沢・関衝・商陽に刺絡あるいは古代鍼（銀あるいはステンレス）で瀉法する。

### 清気

清気（清気泄熱：clear the qi aspect）とは、気分の熱邪を清す治療法。

**北辰会方式** 督脈上の最も反応のある穴所に横刺したり、手十井穴から刺絡したりする。

### 清営涼血

清営涼血（clear the nutrient aspect and cool the blood aspect）とは、営血分の熱邪を治すために清営涼血の方剤を組み合わせて用いる治療法。

[北辰会方式] 膈兪・血海・三陰交・公孫などに鍼で瀉法を施す。あるいは手や足の十井穴から刺絡する。

### 気血両清

気血両清とは、気分の熱邪と血分の熱邪をともに清すること。清気泄熱と涼血を同時に行う治療法。

### 清熱解毒

清熱解毒とは、熱毒を清し、解毒する方法。

[北辰会方式] 督脈上の穴所や、手や足の十井穴刺絡、あるいは後渓を瀉法する。癌などの慢性消耗性疾患や難病の場合、正気を損耗する邪熱を早い段階でどれだけ清し、解毒できるかがポイントとなる。

### ⑦消法

消法（resolution）とは、気・血・食・痰・湿などで形成された積聚・癥瘕・痞塊などの積滞を徐々に消除する治法である。袪邪に属する。

広義では、祛痰法、祛湿法、理気法（行気・降気・補気）、理血法（活血化瘀・補血・涼血・止血）、駆虫法など。狭義では、消食導滞、消痞散積、消癰散結が挙げられる。

### 消食導滞

消食導滞（promote digestion and remove food stagnation）とは、不適切なダイエットや食べ過ぎによる消化不良を治すために、消食薬と潤下薬を用いる治療法。

[北辰会方式] 胃兪や中脘、公孫などに鍼をするとよい。

### 消痞散積

消痞散積とは、心下痞を消し去り、食積を散らすこと。

[北辰会方式] 督脈上の穴所と胃兪や脾兪などの反応に注目し、最も反応のある督脈穴所に刺鍼するとよい。

### 消癰散結

消癰散結（しょうようさんけつ）（disperse abscesses and nodules）とは、化膿する前に癰を消し去り、結するものを消散させる治療法。

[北辰会方式] 駆瘀血法（くおけつ）として足臨泣を用いるが、理気する合谷と組み合わせたり、該当経絡の井穴から刺絡したりする方法もある。

### ⑧補法

補法（tonifying method；restoring method）とは、補剤を用いて正気を補う基本八法のうちの一つ。

補益法・扶正法（reinforce the healthy qi）ともいい、『素問』三部九候論篇には「虚則補之」とあり、気血陰陽あるいは臓腑の虚損を補養する治法。治則として扶正・調整陰陽・調理気血などに属する。

補気・補血・補陰・補陽・補心・補腎・補脾・補肺・補肝（柔肝）など、補法の内容は多彩。以上の八法は、臨床では単独ではなく、複数の組み合わせで用いる場合が多い。

### 益気（補気）

益気（補気：tonify qi；replenish or restore qi）とは、補気の薬を用いて気虚を治す治療法。

[北辰会方式] 虚の穴所を用いる。合谷や気海などは補気の代表穴である。

### 補血（養血）
　補血（養血：tonify blood；nourish or restore blood）とは、補血薬を用いて血虚を治す治療法。
**北辰会方式** 三陰交や公孫、関元などを補法することに相当する。

### 補陰
　補陰（tonify yin）とは、陰分を補う治療法。
**北辰会方式** 関元や照海などで補陰できる。

### 補陽
　補陽（tonify yang）とは、補剤を用いて、陽虚の状態を治す治療法。
**北辰会方式** 主に施灸で対応することが多い。気海や陽池などに温灸や直接灸を行う。胞肓や膀胱兪に巧みに刺鍼する（横刺で気を大いに集める）と温補できる。

### 補心
　補心（tonify heart）とは、心の臓の気血を補う治療法。
**北辰会方式** 心兪や神門、陽池に施灸または補の鍼をすることに相当する。

### 補腎
　補腎（tonify the kidney）とは、補剤を用いて腎虚証を治す治療法。
**北辰会方式** 腎の反応を示す穴所のなかで虚の反応が出ている穴所に、施灸または補の鍼をする。

### 補脾
　補脾（tonify the spleen）とは、補剤を用いて脾の減退した機能を治す治療法。
**北辰会方式** 脾の反応を示す穴所のなかで虚の反応が出ている穴所に、施灸または補の鍼をする。

### 補肺
　補肺（tonify the lung）とは、補剤を用いて肺の虚証を治す治療法。
**北辰会方式** 肺の反応を示す穴所のなかで虚の反応が出ている穴所に、施灸または補の鍼をする。

### 補肝（柔肝・養肝）
　補肝（柔肝・養肝：emolliate the liver）とは、肝血を補ったり肝陰を補ったりする薬を用いて肝陰虚や肝血虚を治す治療法。肝気虚の場合は、肝気を補う必要があるので、補肝であるからといって肝血や肝陰のみを補えばよいというわけではない。
**北辰会方式** 肝の反応を示す穴所のなかで虚の反応が出ている穴所に施灸または補の鍼をする。また、肝腎同源の理論によれば、照海を補法することで柔肝することができる。

　補法と温法を組み合わせて温補法（warm tonification）と呼ぶ。これは、温補薬を用いて虚寒の状態を治す治療法である。鍼では補の鍼をすると気が集まり、その温煦作用によって温かくなる。灸ではマイルドな灸を施すことで温補することができる。

## [2] 八法以外の主な治法
### ①治風法
　治風法とは、風病を治療する方法であり、祛風、疏風、熄風がある。

### 祛風
　祛風（きょふう）（dispel wind）とは、外風証を解消する治療法で、風邪を散らし払う方法である。

**北辰会方式** 風邪の侵襲位置やその程度によって治療戦術が異なってくる。上からの侵襲が通例であるが、寒邪を伴って下から侵襲してくる場合もある。上からの場合であれば、外関や身柱・風門・肺兪など、下からの場合は申脈で対処する。

### 疏風
疏風（disperse wind）とは、表証を解くために外風邪を（四方に）散らす治療法（**表7-2**）。

**北辰会方式** 衛気のめぐりを活発化させればよい。合谷の理気や破気の作用を用いると早く疏風できる。あるいは肺兪や身柱・風門などに施灸することもある。

**表7-2 疏風の例**

| | |
|---|---|
| 疏風散寒<br>disperse wind and dissipate cold | 疏風し、寒邪を散らす治療法のことで、衛気のめぐりを一気に改善する。寒邪の収斂によって衛気のめぐりは悪くなるので、寒邪自体を駆邪する必要があり、実側の合谷や外関、実側の身柱や肺兪を瀉法するとよい。この場合、背部穴所に灸や燔針を施すこともある |
| 疏風泄熱<br>disperse wind and discharge heat | 解表薬と清熱薬を組み合わせて、内熱と表邪を治療する方法である。表にアプローチするだけで内熱が汗で泄熱される場合もあれば、表証の治療の後、清熱しないといけないケースもある |

### 熄風
熄風（extinguish wind）とは、治風薬を用いて内風証を治める治療法。鍼灸治療では、内風によって痙攣が激しい場合には、熄風止痙（extinguish wind to arrest convulsions）といって、風を取り去ることで痙攣を治める治療法がある。

**北辰会方式** 熄風の代表的な選穴は、百会の鶏足刺である。百会の鶏足刺で治まりきらない場合には、手十井穴の刺絡、あるいは神闕への応用が必要となる。このほか、内風を発生させる病理の違いにより、様々な熄風の仕方がある（**表7-3**）。

**表7-3 熄風の例**

| | |
|---|---|
| 養陰熄風<br>（滋陰熄風）<br>nourish yin to extinguish wind | 陰虚によって内風を生じる場合に、陰液を補う治療をする。照海や気海への補法に相当する |
| 清熱熄風<br>clear heat to extinguish wind | 熱病の最終段階で、陰液の損耗によって生じる内風を治す治療法で、陰液を損耗させる熱邪を徹底的に清熱することがポイントとなる。百会以外に督脈上の穴所や手十井穴からの刺絡で対応する |
| 涼肝熄風<br>cool the liver to extinguish wind | 肝風を鎮め、取り去るために肝火を清する治療法で、百会鶏への足刺のみでなく、涼血法を加える必要がある。三陰交や血海、公孫の実邪を瀉法したり、太敦刺絡などで対応する |
| 平肝熄風<br>（鎮肝熄風）<br>calm the liver to extinguish wind | 肝の高ぶりによる内風を治める治療法。肝気実であれば瀉肝し、肝血不足によって肝気が高ぶっているのであれば柔肝する。この対応は臨機応変に行う。前者であれば肝兪や胆兪、太衝や行間など（瀉法）。後者であれば太衝や照海（補法）が代表選穴となる |

## ②祛湿法

祛湿法（dispel dampness）とは、芳香薬や苦寒薬を使って湿邪を取り除いたり、利尿によって湿邪を除去したりするなど、湿を除く治療処置の総称。化湿や燥湿、利湿といった治法の違いがある。

### 化湿

化湿（resolve dampness）とは、温燥の性質の薬を用いて湿邪を取り除く治法。

**北辰会方式** 脾兪や中脘、天井などに施灸や温補の鍼をすることに相当する。

### 燥湿

燥湿（dry dampness）とは、乾燥させる性質の薬を用いて湿邪を取り除く治法。温めて燥湿することもあれば、清熱することによって二便で水湿を排出し燥湿させることもある。何によって湿邪が派生し停滞するのか、その病理の根本によって、治法が異なる（**表7-4**）。

**表7-4 燥湿の例**

| | |
|---|---|
| 苦温燥湿<br>dry dampness with bitter-warm | 寒湿証に対する治療法で、苦温薬を用いる。脾兪・中脘・陰陵泉・照海などに施灸することに相当する |
| 清熱燥湿<br>clear heat and dry dampness | 湿熱の蓄積を解消する治療法。清熱し過ぎると湿邪が残って停滞してしまうことがあるので、湿熱の熱をある程度利用して祛湿することがポイントとなる。清熱を施して、二便の排出がどの程度なされるかに注目する。清熱し過ぎて二便の出が悪くなる場合は、反対に一時的に温めて祛湿することもある |

### 利湿

利湿（drain dampness）とは、利尿を促進させて湿邪を取り除く治法。

**北辰会方式** 陰陵泉や照海へ刺鍼あるいは施灸する。中極や膀胱兪を使うこともある。

祛湿法の具体的なものは以下の通りである。

### 宣散湿邪

宣散湿邪（化湿解表もこのなかに含まれる）は、肺の宣発粛降を利用し、水道通調を活発化させて汗を中心として祛湿する治療法。

**北辰会方式** 身柱や肺兪・太淵・列欠や合谷などへの刺鍼（場合によっては施灸）に相当する。

### 健脾化湿

健脾化湿（健脾利湿：fortify the spleen and drain dampness）とは、脾虚による湿邪の停滞や、脾虚湿困を治すために、健脾して利尿させる治療法。

**北辰会方式** 脾兪や太白や公孫、あるいは足三里などを補法し、必要であれば陰陵泉を瀉法する。

### 清利湿熱

清利湿熱（清熱利湿：clear heat and drain dampness）とは、清熱薬と利湿薬を組み合わせて下焦の湿熱蘊積を治すために、利尿させることで清熱と祛湿をする治療法。

**北辰会方式** 後渓や督脈上の穴所、あるいは百会の瀉法と利湿の治療を組み合わせることに相当する。

### 清熱化湿

清熱化湿（clear heat and resolve dampness）とは、清熱薬と祛湿薬を組み合わせて用いる湿熱証に対する治療法である。

**北辰会方式** 清利湿熱の治療法に準じる。

### 利水滲湿
利水滲湿（induce diuresis to drain dampness）とは、利尿薬を用いて裏に停滞している湿邪を治す治療法。

**北辰会方式** 利水法として陰陵泉を用いているが、場合によっては中極や膀胱兪なども使う。

### 淡滲利湿
淡滲利湿（淡滲祛湿：drain dampness with bland）とは、甘味や淡味の利尿薬を用いて水湿邪を除去する治療法である。

**北辰会方式** 鍼灸では利湿法に準じる。

### 清熱除湿
清熱除湿（clear heat and eliminate dampness）とは、清熱薬と祛湿薬を組み合わせて上焦と中焦の湿熱を治す治療法。

**北辰会方式** 上焦から中焦の湿熱をターゲットにする場合、膈兪・督兪・合谷・不容・梁門などの反応をよく診て用いる。

### 瀉肝除湿
瀉肝除湿（purge the liver and eliminate dampness）とは、肝の臓と肝経の湿熱を治す治療法。

**北辰会方式** 肝兪や胆兪あるいは蠡溝の実邪を瀉法する。

### 散寒祛湿
散寒祛湿（dissipate cold and dispel dampness）とは、寒湿が阻害している証を治す治療法で、辛温薬を用いて寒邪を駆邪し燥湿させる。

**北辰会方式** 実側の外関や合谷を瀉法、あるいは身柱に燔針や灸を施して散寒し、陰陵泉や公孫などで祛湿する。

### 祛暑化湿
祛暑化湿（dispel summerheat and resolve dampness）とは、暑湿証を治すために暑湿を清す薬と除湿薬を組み合わせて用いる治療法。

**北辰会方式** 百会や手十井穴からの瀉法に加え、脾兪・陰陵泉・公孫・豊隆などで祛湿する。

### 醒脾化湿
醒脾化湿（enliven the spleen and resolve dampness）とは、脾の失調による湿邪の停滞を治す治療法。脾の機能を活性化させ、水湿の運化を強化することで化湿する治療法。

**北辰会方式** 「脾の失調＝脾虚」とは限らないことに注意。養生法として、脾が主る四肢をよく動かし（散歩や運動）、脾の運化機能を高めていくことも重要となる。

### 芳香化湿
芳香化湿（resolve dampness with aroma）とは、芳香剤を用いた湿証に対する治療法。

**北辰会方式** 肺の宣発粛降と水道通調機能をフルに発揮させて祛湿する治療法といえる。合谷や太淵・列欠、あるいは肺兪や身柱などに刺鍼する。

### ③開竅法
開竅法（open the orifices）とは、蘇生させる治療法。各種の閉証に用いる治療法で、通関開竅を図る。通竅啓閉法の場合もある。具体的に、開竅清神、化痰開竅、清熱開竅、芳香開竅が挙げられる。

**北辰会方式** 開竅法として人中、臍（あるいは臍周囲）を用いる。

### 開竅清神
　開竅清神（清心開竅：clear the heart and open the orifices）とは、熱邪が心包を塞いでいる患者を蘇生させるために、清熱薬、降火薬、開竅薬を用いる治療法。

**北辰会方式** 百会や内関への瀉法、あるいは手十井穴の刺絡で心の熱を清し、人中で開竅させる。

### 化痰開竅
　化痰開竅（resolve phlegm to open the orifices）とは、祛痰薬を用い、痰による失神や心の臓の竅を塞いでいる痰を治す治療法。

**北辰会方式** 臍周の穴所や膈兪を瀉法する。

### 清熱開竅
　清熱開竅（clear heat to open the orifices）とは、急性の熱病で意識が低下した場合の治療法。

**北辰会方式** 手十井穴への刺絡や督脈上の穴所への刺鍼に相当する。

### 化痰開竅
　芳香開竅（open the orifices with aroma）とは、意識喪失に対する芳香薬を用いた緊急治療法。鍼灸にはこの治療法はない。

## ④安神法
　安神法（tranquilize）とは、安神させる治療法の総称であり、豁痰清心、滋陰寧心、養心安神がある。北辰会方式では、神主学説をベースに安神法を行う。

### 豁痰清心
　豁痰清心とは、痰を徹底的に駆邪し、心熱を清すことで安神する方法。

**北辰会方式** 後渓と豊隆、後渓と足臨泣、あるいは梁門や不容を瀉法することに相当する。

### 滋陰寧心
　滋陰寧心とは、滋陰降火によって安神する方法。

**北辰会方式** 照海や関元への刺鍼、あるいは後渓や神門で心陰を補法することで安神することも可能である。

### 養心安神
　養心安神（nourish the heart to tranquilize）とは、心神が不安定ゆえの動悸、不眠、浅眠多夢、健忘を治すために、（心の）陰血を補う薬を用いる治療法。心脾両虚に対する補養心脾や、心神不寧に対する安神定志と同じである。

**北辰会方式** 心兪や神門・後渓で、心陰や心血を補い安神する。場合によっては脾の力を借りて、公孫や下脘に補法することで、心陰や心血の補法を強化することもある。

## ⑤その他の治療法
　ここでは、固渋法、透表、透疹、鎮痛法を紹介する。

### 固渋法
　固渋法（securing and astringing method）とは、収斂性の薬を用いて、自汗・滑精・慢性下痢・多量出血などを治す治療法の総称。脾の統血や腎の封蔵機能を高める治療を行う。

### 透表
　透表（outthrust through the exterior）とは、表証の初期の段階で、外界から体内へ侵襲してきた病

邪を追い出す治療法。裏や半表半裏にこもった邪気を皮表に浮かせるため、脈が浮いて、一時的に発疹や発熱がひどくなるが悪化ではない。発汗して治る。

### 透疹

透疹（outthrust rashes；promoting eruption）とは、麻疹（はしか）における合併症を防ぐために、皮膚湿疹が出るように促す治療法。「透表」と同じで、邪気の位置が深くならないよう、表のより浅い位置へ浮かせてくる治療法である。

### 鎮痛法

鎮痛法には、次の四つが挙げられる。

行気止痛（move qi to relieve pain）とは、気の停滞によって起こっている痛みを緩和するために、気の流れを促進させる治療法。

>北辰会方式< 合谷や百会が代表穴所である。

温経止痛（warm the meridian to relieve pain）とは、寒邪が経絡に停滞することによって起こる痛みを緩和する治療法。

>北辰会方式< 実側の合谷や外関を瀉法したり、後渓や申脈に施灸したりする。

活血止痛（activate blood to relieve pain）とは、瘀血による痛みを治療する治療法。

>北辰会方式< 合谷と三陰交の二穴を用いるのが代表的治療法である。ほかには至陽や膈兪など。あるいは血瘀や瘀血が阻害している経絡の井穴への刺絡もある。

制酸止痛（inhibit acidity to relieve pain）とは、酸を抑える薬で心窩部痛（上腹部痛）を緩和する治療法。陽に傾き過ぎていれば陽を制して陰を高める治療を行い、陰に傾き過ぎていれば陰を抑えて陽を高める治療を行う。

# II. 北辰会方式の治療と治則・治法

　北辰会方式の治療システムの基本は「弁証論治」にある。しかしそれは、長年にわたる北辰会方式での臨床実践から理論の再構築を経て進化し、従来の中医学の弁証論治とは異なる北辰会方式独自のシステムになりつつある。

　そこには、体表観察や夢分流腹診などの古流派の鍼術の影響が大きく反映されているが、その最大の特色は、少数鍼治療にあるといえる。治療システムの全容については『鍼灸治療　上下左右前後の法則—空間的気の偏在理論　その基礎と臨床』(藤本蓮風、メディカルユーコン、2008年)の巻末を参照。

## 1　北辰会方式の特色

北辰会方式の治療には、以下の六つの特色がある。
- 多面的観察
- 病因病理を導き出し、標本主従を明確にする（弁証論治論理学の立場での解析）
- 穴性を利用した選穴や空間配穴（気の偏在調整）
- 体表観察を重視し、反応のある穴所を厳選することによる少数鍼治療
- 衛気を意識した撓入鍼法や打鍼や古代鍼など、独特の鍼とその術
- 胃の気の活性化と心神安定に力点を置く

## 2　選穴

　どのような治療を行うかは、病因病理や"証"によって確定し、証に従って配穴を導き出す。また、従来の中医学の治則・治法に従うことを基本とする。

　配穴に関しては、穴性を重視することが多いが、実際の穴所の反応の程度を重視し、それに従う（反応がなければその穴所は用いない）。穴性の詳細については、『藤本蓮風　経穴解説（増補改訂新装版）』(藤本蓮風、メディカルユーコン、2013年)を参照。

## 3　治則・治法と選穴および術

　治法は、中医学の治則・治法に従うが、中医学が湯液中心に理論展開されているため、その治法がそのまま鍼灸に当てはまらないものもある。

　北辰会方式では、中医学では重視されていない部分、特に背候診・原穴診・腹診・尺膚診・井穴診などの体表観察を重視している。そのため治法において、その対応する穴所の候補は限局的ではなく、非常に幅が出てくる。かつその穴所に施す術も様々で、患者の状態に合わせて異なってくる。

　たとえば、肝鬱気滞という証に対し、治則・治法は疏肝理気あるいは疏肝解鬱となる。それに対応する選穴として、百会・肝兪・胆兪・天枢・太衝・後渓などがある。また、非常に神経質で腠理の細

かい色白の患者に対しては、接触させるのみの鍼（古代鍼）で対処したり、腹部打鍼のみで対処したりする。一方、普段から肉体労働をしている頑強な患者に対しては、太めの鍼で刺鍼し、置鍼時間も長くする。

このように、切診の結果次第で選穴を変え、相手（患者）の気の動きや敏感さを考慮して施す術を選択していくのである。

# III. 証、治則・治法、選穴候補

『WHO西太平洋地域伝統医学国際標準用語集』に記載されている治法のうち、本書で未述の項目のみ英文を並記し、既述の項目については治法名のみ記載する。用語集に掲載されていない治則・治法名は、「＊」を付す。治法名は、単語が異なっても意味するところは同じものも多いため、代表的なもののみを記す。

## 1　気・血・津液

気血津液の証、治則・治法、選穴候補について**表7-5〜表7-8**に示す。

血瘀や瘀血生成の原因には、気滞や湿熱や血虚や寒凝など様々ある。血熱によって血が煮詰められ、血の粘稠度が増して血瘀となる、いわゆる「血熱血瘀」に対しては涼血散瘀（cool the blood and dissipate stasis）する。三陰交と足臨泣や血海と足臨泣、あるいは公孫と足臨泣などで対応する。

また、湿邪が気の流れを阻害している場合（湿阻経絡など）、化湿行気（resolve dampness to move qi）する。脾兪や胃兪や豊隆などで化湿し、気の停滞が残っていれば、百会や合谷などで理気や行気すればよい。

### 表7-5 「気」の証、治則・治法、選穴候補

| 証 | 治則・治法 | 選穴候補 |
|---|---|---|
| 気虚 | 益気（補気） | 足三里・気海・関元・膏肓・中脘など |
| 衛気虚 | ・益気固表（tonify qi and secure the exterior）：固表とは、表が虚して無防備になっているのを治す治療法<br>・固表止汗・斂汗固表（secure the exterior to check sweating）：衛気が虚して自汗するものを治す治療法 | 足三里・身柱・中脘・関元・気海など |
| 気不摂血 | 益気摂血＊ | 脾兪・三陰交など |
| 気虚下陥（中気下陥） | 益気昇提（昇提中気・昇挙中気・昇陽・昇提：upraise the middle qi）：補気薬を使って、中気が下陥したものを上に昇らせる治療法 | 百会・中脘・胃兪など |
| 陽虚 | 補陽 | 足三里・陽池・腎兪・膀胱兪・胞肓・百会・関元・気海など |
| 気滞 | 理気（regulate qi）：気滞や気逆など、気の流れが失調したものへの治療法の総称 | 気の停滞が最も強く起こっている経絡上の穴所から選穴、合谷。小児の場合、背部一行を散鍼 |
| 気鬱 | ・解鬱＊<br>・破気（break qi）：気の鬱滞を解消するために劇薬を用いる治療法<br>・行気寛胸（move qi to soothe the chest）：気の流れを促進させることで胸部の痞えを解消する治療法 | 解鬱の場合、百会・内関・天枢・臍周の穴所などで解鬱。<br>寛胸の場合、内関や公孫、あるいは督脈（神道や霊台や至陽）など。<br>破気の場合、合谷や百会など |
| 気鬱化火 | 解鬱瀉火＊ | 内関・督脈上の穴所・百会・手十井穴など |
| 気逆 | 降気（降逆下気・降気・下気：direct qi downward）：咳嗽、喘息、しゃっくり、嘔吐に代表されるような肺や胃の気の上逆を治す治療法 | 百会・気海・関元・湧泉など |
| 気閉 | 開竅＊ | 人中・素髎・手十井穴など |
| 気脱 | 大補元気（greatly tonify the original qi）：脈が触れにくいなどの重篤な気虚に対して、大いに気を補う薬を用いる治療法 | 神闕や湧泉、あるいは百会に施灸（多壮灸） |
| 経気不利 | 舒筋活絡（舒筋和絡：relax sinews and activate collaterals）：筋肉の拘攣とともに経絡の阻害を治す治療法 | 太衝・陽陵泉・百会・天枢など |

＊『WHO西太平洋地域伝統医学国際標準用語集』に掲載されていない治法名。

表7-6 「血」の証、治則・治法、選穴候補

| 証 | 治則・治法 | 選穴候補 |
|---|---|---|
| 血虚 | ・補血(養血)<br>・健脾養血(fortify the spleen and nourish blood):生血の大元は脾なので、血の消耗を伴う脾虚証を治す治療法 | 三陰交・血海・膈兪・脾兪・足三里・公孫など |
| 血瘀 | ・活血化瘀(activate blood and resolve stasis):血を活性化させ瘀血を解消する効果のある様々な治療法の総称 | 三陰交・刺絡法など |
| | ・散瘀(dissipate〔blood〕stasis):血瘀の処置において瘀血を解消する総称。北辰会方式では"駆瘀血"と呼んでいる | 足臨泣・刺絡法など |
| 血虚血瘀 | ・補血活血化瘀*<br>・祛瘀生新(dispel stasis to promote regeneration):血虚を悪化させる血瘀の処置として、血の新生を促進するために血を活性化させて瘀血を解消する治療法 | 三陰交・血海・膈兪・公孫 |
| 血虚風燥 | 補血祛風潤燥* | 三陰交・公孫・脾兪・中脘など |
| 血熱(妄行) | 清熱涼血(涼血:clear heat to cool the blood):血熱証に対する治療法で、清熱薬と涼血薬を用いる治療法 | 太敦刺絡・井穴刺絡・三陰交・血海・膈兪・神道など |
| 血脱 | 補気養血* | 中脘・関元・足三里・公孫など |

＊『WHO西太平洋地域伝統医学国際標準用語集』に掲載されていない治法名。

表7-7 「津液」の証、治則・治法、選穴候補

| 証 | 治則・治法 | 選穴候補 |
|---|---|---|
| 津液不足 | 生津(せいしん)(engender fluid):補陰薬を用いて津液不足を治す治療法 | 足三里・太白・中脘・照海など |
| 陰虚 | 滋陰* | 照海・関元・陰谷・曲泉など |
| 陰虚陽亢 | 滋陰抑陽(enrich yin to repress yang):陰虚陽亢を治す目的で、過剰な陽気を抑えるために陰液を補う治療法。滋陰潜陽ともいう | 照海・気海・関元・陰谷・曲泉など |
| 津液内停 | ・化痰(かたん)(resolve phlegm):痰を分解、解消する祛痰法の一つ<br>・化飲(かいん)(resolve retained fluid):水飲を解消する治療法<br>・逐飲(ちくいん)(瀉下逐飲・攻逐水飲:expel retained fluid by purgation):利水薬を用いて水飲を解消する治療法<br>・利水消腫(induce diuresis to alleviate edema):利尿薬を用いて浮腫を治す治療法 | 豊隆・陰陵泉・脾兪・膀胱兪など。利水強化に照海や陰陵泉や水分 |
| | ・宣肺利水<br>・宣肺化痰(diffuse the lung to resolve phlegm):肺の気の流れを正常に戻して痰を解消すること | 太淵や列欠・肺兪・不容や梁門。利水強化の場合は陰陵泉 |

＊『WHO西太平洋地域伝統医学国際標準用語集』に掲載されていない治法名。

表7-8 「気血津液」の証、治則・治法、選穴候補

| 証 | 治則・治法 | 選穴候補 |
|---|---|---|
| 気血両虚 | ・益気補血（補益気血、tonify qi and replenish blood）：補気薬と補血薬を用いて気血両虚を治す治療法<br>・補気生血（tonify qi and engender blood）：主に気虚が中心となっての気血両虚を治す治療法 | 足三里・三陰交・太白・公孫・脾兪・気海・関元など。補気（後天を補う）に重点を置く |
| 気血失調 | 調和気血（harmonize qi and blood）：気血失調を治すために調気薬と活血薬を用いる治療法 | 合谷と太衝・百会・臍周の穴所など |
| 気津両傷 | 益気生津* | 気海・関元・足三里など |
| 気滞血瘀 | ・理気活血化瘀*<br>・活血行気（activate blood and move qi）：気滞血瘀を治す治療法 | 合谷と三陰交 |
| 気虚血瘀 | 補気活血化瘀* | 補気と活血化瘀の組み合わせ |
| 気随血脱 | 血脱証に準じる（補気養血） | ― |
| 気不摂血 | 補気摂血* | 補気法に準じる |
| 気陰両虚 | 補気滋陰* | 照海・関元・公孫など |
| 陰陽両虚 | 滋陰補陽（enrich yin and tonify yang）：陰陽ともに虚しているものを治す治療法 | 気海・関元・腎兪や脾兪など。虚が大きい場合は神闕へ外射法など |

＊『WHO西太平洋地域伝統医学国際標準用語集』に掲載されていない治法名。

## 2 心・肺

心・肺の証、治則・治法、選穴候補について**表7-9～表7-10**に示す。

狭心症や心筋梗塞などで起こる胸痛や心痛（胸痹心痛）に対しては、宣痹通陽（diffuse impediment and free yang）といって、胸痹の場合に痹を取り除いて陽気の流れを正常化する治療法を行う。北辰会方式では、陽池に施灸したり、脈をよく診ながら公孫に刺鍼して寛胸させて通陽させる。

また、肺気不宣を治すには、宣肺（diffuse the lung）、つまり肺を宣発させて肺気の流れを回復させる。

肺の邪実によって喘咳が止まらない場合は、瀉肺平喘（purge the lung to calm panting）といって、肺の病邪の蘊積によって引き起こされる呼吸困難を治す治療法を行う。

WHOの定義では、肺に火邪があれば、苦寒薬を用いて肺の火を瀉す治療法かつ瀉肺（purge the lung）をする。

北辰会方式においては、肺兪や魄戸の左右差が顕著な場合、身柱に圧痛が出ていることが多いので、身柱に横刺して宣肺や瀉肺をし、平喘や止咳することができる。

表7-9 「心」の証、治則・治法、選穴候補

| 証 | 治則・治法 | 選穴候補 |
|---|---|---|
| 心気虚 | ・補益心気* <br> ・安神 | 神門・陽池・心兪など。施灸（多壮灸の場合あり） |
| 心陽虚 | ・補益心陽・温補心陽* <br> ・安神 | |
| 心血虚 | ・養心安神 <br> ・補養心血（養心：tonify and nourish heart blood；nourish heart）：補血薬と養心薬を用いて心血虚を治す治療法 | 神門・霊道・心兪・後渓など（裏少衝）。臍周の穴所を使う場合もある |
| 心陰虚 | 補心陰（tonify the heart yin；nourish the heart yin）：心陰を補う薬を用いて心陰虚を治す治療法 | |
| 心陽暴脱 | ・回陽救逆 <br> ・固脱* | 陽池・心兪・百会・湧泉・神闕 |
| 心火上炎（心火旺） | 清心瀉火（清心火：clear heart fire）：心火を清す治療法 | 神道・内関・少府・少衝・膻中（を瀉法）、あるいは少沢や少衝を刺絡 |
| 心脈瘀阻 | 宣通心脈* | 神門・心兪・膈兪・公孫・陽池など。痺阻している邪気（痰血、気滞、湿痰、寒邪）を弁別し、それに応じて対処する |
| 痰迷心竅 | 豁痰開竅*（化痰開竅と同義） | 心兪・神門と豊隆・不容・梁門など |
| 痰火擾心 | 清心開竅（清心瀉火と豁痰開竅） | 内関と豊隆・内関と上巨虚・神道・手十井穴・百会 |

*『WHO西太平洋地域伝統医学国際標準用語集』に掲載されていない治法名。

表7-10 「肺」の証、治則・治法、選穴候補

| 証 | 治則・治法 | 選穴候補 |
|---|---|---|
| 肺気虚 | 補肺益気* | 太淵・肺兪など |
| 肺陰虚 | ・滋陰潤肺*<br>・補肺陰（養肺陰：tonify the lung yin；nourish the lung yin）：肺陰虚を治す治療法<br>・斂肺止咳（constrain the lung to suppress cough）：（咳がひどい場合）収斂薬を用いて、肺虚によって頻繁ではないがしつこい咳が出るのを治す治療法 | 肺兪・太淵・列欠・尺沢など |
| 風寒束肺 | ・辛温宣肺*<br>・止咳*<br>・宣肺止咳平喘（diffuse the lung to suppress cough and to calm panting）：肺気の流れを正常化させ、咳を治め喘を鎮める治療法<br>・温肺散寒（warm the lung and dissipate cold）：（寒邪が強い場合）温補薬を用いて肺の虚寒を治す治療法<br>・宣肺止咳（diffuse the lung to suppress cough）：肺気の流れを正常化して咳を止めること<br>・宣肺平喘（diffuse the lung to calm panting）：肺気の流れを正常化させて喘を鎮める治療法 | 身柱・肺兪・申脈と後渓・太淵・列欠など。温肺散寒の場合に、身柱へ燔針をすることもある |
| 寒飲客肺 | 温肺化飲（warm the lung and resolve fluid retention）：温薬と化飲薬を用いて肺の寒飲を解消する治療法 | 太淵と陰陵泉・太淵と太白・肺兪・中脘・梁門・不容など |
| 痰濁阻肺 | ・燥湿化痰*<br>・（脾虚による痰濁が中心の場合）理気健脾* | 列欠と豊隆・太淵と太白・太淵と足三里、あるいは中脘・梁門・不容など |
| 風熱犯肺 | 疏散風熱* | 身柱・魚際・少商・内関・少沢・関衝・商陽など |
| 肺熱熾盛（肺熱） | 清肺火（清肺：clear lung fire）：肺熱を清す薬を用いて肺の旺盛な火を治す治療法 | 身柱・魚際、あるいは少商刺絡 |
| 痰熱阻肺 | ・清瀉肺熱*（清肺火と同義）<br>・化痰止咳*<br>・清化熱痰（clear and resolve heat-phlegm）：痰熱証を治すための清熱薬と化痰薬を組み合わせた治療法 | 魚際と豊隆・尺沢と豊隆・膈兪・不容・梁門・中脘など |
| 寒痰阻肺 | 温肺化痰（warm the lung and resolve phlegm）：温薬と化痰薬を用いて肺に蓄積した寒痰を治す治療法 | 太淵（列欠）と豊隆・肺兪・中脘・梁門・不容など |
| 燥邪犯肺 | ・清宣涼潤*<br>・清燥潤肺（clear dryness to moisten the lung）：燥熱が肺を損傷させるのを治す治療法<br>・潤肺（moisten the lung）：潤燥薬を用いて肺燥証を治す治療法<br>・潤肺止咳（moisten the lung to suppress cough）：肺を滋潤し、咳を止める治療法 | 身柱・肺兪・魚際など |
| 肺癰 | ・清熱解毒*<br>・祛痰排膿（dispel phlegm and expel pus）：化痰や祛痰のような痰証を治す治療法と排膿を促進させる治療法の総称 | 魚際・手十井穴刺絡、場合により身柱・照海 |

*『WHO西太平洋地域伝統医学国際標準用語集』に掲載されていない治法名。

## 3　脾・胃

　脾・胃の証、治則・治法、選穴候補について**表7-11**に示す。

　脾虚全般には、健脾（fortify the spleen）という治法を行う。これは脾を補うことで、脾の運化や昇清機能を高める治療法である。

　同様に胃の弱り（胃虚）全般には、消化を促進させるために胃の機能を高める治療法、健胃（invigorate the stomach）を行う。

　脾胃の陽気不足（脾胃虚寒）の場合は、脾胃の陽虚を治すために用いられる治療法として、温補脾胃（warm and tonify the spleen and stomach）を基本とするが、理中や温中という別の治法もある。

### 理中
　理中（regulate the middle）とは、脾胃の虚寒の状態を補って調える治療法。

### 温中
　温中（warm the middle）とは、温補薬を用いて脾胃の陽虚を治す治療法。温中は次のような治療法を含む。

　温中和胃（warm the middle to harmonize the stomach）とは、胃の寒滞を治すために温中薬と散寒薬を用いる治療法。

　温中止嘔（warm the middle to check vomiting）とは、中焦を温めて嘔吐を止める治療法。温中止嘔は中焦が冷えていることによる嘔吐を治す方法で、嘔吐物に臭いがなく水様であることが多く、舌が湿潤して色が淡紅であったり色褪せがあったりするのが特徴である。中焦に熱がこもって嘔吐する場合は、臭いの強い嘔吐物が出るのが特徴で、その場合は温中してはいけない。

　胃の腑の降濁が機能しなくなって食欲が出ない場合、開胃（increase the appetite）をする。開胃とは食欲を刺激する治療法であるが、膈周辺での気血の鬱滞を取り除くことで胃の降濁機能を回復させる方法である。内関や膈兪、胃兪、あるいは不容や梁門の反応をよく診て、虚実を正確に判断して処置をする。

表7-11 「脾・胃」の証、治則・治法、選穴候補

| 証 | 治則・治法 | 選穴候補 |
|---|---|---|
| 脾気虚<br>脾胃気虚 | ・健脾益気(fortify the spleen and replenish qi)：健脾と益気薬を用いて脾気虚を治す治療法<br>・補益中気(tonify and replenish the middle qi)：補気し脾を強化し胃を補益する治療法で、脾胃気虚で中気が下陥しているものを治す治療法(表中の「中気下陥」参照)<br>・理気健脾(regulate qi and fortify the spleen)：(気滞(脾の気滞)によって、脾気虚を呈している場合)気を動かして滞りを緩める薬と、気を補い健脾する薬を組み合わせて脾の運化失調を治す治療法 | 脾兪・太白・公孫・足三里・中脘など。理気健脾の場合は合谷と健脾できる穴所、あるいは中脘・下脘・天枢など |
| 脾陽虚 | ・温中健脾*：中焦を温めて健脾すること<br>・健脾扶陽(fortify the spleen and support yang)：健脾薬と陽を強める薬を用いて脾陽虚を治す治療法<br>・温脾(warm the spleen)：陽を温める薬を用いて脾の寒証を治す治療法 | 脾兪・脊中・太白・公孫・中脘・足三里など |
| 脾胃不和 | 調和脾胃* | 脾の反応を表す穴所と、胃の反応を表す穴所を比較し、より反応のある側を選穴する |
| 中気下陥 | ・益気健脾*(補益中気とほぼ同義)<br>・昇陽挙陥*：陽気を持ち上げて、気陥した気が上に上がっていくようにすること | 益気健脾は、健脾できる穴所を選穴する。昇陽には中脘・百会など |
| 気不摂血<br>(脾不統血) | ・益気摂血*：気を補益して固摂を高めて止血する<br>・温陽摂血*：陽気を高めて気の固摂を高め止血する<br>・益気健脾*：気を補益して脾の統血機能を高めて止血する<br>・温中健脾*：中焦を温め脾の機能を高める結果、統血機能を高める | 脾兪・胃兪・三陰交・太白・足三里など |
| 脾陰虚 | ・滋補脾陰*<br>・益気* | 公孫・脾兪・足三里など |
| 脾虚湿困<br>脾虚湿盛 | 燥湿健脾(dry dampness to fortify the spleen)：脾を元気にするために、湿を乾かす辛味の薬を投与する治療法。脾陽を邪魔する湿を処置する | 脾兪・公孫・中脘などに灸、もしくは鍼 |
| 湿困脾胃　寒湿困脾 | ・燥湿和胃*<br>・行気和胃*<br>・行気寛中(move qi to soothe the middle)：脾胃の塞ぎを取り除くために気の流れを良くする治療法 | 脾兪・脊中・太白・公孫・中脘・梁門・不容・足三里など |
| 湿困脾胃　湿熱蘊結 | 清熱利湿* | 脾兪・脊柱・胃兪・接脊・霊台・督兪・太白・公孫・中脘・足三里など(熱と湿の比重によって清熱と利湿の比率を変える) |
| 脾虚動風 | 健脾して養血熄風する。あるいは健脾して平肝(柔肝)し、熄風する | 公孫・太白・三陰交など |
| 脾虚水泛 | 健脾利水* | 脾兪・公孫・陰陵泉など |

表7-11 「脾・胃」の証、治則・治法、選穴候補（つづき）

| 証 | 治則・治法 | 選穴候補 |
|---|---|---|
| 胃陰虚 | ・滋養胃陰*<br>・養胃陰（補胃陰、養胃：nourish the stomach yin；tonify the stomach yin；nourish the stomach）：胃陰虚を治す治療法 | 胃兪・中脘・公孫など |
| 胃気虚 | 通降胃気* | 胃兪・足三里・中脘 |
| 胃陽虚 | 温胃（warm the stomach）：温性あるいは熱性の薬を用いて胃の寒証を治す治療法 | 胃兪・接脊・中脘・足三里などに灸あるいは温補の鍼 |
| 胃気上逆 | 降逆胃気* | 足三里 |
| 食滞胃脘 | 消食導滞* | 中脘・梁門・不容・胃兪・足三里 |
| 胃寒 | ・温胃散寒*<br>・降逆止嘔* | 中脘・胃兪・足三里 |
| 胃熱 | ・清胃瀉火（clear stomach fire）：旺盛な胃火を治すために胃から火を清す治療法<br>・清熱和胃（clear heat and harmonize the stomach）：胃の清熱と調和によって胃火を清す治療法 | 厲兌・内庭・胃兪・接脊など |
| 瘀阻胃絡 | 活血化瘀＋通絡＋和胃 | 三陰交・膈兪・胃兪など |

＊『WHO西太平洋地域伝統医学国際標準用語集』に掲載されていない治法名。

## 4 肝・胆

　肝・胆の証、治則・治法、選穴候補について**表7-12**に示す。

　肝気実に対しては、一般的に瀉肝法（purge the liver）を行う。WHOの定義では、瀉肝法とは、苦寒薬を用いて肝火を瀉す治療法となっているが、肝気の鬱滞を解消することも瀉肝法であり、その結果、熱が散じて清熱になることもある。

　肝陰を補うのに、腎陰を補う方法がある。肝腎同源の理論を応用したものである。滋水涵木（enrich water to moisten wood）といって、腎陰を補うことによって肝陰虚を治す治療法である。

　肝鬱気滞と肝血虚が同等にある場合、疏肝養血（soothe the liver and nourish the blood）を行う。肝鬱気滞に血虚を伴っているものを治すために、疏肝薬と養血薬を組み合わせて用いる治療法である。北辰会方式では、虚中の実の反応を呈す太衝や肝兪や天枢に刺鍼する。鍼先は邪にあたるくらいで留め置鍼しておくと、肝血を補いながら疏肝することができる。

## 表7-12 「肝・胆」の証、治則・治法、選穴候補

| 証 | 治則・治法 | 選穴候補 |
|---|---|---|
| 肝気鬱結（肝鬱気滞） | ・疏肝理気（soothe the liver and regulate qi）：肝鬱気滞を治すために肝気を調え停滞を解消する治療法<br>・解鬱理気* | 太衝・百会・肝兪・胆兪・後渓など（詳細は巻末の「付録4 肝鬱のバリエーションとその選穴」参照）。解鬱する場合は、内関や天枢など |
| 肝鬱化火 | 清肝瀉火*・清肝火（clear liver fire）：肝火旺証や肝火上炎証を治すために肝火を清す治療法 | 百会・内関・神道・筋縮・行間・太敦など |
| 肝火上炎（肝胆実火） | ・清肝瀉火*（清肝火）<br>・疏肝瀉火（soothe the liver and purge fire）：肝鬱化火証を治すために用いられる治療法 | 肝鬱化火証の選穴、もしくは手十井穴から刺絡、百会刺絡 |
| 肝気虚 | 補益肝気* | 太衝・肝兪・百会を補法 |
| 肝血虚 | 補血養肝* | 太衝・肝兪・三陰交など |
| 肝陰虚 | ・滋養肝陰*<br>・補肝陰（tonify the liver yin；nourish the liver yin）：肝陰を補う薬を用いて肝陰虚を治す治療法 | 肝兪・太衝・曲泉・関元・照海など |
| 肝陽虚 | 温肝* | 肝兪や筋縮や太衝に施灸 |
| 肝陽上亢 | ・滋陰潜陽（enrich yin and subdue yang）：陰虚陽亢もしくは虚陽上浮を治すために補陰薬と重鎮薬を用いる治療法<br>・平肝潜陽（pacify the liver to subdue yang）：陰血を補う薬と重鎮の鉱物や貝の薬を用いて肝陽の上衝を治す治療法 | 照海・気海・関元・曲泉・太衝・肝兪などを補法 |
| 肝気逆* | ・疏肝降気*：肝気を疏泄し気を降ろす<br>・下気降逆*：気を下し、逆した気の流れを降ろす | 気海を補法した後に百会を瀉法・百会と行間・後渓など |
| 肝風内動 / 肝陽化風 | 平肝滋陰*・潜陽*（平肝潜陽） | 照海や太衝で滋陰後、百会鶏足刺 |
| 肝風内動 / 熱極生風 | ・涼肝*<br>・清肝（clear the liver）：肝熱や肝火を清す治療法 | 三陰交や太敦・血海・膈兪・百会 |
| 肝風内動 / 陰虚動風 | 熄風<br>・滋陰潜陽*<br>・滋陰熄風（nourish yin to extinguish wind）：陰液を滋補して風を鎮める治療法 | 照海・陰谷・曲泉・関元・気海などと百会 |
| 肝風内動 / 血虚生風 | ・養血柔肝（nourish the blood and emolliate the liver）：養血薬と柔肝薬を用いて肝血虚で風陽が高ぶったものを治す治療法 | 三陰交・太衝・肝兪を補法して、必要であれば百会を瀉法 |
| 肝鬱血瘀 | 疏肝化瘀* | 肝兪・三陰交 |
| 寒滞肝脈 | ・温経散寒<br>・理気止痛*：気をめぐらせて痛みを止める | 太衝・関元・大巨・曲泉・申脈と後渓など |
| 肝胆湿熱 | ・清利湿熱<br>・疏利肝胆* | 肝兪・胆兪・蠡溝・足臨泣など |

表7-12 「肝・胆」の証、治則・治法、選穴候補（つづき）

| 証 | 治則・治法 | 選穴候補 |
|---|---|---|
| 肝経湿熱 | ・清利湿熱<br>・活絡肝経* | 蠡溝・太衝・行間など |
| 胆熱 | 清胆* | 中枢・胆兪・足臨泣・俠渓 |
| 胆鬱痰擾<br>（痰熱上擾） | ・清熱化痰*（清熱することによって痰を気や津液に化して除く）<br>・理気 | 太衝と豊隆・肝兪（胆兪）と脾兪（胃兪）と百会 |
| 胆気虚 | 補益胆気* | 胆兪・丘墟を補法 |
| 蟲擾胆腑 | ・駆虫（expel worms）：腸内寄生虫を除去するための治療法<br>・安蛔定痛（quiet ascaris to relieve pain）：腸道や胆道の回虫による腹痛を治す治療法 | 不明（西洋医学の外科に委ねるべきと思われる） |

＊『WHO西太平洋地域伝統医学国際標準用語集』に掲載されていない治法名。

## 5　腎・膀胱

腎・膀胱の証、治則・治法、選穴候補について**表7-13**に示す。

命門の火自体が相当弱って腎陽虚の程度が大きい場合（命門火衰）、温補命門（warm and tonify the life gate）をする。これは、温陽薬と補腎薬を用いて腎陽虚を治す治療法である。北辰会方式では、腎兪や命門、あるいは照海・気海・関元・大巨に施灸する。

表7-13 「腎・膀胱」の証、治則・治法、選穴候補

| 証 | 治則・治法 | 選穴候補 |
|---|---|---|
| 腎精不足<br>（腎気虚・腎虚） | ・補腎益精*<br>・補腎益気（tonify the kidney and replenish qi）：腎気虚を治す治療法 | 太渓・腎兪・志室・京門・膀胱兪など |
| 腎気不固 | ・補腎固摂*<br>・固精（secure essence）：（腎気不固による滑精の場合）補腎薬と収斂薬を用いて腎の消耗による滑精を治す治療法 | 太渓・照海・腎兪など |
| 腎陰虚 | ・補腎陰；滋腎陰（tonify the kidney yin；replenish the kidney yin）・滋陰補腎：腎陰を補う薬を用いて腎陰虚を治す治療法<br>・（腎陰虚のみならず全身の陰不足の場合）填補真陰*：真陰を充填する<br>・滋腎益陰（enrich the kidney and replenish yin）：腎陰虚証を治す治療法 | 照海・腎兪・気海兪など |
| 腎虚火旺 | ・滋陰清熱*（陰分を滋養することで虚火を清する）<br>・清腎火（清相火：clear ministerial fire）：腎の虚火を清す治療法 | 照海・腎兪・大巨、場合によっては百会 |
| 腎陽虚 | ・温補腎陽*<br>・温補真陽*＋（場合によっては）填精補血*<br>・補火助陽（補腎火：tonify fire and assist yang / tonify the kidney fire）：温陽薬と補腎薬を用いることによって腎陽虚を治す治療法 | 復溜・腎兪・気海兪・膀胱兪・胞肓・気海・（大巨）など。腎陽虚の程度が大きければ、命門や湧泉に施灸 |
| 陽虚水泛<br>（腎虚水泛） | 温陽利水* | 腎兪・気海・膀胱兪を温補（これらに加えて陰陵泉） |
| 腎不納気 | ・補腎納気*<br>・温腎納気（warm the kidney to promote qi absorption）：腎が肺から納気できないものを治す治療法<br>・納気平喘（ptromote qi absorption to calm panting）：（腎不納気による喘息がひどい場合）腎が納気できないことによる喘息を治す治療法 | 腎兪・気海・陰谷・大巨など |
| 腎経寒湿 | 散寒袪湿＋活絡腎経* | 太渓・復溜・腎兪・膀胱兪・胞肓など |
| 膀胱湿熱 | 清熱利湿 | 膀胱兪・中極・三焦兪・承山など |
| 膀胱虚寒 | 温補膀胱* | 膀胱兪・胞肓・中極 |
| 熱積膀胱 | 清熱膀胱* | 膀胱兪・中極・至陰 |

*『WHO西太平洋地域伝統医学国際標準用語集』に掲載されていない治法名。

## 6　小腸・大腸

　小腸・大腸の証、治則・治法、選穴候補について**表7-14**に示す。

　腸虚滑脱証はWHOの用語集には記載されていない。大腸の陽気が衰微し固摂できなくなり、長期にわたって慢性下痢や大便失禁、脱肛などが起こる。一般的に便秘全般に対しては、通便（relax the bowels）という治法を用いる。これは便秘を解消する治療法で、北辰会方式では、合谷・天枢・大巨、あるいは曲池や上巨虚などの反応をよく診て選穴する。

**表7-14　「小腸・大腸」の証、治則・治法、選穴候補**

| 証 | 治則・治法 | 選穴候補 |
|---|---|---|
| 小腸実熱 | 清熱利水* | 後渓・腕骨・神門・小腸兪など |
| 大腸湿熱 | ・清熱化湿<br>・止痢 | 大腸兪・上巨虚・合谷と上巨虚・天枢など |
| 腸熱腑実 | 峻下（急下：drastic purgation）：峻劇に瀉下して裏実証を治す治療法 | 合谷と上巨虚・天枢・大腸兪など |
| 大腸熱結 | 清熱腸道* | 上巨虚・大腸兪 |
| 大腸液虧<br>（腸燥便秘）<br>腸燥津虧<br>腸燥津傷 | ・潤腸（moisten the intestines）：潤燥薬を用いて腸の乾燥による便秘を治す治療法<br>・増液潤下（増液潤腸：increase humor to relax bowels）：滋陰薬と潤腸薬を用いて大便の動きを促進させる治療法 | （強烈に清熱することで陰分を増やすためには）督脈上の穴所や後渓を瀉法。清す熱がない場合には、公孫や照海・大巨などで滋潤する |
| 血虚腸燥 | 補血潤燥* | 三陰交・公孫・腎兪・大腸兪・天枢など |
| 腸虚滑脱 | ・渋腸固脱*<br>・渋腸止瀉（astringe the intestines and check diarrhea）：収斂剤を用いて慢性下痢を治す治療法 | 梁丘・承山・脊中・脾兪・腎兪・膀胱兪・関元など |
| 蟲積腸道 | 駆虫 | 大横 |
| 小腸気滞 | 理気小腸* | 後渓・小腸兪・天枢など |

＊『WHO西太平洋地域伝統医学国際標準用語集』に掲載されていない治法名。

## 7　複数の臓腑

　複数の臓腑の証、治則・治法、選穴候補について**表7-15**に示す。

　肝陽が高ぶり過ぎて肝腎陰虚となった場合、WHOでは調肝補腎（regulate the liver and supplement the kidney）を治療法として定義しているが、臨床では、肝の陰陽を調えると、結果として腎陰が補われることもあり、また腎経の照海を補法すると、結果として肝陰が補われ肝の陰陽が調整されることがある。また、肝鬱気滞や肝火が腎を弱らせている場合もある。その場合は百会への瀉法のみで、肝の調整および補腎をすることも可能である。

表7-15 「複数の臓腑」の証、治則・治法、選穴候補

| 証 | 治則・治法 | 選穴候補 |
|---|---|---|
| 心肺気虚 | 補益心肺* | 心兪・肺兪・陽池など |
| 心脾両虚 | 補養心脾* | 神門と公孫(太白)・下脘・脾兪・心兪・後渓など |
| 心腎不交 | 交通心腎(coordinate the heart and kidney)：心火を清し腎陰を滋養する薬によって心腎不交を治す治療法 | 照海と神門・天枢(大巨)・気海・百会など |
| 心腎陽虚 | ・温腎壮陽<br>・利水<br>・補気壮陽(tonify qi and invigorate yang)：陽気の虚損、特に心と腎の陽虚を治す治療法 | 陽池・心兪・腎兪・気海・関元 |
| 肺腎陰虚 | 滋腎潤肺* | 魚際と照海・肺兪・腎兪など |
| 脾肺気虚 | 補土生金*（益気健脾、補肺） | 太白(公孫)と太淵(列欠)・中脘・脾兪・肺兪など |
| 肺胃陰虚 | 滋養肺胃* | 中脘・胃兪・肺兪・太淵(列欠)と衝陽など |
| 脾腎陽虚 | ・温腎健脾(warm the kidney and fortify the spleen)：温補薬を用いて脾腎の陽虚を治す治療法<br>・温陽行水(warm yang to move water)：脾腎陽虚による水の停滞を治すために温陽薬と利尿薬を用いる治療法 | 腎兪・脾兪・三焦兪・膀胱兪・胞肓など。足首の浮腫がひどくなければ、照海や復溜に施灸 |
| 肝火犯肺 | 清肝粛肺* | 太衝・神道・筋縮・百会・内関・天枢など |
| 肝気犯肺*<br>（肝気逆によって肺気不宣になる証） | 降逆止咳平喘(downbear counterflow to suppress cough and to calm panting)：咳と呼吸困難を伴う肺気逆を治す治療法 | 太衝(行間)・太衝と太淵・百会・百会と太淵・天枢など |
| 心肝火旺 | ・清心瀉火<br>・清肝解鬱* | 百会・内関・神道・膻中など |
| 肝胃不和 / 肝気犯胃 | ・疏肝理気＋和胃降逆*<br>・疏肝和胃(soothe the liver and harmonize the stomach)：肝胃の気滞と肝胃の不調和を治すために、肝と胃の活動を調える治療法 | 太衝・天枢・肝兪・胃兪など |
| 肝胃不和 / 肝寒犯胃 | ・温肝散寒<br>・温中降逆 | 太衝と足三里(気海・関元)・大巨・申脈など |
| 肝脾不和 / 肝気犯脾 | ・疏肝健脾(soothe the liver and fortify the spleen)：肝と脾の不調和を示す肝気犯脾証を治すために、肝と脾を調和させる目的で肝気を調え脾気を強くする治療法<br>・疏肝理脾(soothe the liver and regulate the spleen)：脾虚を伴う肝気の停滞を治すために、肝脾の正常な調和を回復させ、肝脾の活動を調える治療法 | 太衝と太白(公孫)・肝兪・脾兪・章門など |
| 肝脾不和 / 脾虚肝乗 | 健脾柔肝* | 脾兪・公孫・太白・太衝など |

表7-15 「複数の臓腑」の証、治則・治法、選穴候補（つづき）

| 証 | 治則・治法 | 選穴候補 |
|---|---|---|
| 肝腎陰虚 | ・滋養肝腎＊<br>・滋腎養肝（enrich the kidney and nourish the liver）：肝腎陰虚を治す治療法 | 関元・照海と太衝・大巨・肝兪と腎兪など |
| 寒滞胃腸 | 温下寒積（remove cold accumulation with warm purgation）：裏で寒邪が結滞しているための裏実証を治すために、緩下剤とともに温薬を施す治療法 | 中脘や天枢や足三里などに施灸もしくは温補の鍼 |
| 胃腸気滞 | 理気胃腸＊ | 合谷・太衝・天枢など |
| 飲留胃腸 | 化飲導滞＊：飲邪を温化して胃腸の降濁と伝導の停滞を解消する | 天枢・公孫など |

＊『WHO西太平洋地域伝統医学国際標準用語集』に掲載されていない治法名。

## 8　外感病

外感病の証、治則・治法、選穴候補について**表7-16**に示す。

湯液では、寒湿痺には「桂枝加朮附湯」を用い、水湿の症状が顕著な場合は、利水の茯苓を加えた「桂枝加苓朮附湯」を用いる（吉益東洞が考案したもの）。

浮火（虚陽浮越・浮陽）とは、陽虚症状が続いた後、突然、「格陽」（体表部の仮の熱のこと。暑がる・皮膚の紅潮・口渇・手足の躁動など）と「戴陽」（頭面部の仮の熱のこと。顴髎あたりが紅を塗ったように紅くなる・口乾・咽痛など）となることである。

熱毒が強い場合には、清熱解毒を行う。解毒（detoxify）には、邪の毒性を弱める方法と毒の毒性を中和する方法の二つがある。

北辰会方式では、督脈上の穴所、特に背部二行や三行の穴所の左右差が顕著な位置の督脈穴所に圧痛があれば、そこを横刺する。

脾胃や陽明気分における熱毒の場合は、霊台や脊中を基本とし、応用として後渓で清熱解毒することもある。咽喉の発赤腫脹がひどい場合には、利咽消腫する。

### 利咽

利咽（soothe the throat）とは、咽喉の痛みを緩解する治療法。

**北辰会方式** 身柱に横刺や百会瀉法、あるいは手の井穴（少沢や商陽）から刺絡する。

### 消腫

消腫（disperse swelling）とは、消腫を促進したり、腫脹を抑えるのを促進させたりする治療法。邪熱が鬱滞すると、それを冷まそうとして津液や血が凝集してくるために腫脹が起こる。腫脹部位に他覚的熱感が顕著な場合は、清熱を強化すると自ずと消腫していく。

表7-16 「外感病」の証、治則・治法、選穴候補

| 証 | | | 治則・治法 | 選穴候補 |
|---|---|---|---|---|
| 風寒 | 傷寒 | | 発汗解表 | 外関・合谷・後渓 |
| | 中風 | | ・解肌発汗(解肌発表)<br>・調和営衛(harmonize the nutrient and defense)：営衛不和を治す治療法 | 外関・申脈と後渓と三陰交、(滑肉門) |
| | 風熱 | | 辛涼解表 | 商陽・関衝・少沢もしくは内関・身柱 |
| | 風燥 | | 疏表潤燥(disperse from the exterior and moisten dryness)：(風燥邪が侵襲した場合)解表薬と潤燥薬を用いる治療法 | 身柱・肺兪・魚際・太淵など |
| | 風湿 | | 祛風燥湿 | 外関・外関と陰陵泉・外関と脾兪 |
| | 風邪襲絡 | | 祛風通絡(dispel wind to free the collateral vessels)：風邪が絡脈を邪魔することによる麻痺や筋拘縮を治す治療法 | 滑肉門・不容・梁門・合谷・後渓など |
| 風疹 | 風熱 | 祛風止痒 | 清熱 | 後渓・内関など |
| | 風寒 | | 散寒 | 身柱・外関・合谷など |
| | 血燥生風 | | 養血 | 三陰交・公孫・脾兪・中脘など |
| 頭風 | | | 祛風止痛 | 臍周の穴所、あるいは百会・照海など |
| 風寒湿痺 | 行痺(風痺) | | 祛風 | 外関・身柱・風門・滑肉門など |
| | 痛痺(寒痺) | | 散寒 | 外関・合谷・後渓・身柱・肺兪など |
| | 著痺(着痺・湿痺) | | 除湿 | 外関・陰陵泉・太白・滑肉門・足臨泣など |
| 寒邪直中 | | | ・温中散寒<br>・止痛 | 大巨・中脘・脾兪・胃兪・太白・公孫・申脈など |
| 傷暑・中暑 | | | ・清暑熱(clear summerheat-heat)：暑熱邪を清す治療法<br>・泄熱救津(discharge heat to preserve fluid)：火熱傷津の証を治すために、清熱薬と生津薬を用いる治療法<br>・清暑益気(clear summerheat and boost qi)：暑熱が津液と気を損耗する証を治すために、清熱薬と清暑薬と補気薬と生津薬を用いる治療法 | 清暑熱は手十井穴、百会や上背部の督脈穴所から選穴する。意識がなければ神闕や人中。生津や補気には、公孫や照海・気海・関元など |
| 寒湿 | | | 補陽散寒祛湿(陽気を補って寒邪を散らし、湿邪を払う) | 陽池・脾兪・気海・陰陵泉・大巨・申脈・復溜・膀胱兪・胞肓など |
| 湿熱 | | | 清熱化湿 | 外関・脾兪・上巨虚・足臨泣・陰陵泉など |

表7-16 「外感病」の証、治則・治法、選穴候補（つづき）

| 証 | 治則・治法 | 選穴候補 |
|---|---|---|
| 実火（実熱） | 清熱瀉火 | 督脈上の穴所・手十井穴・百会など |
| 虚火（虚熱） | ・滋陰<br>・清虚熱 | 照海・関元・百会など |
| 鬱火 | 疏散鬱火＊ | 内関・臍周の穴所・手十井穴など |
| 火熱 | 降火（downbear fire）：火熱が上に向かって侵襲するのを治すために、清熱薬と瀉火薬を用いる治療法 | 百会・手十井穴・内関・後渓・上背部の督脈穴所を瀉法 |
| 浮火（虚陽浮越・浮陽） | 引火帰原（引火下行：conduct fire back to its origin；conduct fire downward）：腎陽を補う薬を増やすことによって、腎陰を補って虚火を腎に戻し、虚火の上昇を治す治療法 | 神闕・関元・百会・湧泉などに温灸 |
| 熱痺（湿熱痺） | 清熱祛風除湿 | 督脈穴所・百会・後渓・脾兪などに加え、豊隆・外関・中脘・梁門など |

＊『WHO西太平洋地域伝統医学国際標準用語集』に掲載されていない治法名。

外感病で少陽病の段階（半表半裏証）では、和解少陽しなければいけない（**表7-17**）。

表7-17 「少陽病」の証、治則・治法、選穴候補

| 証 | 治則・治法 | 選穴候補 |
|---|---|---|
| 少陽病 | 和解少陽 | 胆兪・天枢・章門・後渓・足臨泣など |

# 9 温病

温病の証、治則・治法、選穴候補について**表7-18**に示す。

衛気同病証（熱邪が衛分から気分にかけて存在している証）や、気営両燔証（営分証と気分証が同時に存在する証）や、気血両燔証（熱邪が気分と血分の両位置に存在）など、それぞれの熱邪の位置に従って、治法が決定する。

また温病の場合、邪気が膈に隠れるという状態があり、少陽証に似た所見を呈することがある。この場合、開達膜原（かいたつまくげん）（open onto the pleurodiaphragmatic interspace）といって、膜原に隠れている濁邪を除去する治療法を用いるが、選穴では、至陽や膈兪、場合によっては内関や不容、章門、あるいは期門などで対処する。その結果、邪熱の位置が気分に行くか、衛分に行くか、営血分に入り込むか、そのときどきで対応することになる。

全身に湿熱が蔓延している三焦湿熱証に対しては、分消上下（分消走泄：separate elimination from upper and lower）を行う。三焦の気の流れが、温熱邪や痰濁によって阻害されている状態を治すために、上焦を開き、中焦を発散させ、下焦を乾かす薬を用いる治療法である。北辰会方式では、百会あるいは天枢などで対応する。

表7-18 「温病」の証、治則・治法、選穴候補

| 証 | | 治則・治法 | 選穴候補 |
|---|---|---|---|
| 衛分証(表熱) | | 辛凉清解 | 少沢と関衝と商陽を瀉法(古代鍼、または刺絡)、身柱横刺 |
| 気分証 | 邪熱阻肺 | ・清熱宣肺<br>・平喘 | 身柱横刺、少商刺絡、魚際瀉法など |
| | 気分大熱(陽明熱盛) | 清熱保津・清熱生津(clear heat and engender fluid)：傷津を伴う火熱証を治すために生津薬と一緒に清熱薬を使う治療法 | 督脈上の穴所を横刺瀉法 |
| | 熱結腸胃(陽明熱結) | 攻下熱結 | 上巨虚・天枢・胃兪など |
| | 気営両燔 | 清気凉営(気営両清：clear the qi aspect and cool the nutrient aspect)：気分と営分にある邪熱を治すために、清気法と清営法を組み合わせた治療法 | 手十井穴刺絡、後渓(百会)と三陰交(公孫)など |
| 営分証 | | ・清営泄熱・透熱転気(expel from the nutrient aspect through the qi aspect)：邪熱を営分から気分へ押し出して体外に排出する治療法<br>・清営透疹(clear the nutrient aspect and promote eruption)：営分の熱を清し、皮膚に発疹を出させる治療法<br>・清営祛瘀(clear the nutrient aspect and eliminate stasis)：熱毒が血と争う証を治すために清熱解毒薬と活血化瘀薬を合わせて用いる治療法 | 三陰交・章門や天枢・至陽など、あるいは手十井穴からの刺絡 |
| 血分証 | 血熱動血 | 凉血止血(cool the blood to stop bleeding)：血熱による出血を治すために凉血止血薬を用いる治療法 | 手十井穴から刺絡、三陰交・公孫・血海・膈兪の瀉法、神道横刺 |
| | 熱盛動風 | 凉肝熄風 | 凉血止血法に加えて百会鶏足刺、行間あるいは太敦刺絡 |
| | 熱灼真陰 | 滋陰養液* | 凉血止血法に加えて照海・関元・大巨など |
| | 逆伝心包 | 清心開竅 | 内関瀉法、少沢と少衝刺絡、神道 |

＊『WHO西太平洋地域伝統医学国際標準用語集』に掲載されていない治法名。

## 10　内傷病

内傷病の証、治則・治法、選穴候補について**表7-19〜表7-21**に示す。

痰飲を治すためには「苓桂朮甘湯」が有名である。

風水証に対して「越婢加朮湯」が代表的であり、『金匱要略』には、裏水なので「脈は沈」とある。

痰によって気が上逆する場合には、降気化痰あるいは下気消痰(direct qi downward to resolve phlegm)を行う。痰が邪魔をして気逆が起こるのを治すために、降気薬と化痰薬を組み合わせて使う治療法で、北辰会方式では、百会(後渓あるいは内関)と豊隆、あるいは不容のみ、梁門のみ、天枢のみに相当する。

傷食や食滞、食積を治すために、吐法を用いる場合もある。北辰会方式では、夢分流打鍼術の「吐

かす鍼」(中脘あたりの邪気に打鍼を上向きに当てて強く叩打する)や、内関で開胃してやると自ずと嘔吐する。

吐法については、秋吉質の『温疫論私評』(1849年)において次のように書かれている。

> 凡そ、吐法は必ず汗下を兼ね、その法、之に薬を服した後、更に温湯を飲ませれば数ば嘔す。須く温覆させよ。しかしながら、温温と吐かんと欲す場合は、病者を端座させ、紙を捻り若羽の類を以って使いこれで(のどの奥を)探り吐かせよ。吐かざれば、復び温湯を進め、之で探れ。それでも吐かない場合は、その者を真っ直ぐ起立させ、ぐるぐると旋転させゆっくり歩かせよ。そうすれば必ず吐く。　　『温疫論私評』

この記述からわかるように、吐法については先人たちも様々な工夫をしてきたようだ。

表7-19 「飲食内傷」の証、治則・治法、選穴候補

| 証 | 治則・治法 | 選穴候補 |
|---|---|---|
| 傷食<br>(食滞・食積) | ・消食導滞<br>・消食(promote digestion):食滞の治療法の総称 | 中脘・胃兪・足三里・内関など |
| 腸胃積滞 | ・消積導滞*<br>・化積(resolve accumulation):消化薬と瀉下剤を用いて食積証を治す治療法 | 合谷と上巨虚・内関と上巨虚・膈兪・脾兪・胃兪・大腸兪・中脘など |

*『WHO西太平洋地域伝統医学国際標準用語集』に掲載されていない治法名。

表7-20 「痰」の証、治則・治法、選穴候補

| 証 | | 治則・治法 | 選穴候補 |
|---|---|---|---|
| 肺の痰証 | 湿痰 | 燥湿化痰（dry dampness to resolve phlegm）：苦味の薬と乾燥性の薬剤を用いて湿痰証を治す治療法 | 脾兪・中脘・梁門・豊隆など |
| | 燥痰 | 潤燥化痰（moisten dryness to resolve phlegm）：燥痰証を治す治療法 | 魚際と豊隆・合谷と豊隆・不容・梁門など |
| | 熱痰 | 清熱化痰 | 至陽・膈兪・脊中・脾兪・後渓（百会）と豊隆など |
| | 寒痰（寒飲） | ・温肺化飲* <br>・温化寒痰（warm and resolve cold-phlegm）：寒痰証を治すために、温陽薬や散寒薬や化痰薬を用いて治す治療法 | 身柱や肺兪に施灸、中脘に施灸。脾兪・胃兪・豊隆に施灸など |
| 小結胸 | | ・清熱化痰 <br>・開結* | 内関と豊隆、梁門や不容など、あるいは至陽 |
| 風痰 | | 祛風痰（dispel wind-phlegm）：風邪や風熱邪と組み合わさった痰証を治す治療法 | 百会と豊隆、合谷と豊隆、滑肉門や天枢など |
| 瘀痰 | | 軟堅散結（soften hardness and dissipate binds）：痰濁や瘀血によって形成される腫瘤を治すために、行気薬と活血薬と祛痰薬を用いる治療法 | 合谷と足臨泣または三陰交、百会（後渓）と足臨泣など |
| 風痰上擾 | | ・熄風化痰（extinguish wind and resolve phlegm）：祛風薬と化痰薬を組み合わせて用いて風痰証を治す治療法 <br>・健脾祛湿（脾虚があって、祛痰を強化する場合） | 百会鶏足刺、内関と豊隆、後渓と豊隆、不容や梁門など |
| 痰熱内擾（痰濁上擾） | | ・理気化痰* <br>・清胆和胃* <br>・化痰＋平肝熄風（内風が強い場合） | 合谷と豊隆、合谷と足臨泣、胆兪あるいは中枢、百会と豊隆 |
| 痰迷心竅 | | 豁痰開竅 | 心兪・神門と豊隆・不容・梁門など（**表7-9**参照） |
| 痰留経絡 | | ・消痰軟堅（eliminate phlegm and soften hardness）：痰濁の蓄積による堅い腫瘤を治す治療法 <br>・軟堅化痰（soften hardness and resolve phlegm）：堅い痰塊を治す治療法 | 合谷と足臨泣、膈兪など |
| 痰気鬱結（痰気互結） | | ・行気解鬱 <br>・化痰 | 内関・後渓・合谷 |

*『WHO西太平洋地域伝統医学国際標準用語集』に掲載されていない治法名。

表7-21 「飲」の証、治則・治法、選穴候補

| 証 | | 治則・治法 | 選穴候補 |
|---|---|---|---|
| 痰飲(狭義) | | ・温化水飲<br>・健脾利湿<br>・健脾豁痰(fortify the spleen to sweep phlegm):補気薬を用いて健脾することで痰飲証を治す治療法 | 脾兪・膈兪・中脘・梁門・不容など |
| 懸飲 | | 攻逐水飲 | 章門 |
| 支飲 | | 瀉肺逐飲 | 肺兪・尺沢・陰陵泉・列欠と照海あるいは不容・梁門など |
| 溢飲(風水) | | 宣肺利水 | 百会・肺兪・列欠(太淵)・外関など |
| 結胸 | 熱実結胸(大結胸) | 瀉熱逐水 | 原則、禁忌 |
| | 寒実結胸 | ・温寒逐水<br>・滌痰破結 | |

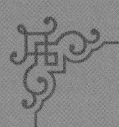

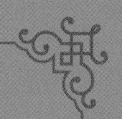

# 第8章

補瀉と刺鍼

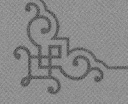

第7章「治則と治法」で、様々な治療戦略・治療戦術があることを学んだ。

　鍼灸の場合は、いかなる治療戦略・治療戦術をとるにせよ、原則として、補法もしくは瀉法のいずれかを行うことになるが、臨床では一本の鍼が、補法の結果瀉法にもなったり、瀉法の結果補法をしていたり、補にも瀉にも作用していることがよくある。これが鍼の醍醐味でもあるのだが、そもそも補瀉とは何だろうか？　本章では、補瀉について学んでいこう。

# I. 臨床における古典の重要性

　臨床家にとっては病を治すことこそが本命といえる。病気に向かい合い、患者（病人）と苦楽を分かち合い、治療に専念し追い続けることである。臨床において、すべての患者が皆、みるみる快方に向かうとは限らないが、そうあればと願うものだ。

　全く手も足も出なかった病が、真摯な臨床経験を重ねていくことで、対応できるようになる。鍼術を高め、失敗を成功に導き、不可能を可能にしていくために、鍼術の研鑽が必要不可欠のものとなる。そして、そのあらましを教えてくれるのが古典である。

　臨床家が古典を読む最大の理由は、病を治すのに役立つものを得るためである。自身の刺鍼技術向上という視点から「古典」を紐解いていくことになる。

　原典である『素問』『霊枢』は、医学文献学上、長い年月を経て集積され、編纂されたものであり、原初的なものがそのまま伝承されているわけではない。

　文献とは、それが書かれた時代やその気候風土を反映したものであり、時代がめぐり、人や場所が変われば適合しなくなる部分が出てくることは避けられない。しかし、だからといってその文献に現代的意味がないわけではない。それは常に相対的なものなのである。

　その古典が本来どう書かれていたのかという点は、古典を読むにあたって常に直面する問題である。臨床に役立てるためには、古典をどのように抽出・選別し、どのように読み進めていけばよいだろうか。

　藤本蓮風の提案する「臨床古典学」はこれに答えるものである。臨床家の鋭い鑑識眼によって、対象となる「古典」を選別し、文章の一字一句にとらわれず、自らの経験と思索を通じて読んでいく。より臨床に即して古典理解をしていく「実用主義的」な古典解読に主眼を置くのが、臨床古典学である。

　臨床古典学の立脚点の一つは、地域が異なり歴史的相違があったとしても、古典のなかに「臨床的事実」の永遠性、真実を見い出していくことにある。古典を著した経験豊かな先輩に、相応の臨床的学術と手腕を持った後輩が意見を聞くことに意味がある。

　本章では、藤本蓮風の膨大な臨床実践から養われた臨床家としての鑑識眼を通して、臨床古典学の立場から『霊枢』九鍼十二原篇の真意を読み解き、補瀉とは何かという鍼の真髄ともいえる部分に着目していく。

　解説するにあたって、『素問』は王冰によるいわゆる「次注」（『補注黄帝内経素問』）を、『霊枢』は南宋時代（1155年）に史崧という人が刊印出版した『霊枢経』を原文として引用する。『素問』は『霊枢』よりも昔の時代に編纂されたという説があるが、『霊枢』のほうが古い。その理由は、『素問』八正神明論篇に、「岐伯曰、法往古者、先知『鍼経』也」と、「鍼経」がすでに登場するからだ。「鍼経」

とは『霊枢』のことである。

『霊枢』九鍼十二原篇には、病をどのように診立て、的確に速く治すにはどうすればよいか、治療戦略をどのように立てるべきかなど、様々な悩みに対するヒントが隠されている。

藤本蓮風の臨床体験からこの古典を読み解いていくと、従来の古典学的見解とはまた一つ違った臨床的古典世界がみえてくる。時代やフィールドの違いを前提にしつつ、臨床という一つの視座に立って、古典を紐解いていくと何がみえてくるか。これがすなわち"臨床のための古典"を研究していく藤本蓮風の「臨床古典学」の挑戦である。

## 1　鍼術の本質を説く『霊枢』九鍼十二原篇

黄帝内経の『素問』『霊枢』のなかで、「鍼経」といわれるのは『霊枢』である。この『霊枢』の冒頭に九鍼十二原篇が書かれている（『素問』では上古天真論篇）。『内経』の内容というのは、様々に伝えられてきたものを集約し、編纂したものである。その意味で、この九鍼十二原篇が『霊枢』の冒頭に入っているということは注目に値する。後世の人たちが九鍼十二原篇に込めたもの、その文章のなかにこそ、鍼灸の真髄ともいえるものを読み取ることができるのではないだろうか。

「人はどのように生きるべきか」という問いに、老子は"無為自然の道で生きるべきだ"と答えている。この無為自然について、『素問』上古天真論篇の最初には以下のようにある。

> 恬憺虚無、真気従之、精神内守、病安従来。　　　　　　　　　　　　　　　『素問』（上古天真論篇）

心がさっぱりしていれば、真気がそのような心に従い、精神もしっかり内に守ってくれて病気になることはない。無為自然と生活していればよいのだが、そうでなくなってくれば病気になるのだという。『内経』は、単なる医学のみの記述にとどまらず、人と自然との関係、人間が本来の意味で健やかに生きるということはどういうことか、この医学の拠るべき根本思想について説いているのである。

そして、『霊枢』九鍼十二原篇は、9種類の鍼と十二原穴を中心に話を述べている。そのなかでも最も鍼の本質を示しているといえるのは、「経脈を通ずる」との記述であろう。

> 余欲勿使被毒薬、無用砭石、欲以微鍼通其経脈、調其血気、営其逆順出入之会。　『霊枢』（九鍼十二原篇）

原文には「微鍼をもって経脈を通じさせたい」とある。これが九鍼十二原の要諦である。

江戸時代の名医、石坂宗哲（1770～1842年）は『鍼経原始』において、『霊枢』九鍼十二原篇の「欲以微鍼。通其経脈。調其血気。営其逆順出入之会」（微鍼を以て欲し、その経脈を通じ、その血気を調え、その逆順出入の会を営せしめんと欲す）という言葉こそが鍼の本質だと述べている。石坂宗哲は学者ではなく臨床家である。臨床家の視点から古典のなかに鍼の本質を見い出すとすれば、それはまさに「欲以微鍼。通其経脈」にある、ということである。

江戸時代後期の将軍家斉の侍医であった石坂宗哲は、幕府の命で設立した「甲府医学所」で、官民問わず多くの門人を養成した。彼は鍼術の古典を修得したが、1822年、商館医・的児里无吉（Nikolaas Tullingh）と出会い、独自の観点から東西医学の統合を試みるようになる。パルヘイン（Johan Palfyn）

著の『人体解剖学書』(1733年) の血管図を取り入れた『榮衛中経図』(1825年) は、このユニークな発想から生まれた。また、商館医・シーボルト (Philipp Franz von Siebold、1796～1866年) が江戸滞在中の1826年、石坂宗哲はシーボルトが石坂流鍼術をヨーロッパに紹介してくれることを期待し、同年出版された『鍼灸知要一言』などの文書および鍼一式を献呈した。石坂宗哲の独創性を認識していなかったシーボルトは、後に刊行した『日本』において、奥医師・石坂宗哲を日本の伝統医学の代表者として2頁にわたって引用している (詳細は『東西の古医書に見られる病と治療―附属図書館の貴重書コレクションより』〔九州大学附属図書館、2007年〕参照)。

## 2　『霊枢』九鍼十二原篇の解説

以下、『霊枢』九鍼十二原篇について、藤本蓮風による意訳を付して解説していく。

黄帝問於岐伯曰、余子万民、養百姓、而收其租税。余哀其不給、而属有疾病。

訳：黄帝が岐伯に問うて言う。
　「私が、庶民を政治によって導いている。租税を納めさせて政治をとっており、その年貢のようなものが毎年平穏無事にできればよいのだが、そうではなしに自然の災害、台風や水害などによる様々なことが生じ、天変地変によって、農作物が必ずしも供給されるわけではない。そういう悲しいことに加えて、そういう不遇な状況のなかで、庶民たちが病気をすることを非常に悲しく思うのだ」

余欲勿使被毒薬、無用砭石、欲以微鍼通其経脈、調其血気、営其逆順出入之会。

訳：「私は毒の薬 (毒をもって毒を制する) や砭石を用いずに、微細な鍼 (九鍼：小鍼) を用いて、体表における臓腑経絡 (気・血) の不通を疏通することを基本理念とし、正気の虚と邪実が出入りする重要な所 (会)、それを鍼でもって陰陽 (衛気・営血) を調整することを願う」

令可伝於後世、必明為之法、令終而不滅、久而不絶。易用難忘、為之経紀、異其章、別其表裏、為之終始、令各有形。先立鍼経。願聞其情。

訳：「これから述べる『鍼経』の内容を医学の明確な法則としたい。この内容は永久に途絶えることなく伝承され、その内容は記憶に便利で活用しやすい医学書として簡潔で明解なものとしよう」

岐伯答曰、臣請推而次之、令有綱紀、始於一、終於九焉。請言其道。

訳：岐伯が答えて言う。
　「それでは、順を追って規律正しくすべて鍼の道について述べさせていただきましょう」

小鍼之要、易陳而難入。

訳：「小鍼 (微細な鍼) の要点は簡単には伝えがたいものです」

# 第8章 ● 補瀉と刺鍼

粗守形、上守神。神乎、神客在門。未睹其疾、悪知其原。

訳：「下手な医者は外見にとらわれて身体の本質を理解できませんが、上手な医者は身体の奥底にうごめく『神・気』を把握し対処できます。実に霊妙不可思議な世界といえましょう。正気と邪気は気の出入する門戸、穴所に存在します。病が何経にあるかを悟らないでどうしてその病源を認識し、治療する場所が理解できるでしょうか」

刺之微、在速遅。

訳：「優れた効果を出すための微妙な刺鍼技術は、鍼を速くしたり遅くしたりする操作にあります」

粗守関、上守機。

訳：「下手な医者は四肢関節付近の穴所の位置を知るのみで、血気と正邪の往来を理解できず、これに着目することもわかりません。上手な医者は、血気と正邪の往来を理解して対処するのです」

機之動、不離其空。空中之機、清静而微。

訳：「気の動静は経穴を乖離して存在するものではなく、その穴所の気の存在は（体表観察や刺鍼中においても）微妙で簡単には知りがたいものです」

其来不可逢、其往不可追。

訳：「気が集まり大いに盛んになっている邪気に対しては、（施術者の意識ではこれを瀉すつもりでも）結果的に出迎えて歓迎するようにこれを集め補ってはならないし、気が大いに散ってしまっている正気に対しては、（施術者の意識では補うつもりでも）これを追いかけてさらに追い打ちをかけ瀉してはいけません」

知機之道者、不可掛以髪。不知機道、叩之不発。知其往来、要与之期。

訳：「気の動きの道理をよく理解する者は、間髪を入れず対処できます。ところが、これについて理解のできない者は、処置する時期を失うのです」

粗之闇乎。妙哉、工独有之。往者為逆、来者為順、明知逆順、正行無問。

訳：「何と愚かなことか！ 物の道理がわかっていない！ 名医がただそのことの真実を知って対処できるなら、実に妙不可思議なはたらきをみせるのです。気の動きを、経穴を通じて知れば、正気が虚したものは治しにくいし、邪気が実したものは治しやすいのです。だからこういった順か逆かをよくわかって対処すれば問題は全く起こりません」

逆而奪之、悪得無虚。追而済之、悪得無実。迎之随之、以意和之、鍼道畢矣。

訳：「迎え撃って叩けば、邪気が解消されないことがあるでしょうか？ いや、解消されます。邪気実にはこれを迎えなさい。正気の虚があれば、その気に逆らわないで、まず浅いところに刺し充実させるよう従いなさい。それをよくわかって対処しなさい。これが実は鍼の道の極みなのです」

凡用鍼者、虚則実之、満則泄之、宛陳則除之、邪勝則虚之。

訳：「凡そ鍼を用いる場合、虚の者にはこれを実するようにしなさい。邪気の実であれば、これを散らして除きなさい。細絡には刺絡しなさい。邪実が勝っていればこれを瀉法して虚しくさせるのです」

大要曰、徐而疾則実、疾而徐則虚。言実与虚、若有若無。察後与先、若存若亡。為虚与実、若得若失。虚実之要、九鍼最妙。補瀉之時、以鍼為之。

訳：「『大要』という昔の書物には、"ゆっくり刺してすばやく抜鍼すれば気を集めることができ、瞬時に刺してゆっくりと抜鍼すると気をそぞろにすることができる。実や虚というのは微妙な反応であってないようなもの。虚や実というものも後先がある。虚となったり実となったり（虚中の実を呈したり）する。その都度変化する。九鍼、特に毫鍼は、虚実を治める最も妙なるはたらきをする"とあります」

……（前略）……如蚊虻止、如留如還。去如絃絶、……

訳：「……ちょうど蚊や蠅が止まるように微妙にやりなさい。弓に張った弦がプツンと切れるように間髪いれずにすばやくやりなさい……」

……（前略）……九鍼之名、各不同形。一曰鑱鍼、長一寸六分。二曰員鍼、長一寸六分。三曰鍉鍼、長三寸半。四曰鋒鍼、長一寸六分。五曰鈹鍼、長四寸。広二分半。六曰員利鍼、長一寸六分。七曰毫鍼、長三寸六分。八曰長鍼、長七寸。九曰大鍼、長四寸。

訳：「……九鍼はそれぞれ、形が異なります。一つ目の鑱鍼は、長さ１寸６分。二つ目の員鍼は、長さ１寸６分。三つ目の鍉鍼は、長さ３寸５分。四つ目の鋒鍼は、長さ１寸６分。五つ目の鈹鍼は、長さ４寸で、幅２分半。六つ目の員利鍼は、長さ１寸６分。七つ目の毫鍼は、長さ３寸６分。八つ目の長鍼は、長さ７寸。九つ目の大鍼は、長さ４寸です」

鑱鍼者、頭大末鋭、去瀉陽気。員鍼者、鍼如卵形。揩摩分間、不得傷肌肉、以瀉分気。鍉鍼者、鋒如黍粟之鋭、主按脈勿陥。以致其気。鋒鍼者、刃三隅、以発痼疾。鈹鍼者、末如剣鋒、以取大膿。員利鍼者、尖如氂。且員且鋭、中身微大、以取暴気。毫鍼者、尖如蚊虻喙、静以徐往、微以久留之而養、以取痛痺。長鍼者、鋒利身薄、可以取遠痺。大鍼者、尖如梃、其鋒微員、以瀉機関之水也。九鍼畢矣。

訳：「鑱針は鍼先が大きく鍼の根元が鋭く、陽気を瀉します。員鍼は、鍼の先が円柱形で、分肉（皮と肉の間）の気を瀉します。鍉鍼は押したり触れたりするだけで効かせる鍼です。鍼先はちょうど粟粒のようで、押さえるだけできつくやりません。鋒鍼は、三稜鍼のことで、いわゆる刺絡鍼のことです。員利鍼は、馬の尾っぽのようなもの。毫鍼は蚊が刺すような感じで、正気を養い痛痺を取ります。長鍼は深い痺病（遠痺）を治します。大鍼は、昔の太い鍼で、注射針のようになかに穴があいており、関節の水を取ります。これが"外科から発して内科的なものを試行して治そうとした鍼"九鍼というものです」

鋒鍼は、三稜鍼のことで、いわゆる刺絡鍼のこと。頑固な病を治す場合は、刺絡して病気を治していた。もともと鍼は砭石だから、砭石しかなかった時代は刺絡ばかりやっていたことになるが、毫鍼の時代になってあまり用いられなくなったものの、頑固な病はやはり刺絡で治療する。もともと鍼は

外科から発している。漢の時代の華陀は、鈹鍼を用いて背部俞穴をよく観察して、その俞穴からどういう塊がどのあたりにあるかということを察知して、外科処置をしていた。

韓国鍼は員利鍼の形をしている。葦原英俊という江戸時代の盲人鍼医者がよく使って治したといわれている。「その響き、砲玉のごとし」（大砲を撃ったように響く）とされているように、暴気を取る。員利鍼は、坐骨神経痛などの激しい痛みに使う。風痺、あるいは喉痺、あるいは痛風と捉えて、環跳に刺して響かせると急速に痛みが取れる。実証のものに適している。

夫気之在脈也、邪気在上、濁気在中、清気在下。故鍼陥脈則邪気出、鍼中脈則濁気出、鍼大深則邪気反沈、病益。

訳：「邪気が経脈・絡脈にあれば、上焦には外邪、中焦には濁気、下焦には冷えの気が溜まりやすいのです。よって、そういうツボのなかに邪気がキチッと嵌まると実（陥脈）になります。その場合、必要以上に鍼を深くすると、邪気が沈んでしまって、治るどころかかえって悪化してしまいます」

「上は浅くて下は深い」という理論でいえば、邪気が上焦にある場合は浅く、その多くは外邪である。「脈浮、頭項強痛して悪寒す」という場合には、昔は"風"という字のつく穴所（風池や風府など）に鍼をして気を散らしていた。飲食不節して腹（中焦）に邪気が停滞している場合は、足三里あたり（中焦を主る大事な経穴）に上手に鍼をすると、便通がよくなって濁気も消える。寒冷の邪気が下焦を襲った場合は、陽陵泉や陰陵泉（陵泉というのは水という意味）に刺すと、尿がたくさん出て（利水）冷えの邪が取れる。

故曰、皮肉筋脈各有所処、病各有所宜、各不同形、各以任其所宜。無実無虚、損不足而益有余。是謂甚病、病益甚。取五脈者死、取三脈者恇、奪陰者死、奪陽者狂。鍼害畢矣。

訳：「皮・肉・筋・脈、その各々の深さ、その病のあるあたりを斟酌して、加減しそれに対して各々違った形の鍼を施します。虚の場合は不足を損ない、実の場合に有余を益してしまうと、その病は深くなり、五脈を取るものは死に、三脈を取るもの、陽を奪ったもの、陰を奪ったものは、狂ったり死んだりしてしまいます。これは、鍼の害といえるでしょう」

刺之而気不至、無問其数、刺之而気至、乃去之、勿復鍼。鍼各有所宜。各不同形、各任其所為。刺之要。気至而有効。効之信、若風之吹雲、明乎若見蒼天。刺之道畢矣。

訳：「鍼治療をして、気が至ったとき、気の反応が起こるまで鍼を刺すと、実のものが取れます。虚のものが補われればよいですが、そうならない場合、その時間の長短をいうのではなく、気がどのように修復するか、それに合わせて鍼の治療時間、鍼の度合いを工夫すべきなのです。鍼の要は、気が至ることです。すなわち実は瀉し、虚は補って気が整うことがポイントで、そうすることにより効果があるのです。その効果の確かさは、雲の張りつめた空に風が吹くと青空が見えてくるように、実に顕著なことです。これが鍼の道です」

黄帝曰、願聞五蔵六府所出之処。
岐伯曰、五蔵五腧、五五二十五腧、六府六腧、六六三十六腧。経脈十二、絡脈十五、凡二十七気、以上下。所出為井、所溜為榮、所注為腧、所行為経、所入為合、二十七気所行、皆在五腧也。

訳：黄帝が岐伯に問う。

「五臓六腑が体表に現れる所があると聞くが、これは一体どういうことか？」

岐伯が答えて言う。

「五臓には五腧というものがあります。五臓に五腧ですから、5×5＝二十五腧あります。六腑には六腧あります。六腑に六腧ですから、6×6＝三十六腧のツボがあります。経脈が12、絡脈が15で、合わせて27です。井・滎・腧・経・合のなかに、経脈と絡脈の気が流行する要の部分があると考えます」

節之交、三百六十五会。知其要者、一言而終、不知其要、流散無窮。所言節者、神気之所遊行出入也、非皮肉筋骨也。睹其色、察其目、知其散復。一其形、聴其動静、知其邪正。右主推之、左持而御之、気至而去之。凡将用鍼、必先診脈、視気之劇易、乃可以治也。

訳：「経穴は、365穴ありますが、その五腧（要）を知っているものは、一言にして終わります。五腧穴をしっかり観察して治療します。形態としての皮膚・肉・筋・骨が重要なのではなく、そこに現れる"気"こそが大事です。患者の気色や目をよく診て神気の様子をうかがい、聞診もし、邪正の状況を知り、鍼をしようとする場合には、必ず先に脈をよく診て、気の動きの状況を診て、治療しなければなりません」

五腧（要）とは井滎腧経合で、様々な解釈がある。川の流れになぞらえて、"井"は泉で、泉からあふれ出した水が流れて川になり、さらに大きい川になって"合"となり、海に入るという考え方である。そのほかの解釈で『素問』水熱穴論篇では、「季節によって井穴を使え、滎穴を使え」や、『難経』にも「春は井穴がよく効く、夏は滎穴……」というように、季節による使い方もある。また病の時期によって、表にあるとき、軽いとき、重いときというような使い方もあり、病の深浅に応じた使い方もしている。

北辰会方式では、空間論で、井穴は頭に相当し、合穴は腰から下肢に相当する。井穴から刺絡すると、陽気が外泄して熱の上昇を治すことができ、合穴（陰陵泉、陰谷、陽陵泉など）に鍼をすると、下焦の邪気が降り尿がよく出る。

「井滎腧経合」の解釈は、「出ずるところを井となす、流れるところを経となす……」などいろいろあるが、人間の身体の縮図を示しているということも念頭に置いて、解釈したい。

そして、「粗は形を守る。粗は関を守り、上は神を守り、上は気を守る」とあるように、形態としての皮とか筋肉ではなく、そこに現れる気こそが大事である。

いずれにせよ、経穴の体表観察をしっかり行い、脈もよく診ることである。そうすれば病が治っているかどうかの判断ができる。

五蔵有六府。六府有十二原。十二原出於四関。四関主治五蔵。五蔵有疾。当取之十二原。十二原者。五蔵之所以稟三百六十五節気味也。五蔵有疾也。応出十二原。十二原各有所出。明知其原。睹其応。而知五蔵之害矣。

訳：「五臓六腑は十二原というツボに集約されます。十二原穴というのは、手足（手が2本、足が2本）で、これを四関といいます。五臓において急に病が起こった場合は、まず原穴に反応が出てきます。十二原というのは、経脈は五臓六腑から発して全身をめぐり、全身をめぐったものが365のツボになり、その五臓が統べた反応というのが、十二原に戻ってくる、ということです。よって、十二原穴に診断と診察を行うことで五臓の病変がわかるのです」

後世では、四関穴は合谷と太衝を指す。合谷は気、太衝は血を動かす。空間論でいうと、合谷は上の右左、太衝は下の右左。全身の左右上下、それから気と血のバランスをとっている。四関（四肢の関節）にある十二原穴は五臓を治すことができる。これは、人体を大きく空間として捉え「上下左右前後」の法則により対処できることと相関する。

陽中之少陰、肺也。其原出於太淵。太淵二。陽中之太陽、心也。其原出於大陵。大陵二。陰中之少陽、肝也。其原出於太衝。太衝二。陰中之至陰、脾也。其原出於太白。太白二。陰中之太陰、腎也。其原出於太谿、太谿二。膏之原、出於鳩尾。鳩尾一。肓之原、出於脖胦。脖胦一。凡此十二原者、主治五蔵六府之有疾者也。

訳：「陽中の少陰は肺で、その原穴は太淵の左右。陽中の太陽は心で、その原穴は大陵の左右。陰中の少陽は肝で、その原穴は太衝の左右。陰中の至陰は脾で、その原穴は太白の左右。陰中の太陰は腎で、その原穴は太渓の左右。膏の原（鳩尾）、肓の原（気海）で一つずつあって、二つ、すなわち十二原となります。この十二原穴は五臓六腑の急性の病を治療する穴所となります」

　上焦にある臓でも、陰と陽の違いがある。肺は心に対して陰、心は肺に対して陽。経絡の発生学的な考え方からすると馬王堆の足臂、ないしは陰陽十一脈灸経の経絡の存在では、少陰に心経という経絡はなく、心というのは手の厥陰心包経しかない。よって、心の原穴は大陵となっている。
　脾は、陰の極み（☷）で、陰の湿が溜まりやすい。脾の臓には脾の陽虚とか脾の気虚はあるが、脾の陰虚は少ない。
　手足の肝・脾・腎とそれと手の太陰と手の厥陰、これで五臓になっていて、五臓の原は二つずつあるから10である。さらに、膏の原（鳩尾）、肓の原（気海）が一つずつあって、二つ、すなわち十二原となる。これが『難経』の時代に至ると、膏の原、肓の原がなくなって、五臓六腑の全部が手足の経穴に置き換えられていく。
　この十二原穴は五臓六腑の急性の病を治療する穴所となる。

今夫五蔵之有疾也、譬猶刺也、猶汚也、猶結也、猶閉也。刺雖久、猶可抜也。汚雖久、猶可雪也。結雖久、猶可解也。閉雖久、猶可決也。或言久疾之不可取者、非其説也。夫善用鍼者、取其疾也、猶抜刺也、猶雪汚也、猶解結也、猶決閉也。疾雖久、猶可畢也。言不可治者、未得其術也。

訳：「五臓六腑の病を中心とした万病が起こった場合、何かものが刺さっているような、あるいはきれいなところが汚れているような感じになります。あるいは何か、すんなりと状況がいかず、結ばれているような感じ、また、通じていなくてはならないのに、閉じているような感じになります。それが久しくても取り除けばよいのです。よく鍼で治療するものは、しっかりと学術を身につけて、患者に対応しなくてはなりません。治さなくてはなりません。治らないというのは、その術、学術が確かでないからです」

刺諸熱者、如以手探湯、刺寒清者、如人不欲行。陰有陽疾者、取之下陵三里、正往無殆、気下乃止、不下復始也。疾高而内者、取之陰之陵泉、疾高而外者、取之陽之陵泉也。

訳：「熱に対して刺す場合は、間髪を入れずに刺します。痛い鍼はいけません。ほぼ無痛で、特に虚寒型の人に鍼する場合は、温め補う鍼です。『先生、今の鍼、温かくなってきたよ』といわれるような鍼がよいです。臓腑に熱があるものは、足三里で取ります。病が上焦の比較的表面にある場合は陽陵泉がよいし、病が胸や頭のなかにあるような場合は陰陵泉で取ります」

　足三里という経穴は補中益気の穴性があるが、巧みに刺鍼すると、熱邪を冷ますことができる。足三里の硬結の中心にすばやく刺して鍼先を当てるとビンと響く。そしてスッと抜くと、ヒンヤリとする。それにより腸胃を中心とする臓腑の熱をスッと冷ますことができる。上巨虚（足上廉）もそのツボの一つである。

## 3　『霊枢』九鍼十二原篇の補足解説

### [1] 微鍼による経脈の流れの改善

> 欲以微鍼通其経脈、調其血気、営其逆順出入之会。　　　　　　　　　　　　『霊枢』（九鍼十二原篇）

　「通其経脈（経脈を通じ）」の「通」は、"かよう"とも読む。つまり気は経脈を行ったり来たりする。

> 経脈十二者、外合于十二経水。　　　　　　　　　　　　　　　　　　　　　　　　『霊枢』（経水篇）

　中国では、大きな川を十二経水という。古代の文化圏において、エジプトにはナイル川、メソポタミアにはユーフラテス川、中国には黄河・揚子江と、世界的に文化の起こるところは、川の流域にある。それになぞらえて人間の身体にも水が通じていると考える。人間の身体における経脈というのは天人合一の考え方から自然界にある十二経水、12の川にたとえられてきたのである。

　そうしてみると、人間の身体のなかに大地を潤すような川が流れているのだが、それは害を及ぼすこともある。臨床的に得てきた経絡の流注、ここに鍼をすると手が楽になる、歯の痛みが取れるなどが実際に起こる。「経脈を通じる」というのは、このような大きな思想が背景としてあってこそ成り立つのである。

　九鍼十二原篇に戻ろう。「調其血気」の「其」は、経脈のこと。「其の血気を調え」とは、経脈の血気（衛気・営気・血）を調整するという意味である。経脈のなかを営衛気血や津液が流れ、身体のなかを栄養し、防衛している。潤いのないところは潤いを与え、だぶついているところは循環させるということである。

　『漢書』王莽伝には、経脈を竹べらでたどって、その経路を探ったと記載されている（「莽使太医、尚方与巧屠共刳剥之、量度五藏、以竹筵導其脉、知所終始、云可以治病」〔『漢書』99巻、王莽伝〕）。その経脈というのはおそらく血管のことであろう。当時、「経脈」と「血脈」が混同されていたようだが、いずれにせよ、営衛気血が流れて循環して人間の身体を栄養し、防衛する、それら経脈の血気の総合的なはたらきによって自然治癒力が発揮されていると考えられていたのである。

　「営其逆順出入之会」の「逆順」は、様々な解釈があるが、その一つに、経脈が入ったり出たりすること、とある。しかし我々は、逆＝正虚、順＝邪実と理解したい。なぜなら、

> 粗之闇乎、妙哉。工独有之、往者為逆、来者為順、明知逆順、正行無問。　　　　　『霊枢』(九鍼十二原篇)

とあり、その経脈上における邪実と正虚が出たり入ったりする場所を「逆順」といっており、「逆順出入之会」の「会」は穴所のことを指す。気の動きを経穴を通じて察知せよ、ということである。正気が虚したものは治しにくいし、邪気が実したものは治しやすい。邪実のものを治療するのは少々下手でも構わないけれども、正気の弱ってきたものは相当腕達者でないと難しい。だからこういった順か逆かをよくわかって対処していかなければならないのである。

> 二十七気所行、皆在五臓也。節之交、三百六十五会。　　　　　『霊枢』(九鍼十二原篇)

　十二経脈、十五絡脈、この二十七気が流れめぐるところに井榮兪経合の五兪穴があり、関節部位など、経路の交わるところに穴（ツボ）が365穴ある。「節」という字には、もともと「竹の節」という意味がある。人間の身体でいうと「関節」の「節」に相当する。経脈というものはちょうど大地における河川であり、曲がりくねるところはどうしても水が停滞しやすい。関節というのは曲がるところだから停滞が起こりやすく、交会といわれる。川の合流するところが停滞しやすいのと同じである。
　また「会」は「会合」の「会」で、集まるという意味がある。"逆順出入之会"は、正気の弱り、邪気の実が出入りし、それが集まる場所という意味となる。
　つまり「逆順」というのは、逆は正気の虚、順は邪実、それが入ったり出たりするところ（穴所）で、その場所で「営せしめん」、すなわち「鍼によって調整しましょう」ということである。
　鍼灸は、人間が本来もっている「正気」に意識を置き、身体における気のゆがみを微鍼により調えることで、あらゆる病を癒していくのである。

## [2] 刺鍼の操作はスピードにあり

> 刺之微、在速遅。　　　　　『霊枢』(九鍼十二原篇)

　刺鍼操作について『古今図書集成医部全録』と『類経』における解釈をみていこう。
　馬蒔は、「可行刺法、但刺之微妙、在于速遅、速遅者、即用鍼有疾徐之意也」（刺法を行うべく、但刺の微妙は、速遅にあり、速遅は、すなわち用鍼に徐疾ありの意なり）としている。つまり、鍼を用いる場合、速く使ったり遅く使ったりすることだ、と述べている。
　一方、張志聡は、「遅速、用鍼出入之疾徐也」（遅速は、用鍼の出入の疾徐なり）としている。ただ速く使うか遅く使うかというだけではなく、鍼の出し入れの際に、速く使ったり遅く使ったりするのだ、と説いている。
　また、張景岳は、「在速遅、知疾徐之宜也」（速遅あるは、疾徐の宜しきを知るなり）としている。
　以上、3者とも用鍼のスピードと解説しているが、鍼の技術的な記述としては非常に抽象的で、具体性に乏しい。
　張志聡は「出入」、つまり鍼を体内に刺入するとき、また体内にあった鍼を体表の浅い部分に移行するときにこだわっている。後の明の時代に考案された「焼山火」「透天涼」などの刺鍼技術のもとに

なったと考えられる。

　焼山火の手技は、鍼を体表から3部、浅いところ、真んなか、深いところに分けて、最初は浅いところに3回鍼を入れる。スッと入れてゆっくり持ち上げる。これを3回繰り返す。次に真んなかのところ、深いところでも同じことをする。そうすると身体に熱感が起こってくる、または鍼を刺したところに気が集まってきて熱感が起こってくる。これは徐疾の補瀉を使った術だと考えられる。透天涼はその反対である。

　このように微妙な違いがある。

---

徐而疾則実、疾而徐則虚。　　　　　　　　　　　　　　　　　　　　　『霊枢』（九鍼十二原篇）

　「徐而疾則実」は「気を集めるには慎重に徐に鍼を用いる」という意味で、これは後に出てくる迎随に従って行うやり方に密接に関わってくる。気を集めるというのは、正気を集めるということで、ゆっくり慎重に鍼を操作していくと気が集まるということである。

　「疾而徐則虚」は「気を散らすにはやや大胆に速く鍼を操作する」となり、この場合も、同様にイメージすればよい。たとえば、洗面器に水を張り、細かく切った紙片を浮かべ、そのなかに棒を入れてかき回す。ゆっくり回すと紙片が集まり、速くかき回すと紙片は洗面器の外のほうに散っていく。

　このようなイメージで鍼を用いればよい。

　気を集める場合には、ゆっくりジワッと鍼を操作する。そうすると「ズーン」と気が集まってくる。邪気を散らすには、迎え撃つように速く邪気に当てて操作する。鍼の操作のスピードによって気を集めたり散らしたりする。鍼のゆっくりとした手法は、正気に対して使われるし、鍼を速く使うのは邪気をすばやく散らすのに使われる。このように理解しておけばよい。

　この鍼の操作は簡潔にいうと、速遅、つまりスピードだということである。「速遅に在り」というが、これは深い意味を持っていてなかなか説明しがたい。我々が鍼灸学校で学ぶ、屋漏、雀啄、間歇術などは、ただ生体に対してどのようにアプローチするかだけではなく、鍼の操作スピードが非常に重要なのである。そしてそれは病態によって違ってくる。ある人にとっては瀉法でも、ほかの人にとっては補法になることがある。患者の気の動きに合わせて、鍼の操作スピードを非常に速くしなければならないこともあるし、遅くしないといけないこともある。これは生体の微妙な反応、気の動きに合わせるしかない。

　ポイントは鍼の操作スピードにあるということである。

---

凡そ各穴に鍼するに、或は鍼入ること幾分、或は留ること幾呼などあれども、此等のことは必ず拘泥すべからず。夫れ人の肌肉に肥瘦厚薄あり、病に深浅寒熱あり。正邪ともに虚実あり。気至るに遅速あり。何ぞ一定の刺法を以て万変の疾を療すべけんや。肌肉肥厚の人は、鍼宜しく深かるべし。瘦薄の人は宜しく浅かるべし。熱病は疾く刺すこと手を以て湯を探るがごとく、寒清の者は遅く刺して人の行ことを欲せざるがごとくす。邪実する者は疾く刺し、正虚する者は徐かに刺す。気至れば速かに鍼を出し気至らざれば久しく鍼を留む。治術は病人に随て変ず。これを活法と云う。豈に一定の分寸遅速を以て千態万状の病に臨むべけんや。此理を会得するときは、自ら俗法に拘泥するの死法には陥らざるべし。

『鍼灸茗話』（鍼入幾分留幾呼）

このように、「治術は病人に随て変ず」、すなわち固定的な治療や術ではいけないため、臨機応変に対応することが大事である。

## [3] 虚実への対応

> 凡用鍼者、虚則実之、満則泄之、宛陳則除之、邪勝則虚之。　　　　『霊枢』（九鍼十二原篇）

「虚則実之」とは「虚の者には、虚の穴所に、気のそぞろな状態のものが充実してきて、鍼に抵抗感が出てくるようにもっていきましょう」ということ。「満則泄之」とは「邪気の実の場合にはこれを散らしなさい」ということである。「宛」は「曲がりくねった」、「陳」は「古い」という意味。「宛陳」とは細絡のことである。

我々が刺絡を施す場合、宛陳している箇所に行う。これは、血が鬱滞しているために経気（経脈）が停滞していると考え、宛陳している絡脈に刺絡を施すことにより、経脈を通じさせるのである。

邪気が勝っていれば「実」の反応を示すので、そういう穴所には瀉法をして邪気を散らせばよい。

## [4] 治療のタイミング

> 粗之闇乎。妙哉、工独有之。往者為逆、来者為順、明知逆順、正行無問。　　　　『霊枢』（九鍼十二原篇）

「粗之闇乎」とはものの道理がわかっていないということ、「工」とは名工すなわち名医のこと、「往」とは気が散ってしまうことをそれぞれ指している。

上手な医者は、未だ病が発生していないもの、また病が生じても隆盛でないときに、あるいは病がすでに衰えたものを鍼し治療するのである。

気の動きを経穴を通じて知り、そしてタイミングよく鍼で補瀉を施さなくてはならない。敵の動きを分析して、自らの力を評価していく。そうすれば戦に勝つ方法がわかる。

「彼を知り己を知らば百戦危うからず」というのは、『孫子』謀攻篇にある兵法についての一文。相手を知るだけでなく、己を知る。相手のことばかり理解するのではなく、自分のこともわかっていなければならない。両方を理解することが重要なのだ。

# II. 補瀉論

## 1　補瀉とは

> 黄帝問曰、願聞九鍼之解、虚実之道。
> 岐伯対曰。刺虚則実之者、鍼下熱也。気実乃熱也。満而泄之者、鍼下寒也。気虚乃寒也。菀陳則除之者、出悪血也。　　　　『素問』（鍼解篇）

虚の状態のものを刺す場合は、これを実させる。この場合の鍼下という言葉の意味もいろいろある。術者側にきちんと熱感が伝わるか、あるいは鍼をしている部分に直接熱を感じてくるかなど、いろいろな解釈がある。

> 要識迎随、須明逆順。……（中略）……迎随者、要知営衛之流注、経脈之往来也。明其陰陽之経、逆順而取之。迎者以針頭朝其源而逆之、随者以針頭従其流而順之。是故逆之者為瀉、為迎、順之者為補、為随。若能知迎知随、令気必和、和気之方、必在陰陽、升降上下、源流往来、順逆之道明矣。
> 　　　　　　　　　　　　　　　　　　　　　　　　　　　　　　　　　　　　　　『鍼灸大成』（標幽賦）

　鍼の補瀉の基本は配穴の組み合わせである。瀉法に適した経穴、補法に適した経穴があるが、それらを「補の経穴」や「瀉の経穴」と固定化してはいけない。鍼は気を通じさせるためにあるわけで、気を集める場合には、鍼を入れるとグーッと何か締めつけてくるように感じられる。『霊枢』九鍼十二原篇の記述のように、邪気が来た場合には厳しく引き締まるし、穀気、胃の気が来た場合にはジワッと時間をかけて集まるものといった説がある。その理論がそのまま使われているので、置鍼する場合、補の場合にはジワーッと気が集まるような置鍼ができればよい。鍼をもって気を集めたり散らしたりするのに雀啄や旋捻を軽く使う場合もあるが、それよりも、多くはそれらの手技を使わず置鍼をする。なぜ置鍼に重きを置くかというと、いろいろな意味があるが、大きな理由として、人体の気に合わせたように鍼がはたらいてくれるからである。

> 凡そ人身の邪を受くるは必ず皆宗気の虚に由て然るなり。……（中略）……其宗気の虚と云うものは即営衛の阻滞なり。元来人身に鍼刺を行うは肌肉へ竹木刺のたちたると同じわけなり。……（中略）……宗気を激発して鍼下に聚め、それが力を増して邪気を駆逐せしむれば宗気のためには援兵加勢とも云うべき者か。……（中略）……故に微鍼の能は補なり。瀉には非ず。されども仔細に論ずれば、陰中有陽、陽中有陰の道理にて、補中にも亦補瀉あるべし。但し其補瀉両道と対峙するときは微鍼を以て補法となすべし。右にも言し如く、微鍼之要は但鍼下に宗気を致し聚ることを欲するのみ。宗気聚り至れば、邪気は自ら逃去ざることを得ず。……（中略）……さて又瀉とは今の三稜鍼にて絡脈を刺して瀉血するの類を云う。故に、員利鍼を以て毒水を去り、鈹鍼を以て膿汁を去るの類、尽く皆瀉法なり。瀉は元来ただ気盛の実症に施すの術なる故、存外の異効を顕はすこと少なからず。
> 　　　　　　　　　　　　　　　　　　　　　　　　　　　　　　　　　　　　　　『鍼灸茗話』（補瀉）

　「補」について、石坂宗哲は『鍼灸茗話』において、「竹木刺」を例示して「人身自然の良能」の存在を強調する。そして「宗気の虚」すなわち「営衛の阻滞」が邪気を受け入れて病を得るとみる立場から「宗気を激発して鍼下に聚め、それが力を増して邪気を駆逐せしむれば宗気のためには援兵加勢とも云うべきものか」として「補」の鍼法を位置づけ、「鍼に補無し瀉有るのみなり」という「心得違いの説」を批判している。

　邪気と戦う宗気を集め、盛んにすること、すなわち、人身の持つ自然治癒能力を賦活するための微鍼による補法の強調は、伝統的な鍼灸医学思想の示す正道の強調にほかならない。

　石坂宗哲は「補瀉」についてさらに論を進め、「形気」と「病気」の両者がともに有余の場合と、「形気」が不足でも「病気」が有余の場合は「瀉」を、「形気」有余で「病気」不足では「補」を、そして

「形・病の二気の不足するときには、補すとも益なくして害ある也」として「補」は1種類ということで、いわゆる「二瀉一補」を説く。ここにみられるような見解は、その本質は東洋医学そのものであり、「悪血」「濁血」「酷血」を奪う手技としての瀉法にしても、伝統的な「刺絡」手段の延長線上に位置づけているものと思われる。

## 2　空間的な虚実と補瀉

『鍼灸治療　上下左右前後の法則―空間的気の偏在理論　その基礎と臨床』（藤本蓮風、メディカルユーコン、2008年）にあるように、人体を空間として捉えた場合、空間的に虚の部分と実の部分が出てくる。たとえば、「上」が実で「下」が虚（いわゆる「上実下虚」）の場合や、「左上」が実で「右下」が虚の場合、「左上前」が実で「右下後」が虚の場合など、いろいろなパターンがある。上実下虚の場合は、たとえば百会を瀉法（「上」を瀉法）することで下の虚が改善することもあれば、気海を補法（「下」を補法）して上の実が改善することもある。

同様に、百会（左）を瀉法して「下」の虚が改善するかどうか、右照海や右大巨への補法で「左上」の実が改善するかどうか、というように考える。空間的な補瀉を含め、上下左右前後のどこに取穴すべきかは「空間診」によって決定され、そのうえに穴性を考慮しての配穴が導かれていく。

整形外科疾患に属する打撲・捻挫、落枕（寝違い）、鞭打ち症、腰部捻挫などは、中医学的な病理認識では、「経気不利」あるいは「気滞血瘀」とされている。

腰部捻挫を例に挙げれば、北辰会方式では、胆経腰痛、膀胱経腰痛と弁別できる。

胆経腰痛の場合、気滞血瘀のなかの気滞が中心となり、空間的気の偏在が「上」にあれば、後渓や百会で、「下」にあれば足臨泣などで治療できる。ところがなかには、これらだけでスッと治らない場合がある。明らかに虚の所見がなく、腹診での少腹急結も、舌に瘀斑や舌下静脈の怒張など血瘀の反応もない場合で、いくら行気や理気をしても痛みが頑固でなかなか変化しないケースである。この場合、足臨泣に刺鍼する治療を数回繰り返すと、少腹急結が現れ舌下静脈の怒張も顕著となり、痛みが軽減してくることがある。このとき、大便が緩み、黒っぽい色の便が大量に出ることもある（これは瘀血が大便として下りたことを示す）。このようなケースは、瘀血邪の程度が重過ぎて、一般的な瘀血の所見が現れず、瘀血を散らしていく治療によって、もともと沈んで触知できなかった少腹急結や舌下静脈の怒張が出現する現象が起こったものと解析できる。邪気は程度が重くなればなるほどその反応が沈んでいって、体表所見に現れにくくなる。

気滞血瘀の場合、動かすと楽になるはずだという論がある。しかしこれは、形式的で杓子定規的な考え方で、臨床的には瘀血がある場合にいきなり活血化瘀すると症状が悪化するケースがよくある。打撲捻挫や気滞血瘀に対して、初期の段階で運動をさせて熱に偏らせたり、活血化瘀をして血を動かし過ぎて熱に偏らせ過ぎると調子が悪くなるのである。

中医学でいう気滞から気鬱化火となった熱証の場合には、一旦安静にして冷やしたほうがよい。それで熱所見が改善してきても気滞や血瘀がまだ残る場合には、温めて運動させるほうがよい。打撲捻挫の病理のポイントがここにある。

その場合にも、気滞と血瘀のどちらが中心かで、手当ての仕方が変わる。このようなことをわきまえながら、臓腑経絡の動きをよく診ていく。特に血瘀と気滞というのは、肝と非常に密接に関与する。

肝の臓というのは、臓腑経絡上、非常に重要な位置にある。易の卦で示すと風と雷。風や雷は自然界では自然のはたらきに活気をつけ"大掃除"をして自然のリズムを調える、いわば陰陽を調節する現象の象徴である。肝は風雷のはたらきとして、気機や疏泄を主り、陰陽の調整を図ろうとするはたらきがある。そういう意味で、肝と関連しやすい気滞血瘀に対しては、肝と子午陰陽や表裏関係にある経路上の後渓や足臨泣が有効になる。気滞血瘀の"気滞"が中心であれば後渓のほうが、"血瘀"が中心であれば足臨泣のほうがよく効くようだ。

特に経絡経筋病の場合は気滞血瘀が大いに関与してくる。

「気の停滞こそが痛み」だが、気の停滞には不栄と不通の2通りがある。不通が実となる。いずれにしても閉という状態として捉えるのだが、『内経』はどちらかといえば、実のほうを中心に述べていると考える。その論の通り、気が通じれば一定改善する。ところが古くなってくると、血瘀が大いに関与してくるため、気滞を通じさせてもなかなか通じにくいことがあり、血瘀を取ると気滞が通じてくる。

月経前になると気分が悪く、イライラして、月経が始まるとそれらがスッと治まる場合は、血瘀が下りることで気が通じたといえる。

一般的には気が先行して血瘀を動かすが、血が動くことで気が動くこともあるわけである。同様に、血の滞り（瘀血）が気滞を起こすこともある（瘀血気滞）。

この理論を使えば、リウマチの激しい痛みでズキズキ疼いて治しにくいケースでは、経気不利の治し方を工夫するとスッと取れてくる。

## 3　補瀉のタイミング

> 形気不足、病気有余、是邪勝也。急瀉之。形気有余、病気不足、急補之。　　　　　　　『霊枢』（根結篇）

訳：「形気が不足し、気の有余を病んでいる状態であれば、これは邪気実であるので、急いで邪気を瀉しなさい。形気は十分あり、気の不足を病んでいれば、急いで補法しなさい」

虚証か、実証か、虚実挟雑証かを弁別しなければいけない。虚証が中心であれば補法をし、実証主体であれば瀉法が中心となる。邪気実（特に邪熱）が強ければ強いほど傷陰耗気するので、正気の弱りがひどくない段階で急いで清熱瀉火をしなければ正気を守れなくなる。

どのようなときに瀉法をすべきなのか、どうなれば補法に切り替えるべきなのか、これらは多面的な体表観察をして虚実の程度を弁別して判断する必要がある。

# III. 刺鍼と衛気

経脈の血気（衛気・営気・血）の調整をする場合、特に衛気が中心となる。

> 凡刺之理、経脈為始、営其所行、知其度量。内刺五蔵、外刺六府、審察衛気、為百病母。調其虚実、虚実乃止、瀉其血絡、血尽不殆矣。　　　　　　　『霊枢』（禁服篇）

経脈上の滞ったところは、衛気を中心にして診ていくと停滞の場所がわかる。
　鍼をする場合には経脈についてよく理解し、「其の（衛気の流れと）度量を知り」、気血の多寡をよく知り、内（陰）に病があるものは五臓に対応するし、外（陽）に病があるものは六腑をもって対応する。その場合、必ず「つまびらかに衛気を察す」のである。経脈が詰まるところは必ず衛気の停滞がある。したがって鍼をするときは、衛気の流れと動きを察知することが非常に大事であり、鍼の扱い方は慎重でなくてはならないと強調しているのである。

# 1　衛気と営気（営衛）

　WHOでは、営衛（nutrient and defense）とは「営気と衛気の総称」（a collective term for nutrient qi and defense qi）と定義している。衛気と営血は、水穀の精微から生じ、胃に受納され、脾によって転輸され、心肺によって散布され、経脈を通じて四肢、百骸、筋骨、五臓六腑、および身体の上下内外にくまなく流れ分布する。すなわち衛気営血には、身体の生理機能と生命活動を正常に保持するはたらきがある。

> 人受気于穀、穀入于胃、以伝与肺、五蔵六府、皆以受気、其清者為営、濁者為衛。営在脈中、衛在脈外、営周不休、五十而復大会。陰陽相貫、如環無端。……（中略）……営出于中焦、衛出于下焦。……（中略）……中焦亦並胃中、出上焦之後。此所受気者、泌糟粕、蒸津液、化其精微、上注于肺脈、乃化而為血、以奉生身。莫貴于此、故独得行于経隧、命曰営気。
> 　　　　　　　　　　　　　　　　　　　　　　　　　　　　　　　　　　　　　『霊枢』（営衛生会篇）

　人は気というものを水穀（飲食したもの）から受ける。水穀が胃に入り、脾の運化作用と昇清作用によって肺に上輸される。中焦から始まる手の太陰肺経を思い出そう。肺の宣発粛降によって、肺に上輸された水穀の精微は、全身くまなく布散され、五臓六腑もその恩恵を受けることになる。その気のなかにも、清なるものは営となし、濁れるものは衛となす。「営衛」の「営」は比較的清んでいて脈中にあり、（営気に比して相対的に）濁なる衛は主に脈外を流れる。営気というのは、肺から心脈を経て赤くなって血となる。血は脈内を流れる。一方、衛気は営気を守るために比較的浅いところを流れる衛気は、体表、すなわち脈外を流れていることになる。北辰会方式では、風邪の初期に営衛不和を起こした場合、営気と衛気がバランスを崩したという病理説を立て、桂枝湯証として外関や、申脈と後渓と三陰交などで治療する。これらの穴所は、衛気と営気が乱れた結果として発汗や冷感、弛緩の反応を呈す。
　衛気について『霊枢』本蔵篇には以下のようにある。

> 経脈者、所以行血気而営陰陽、濡筋骨、利関節者也。衛気者、所以温分肉、充皮膚、肥腠理、司開闔者也。……（中略）……衛気和則分肉解利、皮膚調柔、腠理緻密矣。
> 　　　　　　　　　　　　　　　　　　　　　　　　　　　　　　　　　　　　　『霊枢』（本蔵篇）

　経脈というのは血気を全身にめぐらせ、筋骨を潤して、関節をなめらかにするものである。衛気というのは、分肉をよく温めて、皮膚のはたらきを活発化させ、肌理を調整し、汗や皮膚の新陳代謝を活発にしている。したがって、風邪をひきやすいというときは、衛気の流れが何らかの原因で阻害さ

れている可能性が高い。人間の身体における陽気の一種として衛気があり、陽気であるからその気の温煦作用で身体を温める。衛気はまた、防衛の機能もあり、体表を流れることで気配を感じる触覚のはたらきも持っている。これら衛気の作用によって、身体は鍼でさえも異物として感じるので、みだりに鍼先を皮膚に向けるのは非常に危険なことである。そのため、鍼は隠しながら体表に近づけたほうがよい。

　不用意な人は鍼をうろうろさせるもので、結局鍼が効こうとしたときに身体が排除する。衛気というものは一種の"触角"のようなもので、体表の非常に浅いところでそれをうまく動かすことで、防衛反応を強くする。

　体表に触れるものとしてはいろいろあるが、衣服然り、他者との握手然り、これらを異物として拒絶反応が起こっては困る。

　各人、各部位の皮膚（衛気）によってその敏感さは異なるが、皮膚と衣服や他人の皮膚との接触に馴染ませなければいけない。衛気の敏感さを巧みに利用するのが鍼の真骨頂でもある。鍼は、営気や血にも関与するが、とりわけ衛気への作用が大事であることを認識すべきである。

> 衛気者、出其悍気之慓疾、而先行於四末分肉皮膚之間、而不休者也。　　　『霊枢』（邪客篇）

　衛気は、経脈を流れない非常にすばやい気であるが、衛気のなかでも一番浅いところ、つまり上にある衛気が一番流れが速い。営気に近づくにつれ、ゆっくりとした流れになっていく。これは、臨床的に観察されることである。刺入しない鍼として古代鍼というものがあるが、これは非常に浅い部分で動きの速い衛気に作用させるものである。したがって、古代鍼での施術では、あまり長い時間接触しないほうがよいのである。

> 飲酒者、衛気先行皮膚、先充絡脈、絡脈先盛。故衛気已平、営気乃満、而経脈大盛。　　　『霊枢』（経脈篇）

　酒を飲むとすぐ皮膚が赤くなるのは、生体のなかで衛気が直ちに反応している姿なのである。

> 衛気昼日行于陽、夜半則行于陰。　　　『霊枢』（口問篇）

　同じ衛気でもその運行には三つの性質がある。
①営気とともに流れる。営気の流れとともに陰から陽、陽から陰へと経脈や臓腑を伝っていく
②昼は陽をめぐり、夜は陰をめぐる
③以上の二つにかかわらず、分散し循環していく

　『霊枢』営衛生会篇や『霊枢』衛気行篇にも詳しく述べられている。朝、目が覚めたとき、衛気がまず目の縁に起こって、陽気が満ちてきて目を開かせる。そして足太陽経を流れ、手太陽経や手足少陽経を経て、足陽明経から足少陰経を流れる。夜になると陰の気が盛んになり、目が閉じて陰経、特に足の少陰腎経を中心にして、五臓に衛気がめぐり、陰陽のバランスをとる。昼間は陽の体表上を流れて皮膚を温めていくと同時に潤していく。衛気が肌理を開いたり閉じたりするのを自由自在に行う。

　昼は陽に行き、夜は陰へ行くという。昼間体表上を守った後、夜には陰分を流れるため眠れる。高

齢者が昼間眠たくなり、夜眠れないのは、気血が弱ったために、衛気の流れが不順となるからである。ここで重要なことは、営気にも守るはたらきがあるが、衛気も夜間に陰経を通じて五臓をめぐる過程で現れる邪気と戦っており、営衛の気が内臓の様々な病気を治そうとしている、ということである。

これは『中医免疫学入門』（劉正才・尤煥文、山内浩監訳、東洋学術出版社、1993年）でも説かれているが、異物があればそれと対抗しようとするのが衛気である。病邪があると、衛気が邪気を排出しようと作用してくるということである。

鍼は衛気にはたらきかけることができる。豪鍼の刺入は浅く、古代鍼や打鍼が接触だけで効果を上げているのは、皆衛気が中心に動いているからである。

## 2　鍼の扱い方

『内経』では、衛気は脈内を流れることができない、脈外にあふれて流れる非常に動きの速い気だと定義している。

「気」の処置としては、経穴に鍼をもっていくところから慎重でなければならない。体表に触れないところで、もたついていてはいけない。

古代鍼で上手下手というのは、瞬間にして、スッと経穴にアプローチできるかどうかで決まる。鍼を体表に近づけるだけで衛気が動く。極めて強い防衛機能がはたらき、あらゆる邪気に抵抗して、結果的に営気を守っている。言い換えれば、営気を守るために衛気ははたらくのである。

前述の『霊枢』禁服篇のように、衛気の動きをよく察知することは、諸々の病を治すための大前提となる。これはまさしく、逆順出入の会をよく知り、それを鍼によって活性化するということである。

『霊枢』九鍼十二原篇の「欲以微鍼、通其経脈、調其血気、営其逆順出入之会」における「血気」とは経脈の血気ということであり、「血気を調える」とは、衛気、営気、血の調整をするという意味である。そのなかでも特に衛気の調整が中心であるため、鍼の扱い方は慎重でなくてはならないことを再度強調したい。

# IV. 『黄帝内経』にみる刺鍼の鉄則

## 1　鍼の目的

> 凡刺之道、気調而止。　　　　　　　　　　　　　　　　　　　　　　　　『霊枢』（終始篇）

訳：刺鍼の原則は、気の流れを調えることに尽きる。

> 用鍼之要、在于知調陰与陽。調陰与陽、精気乃光、合形与気、使神内蔵。　　『霊枢』（根結篇）

訳：鍼を施すことの要は、陰と陽を調えること、その術を知ることにある。陰と陽を調整すれば、精気が活発となり、肉体と気が調和し、神気がしっかり安定（精神安定）する。

## 2　鍼と虚実

### [1] 虚実に対する補瀉

> 虚実之要、九鍼最妙。補瀉之時、以鍼為之。　　　　　　　　　　『霊枢』（九鍼十二原篇）

「虚実をどのように対処するかは鍼が絶妙だ」という主旨であり、鍼で的確に補瀉をすることができる、ということである。

ここでは「九鍼」とあるが、経穴の状態（虚実）にどのように刺すか、置鍼時間の長短などで、補瀉を的確にすることができ、また補も瀉も同時にできてしまうこともある。

### [2] 虚実を弁別する

> 凡用鍼者、虚則実之、満則泄之、……　　　　　　　　　　　　　『霊枢』（九鍼十二原篇）

訳：鍼を施すときは、虚の反応の穴所に対しては気を充実させるようにし、実の反応の穴所に対しては実邪を散らすようにする……

刺鍼後に、実の反応の穴所が緩み、虚の反応の穴所に気が充実してくるのは、補瀉が適切にできたことを示す。逆に、実の反応がますます実し、虚の反応がますます増大するようであれば、施術が適切であった場合にはその患者が逆証であるか、もしくは選穴は適切でも使用する鍼の太さや置鍼時間などが間違っていた可能性があるが、いずれにせよよくない変化である。

> 察後与先、若亡若存者、言気之虚実、補瀉之先後也、察其気之已下与常存也。為虚与実、若得若失者、言補者佖然若有得也、瀉則悦然若有失也。　　　　　　『霊枢』（小鍼解篇）

訳：気が虚しているか、気が実しているかを補瀉する前と後で察知しなければならない。虚に対して補法すると、気が充実してくる。実に対して瀉法すると、今まで充実して固まっていたものがほぐれるようになる。

同じく『霊枢』小鍼解篇に「言実者有気、虚者無気也」とあり、実とは気がたっぷりとあること、虚とは気がないこととされている。体表観察において、主要な経穴やターゲットとしている経穴に、気が十分にあるのか、不足しているのかを感じとっていくことが重要である。

> 古之善用鍼艾者、視人五態乃治之。盛者瀉之、虚者補之。　　　　『霊枢』（通天篇）

訳：昔の鍼灸名人は、人の状態（体質素因も含む）をよく診て治療していた。邪気が盛んな場合はこれを瀉し、正気が弱っている場合には補法をした。

そのとき、その場に応じて患者の陰陽の状態をよく把握して、補瀉を使い分けることが重要である。

## [3] 虚実を弁別するための体表観察

> 節之交、三百六十五会。知其要者、一言而終、不知其要、流散無窮。所言節者、神気之所遊行出入也、非皮肉筋骨也。睹其色、察其目、知其散復。一其形、聴其動静、知其邪正。右主推之、左持而御之、気至而去之。凡将用鍼、必先診脈、視気之劇易、乃可以治也。　　　　　　　　　　　『霊枢』（九鍼十二原）

訳：経穴は365穴あるが、その五臓（要）を知っているものは、一言にして終わる。五臓穴をしっかり観察して治療しなければならない。形態としての皮膚・肉・筋・骨が重要なのではなく、そこに現れる"気"こそが大事だ。患者の気色や目をよく診て神気の様子をうかがい、聞診を行い、邪正の状態を知り、鍼を施す場合には、必ず先に脈をよく診て、気の動きの状況を診て、治療しなければならない。

　望診、聞診、切診の重要性を説いている。虚がメインか、実がメインかを迷う場合には、試し鍼をすることがあるが、その場合、鍼を経穴に近づけるだけでも脈は変化するので、注意深く脈の変化を診る必要がある。硬く速くなるのはよくない。

> 刺虚則実之者、鍼下熱也。気実乃熱也。満而泄之者、鍼下寒也。気虚乃寒也。苑陳則除之者、出悪血也。……（中略）……言実与虚者、寒温気多少也。若無若有者、疾不可知也。　　　　　　『素問』（鍼解篇）

訳：虚のところに刺鍼して気を充実させると、刺鍼したところが温かくなる。気が充実すると熱を帯びる。気が充満しているところを泄瀉すると、刺鍼したところが冷える。気が虚すと冷える。細絡を除くには悪血を出す。……（中略）……実であるとか、虚であるとかいう場合には、清涼感や熱感の程度に注目する。寒熱の変化は非常に迅速で捉えるのが難しい。

　気の去来をどのように感じるかは、結局、術者の手指や手掌の感覚にかかってくる。

> 邪勝則虚之者、言諸経有盛者、皆瀉其邪也。　　　　　　　　　　　　　　　　　　『霊枢』（小鍼解篇）

訳：邪気が旺盛であれば、これを瀉法する。諸々の経絡で気が旺盛となって実の反応を呈す穴所が多くみられるので、そのなかから経穴を選び、実邪を瀉法する。

　任脈・督脈以外は、左右に同名の経穴があるので、穴性も意識しながら「左右差」に注目して、より実の反応の強い経穴を選択することが多い。

> 天有陰陽、人有十二節。天有寒暑、人有虚実。能経天地陰陽之化者、不失四時。知十二節之理者、聖智不能欺也。　　　　　　　　　　　　　　　　　　　　　　　　　　　　『素問』（宝命全形論篇）

訳：天には陰陽があり、人には十二経絡がある。天に寒暑があるように人には虚実がある。天地陰陽の変化がよく理解できれば、四時の変化に従うことができる。十二経絡の流れを理解していれば、惑うようなこともない。

　虚実は、気候の変化、月の満ち欠け、季節によっても変化するので、そういうメカニズムを理解したうえで体表観察する。湿度が高ければ脈が緩んだようになり弱く感じることがあるが、必ずしも虚に転化したとは限らない。夏場は冬場よりも全体的に経穴の反応が浮いてくる。逆に冬場は夏場より

も経穴が沈む傾向があるが、必ずしも虚になっているわけではない。

## 3　刺してはいけない場合

> 熱病不可刺者有九。　　　　　　　　　　　　　　　　　　　　　　　　　　　『霊枢』（熱病篇）

訳：熱病には刺してはいけないものが9種類ある。

　いわゆる逆証の者に対しては、熱病に限らず、鍼の刺入自体が死期を早めてしまうこともある。北辰会方式では、打鍼や古代鍼などの刺入しない鍼を駆使して、患者の苦痛を少しでも和らげることに全力を注ぐ。

> 刺之大約者、必明知病之可刺、与其未可刺、与其已不可刺也。　　　　　　　　　『霊枢』（逆順篇）

訳：刺法の大要として、病の状態をよく察知し、刺すべき段階か、まだ刺してはいけない段階なのか、あるいはもうすでに刺してはいけない段階なのかを明らかにしなければならない。

　病の順逆、鍼の適否の鑑別には、「試し鍼」も必要で、その場合は刺入しない太い打鍼を駆使するとよい。

> 診視其脈、大而弦急、及絶不至者、及腹皮急甚者不可刺也。　　　　　　　　　　『霊枢』（衛気失常篇）

訳：患者の脈を診て、大きく弦急脈を打っており、腹部の皮膚が突っ張っている場合には、刺鍼してはいけない。

　胃の気の脈診の第1脈と、腹診で腹部全体に邪が強くなっている場合には、刺鍼は禁物。打鍼を近づけて脈の変化を診てみるべきだろう。

> 形気不足、病気不足、此陰陽気俱不足也。不可刺之。刺之則重不足、重不足則陰陽俱竭、血気皆尽、五臓空虚、筋骨髄枯、老者絶滅、壮者不復矣。　　　　　　　　　　　　　　　『霊枢』（根結篇）

訳：形気が不足し、気の不足を病んでいる場合、これは陰陽の気がともに不足（陰陽両虚）している。刺鍼してはいけない。もし陰陽両虚の患者に刺鍼すれば、気の不足がひどくなり、そうなれば陰陽ともに枯渇し、血気が皆なくなり、五臓も空虚となって、筋骨髄も衰弱しきり、老人は死に至り、壮年でも回復できなくなる。

　つまり、「虚証の程度がひどい場合には、安直に刺鍼すべからず」ということである。
　たとえ軽いドーゼの鍼治療をしたとしても、その後に、脱力倦怠感がどの程度出て、それがどのくらい続くか、再診時に確認することが重要である。
　なお、『霊枢』厥病篇にも、「不可刺」について多く書かれている。

## 4 鍼の使い分け

> 鑱鍼者、頭大末鋭、去瀉陽気。員鍼者、鍼如卵形。揩摩分間、不得傷肌肉、以瀉分気。鍉鍼者、鋒如黍粟之鋭、主按脈勿陥。以致其気。鋒鍼者、刃三隅、以発痼疾。鈹鍼者、末如剣鋒、以取大膿。員利鍼者、尖如氂。且員且鋭、中身微大、以取暴気。毫鍼者、尖如蚊虻喙、静以徐往、微以久留之而養、以取痛痺。長鍼者、鋒利身薄、可以取遠痺。大鍼者、尖如梃、其鋒微員、以瀉機関之水也。　　『霊枢』（九鍼十二原篇）

　患者の虚実陰陽、経穴の状態などを弁別した次にどのような鍼を用いるかは、鍼の種類によって特性があるのでそれを活用する、ということである。

# V. 内経医学にみる補瀉手技

## 1 呼吸補瀉

> 吸則内鍼、無令気忤。静以久留、無令邪布。吸則転鍼、以得気為故、候呼引鍼、呼尽乃去。大気皆出。故命曰瀉。……（中略）……呼尽内鍼、静以久留、以気至為故。如待所貴、不知日暮。……（中略）……候吸引鍼、気不得出。各在其処、推闔其門、令神気存、大気留止。故命曰補。　　『素問』（離合真邪論篇）

訳：息を吸うときに鍼を刺し、気を逆らわせてはいけない。刺入後は静かに鍼を留めて、邪気が拡散しないようにする。息を吸うときに鍼をひねり、得気するようにする。息を吐くのをうかがいながら鍼を抜き、息を出し切ったら抜鍼する。このように（邪）気を出しきるので、瀉という。息を吐きつくしたら鍼を刺入し、静かにそこで鍼を留め、気が至るのを待つ。ちょうど大事な客を待つように、時間を忘れるくらい待つつもりで。息を吸うのをうかがって鍼を抜き始めれば気が出ることはない。抜鍼したらその部位の経穴をよく揉み、鍼孔を押さえて、神気が抜けないようにして、大いに気が留まるようにするので、補という。

　つまり、「息を吸うときに刺入し、息を吐いたら抜鍼するのが瀉法。息を吐くときに刺入し、息を吸い込むときに抜鍼するのが補法」ということである。

> 瀉必用方。方者、以気方盛也、以月方満也、以日方温也、以身方定也、以息方吸而内鍼。乃復候其方吸而転鍼、乃復候其方呼而徐引鍼。故曰瀉必用方、其気而行焉。補必用円。員者、行也。行者、移也。刺必中其栄、復以吸排鍼也。故員与方、非鍼也。故養神者、必知形之肥痩、栄衛血気之盛衰。血気者、人之神、不可不謹養。　　『素問』（八正神明論篇）

訳：瀉法は必ず「方」という状態のときに用いなければいけない。「方」とは、気が盛んな状態のこと。月においては満月、1日でいえば暖かい状態のことで、身体でいえば気が充満し過ぎて緊張（膨隆）している状態だ。このようなときは、息を吸うときに鍼を刺入する。そして、息を吸うのをうかがって鍼をひねり、再び息を吐くのをうかがって鍼を抜く。瀉法は「方」の状態のときに用いて、気をめぐらせる。補法は必ず「円」という状態のときに用いなければいけない。「円」というのはなかが空虚な状態をいい、弛緩してスルスルと動きやすい状態をいう。必ず営気のところまで（少し深めに）刺し、息を吸うときに鍼を抜く。ゆえに、「円」「方」というのは、鍼の形状ではない。神を養うには、必ず身体の肥痩の状態や、営衛気血の多寡を知っておかねばならない。血気は人の神であり、よく養うことが大事だ。

「円」「方」とは、経穴の虚実の状態のことである。刺す部位の空虚さ、緊張具合で補瀉を使い分けることが強調されていること、補法の鍼のところで「息を吐いたら刺入すべし」という文言がないことに留意すべきである。

『霊枢』官能篇では「瀉必用円」「補必用方」となっており、『素問』八正神明論篇とは逆になっている。この点について馬蒔は、『霊枢』官能篇の記載が誤っている（方と円が逆である）とし、張志聡は、『霊枢』官能篇の"瀉必用円"とは瀉法のときは円滑に鍼を操作することで、"補必用方"とは補法のときには端正にじっくりと気を集めることだ」と解釈している。

> 岐伯曰、瀉実者気盛乃内鍼、鍼与気俱内、以開其門、如利其戸。鍼与気俱出、精気不傷、邪気乃下。外門不閉、以出其疾。揺揺大其道、如利其路。是謂大瀉、必切而出、大気乃屈。
> 帝曰、補虚奈何。
> 岐伯曰、持鍼勿置、以定其意、候呼内鍼、気出鍼入、鍼空四塞、精無従去。方実而疾出鍼、気入鍼出、熱不得還。閉塞其門、邪気布散、精気乃得存。動気候時、近気不失、遠気乃来。是謂追之。
>
> 『素問』（調経論篇）

訳：岐伯が言う。
「実を瀉すには、気が旺盛なとき、つまり患者が吸気したときに刺入して、鍼と気を一緒に内に入れ、邪気が外泄するための門（鍼孔）を開いておきます。鍼と気を一緒に抜けば（息を吐くときに抜鍼すれば）、精気を損傷することなく、邪気が瀉されます。抜鍼した鍼孔は閉じずに放っておくと、邪気を外に出すことができます。邪気の抜け道を大きく広げておくと、邪気がさらに抜けやすくなります。これを大瀉といい、必ず鍼孔の周囲を軽く切按すると、邪気は大いに瀉されます」
黄帝が問う。
「虚を補う方法はどのようにするのか？」
岐伯が答えて言う。
「鍼をもって直ちに刺入するのではなく、まず自分の気持ちを落ち着けてから、患者が息を吐くときに刺鍼します。鍼と経穴をしっかりと接触させれば、精気を損なうことはありません。気が充実してきたら、すみやかに抜鍼します。吸気時に鍼を抜き、鍼下の熱が散ってしまわないようにします。そこで鍼孔を閉じれば、邪気は消散し、精気がそこに残存します。気が動くのを待っていると、近くにある気は消散することなく、離れたところにある気も集まってきます。これを『追』（という補法）といいます」

## 2　迎随補瀉

### [1]『霊枢』九鍼十二原篇における迎随補瀉

『霊枢』九鍼十二原篇には、「経脈を通じ」とあり、（経脈を）補瀉するとはいっていない。補瀉も重要だが、その前に経脈を通じるということがより重要になる。

『霊枢』九鍼十二原篇に書かれている補瀉についてみていこう。

> 迎之随之、以意和之、鍼道畢矣。
>
> 『霊枢』（九鍼十二原篇）

「迎之随之」は補瀉の重要な概念であることがわかる。迎随の考え方は『老子』のなかに出てくるが、はっきりとした迎随の思想が出てくるのは『孫子』からである。

『孫子』行軍篇に、「吾迎之、敵背之」（われはこれを迎え、敵はこれに背せしめよ）とある。「敵はこれに背せしめよ」の意味は、敵を不利な状況におくということである。不利な状況に敵をおいてこれを迎える。何も考えずに敵を迎えてはいけないということである。孫子の兵法には「上から下を追うのはよいが、下から上を追うな」ともある。上から下を攻めるのはエネルギーが少なくて済むが、下から上を攻めるのは大変エネルギーがいるから不利になる。相手を不利な状況へ追いこんで戦うということで、これは鍼でも同じである。

『孫子』軍争篇に「勿撃堂堂之陣」とある。本来敵に対しては、「迎え撃つ」のが本筋であるが、あまりにも意気盛んで力強い敵であれば、一旦避け、時機をみて「迎え撃つ」のである。同様の意味で正気（味方の軍）が疲弊し意気消沈している場合は、一旦避けて、時機をみて「追って済（す）う」のである。

> 黄帝曰、候之奈何。
> 伯高曰、兵法曰、無迎逢逢之気、無撃堂堂之陣。刺法曰、無刺熇熇之熱、無刺漉漉之汗、無刺渾渾之脈、無刺病与脈相逆者。
> 黄帝曰、候其可刺奈何。
> 伯高曰、上工、刺其未生者也。其次、刺其未盛者也。其次、刺其已衰者也。……（中略）……故曰、方其盛也、勿敢毀傷。刺其已衰、事必大昌。
> 『霊枢』（逆順篇）

どのようなときに鍼をしたらよいのか。

鍼で病気を治すことは兵法と同じで、「これを迎えこれに随いて意をもってこれを追わす」。要するに迎随でもって補瀉を行えばよいが、そこが難しくてそのように単純にはいかない。

同じ邪実であっても、今、叩くべきか否かには時機がある。その状況によって判断を変えなくてはならない。兵法には「逢逢の気を迎うことなかれ」とある。「逢逢」というのは、モウモウと立ち昇る雲の様、つまりこれから盛んになろうとする気ということである。

敵が今にも勢いづかんとするときに戦えば損であるということである。敵だからといって単純に迎え撃てばよいというものではない。これには時機がある。その時機はどのような状況かというと、敵の勢いが盛んでないときがよいといっている。

「堂堂の陣を撃つことなかれ」の「堂堂の陣」というのは大きくて広い様。堂々としているのは自分に力があるからで、力がないと早口になったりオドオドしたりして失敗する。自分に自信があれば堂々とできる。敵が堂々としているのは、力がみなぎっているときだから、戦ってはいけない。邪気があっても、鍼を刺してはいけないときがある。正気と邪気の競合のなかで鍼をするわけであるから、治療戦術としてはまさに兵法を駆使すればよい。鍼で百戦錬磨するには兵法家でなければならない。

それから「刺法に曰く」、鍼の刺し方の基本には次のようなものがあると続いて、「熇熇の熱」は、火のカッカと熱い様をいう。高熱のときに早く治さなければいけないと焦って、すぐ鍼を施してはいけない。これには時機がある。「漉漉の汗」とは、ポタポタ落ちる汗のこと。絶え間なく汗が流れている状態というのは、病が盛んであり、場合によっては正気が非常に弱っている状態である。このようなときは少し様子をみて、正邪の状態をよく観察して、少し病が落ち着いたら鍼をする。「実証」であれば邪気を瀉しやすい状況で処置し、「虚証」では正気の虚を補いやすい状況を見計らって行う。

たとえば、通常であれば刺絡で対応すべき患者でも、あえて刺絡をすべきでないときがある。その時機というのは、新月のときにいつもより脈力が弱くなっていたり、舌に少し色褪せがあったりする場合である。新月は、自然界の気が衰微しているときである。月齢以外にも自然界の気が荒れているとき、たとえば嵐が来たり、雷が鳴ったりするようなときは、人間も同様に気の流れが荒れているから、そのときの状況に合わせて手を打つべきなのである。

> 其来不可逢、其往不可追。 『霊枢』（九鍼十二原篇）

馬蒔は、「如気盛則不可補、故其来不可逢也。如気虚則不可瀉、故其往不可追也」（気が旺盛なときは補ってはいけない。ゆえに「其来不可逢」というのだ。気が虚していれば瀉してはいけない。ゆえに「其往不可追」というのだ）と説明している。

張志聡は、「如其気方来、乃邪気正盛、邪気盛則正気大虚、不可乗其気来即迎而補之、当避其邪気之来鋭。其気已往、則邪気已衰、而正気将復、不可乗其気往、追而瀉之、恐傷其正気、在于方来方去之微、而発其機也。離合真邪論曰、候邪不審、大気已過、瀉之則真気脱、脱則不復、邪気復至而病益蓄、故曰、其往不可追、此之謂也。是以其来不可逢、其往不可追、静守于来往間而補瀉之、少差毫髪之間則失矣」と述べている。

要約すると次のようになる。
- 非常に邪気が盛んであれば正気は大いに弱るが、補法してはいけない。邪気を瀉法せよ
- 邪気がすでに衰えていれば、正気がやがて回復してくる。そのときに、さらに瀉法をしてはいけない。瀉法をすると正気を損傷してしまう
- 『素問』離合真邪論篇にもある通り、邪気が行き来しているとき、少しでも補瀉の時期を間違えると適切な治療にならない。「補瀉のタイミング」というのは難しいが非常に重要である

このことは、九鍼十二原篇の「迎之随之」と矛盾するように思われるが、これは矛盾ではなくて、「常」に対する「変」（特殊な状況）の場合の対処法であることを示唆しているのである。

迎随というのは鍼の根本思想であるが、「常」は邪気が来るのを迎え撃つことであり、「変」は邪気があまりにも盛んなときは、先述した孫子の兵法のように、敵を不利な状況に置いたほうが討ちやすいということから、攻撃するのは少し避けたほうがよいという意味として捉えればよい。

このことは実際の臨床にも合致する。たとえば、邪気が盛んなために脈が硬く速く、そして高熱が出ているようなときには鍼をしてもあまり効果がない。一定の時間が経って、病が衰えてきたり邪気が落ち着いてきたりしたときに、鍼をすればよい。あるいは、まだ病や邪気が盛んになる前に鍼をすると非常に予後がよい。これらは迎随の「変」として考えることができるだろう。

まさに以下の通りである。

> 其来不可逢者、気盛不可補也。其往不可追者、気虚不可瀉也。 『霊枢』（小鍼解篇）

> 故瀉者迎之、補者随之。知迎知随、気可令和。 『霊枢』（終始篇）

訳：瀉法をするには、経気の流れに迎え逆らうようにし、補法をするには、経気の流れに随う（従う）ように刺す。迎随がわかれば、気を調和させることができる（図 8-1）。

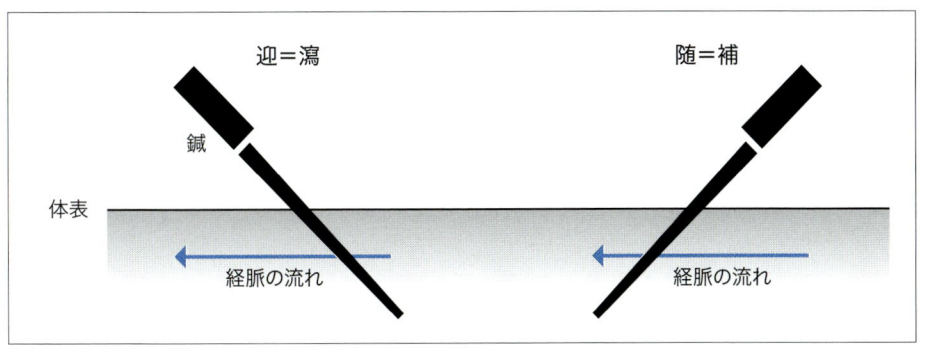

**図8-1 迎随の補瀉**
鍼先が経脈の流れに逆らう方向に向くか、流れに沿った方向に向けて刺すかによる補瀉の別を示す。

　臨床上、経脈の流れに従うか逆らうかはさほど問題ではなく、気を集めるか、散らすかが補瀉の基本となる。経脈の流れに逆らっても補法することはできるし、経脈の流れに従っても瀉法することが可能である。解剖学的観点から刺しやすい方向、安全な方向を考えて刺鍼すればよい。問題は、その経穴の反応が虚か実か虚中の実か、またその反応の中心がどこにあるかを体表観察で正確に捉え、その中心に鍼先を近づけることができるかどうか、邪の中心に貫通させずに当てることができるかどうか、である。

> 往者為逆、来者為順、明知逆順。正行無問。逆而奪之、悪得無虚。追而済之、悪得無実。迎之随之、以意和之、鍼道畢矣。
> 『霊枢』（九鍼十二原篇）

訳：気の動きを経穴を通じて知ると、正気が虚したものは治しにくく、邪気が実したものは治しやすい。だからこういった順か逆かをよくわかって対処すれば問題は起こらない。迎え撃って叩けば、どうして邪気が解消されないことがあるだろうか。邪気実にはこれを迎える。正気の虚があれば、その気に逆らわないで、まず浅いところに刺し充実させれば、どうして正気を満たさないことがあるだろうか。迎えたり、従ったり、それらをよく理解し対処せよ。このことが実は鍼の道の極みなのだ。

　ここでいう逆・順を、それぞれ「治しにくい」「治しやすい」という概念に置き換えてよい、と藤本蓮風は説いているが、これは邪実のものを治療するのは少々下手でもよいが、正気の弱ってきたものは相当腕達者でないと難しいということである。
　気が"往"（散ってしまう）か"来"（集まってくる）かをよくわかること、すなわち、気の動きを知ることができれば、適切に対処できる。
　「迎え撃って叩けば邪気は解消される」というのは、経脈の流れに逆らうかどうかという「迎随の補瀉」（図8-1）についていっているのではない。
　邪気に対しては「正々堂々と真っ向から迎えて奪い取れ」といっている。最初からズバッと邪実に向かって刺す。その結果、響くことがある。
　逆に正気の虚があれば、その気に逆らわないよう、まずは浅いところに刺してみて少し充実してきたらもう少し深めに刺してみる。そしてそれが充実してきたらさらに深く……そして虚の中心まで刺す。このようにスピードの遅速を伴って刺鍼しないといけない。単純なことだが、実際は奥が深い。

『霊枢』衛気行篇に「刺実者刺其来也。刺虚者刺其去也」（実を瀉すには邪気が来るのを迎えて刺すのです。虚を補うには気が去るのに従って刺して気を集めて補法するのです）とある通りである。

> 迎而奪之者、瀉也。追而済之者、補也。　　　　　　　　　　　　　『霊枢』（小鍼解篇）

訳：「迎えて之を奪う」のが瀉法、「追って之を済う」のが補法である。

つまり邪気を迎えて邪気の力を奪うのが瀉法。正気が散っていくのを追って、これを解決する（散っていこうとする気を集める）のが補法だ、と解釈するのが自然ではないだろうか。

## [2] 徐疾補瀉

> 大要曰、徐而疾則実、疾而徐則虚。　　　　　　　　　　　　　　　『霊枢』（九鍼十二原篇）

訳：『大要』という書物には、ゆっくり刺してすばやく抜鍼すれば気を集めることができ、瞬時に刺してゆっくり抜鍼すると、気をそぞろにすることができる、とある。

この文言に対して、『素問』鍼解篇に「徐而疾則実者、徐出鍼而疾按之。疾而徐則虚者、疾出鍼而徐按之」とある。意訳すると、「"徐而疾則実"というのは、鍼をゆっくり刺して、すばやく鍼孔を按じると、気を充実させることができます。"疾而徐則虚"というのは、すばやく鍼を刺してしばらくしてから鍼孔を按ずれば、邪気をそぞろにすることができます」ということである。

また、『霊枢』小鍼解篇には、「徐而疾則実者、言徐内而疾出也。疾而徐則虚者、言疾内而徐出也」とある。意訳すると、「"徐而疾則実"とは、ゆっくり刺入してすばやく抜鍼すれば気を充実させることができ、"疾而徐則虚"とは、すばやく刺入してゆっくり抜鍼すると邪気がそぞろになります」ということである。

臨床的には、かつては太い鍼をゆっくり入れて気を温め集めて、スッと抜いていた。抜くときにゆっくり抜くと、鍼穴が余計に広がって、気が漏れやすく散りやすくなるためである。現在の鍼は細くなっているのでその必要がない。ゆっくり入れてゆっくり抜けばよいのである。

経穴の虚実というものは、虚ろな感じがするのが「虚」で、ものがたくさん詰まっている感じが「実」である。病が発症した当初はだいたい実の反応を示すことが多く、病が進展すると、緊張の反応が顕著となってくる。さらに進展すると、正気が弱って、経穴が弛緩してきて奥に硬結が現れてくる（「虚中の実」と呼ぶ）。それがさらに進むと表在部も深在部も全体的に虚してくる。

多くの慢性病は「虚中の実」の反応が多い。この場合、軽く刺して表面で充実させる。それによって硬結が緩んでくる。もし緩まない場合、表在部が充実した段階で硬結の表面のところに少し鍼先を進めてみると（いきなり深部に刺してはいけない）、徐々に硬結が氷解してくる。

水餅（水のなかに漬ける餅）にたとえると、まず鍼先を水餅の表面のやわらかいところを通過させて、なかの硬い部分の表面まで刺入していくのである。その後、硬結の中心をポンと刺して散らせばよい。硬結の中心部まで刺さないにしても、周辺まで刺入して硬結が氷解してくればよいし、氷解しない場合は、少しだけ硬結部分に刺入すると氷解し出す。浅いところで鍼を留め、そのまましばらく待ち、虚の部分が充実してきたら少しだけ深く刺し、その部分も充実してきたらまた少し深く刺し…

…これを少しずつ繰り返し、やがて全体が充実するようにする。これが鍼の補瀉の妙味である。九鍼のなかの要の鍼である毫鍼が、虚実を調える最も妙なるはたらきをする。

> 瀉必用員、切而転之、其気乃行、疾而徐出、邪気乃出、伸而迎之。遙大其穴、気出乃疾。補必用方、外引其皮、令当其門、左引其枢、右推其膚、微旋而徐推之、必端以正、安以静、堅心無解、欲微以留、気下而疾出之、推其皮、蓋其外門、真気乃存。
> 『霊枢』(官能篇)

訳：瀉法をするときは必ずすばやく円滑に刺入し、切皮して鍼をひねると邪気が動き出す。刺入は速やかに、抜鍼は徐々に行うと、邪気が散って出ていく。刺入の際は皮膚を伸ばして突っ張らせ、邪気がそこから出てくるのを迎撃し、鍼孔を広げると邪気が速やかに出ていく。補法をするには、陰の静的な方法を用いる。周囲の皮膚を穴位に引き寄せるようにし、左手で経穴の皮膚を引っ張り、右手で鍼を皮膚に当て、微かに鍼をひねりながらゆっくりと刺入する。皮膚を張って速やかに刺入する瀉法と、皮膚を按じつまんでゆっくりと刺入する補法との違いを正しく理解し、安定した精神でじっくり（ゆっくり）刺入する。ほんの少し留鍼し気が至ったら速やかに抜鍼し、直ちに鍼孔の皮膚を押さえて鍼孔を閉じる。これで正気は集まった状態を保持できる。

北辰会方式では、皮膚をつまんで横刺したり、皮膚のたるみを引き延ばし、切皮しやすい状態にしたりしてから撓入鍼法（とうにゅうしんぽう）で切皮する。補法の場合、ゆっくり摩擦を利用していくと気を集めやすい。瀉法の場合は、邪実（硬結や邪熱）の表面めがけて一気にすばやく刺入する。

## [3] 浅深補瀉

> 補須、一方実、深取之、稀按其痏、以極出其邪気。一方虚、浅刺之、以養其脈、疾按其痏、無使邪気得入。邪気来也緊而疾。穀気来也徐而和。脈実者、深刺之、以泄其気。脈虚者、浅刺之、使精気無得出、以養其脈、独出其邪気。
> 『霊枢』(終始篇)

訳：補瀉法をする場合、実証の場合は、深く刺鍼し、抜鍼時に鍼孔をほとんど押さえなければ邪気がどんどん出ていってくれる。虚証の場合には、浅く刺鍼し、その経脈に気を集めて濡養し、抜鍼したらすばやく鍼孔を押さえて塞ぐと、邪気が入りこむことはない。邪気が集まってくると、鍼先がギュッとすばやく締めつけられる感じがする。穀気が来ると、鍼先がゆっくりと和んでくる感じがする。（経）脈が実している場合は、鍼を深めに刺し、邪気を漏らす。（経）脈が虚している場合は、鍼を浅めに刺し、精気が漏れて出ていかないようにし、その経脈を養うようにし、邪気だけを排出するようにする。

## [4] 開闔補瀉

一般的に、抜鍼時に、鍼孔を按圧して塞ぐ（闔（ごう））のが補法、塞がない（開（かい））のが瀉法とされている。『素問』鍼解篇にある「補瀉之時者、与気開闔相合也」の開闔は、"迎随"の意味に解釈されることが多いようである。開闔とは、気が至っている状態を「開」、すでに気が去っている状態もしくは未だ気が至っていないものを「闔」というようである。つまり、「補瀉をする場合は、気の去来の時期に合わせてしなさい」というニュアンスである。

> 夫実者、気入也。虚者、気出也。気実者熱也。気虚者寒也。入実者、左手開鍼空也、入虚者、左手閉鍼空也。
> 『素問』(刺志論篇)

訳：実とは、気がめぐらず鬱滞する方向になる状態のことで、虚とは、気が散って消耗ばかりしてしまう状態のこと。気が実すれば熱となり、気が虚すと冷える。実のものに鍼を刺す場合、（抜鍼時に）左手で鍼孔を広げて邪気を散らす。虚のものには、（抜鍼時に）左手で鍼孔を閉じる。

瀉法する場合は、鍼の孔を塞がない。これはせっかく散らした邪気を、按じることでそこに集結させないためであり、邪熱があれば鍼孔からしばらく清熱できるという利点がある。補法の場合には、抜鍼時に鍼孔を按じて塞ぐ。これは集めた気をそこに留めておくよう軽く按じておくことと、気が集まると熱を帯びるがその熱が鍼孔から出ていかないようにするためである。

『霊枢』邪客篇でも「補必閉膚」とあり、補法の場合には「鍼孔を閉じなさい」としている。

> 邪勝則虚之者、出鍼勿按。徐而疾則実者、徐出鍼而疾按之。疾而徐則虚者、疾出鍼而徐按之。
> 『素問』（鍼解篇）

訳：邪気の盛んなものに刺鍼するときは、抜鍼後に鍼孔を按じて閉ざしてはいけない。「徐而疾則実」は、ゆっくり鍼をしてすばやく鍼孔を按じると、気を充実させることができるということである。「疾而徐則虚」は、すばやく鍼をしてしばらくしてから鍼孔を按ずれば、邪気をそぞろにすることができるということである。

邪実が顕著な場合には、抜鍼後に鍼孔を塞いではいけない。瀉法を的確にするには、すばやく刺入して邪に当てることが重要で、抜鍼後すぐに塞いではいけない。しばらく鍼孔をそのままにしておくほうがよい。補法の場合は、抜鍼時すぐに鍼孔を塞いだほうがよい。

> 瀉曰、必持内之、放而出之、排陽得鍼、邪気得泄。按而引鍼、是謂内温、血不得散、気不得出也。補曰、随之随之、意若妄之。若行若按、如蚊虻止、如留如還。去如絃絶、令左属右、其気故止、外門已閉、中気乃実、必無留血。急取誅之。
> 『霊枢』（九鍼十二原篇）

訳：瀉法は、皮膚を張り、鍼を入れ、鍼を出すときには鍼孔を開いたままにして、邪気が漏れ出るようにする。鍼孔を押さえ閉じるようにして抜鍼すると、内温といって血が鬱滞してしまい、邪気を外に出すことができなくなる。補法は、気の流れに従って、じっくりゆっくりと鍼が入っていくように、鍼で按じているように、ちょうど蚊や虻がとまっているかのように鍼を刺し入れていき、そこで留めたり再び入っているのかという具合にゆっくり刺す。鍼を抜くときは、弦が切れるように瞬時に抜き、右手で抜鍼するときは、左手で鍼孔を押さえ、なかの正気が外に漏れ出ないようにする。外への出口を塞ぐので内の気が充実してくるが、鬱血して停滞することはない。もし鬱血すれば、急いで取り除かねばならない。

あくまで鍼によって気の流れを調整するのが目的であり、その結果、鬱血を生じさせるようなことをしてはいけない、ということである。

# VI. 北辰会方式の補瀉と刺鍼

本章では、臨床古典学の立場も重視しつつ、実際の藤本蓮風の臨床実践から導き出された「補瀉」とは何か、またその刺鍼法はどういうものかを概観してきたが、最後に北辰会方式の補瀉と刺鍼について、要約して述べていこう。

# 1 補瀉

　病因病理とその病理の標本主従を明らかにしたうえで、原則として、虚証に対しては補法、実証に対しては瀉法、虚実挟雑証に対しては補法と瀉法を組み合わせるか、もしくは補瀉いずれか一方の加減をすることになる。

　このとき、その経穴の反応が、「虚」か「実」か、あるいは「虚中の実」かによって、補法するか、瀉法するか、あるいは補法の後瀉法をするか、瀉法の後補法もするか、などの選択をする。この決め手となるのは、刺鍼による脈や舌やその他の体表所見の変化である。

## [1] 補法とは何か

補法とは、気血がそぞろになっている部分に、気血を充実させる方法である。
- 鍼の刺鍼の向きや患者の呼吸などは原則として意識しない
- 刺入の深浅も関係ない
- ゆっくりと摩擦を起こすように刺すと気が集まりやすい。たとえば胞肓への横刺。ゆっくりと刺入していくと、鍼の周辺が温かくなり、腰～下肢にかけて温まってくる

## [2] 瀉法とは何か

瀉法とは、気血や邪気が鬱滞している場合に、それらを散らし、めぐらせ、場合によっては気化させる方法である。
- 刺鍼の向きや患者の呼吸などは原則として意識しない
- 刺入の深浅も関係ない
- 邪実に対して一気に鍼先を当てるのがポイントである

　補瀉とは、術者のパワーを患者に分け与えるとか、患者から何かを吸い取るとか、自然界の気を患者の身体に入れるとか、患者から何かを放出させる、という単純な「プラス」「マイナス」の意味ではない。補瀉によって陰と陽が複雑に動いて、「プラス」にも「マイナス」にもなり得るからである。

　臨床的には、特に難病治療や慢性雑病の場合、補法よりも瀉法が重要で、瀉法ができるかどうかにかかってくるといっても過言ではない。

　補瀉の見極めとして、刺絡は瀉法であり、自ずと悪血が患者の体内から出てくるが、補法の結果出血することもごくごく稀にあるので、出血現象があればすべて瀉法という単純な図式では表せないことに注意が必要である。

　また補法として気を集めた結果、病邪が消散し、結果として瀉法となることもある（**例A**）。逆に瀉法の結果、病邪によって抑え込まれていた正気が一気にめぐり出し、結果として補法となることもある（**例B**）。

　虚中の実の反応を呈す経穴に浅刺し、補法した結果、実邪が氷解することもあり、補法しながら瀉法もできている、ということもある（**例C**）。

**【例A】** 蓮風打鍼術で、関元に火曳きの鍼をするのみで、心下や脾募の緊張（実）が緩むことがよくあ

る。関元あたりを中心に診れば、虚軟な状態のところに火曳きで補法をしたことになる。心下や脾募あたりを中心に診れば、気が鬱滞し実の反応を呈していたのが、別の部位（関元）へ気血を引っ張って集めたおかげで、その実邪が散って緩む。すなわち瀉法になっているということである。

【例B】脈が弱く、公孫や照海などに虚の反応が目立っていたのに、神道や後溪への瀉法のみで、それらの虚の反応が劇的に改善し、脈力や脈幅も出てくることがある。

【例C】虚中の実の反応を呈している脾兪の虚の部分に横刺で補法をし、そぞろな部位が充実するように置鍼した結果、その奥にあった実邪が浮いてきて氷解していくことがある。

このように、完全なる補法、完全なる瀉法、と二者択一で判定できないケースも多々あるということを理解しておくことが重要である。

ここでのポイントを以下にまとめた。

- 邪気を取るというのは、正気のはたらきを阻害するから駆邪するだけのことである
- 目標は邪気を取り除くことではない。正気を扶けるための瀉法である
- 補瀉というのは真反対の概念ではあるが、実は正気をいかに生かすかという一つの目標に向かって行われる刺鍼術のバリエーションとして捉えるべきである

## 2　撓入鍼法

経穴の解剖学的位置やその経穴の反応の程度、全体の病理における虚実の度合いなどによって、刺鍼の深さや鍼の太さ、角度、置鍼時間の長短あるいは接触させるのみで行うか、などの選別を臨機応変に行う。どういう鍼を選ぶにせよ、患者の衛気を傷らないよう、注意をしなければならない。鋭利な鍼先を用いる場合には横に寝かせて衛気に馴染ませたり、刺入法も「撓入鍼法」を駆使したりする。

補法の場合には、そぞろな部位に、ゆっくりと刺入すればするほどよく気が集まってくる。

一方、瀉法の場合には、すばやく邪気の表面（邪実の全体のおよそ3分の1までの深さを限度とする）に鍼先を当てることが肝要である。もたもた刺入すると、逆に気が集まってきたり、邪気が集まってきたりして逆効果になることもある。

撓入鍼法の詳細については、『鍼灸臨床能力　北辰会方式　実践篇』にて解説したいと思う。

北辰会方式の刺鍼法の特徴は以下の通りである。

- 衛気を傷らずに刺入できる
- 様々な太さ、長さの豪鍼を、経穴の大きさや解剖学的構造によって使い分けることで、補瀉をより的確に行うことができる
- 衛生的である
- 古代鍼や打鍼は衛気に作用させるのに長けている

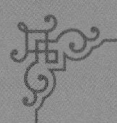

# 第9章

## 確かな鍼を目指して

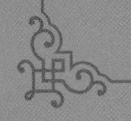

# I. 医学の成り立ち

## 1　論理的思考の重要性

　伝統医学は、実践から導き出された法則のうえに成り立ち、連綿と継承されてきた医学である。

　たとえば「手当て」ということ。「胃の痛み」を感じたら、痛みを軽減させるため、自然と患部を手で押さえようとする。痛みが止まないと、次に患部を温めたり冷やしたりする。また尖った石（砭石）を使って、患部からさらに身体の至るところを圧して痛みを治そうとする。そのようなことを繰り返し、膝下の外側（足三里）あたりを圧したら、胃の痛みが治る現象を体験する。そして再び胃の痛みが起こったときには、足三里を押さえるようになる。

　自分の経験したことを、今度は同じような苦痛を味わっている他者に施してみる。その大半に効果が出れば「胃痛には足三里」という法則が成り立つ。しかし足三里で治まらなかったらどうするか？次の手を考えることになる。

　また、「これまでは足三里への施術で胃の痛みが治まっていたのに、今回は治まらない」、あるいは「あの人には足三里への施術で胃の痛みが治まっていたのに、この人には効果が全く出ない」ということも出てくる。これらを繰り返し実践していくことにより、胃痛があり、その前提として飲食不節がある場合には足三里が効く、あるいは足三里より裏内庭のほうが効くなどの、治療法則なるものが生まれてくる。加えて、体表観察をすると「より反応が出ている穴を使えば、治療効果が高くなる」ということが経験上、立証されてくる。

　このように、実践を繰り返し一般的な法則を導き出す方法を帰納、一般的な原理から論理の手順を踏んで、個々の事実や命題を推論する考え方を演繹という。この演繹と帰納を使うと、病を的確に把握し、臨床医学としての診断から病因病理、治療方針、効果判定をより正確に把握することができ、それはさらに予後の診断や未病を治すことに繋がるのである。

　このような論理的思考の実践には、とりわけ「形式論理学」と「弁証法論理学」がその基盤として必要になるだろう。問診や体表観察の情報が「正しい」か「正しくないか」の真偽を論理的に判断していくための土台を構築するのである。

　形式論理学については『弁証論治のための論理学入門―会話形式で学ぶ東洋医学の実践思考法』（堀内齊毉龍、緑書房、2011年）、弁証法論理学については前書および『東洋医学の宇宙―太極陰陽論で知る人体と世界』（藤本蓮風、緑書房、2010年）を参照されたい。

## 2　形式論理学に基づく弁証法的治療

　治療に関して『素問』には次のように書かれている。

> 夫聖人之治病、循法守度、援物比類、化之冥冥、循上及下。何必守経。　　　『素問』（示従容論篇）

訳：聖人の治療法は、原則に従い、分類や分析をして、上といえば下というように、臨機応変に柔軟に対応するものだ。一つの経絡にこだわってばかりではいけない。

「循法守度、援物比類」（原則に従い、分類や分析をする）とは、形式論理学を駆使して診断し、病理解析することを指している。ここでいう「法」とは、「気の法則」「陰陽の法則」である。このことは、人に応じ、時節に応じ、天候やその土地の陰陽に応じた融通無碍な治療を施す必要があることを示唆するものである。「化之冥冥、循上及下。何必守経」というのは、言い換えれば、「弁証法論理にも則りなさい」ということであり、「形式論理学的思考のみでは、よい治療ができないぞ」という教えでもある。

> 知左不知右、知右不知左、知上不知下、知先不知後。故治不久。知醜知善、知病知不病。知高知下、知坐知起、知行知止。用之有紀、診道乃具、万世不殆。　　　『素問』（方盛衰論篇）

> 訳：左を知って右を知らず、右を知って左を知らず、上を知って下を知らず、先を知って後を知らず。このようなことでは存続していけない。よくない状態とはどのようなことかを知り、良好な状態とはどのようなことかを知り、病を知り、健康な状態を知り、高きを知り、下を知り、座るを知り、起きるを知り、めぐることを知り、止まることを知る。こういったことを知ったうえで、原則に則って、いろいろなことを診ていれば、永遠に引き継がれていくだろう。

　生活環境や社会環境、精神状況、気候風土の問題など、様々な角度から病因病理解析をするが、幅広く多くのことを知らないと到底解析はできない。多面的な診察をするには、あらゆる方面の知識が必要となり、それもその状況いかんでは、形式論理学的な解析のみでは対応できないことも出てくる。選穴や補瀉の選択に関しても、臨機応変に、かつ柔軟に解析しなければならない。

> 病在上者、下取之、病在下者、高取之。病在頭者、取之足。病在腰者、取之膕。　　　『霊枢』（終始篇）

　「症状に対してどこを選穴するか」という意識になりがちであるが、ここでは、「頭部や上焦に症状があるからといってそこに選穴すればよいという問題ではない。腰に症状があるからといって、腰に選穴したらよいというわけでもない。全身至るところに鍼をすればよいというわけでもない」と教えているのである。

> 故善用鍼者、従陰引陽、従陽引陰、以右治左、以左治右、以我知彼、以表知裏、以観過与不及之理、見微得過、用之不殆。　　　『素問』（陰陽応象大論篇）

　陰陽の調整をするためには、どうすれば調えられるかという観点で、症状部位のみを捉えることなく、上下左右前後を形式的に判断せず、自在に経絡や経穴を駆使して治療する必要がある。
　補瀉についても、『鍼道秘訣集』では次のように書かれている。

> 補ハ瀉也。瀉ハ補也。補ノ内ニ瀉有、瀉ノ内ニ補有ト云テ……　　　『鍼道秘訣集』（補瀉之大事）

　補法の結果、瀉法にもなるし、瀉法の結果補法にもなるし、補法しているうちに瀉法になることもあれば、瀉法している間に補法になっている場合もある。
　以上のように、臨床は形式論理学を土台として、弁証法的治療へと向かうべきである。

# II. 不可能を可能にするための努力

## 1 鍼の本質は陰陽の調整にあり

> 故曰、用鍼之要、在于知調陰与陽。調陰与陽、精気乃光、合形与気、使神内蔵。故曰、上工平気、中工乱脈、下工絶気危生。故曰、下工不可不慎也。必審五蔵変化之病、五脈之応、経絡之実虚、皮之柔麤、而後取之也。　　　　　　　　　　　　　　　　　　　　　　　　　　　　　　　　　『霊枢』（根結篇）

訳：鍼を施すことの要点は、陰と陽を調えること（術）を知ることにある。陰と陽を調整すれば、精気が活発となり、肉体と気が調和し、神気がしっかり安定（精神安定）する。上手な医者は気を平衡に調和させ、並みの医者は脈を乱し、下手な医者は気を絶やして生命を危険にさらす、という。であるから、下手な医者は刺鍼をするのを慎むべきである。鍼をするときには必ず、五臓の変化をつまびらかに解析し、四季に応じた脈になっているか、経絡の虚実の状態、皮膚の柔軟さと粗密さを診て、しかる後に、鍼を刺すべきである。

　鍼の要は陰陽を調整することにある。そのために、経穴や脈などの体表観察、問診を駆使し、陰陽の状況、病因病理を明らかにし、鍼の補瀉を適切にして、初めて鍼治療といえる。

　『霊枢』根結篇には、ほかにも「満而補之、則陰陽四溢……陰陽相錯」や「虚而瀉之、則経脈空虚、血気竭枯……予之死期」など、実証の者に補法をしたり、虚証の者に瀉法をすると、陰陽が錯雑したり、死期を早めることになる、という戒めも記されている。

> 今末世之刺也、虚者実之、満者泄之。此皆衆工所共知也。若夫法天則地、随応而動。和之者若響、随之者若影。道無鬼神、独来独往。　　　　　　　　　　　　　　　　　　　　　　　　　　　　『素問』（宝命全形論篇）

訳：近頃の刺鍼は、虚には補法を用い、満ちるものには瀉法を用いるが、これは周知のことである。もし天地陰陽の道理に法り、機に従い変に応じれば、打てば響くがごとく、影の形に添うがごとくに効果を発揮する。ここには不思議があるわけではなく、この道理をわきまえれば、自由自在にできる。

　陰陽の調整を鍼で行うには、天地陰陽の道理というものを弁別し、かつ、様々に変化する患者に対応できれば、驚くほどの効果が得られる、ということである。鍼の手技だけを追い求めてもいけない、という教示でもある。

　患者の陰陽の状態も多様で、ワンパターンではないということが『霊枢』行鍼篇に説かれている。

第9章 ● 確かな鍼を目指して

黄帝問于岐伯曰、余聞九鍼於夫子、而行之於百姓、百姓之血気各不同形、或神動而気先鍼行、或気与鍼相逢、或鍼已出気独行、或数刺乃知、或発鍼而気逆、或数刺病益劇。凡此六者、各不同形、願聞其方。
岐伯曰、重陽之人、其神易動、其気易往也。
……（中略）……
黄帝曰、重陽之人而神不先行者、何也。
岐伯曰、此人頗有陰者也。
黄帝曰、何以知其頗有陰也。
岐伯曰、多陽者多喜、多陰者多怒、数怒者易解、故曰頗有陰。其陰陽之離合難、故其神不能先行也。
黄帝曰、其気与鍼相逢奈何。
岐伯曰、陰陽和調、而血気淖沢滑利、故鍼入而気出、疾而相逢也。
黄帝曰、鍼已出而気独行者、何気使然。
岐伯曰、其陰気多而陽気少、陰気沈而陽気浮者内蔵、故鍼已出、気乃随其後、故独行也。
黄帝曰、数刺乃知、何気使然。
岐伯曰、此人之多陰而少陽、其気沈而気往難、故数刺乃知也。
黄帝曰、鍼入而気逆者、何気使然。
岐伯曰、其気逆与其数刺病益甚者、非陰陽之気、浮沈之勢也。此皆麤之所敗、上之所失、其形気無過焉。

『霊枢』（行鍼篇）

訳：黄帝が問う。
「人によって、血気の盛衰には違いがあり、刺鍼した後の反応も一律ではない。ある人は、鍼を刺入した途端に反応がある。またある人は刺鍼するとすぐに気が集まってくる。ある人は鍼を抜いてから反応する。ある人は数回刺鍼した後にやっと反応する。ある人は抜鍼後に悪い反応を呈す。ある人は何度か刺鍼すると病が悪化していく。この理由はなぜか？」
岐伯が答えて言う。
「精神の激しさ、穏やかさなど、陰陽どちらに傾いているかによって、反応の仕方が変わるのです。刺鍼して悪い反応を呈したり、病が悪化したりするのは、病人の体質、陰陽の傾きや邪気の浮沈度合いや勢いが原因ではなく、術者がお粗末な施術をしたためで、病人は関係ないのです」

　患者の陰陽の状況、すなわち、病態、病因病理を把握することの重要性および鍼の仕方（どの鍼を用いるか、刺鍼あるいは接触鍼のみで対応するのか、など）を患者の状態に合わせて臨機応変にすることの重要性が指摘されている。

## 2　少数穴治療のすすめ

夫善用鍼者、取其疾也、猶抜刺也、猶雪汚也、猶解結也、猶決閉也。疾雖久、猶可畢也。言不可治者、未得其術也。

『霊枢』（九鍼十二原篇）

訳：鍼の上手な人が、患者の病を取り去ることができるのは、ちょうど棘を抜くようなもの、汚れを雪いで洗い落とすようなもの、縄の結び目を解くようなもの、障害物を取り去るようなものである。病が慢性化していても、やはり治すことができる。治らないのは、その術が未熟だからである。

パズルのように治療をしていくには、やはり病因病理と選穴の問題は外せない。ここで、よくよく考察してみると、選穴の数の問題が浮上する。

少数穴治療は、治療経過で悪化や好転が得られない場合に、修正しやすい。多数の穴所を使用してしまうと、何が正解で何が不適切だったのか判定できない。

具体的には、以下のいずれかを検討することになる。

①病因病理の見直し
②標本主従の見直し
③選穴の見直し
④補瀉の見直し
⑤間違った養生、その他

特に、①と②の問題、それに基づく③と④の問題は重要である。

ここでは、直接的に「少数鍼治療」とは明記していないが、前述の『霊枢』終始篇にある「病在上者、下取之、病在下者、高取之。病在頭者、取之足。病在腰者、取之膕」の解説と合わせて論理的に考えれば、自ずと少数穴治療の必然性が導き出される（詳細は『鍼灸臨床能力　北辰会方式　実践篇』参照）。

# III. ていねいな治療

## 1　細やかな体表観察と刺鍼

善診者、察色按脈、先別陰陽、審清濁、而知部分。　　　　　　　　　　　　『素問』（陰陽応象大論篇）

訳：診察が上手な者は、気色を診て、脈を按じて確かめ、まず陰陽を弁別し、清濁をつまびらかにして、病んでいる部分がどこかを知ることができる。

気色とは顔面のみならず、舌や経穴も当然含む。脈を按じるとは、脈の浮位・中位・沈位までていねいに診たり、日本の江戸期に原南陽によって提唱された「押し切れの脈法」を施したりすることも含む。清濁とは、正邪の状態、すなわち気虚の程度と邪気の種類と程度であり、それらをつまびらかにしなさい、ということ。換言すれば、病邪弁証や正邪弁証をして、病態を把握しなさい、ということである。

持鍼之道、堅者為宝。……（中略）……神在秋毫、属意病者。　　　　　　　『霊枢』（九鍼十二原篇）

訳：鍼をする場合に重要なことは、鍼をしっかりと持って意識を集中することである。病者の神の状態は非常に微妙に変化するので、それをしっかり意識しておきなさい。

張志聡は、「堅者、手如握虎也」すなわち、虎（の尾）を握るときのように精神を落ち着かせ、集中して鍼をしなさい、と記している。

> 刺虚者須其実、刺実者須其虚。経気已至、慎守勿失。深浅在志、遠近若一。如臨深淵、手如握虎、神無営於衆物。
> 『素問』（宝命全形論篇）

訳：虚に刺鍼するときは気を充実させるようにしなければならない。実に刺鍼するときは邪気を散らすように刺鍼しなければならない。経気がすでに虚実いずれかの状態になっていれば、慎重に失敗しないように補瀉をしなければならない。刺鍼の深さは術者の感じるままに刺し、気が遠くにあってもすぐ近くにあっても同じことである。深淵に臨むがごとく慎重に、手は虎を握るがごとくに全神経を集中させて、周囲の雑にとらわれないようにしなければならない。

経穴の状態、経絡の気の状態をよくよく感じとり、「一鍼入魂」の精神でていねいに刺鍼しなさい、ということである。

> 是故工之用鍼也、知気之所在、而守其門戸、明于調気、補瀉所在、徐疾之意、所取之処。『霊枢』（官能篇）

訳：鍼をする場合には、気の所在を知り、気の門戸（経穴）の状態を保ったまま、気を調え、補瀉をどうするか、刺入速度をゆっくりにするか速くするか、どこの穴所に刺鍼するかを明確にできなければならない。

正気の状態、流れる速さ（気の流れが安定しているか）を体表観察で察知する必要がある。気の流れが不安定だと、たとえば原穴診をしているときに左右の反応がコロコロと入れ替わる現象がみられる。経穴の反応もていねいに診ないと、実邪が沈んでしまったり、虚のエリアが深く、あるいは広くなってしまったりするので、衛気の状態からていねいかつ慎重に診察することが重要である。「守其門戸」とはこのことを指している。経穴の状態を的確に診ることができれば、より正確に補瀉をしやすくなる。

さて、次に重要なのは、補瀉のタイミングである。これはすなわち、正確に虚実を弁別することであり、そのための体表観察をいかに緻密かつ正確にすばやく行い、その結果、どう判断するかにかかっている。

> 其来不可逢者、気盛不可補也。其往不可追者、気虚不可瀉也。不可掛以髪者、言気易失也。扣之不発者、言不知補瀉之意也、血気已尽而気不下也。
> 『霊枢』（小鍼解篇）

訳：「其来不可逢」とは、邪気が盛んなときは補法してはいけない、ということである。「其往不可追」とは、正気が弱っているときには瀉法してはいけない、ということである。「不可掛以髪」とは、気の動きの変化を捉えるのは難しいということである。「叩之不発」とは、補瀉とは何かを知っていないと血気を消耗させ邪気を瀉せなくなる、ということである。

『霊枢』小鍼解篇は、九鍼十二原篇に出てくる「小鍼之要」に関する補足解説である。虚実の弁別と、補瀉のタイミングの重要性を説いている。

『黄帝内経太素』で、楊上善は「叩之不発者、言不知補瀉之意也、血気已尽而気不下也」の箇所を「不知機者、謂鈍機也。鈍機也、叩之不発、謂無智之人行於補瀉、耶気至而不知有害、血気皆蓋而疾不癒。下、癒也」（気を知らずとは、気の動きを察知するのが鈍いということだ。それが鈍いと、補瀉しようとしてもうまくいかず、補瀉をして気が至って、それ以上すると害が有るということに気づかず、血気がみな弱って病が治らなくなる）と解説している。

一方、馬蒔は「知機之道者、唯此一気而已。猶不可掛一髪以間之」（気の道を知るということは、「唯この一気のみ」、すなわち気の動きを悟ること一点にかかっているのだ）とその重要性を説いている。
　また、張志聡は「静守于来往之間而補瀉之、少差毫髪之間則失矣」（気の往来を静かに察知し補瀉しなさい。そのタイミングを少しでも失ってはいけない）と説く。
　馬蒔、張志聡ともに先の「其来不可逢……其往不可追」では正気、邪気の特殊な状況下では直ちに補瀉を行うべきではないことを説き、この章句では補瀉のタイミングの重要性を主張している。
　邪気が勢いづき盛んなときや、病が隆盛なとき、そして病と脈状が一致しない難症のときは治療すべきでなく、邪気が一番盛んな時期を避け、治療しやすいときを選んで鍼をするのである。
　病とは「正気と邪気の競合」であるから、これを包み込む「生体」の場からすれば、戦いに有利な時期を狙うのは当然なことである。

## 2　適切な予後判定

凡刺之道、気調而止。……（中略）……所謂気至而有効者、瀉則益虚。虚者、脈大如其故而不堅也。堅如其故者、適雖言故、病未去也。補則益実。実者、脈大如其故而益堅也。夫如其故而不堅者、適雖言快、病未去也。故補則実、瀉則虚、痛雖不随鍼、病必衰去。必先通十二経脈之所生病、而後可得伝于終始矣。故陰陽不相移、虚実不相傾、取之其経。
『霊枢』（終始篇）

訳：鍼というものは、気が調えばそこで終わりである。いわゆる「気至って」効果がある場合は、瀉法すれば邪気が散って（相対的に）虚に転じる。虚の場合は、脈の大きさが刺鍼前と同じであっても、硬くなくなっているはずである。刺鍼前と同じくらい硬いままであれば、症状が楽になったといっても、病はまだ治っていない。一方、補法をすると気が補われて充実してくる。気が充実すると、脈の大きさは刺鍼前と同じでも、力強さが出てくる。もし虚証の患者に補法をして、施術前と同じような大きさで、脈が力強くなっていない場合は、症状が楽になったといっても、病は治っていない。補法すれば気は充実し、瀉法すれば虚になるから、鍼をしてそれに応じた反応があれば、たとえ痛みが残っていても、病は必ず治る方向に向かう。必ず先に十二経脈の所生病について知っておけば、この終始で述べていることがよくわかるはずである。陰陽の状態が変化せず、虚実の状態も変化しない場合には、該当する経脈上の穴所に取穴しなさい。

　補瀉を適切に行い、それに応じた脈の変化、舌の変化、経穴の変化があって、「調った」と判断できれば、患者がいくら「ここを刺してくれ」「もっとたくさん刺してくれ」と要望しても、施術側は毅然として「正しい判断と施術」に徹しなくてはならない。断るべきことは断ることが重要で、そのためには、この医学に対する確たる信念がなければならない。
　脈や舌や経穴の反応が調っているのであれば、それ以上刺してはいけない。胃の気の脈診で、胃の気が増していると判定できれば、自然治癒力が活性化されていることを示すので、病が解消していく方向に向かっている。であるから、それ以上刺鍼して、かえって逆効果にならないようにしなければならない。

夫気之在脈也、邪気在上、濁気在中、清気在下。故鍼陥脈則邪気出、鍼中脈則濁気出、鍼大深則邪気反沈、病益。
『霊枢』（九鍼十二原篇）

訳：邪気が経脈・絡脈にあれば、上焦に外邪、中焦の邪気は濁気、下焦は冷えの気が下に溜まりやすい。そういう経穴のなかに邪気がキチッと嵌まって実（陥脈）を起こしてくる。その場合、必要以上に鍼を深くすると、邪気が沈んでしまって、治るどころかえって悪くなる。

　自身の診立てと施術内容適否の判定は、施術前に注目して診ていた脈状や経穴の反応や舌の状態が、施術後にどの程度どのように変化したか、そしてそれらはよい反応なのか、悪い反応なのかを正しく判断できるか否かにかかってくる。**表9-1**はその判断の目安である。

**表9-1　施術後の主な変化**

|  | よい反応 | 悪い反応 |
|---|---|---|
| 舌診 | ・色褪せが解消する<br>・暗紅が明るくなる<br>・乾燥が潤ってくる<br>・力が入るようになる | ・色褪せが強くなる<br>・色が暗くなる<br>・乾燥し過ぎる<br>・力がなくなる |
| 脈診 | ・軟滑徐和（硬過ぎず、やわらか過ぎずの状態）になる<br>・数脈が落ち着く<br>・脈力が出てくる | ・硬く速くなる（弦急脈で数脈になる）<br>・さらに数脈になる<br>・脈力が極度に落ちる |
| 押し切れの脈 | 押し切れなくなる | 押し切れる、または押し切れの度合いが増す |
| 経穴 | ・虚の反応が改善する<br>・邪が浮いてくる、もしくは氷解する<br>・冷えがとれて温まる<br>・熱過ぎる反応が適度な温度になる | ・虚の反応が拡大する、もしくは深くなる<br>・邪が沈む<br>・冷えの反応が強くなる<br>・熱感の強い部位が極端に熱くなる |
| 顔面気色 | ・色艶が出る<br>・気色の抜けた部分に血色が出てくる | ・色艶がなくなる<br>・気色の抜けた部分が拡大する |

　再診時に、前回の治療後の主訴の変化のみならず、脱力倦怠感の有無やその程度の変化や、二便の変化なども問診して総合的に判断することが重要である。

　そして、これらの視点や判断を支える前提として、「必先通十二経脈之所生病」と示唆されている通り、「臓腑経絡学」を理解し、自在に解析できる能力を養っていくことが、より高いレベルの治療を実現するための条件となる。

# IV. 確かな鍼

## 1　病因病理の徹底究明

　四診を詳細に行い、各種弁証を通して病因病理を究明し、標本主従と虚実の程度、邪気の位置と種類を弁別できれば、少数選穴による整合性のある治療ができる。

> 寒与熱争、能合而調之。虚与実隣、知決而通之。左右不調、把而行之。明於逆順、乃知可治。陰陽不奇、故知起時。審於本末、察其寒熱、得邪所在、万刺不殆。
> 『霊枢』（官能篇）

訳：寒熱錯雑していれば、寒熱を調和させて陰陽を調える。虚実錯雑していれば、どちらにより偏っているのかを決断してこれを調和させる。左右がアンバランスであれば左右差を調える。逆証か順証かを明らかにする。陰陽の法則に例外は少ないので、治療すべき時期を察知して、病理の本質部分と枝葉部分をつまびらかにし、その寒熱や邪の所在を察して刺鍼すればほとんど治すことができる。

　寒熱錯雑、陰陽錯雑している場合、どちらにより傾斜しているのか、あるいは全く同等なのかの判断が必要になる。そこでは、やはり「体表観察」が決め手となる。寒熱においては、舌診が有効である。虚実においては、脈・舌・気色・経穴の反応の変化が決め手となる場合が多い。

　体表観察でも判定しがたい場合には、「試し鍼」をしてこれらの反応を総合的に診て判断する。順逆については、術者のレベルによって変わってくる。

　病理の本質部分と枝葉部分について、論理的な解析によって、捨象すべき事項は思い切って捨てて、有用な情報群から解析していくしかない。

　また、陰陽の法則を理解したうえで、必ずしも理論通りにいかないことも十分あり得ることを想定しておく必要がある。そのときの気候変動、患者の精神因子の変化、時節による陰陽の変化などが、病理や治療効果に影響をもたらす誘因となるからである。

　太極陰陽論を踏まえてその思考と施術を駆使し、治療していくことが肝要である。

> 用鍼之服、必有法則。上視天光、下司八正、以辟奇邪、而観百姓、審於虚実、無犯其邪。是得天之露、遇歳之虚、救而不勝、反受其殃。故曰、必知天忌、乃言鍼意。法於往古、験於来今、観於窈冥、通於無窮。麤之所不見、良工之所貴。莫知其形、若神髣髴。
> 『霊枢』（官能篇）

訳：鍼治療の学習をするときは、必ず法則がある。自然観察を行い、八節の正風の気を観察して、（その季節や時節に反する）邪気を避けること、そして、いろいろな人たちを観察し、虚実をつまびらかにし、実際に邪気に侵襲されることのないようにすることである。天の（季節外れの）邪気の侵襲を受け、運気も悪く正気（防衛力）が弱っていれば、いくら救おうとしても治すことができず、かえって悪化してしまう。ゆえに必ず、自然界の異常を知っておかねばならないのであって、これが鍼の極意である。古典で法則を学び、臨床で追試し、微妙な違いや奥深さを観察し、様々な疾患への対処法に通じていくことである。下手な医者ほどそれらに無頓着で、上手な医者はこういったことを大事にしている。その概要がわからなければ、ただ茫然としてしまうがごとくとなる。

　第2章「東洋の哲学と思想」で学習したように、我々は天地自然の法則を知る必要がある。天候の観察のみならず、運気の状況を知り、その予測も必要になってくる。その詳細は、『鍼灸治療　内経気象学入門―現代に甦る黄帝内経による気象医学』（橋本浩一、緑書房、2009年）に譲るが、常日頃から天候の観察や運気を意識し、長年観察していくことによって、臨床に生かすことができる。

　そのような経験を通して、自然界における「太極陰陽の法則」を理解することができれば、それを臨床のなかで駆使できるようになるはずである。

　「北辰会専用カルテ」に、時節や天候、月齢などの記載項目があるのは、そのためである（詳細は巻末の「付録5　北辰会専用カルテ」参照）。カルテに天気表のみならず、再診時の天候や異常気象の情報などを記載し、千変万化する病にそれらが実際どう影響しているのかを研究していかなければなら

ない。

> 用鍼之要、無忘其神。
>
> 『霊枢』（官能篇）

この文言を、楊上善は『黄帝内経太素』で次のように記している。

> 用鍼之道、下以療病、上以養神。其養神者、長生久視、此大聖之大意。
>
> 『黄帝内経太素』（巻第十九・知官能）

訳：鍼をする場合、下手な医者は鍼で病気を治療し、巧みな医者は神気を養う。神気を養えば、永遠の生命を得ることができる。これが偉大な聖人の教えの意味である。

　患者には、とにかく「治っていく」という希望を与え、より治癒力が発揮される方向に導いていかなければいけない。上工は、「病に対してどこそこの経穴に○mmほど刺入し、○分置鍼」という単なる「治療レシピ」にとどまることなく、患者の心神をも変化させることに主眼を置いているものである。そのためには、術者は確たる医学理念（鍼医学に対する誇り）と治療理念を持つこと、そのうえで治療技術と手腕が必要となるが、それはやはり、実践経験を重ねることによって習得していくものであろう。

## 2　刺鍼術伝授の難しさ

> 所謂易陳者、易言也。難入者、難著于人也。
>
> 『霊枢』（小鍼解篇）

訳：他人にあれこれと鍼について述べ話すことは容易だが、実際、人にその内容を伝授することは難しい。

　鍼の道の肝要なる部分は非常に伝授し難いものである、ということを論している文言である。
　名人の刺鍼の様子を見てそれを真似てみても、全く同じようには刺せないものだ。実際に名人に刺してもらうとその違いがわかるため、実際に名人による鍼治療を受けてみるのは重要なことである。鍼の接触の仕方、刺さり方、気の集散の具合、気持ちよさ……すべてを感じてみることだ。そのような経験なしに、鍼云々を人に伝えていくことは難しい。
　「鍼は難しく奥深いもの」という認識はもっていたほうがよい。その習得には相当な時間がかかるので、「一生修行」の心積もりで継続修練していく覚悟が必要だろう。

## 3　謙虚な姿勢と飽くなき追求

> 言不可治者、未得其術也。
>
> 『霊枢』（九鍼十二原篇）

訳：治らないというのは、その術、学術が確かでないからだ。

　治そうと努力してもなかなか治らない患者がいるのは事実である。しかし、「なぜ治らないのか」「なぜ治せないのか」、何度も原点に帰って、四診情報、診断、治療、刺鍼技術……それらのどこに間違い

があるのかを見直し、古典にその解決のヒントを求めることが重要である。そこに新たな治療法則を見い出す可能性があるからである。

## 4　北辰会方式が実現する確かな鍼

　古代中国で発祥し、日本に伝わったものをベースとしつつ、日本独自の診断法や治療法として変容し、伝承されてきた鍼灸医学は、長い歴史に揉まれながら、今日に至っている。
　「病気を治す」という大前提に変わりはない。ただ、現代において日本人に適合した治し方、診断法、治療法はいかにあるべきか、とりわけ患者に対してこの医学の本質とその力を十二分に発揮するにはどうあるべきかという視点で考える場合、以下の条件に注目したい。
①より正しく病態把握をする（何が原因で起こったのかを患者自身も理解できる）
②治療が患者の肉体的かつ精神的負担にならない
③衛生的である
④たとえ不適切な治療であってもそれを修正することができる
⑤病の進行に対して先手が打てる
⑥患者が安心でき、希望を持てる
⑦術者同士で討論し合うことで、新たな治療戦術を見い出すことができる（鍼灸医学の発展）
　「北辰会専用カルテ」（巻末の「付録5　北辰会専用カルテ」参照）は、上記のうち①、④、⑦に配慮したカルテである。また撓入鍼法や、打鍼、古代鍼を巧みに施すことは、②、③を可能にする。かつ、少数穴治療は、②、④に有利である。さらに、①によって、詳細な病理解析ができるので、（術者の認識力によるが）⑤だけでなくより適切な養生指導も可能となる。衛気を傷らない優しい治療は、劇的に陰陽を調整し、速効性があるから、⑥を期待できる。そして何より、共通カルテの集積と考察によって、⑦の精度を増すことができる。
　「確かな鍼」を「これら7条件をすべて兼ね備えた鍼治療」と狭義に定義するとしたら、北辰会方式はこの7条件をすべて内包するシステムである。
　そして『霊枢』九鍼十二原篇の「言不可治者、未得其術也」を超えようとする精神力をその定義に付け加えるならば、あとは治療家の精進次第ということになる。

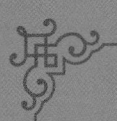

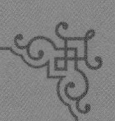

# 付 録

1　五臓六腑の関連チャート図
2　交会穴一覧表
3　肝の病理のベクトル図
4　肝鬱のバリエーションとその選穴
5　北辰会専用カルテ

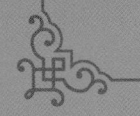

## 付録1　五臓六腑の関連チャート図 (本文p.92参照)

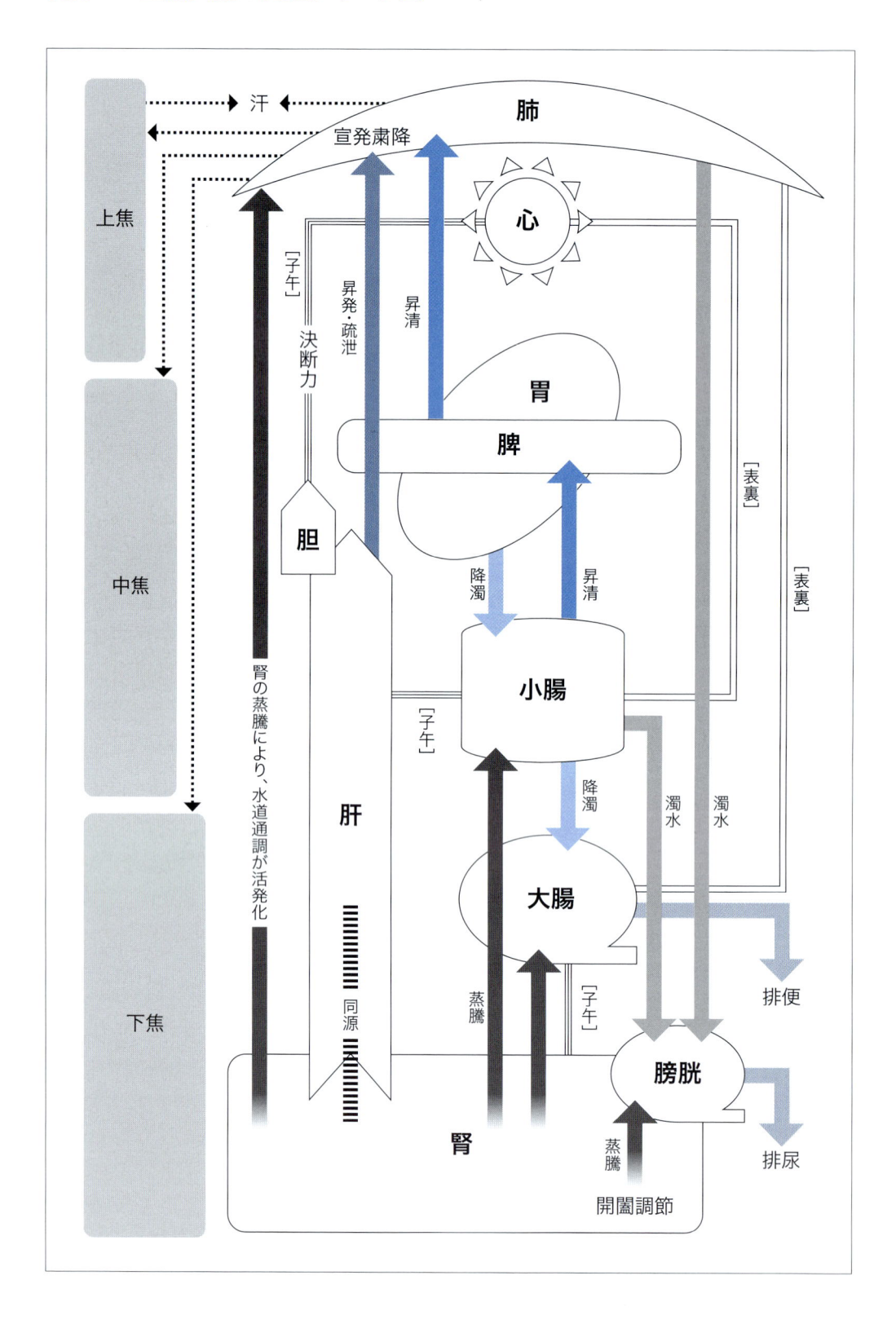

## 付録2　交会穴一覧表 (本文p.95参照)

『臓腑経絡学』（藤本蓮風監修、森ノ宮医療学園出版部、2003年）で提示されている交会穴に加え、岡本一抱の『経穴密語集』や『鍼灸治療　上下左右前後の法則―空間的気の偏在理論　その基礎と臨床』（藤本蓮風、メディカルユーコン、2008年）を参考に、交会穴を経絡別にまとめ一覧表にしたものである。交会穴の属する経絡については、経脈・経別・経筋・十五絡の区別をせずに経絡名のみを記載している（表1、2）。●、○、◎が交会穴を示している。

### 表1　督脈と任脈

|   |   | 手太陰 | 手陽明 | 足陽明 | 足太陰 | 手少陰 | 手太陽 | 足太陽 | 足少陰 | 手厥陰 | 手少陽 | 足少陽 | 足厥陰 | 衝脈 | 陽蹻脈 | 陽維脈 | 陰維脈 |
|---|---|---|---|---|---|---|---|---|---|---|---|---|---|---|---|---|---|
| 督脈 | 長強 |  |  |  |  |  |  | ○ | ● |  |  | ● |  |  |  |  |  |
|  | 十七椎下 |  |  |  |  |  |  |  |  |  |  | ● |  |  |  |  |  |
|  | 鳩杞 |  |  |  |  |  |  |  |  |  |  | ● |  |  |  |  |  |
|  | 陶道 |  |  |  |  |  |  | ● |  |  |  |  |  |  |  |  |  |
|  | 大椎 |  | ● |  |  |  | ● | ● |  |  | ● | ● |  |  |  |  |  |
|  | 瘂門 |  |  |  |  |  |  |  |  |  |  |  |  |  |  | ● |  |
|  | 風府 |  |  |  |  |  |  |  |  |  |  |  |  |  | ● | ● |  |
|  | 脳戸 |  |  |  |  |  |  | ● |  |  |  |  |  |  |  |  |  |
|  | 百会 |  |  |  |  |  |  | ● |  |  |  | ● |  |  |  |  |  |
|  | 神庭 |  |  | ● |  |  |  | ● |  |  |  |  |  |  |  |  |  |
|  | 水溝 |  | ● | ● |  |  |  |  |  |  |  |  |  |  |  |  |  |
| 任脈 | 会陰 |  |  |  |  |  |  |  | ● |  |  |  |  | ● |  |  |  |
|  | 曲骨 |  |  |  |  |  |  |  |  |  |  |  | ● |  |  |  |  |
|  | 中極 |  |  |  | ● |  |  |  | ● |  |  |  | ● |  |  |  |  |
|  | 関元 |  |  |  | ● |  |  |  | ● |  |  |  | ● |  |  |  |  |
|  | 陰交 |  |  |  |  |  |  |  |  |  |  |  |  | ● |  |  |  |
|  | 神闕 |  |  |  | ● | ● |  |  |  |  |  |  |  |  |  |  |  |
|  | 水分 | ● |  |  |  |  |  |  |  |  |  |  |  |  |  |  |  |
|  | 下脘 |  |  |  | ● |  |  |  |  |  |  |  |  |  |  |  |  |
|  | 中脘 | ● |  | ● |  |  | ● |  |  |  | ● | ● |  |  |  |  |  |
|  | 上脘 | ● |  | ● |  |  |  |  |  |  |  |  |  |  |  |  |  |
|  | 膻中 |  |  | ● | ● |  |  |  |  | ● | ● |  |  |  |  |  |  |
|  | 天突 |  |  |  |  |  |  |  |  |  |  |  |  |  |  |  | ● |
|  | 廉泉 |  |  |  |  |  |  |  |  |  |  |  |  |  |  |  | ● |
|  | 承漿 |  |  | ● |  |  |  |  |  |  |  |  |  |  |  |  |  |

○：岡本一抱『経穴蜜語集』によるもの。

表2 十二経脈

| | | 手太陰 | 手陽明 | 足陽明 | 足太陰 | 手少陰 | 手太陽 | 足太陽 | 足少陰 | 手少陽 | 足少陽 | 足厥陰 | 衝脈 | 帯脈 | 陽蹻脈 | 陰蹻脈 | 陽維脈 | 陰維脈 |
|---|---|---|---|---|---|---|---|---|---|---|---|---|---|---|---|---|---|---|
| 手太陰肺経 | 中府 | | | | ● | | | | | | | | | | | | | |
| 手陽明大腸経 | 肩髃 | ● | | | | | ● | ● | | | ● | | | | ● | | | |
| | 巨骨 | | | | | | | | | | | | | | ● | | | |
| | 迎香 | | | ● | | | | | | | | | | | | | | |
| 足陽明胃経 | 承泣 | | | | | | | | | | | | | | ● | | | |
| | 巨髎 | | | | | | | | | | | | | | ● | | | |
| | 地倉 | | | | | | | | | | | | | | ● | | | |
| | 大迎 | | | | | | | | | | ● | | | | | | | |
| | 頬車 | | | | | | | | | | ● | | | | | | | |
| | 頭維 | | | | | | | | | ● | | | | | | | ● | |
| | 欠盆 | ● | ● | | | | ● | ● | | ● | ● | | | | | | | |
| | 気衝 | | | | | | | | | | ● | | ● | | | | | |
| 足太陰脾経 | 三陰交 | | | | | | | | ● | | | ● | | | | | | |
| | 衝門 | | | | | | | | | | | ● | | | | | | ● |
| | 府舎 | | | | | | | | | | | ● | | | | | | ● |
| | 大横 | | | | | | | | | | | | | | | | | ● |
| | 腹哀 | | | | | | | | | | | | | | | | | ● |
| 手太陽小腸経 | 臑兪 | | | | | | | | | | | | | | ● | | ● | |
| | 秉風 | | | | | | | ● | | | | | | | | | | |
| | 顴髎 | | | | | | ● | ● | | | | | | | | | | |
| | 聴宮 | | | | | | ● | ● | | | | | | | | | | |
| 足太陽膀胱経 | 睛明 | | | | | ● | ● | | ● | | | | | | ● | ● | | |
| | 大杼 | | | | | | ● | | ● | | | | | | | | | |
| | 関元兪 | | | | | | | | ● | | | | | | | | | |
| | 小腸兪 | | | | | | | | ● | | | | | | | | | |
| | 上髎 | | | | | | | | ● | | | | | | | | | |
| | 中髎 | | | | | | | | ● | | | | | | | | | |
| | 附分 | | | | | | ● | | | | | | | | | | | |
| | (承山) | | | | | | | | | | | | | | | | | ◎ |
| | 跗陽 | | | | | | | | | | | | | | ● | | | |
| | 僕参 | | | | | | | | | | | | | | ● | | | |
| | 申脈 | | | | | | | | | | | | | | ● | | | |
| | 金門 | | | | | | | | | | | | | | | | ● | |
| 足少陰腎経 | 照海 | | | | | | | | | | | | | | | ● | | |
| | 交信 | | | | | | | | | | | | | | | ● | | |
| | 築賓 | | | | | | | | | | | | | | | | | ● |
| | 横骨 | | | | | | | | | | | | ● | | | | | |
| | 大赫 | | | | | | | | | | | | ● | | | | | |
| | 気穴 | | | | | | | | | | | | ● | | | | | |
| | 四満 | | | | | | | | | | | | ● | | | | | |
| | 中注 | | | | | | | | | | | | ● | | | | | |
| | 肓兪 | | | | | | | | | | | | ● | | | | | |
| | 商曲 | | | | | | | | | | | | ● | | | | | |
| | 石関 | | | | | | | | | | | | ● | | | | | |
| | 陰都 | | | | | | | | | | | | ● | | | | | |
| | 腹通谷 | | | | | | | | | | | | ● | | | | | |
| | 幽門 | | | | | | | | | | | | ● | | | | | |

## 表2 十二経脈（つづき）

| | | 手太陰 | 手陽明 | 足陽明 | 足太陰 | 手少陰 | 手太陽 | 足太陽 | 足少陰 | 手少陽 | 足少陽 | 足厥陰 | 衝脈 | 帯脈 | 陽蹻脈 | 陰蹻脈 | 陽維脈 | 陰維脈 |
|---|---|---|---|---|---|---|---|---|---|---|---|---|---|---|---|---|---|---|
| 手少陽三焦経 | 天髎 | | | | | | | | | | | | | | | | ● | |
| | 翳風 | | | | | | | | | ● | | | | | | | | |
| | 角孫 | | | | | | | | | ● | | | | | | | | |
| 足少陽胆経 | 瞳子髎 | | | | | | ● | | | ● | | | | | | | | |
| | 頷厭 | | | | | | | | | ● | | | | | | | | |
| | 懸釐 | | | | | | | | | ● | | | | | | | | |
| | 曲鬢 | | | | | | | ● | | | | | | | | | | |
| | 率谷 | | | | | | | ● | | | | | | | | | | |
| | 天衝 | | | | | | | ● | | | | | | | | | | |
| | 浮白 | | | | | | | ● | | | | | | | | | | |
| | 頭竅陰 | | | | | | | ● | | | | | | | | | | |
| | 完骨 | | | | | | ● | ● | | | | | | | | | | |
| | 本神 | | | | | | | | | | | | | | | | ● | |
| | 陽白 | | | | | | | | | | | | | | | | ● | |
| | 頭臨泣 | | | | | | | | | | | | | | | | ● | |
| | 目窓 | | | | | | | | | | | | | | | | ● | |
| | 正営 | | | | | | | | | | | | | | | | ● | |
| | 承霊 | | | | | | | | | | | | | | | | ● | |
| | 脳空 | | | | | | | | | | | | | | | | ● | |
| | 風池 | | | | | | | | | | | | | | | ● | ● | |
| | 肩井 | | | ● | | | | | | ● | | | | | | | | |
| | 日月 | | | | ● | | | | | | | ● | | | | | | |
| | 帯脈 | | | | | | | | | | | | | ● | | | | |
| | 五枢 | | | | | | | | | | | | | ● | | | | |
| | 維道 | | | | | | | | | | | | | ● | | | | |
| | 居髎 | | | | | | | | | | | | | | | ● | | |
| | 環跳 | | | | | | | ● | | | | | | | | | | |
| | 陽交 | | | | | | | | | | | | | | | | ● | |
| 足厥陰肝経 | 期門 | | | | ● | | | | | | | ● | | | | | | ● |

◎：承山は藤本蓮風の臨床において、陰維脈に大きく関連しているとされる。『鍼灸治療　上下左右前後の法則─空間的気の偏在理論　その基礎と臨床』（藤本蓮風、メディカルユーコン、2008年）参照。

## 付録3　肝の病理のベクトル図 （本文p.241参照）

　下図は初心者が理解しやすいように配慮して作成されたもので、方便的要素を大いに含んでいる。臨床に際しては二次元では説明しきれない面が多いため、より立体的かつ弁証法的ベクトル空間を理解しておく必要がある。

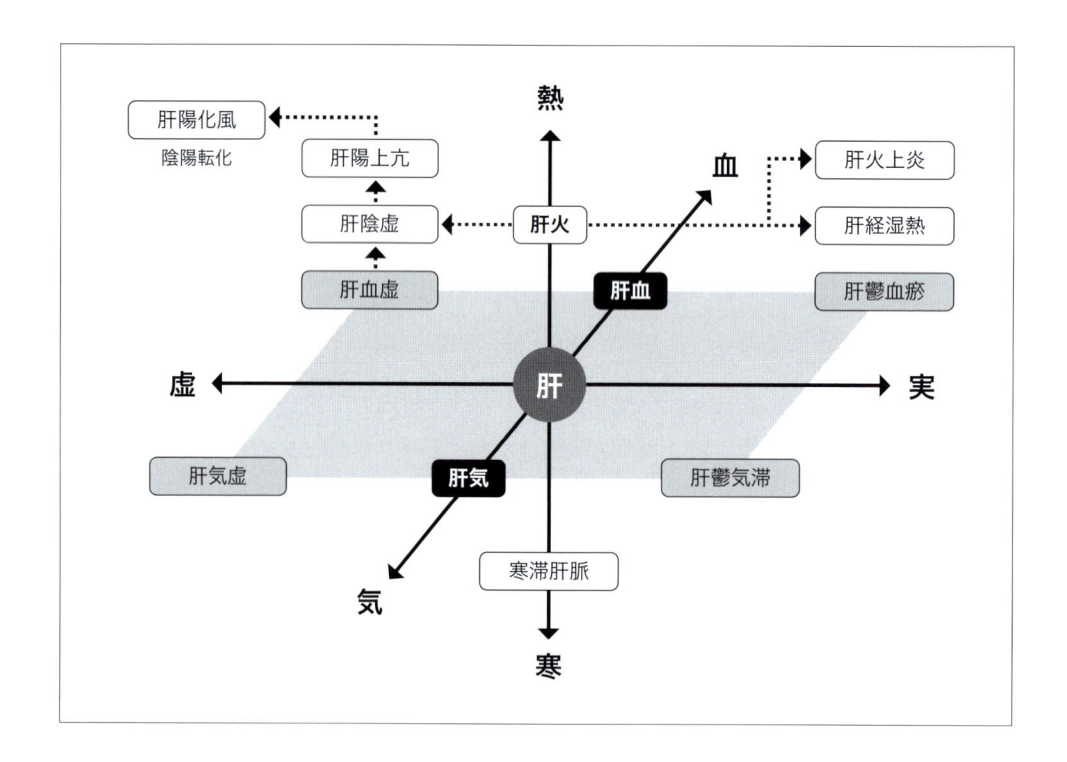

## 付録4　肝鬱のバリエーションとその選穴 (本文p.305参照)

　北辰会方式で、「肝鬱」にも様々なバリエーションがあることを臨床的に確かめ、緻密に選穴していく。以下に簡略にまとめた。

| | 主な病理 | 証 | 治則・治法 | 選穴候補 |
|---|---|---|---|---|
| 実型 | 気滞が主となるもの | 肝鬱気滞<br>肝気鬱結 | 疏肝理気<br>理気疏肝 | 合谷、太衝、後渓 |
| | 気滞＋邪熱(熱毒) | 肝鬱化火 | 清熱(解毒)<br>疏肝清熱 | 太衝、後渓、筋縮、神道、行間、内関 |
| | 気逆を起こしていて熱レベルは中程度 | 気逆 | 疏肝降気<br>理気降逆 | 後渓、太衝、百会、合谷 |
| | 気逆＋邪熱<br>熱レベルは高い | 肝火上炎 | 清熱解毒<br>清肝瀉火 | 肝兪、胆兪、神道、霊台、至陽、筋縮、中枢 |
| | 肝鬱＋邪熱＋心の熱＋上逆 | 心肝火旺 | 降逆瀉火<br>涼肝安神 | 内関、行間、百会、後渓、手十井穴刺絡、百会刺絡、大敦刺絡 |
| | 肝風内動 | 肝鬱化火内風 | 平肝熄風 | 百会(置鍼)、百会(鶏足刺)、手十井穴刺絡、百会刺絡、大敦刺絡 |
| | 肝鬱でありながらも心神が不安定なもの | 肝鬱<br>心神不寧 | 安神寧心 | 神道、心兪、神門、後渓、百会 |
| | 肝鬱から胆経の左右差を起こしたもの | 肝鬱<br>胆経の左右差 | ― | 百会右、百会左、百会(右)、百会(左)、天枢 |
| | 気鬱が強くて陽気が内で結してしまったもの | 陽気内鬱(内結) | 破気導滞<br>疏達通暢 | 合谷 |
| 虚型 | 肝腎陰虚から陰虚陽亢あるいは陰虚火旺 | 肝陽上亢 | 滋陰降火<br>清熱退蒸 | 照海、太衝、気海、関元。適宜に合谷、後渓、百会など |
| | 肝腎陰虚から肝風内動を起こしたもの | 肝陽化風 | 平肝熄風<br>清熱安神<br>補益肝腎 | 百会(置鍼)、百会(鶏足刺)、手十井穴刺絡、百会刺絡、大敦刺絡。適宜に照海、太衝、三陰交、公孫、気海、関元 |
| | 肝血不足を伴うもの | 肝血虚 | 養血柔肝 | 肝兪、胆兪、後渓、太衝、三陰交 |
| | 心の陰血不足を伴うもの | 心陰虚<br>心血虚 | 養血安神 | 心兪、神門、通里、霊道、後渓 |
| | 背後に正気の弱りを伴うもの(何らかの気虚を伴うもの) | ― | 疏肝理気・安神安寧＋正気を傷らないよう留意 | 天枢、滑肉門、胃兪 |
| | 腎虚を伴うもの | ― | 調理肝腎<br>補腎疏肝 | 照海、後渓、百会 |

## 付録5　北辰会専用カルテ

---

**北辰会専用初診カルテⒶ[予診]**　担当：　　　　　記録者：

| ふりがな | | 身長 | cm | 紹 介 者 名 |
| --- | --- | --- | --- | --- |
| 氏　名 | | 体重 | kg | |

| 生年月日 | 〒 | | | |
| --- | --- | --- | --- | --- |
| | | | | 電話（　　　）－ |
| 住　所 | 明・大・昭・平　　年　　月　　日生（満　　歳）未婚・既婚・離婚・死別・再婚 | | | |
| 緊　急 連絡先 | 【氏名・名称】 | | | |
| | | | | 電話（　　　）－ |
| 職　業 | 形態 | ●自営　●勤務　●主婦（専業・兼業）　事業所名（　　　　　　　　　　） | | |
| | 業種 | ●飲食　●製造　●建設　●不動産　●販売　●サービス　●官庁　●医療　●その他（　　） | | |
| | 職種 | ●管理職　●営業職　●技術職　●製造職　●販売職　●一般事務　●経理事務　●その他（　　）<br>●コンピューター操作（あり・なし）<br>●（立ち・座り・歩く・考える・目を使う・手を使う・気を使う・その他の）仕事 | | |

①過去に経験した病気・ケガを教えて下さい（今回の病状は除く）。

　　　　[時期]　　　　　　　　[内容]
例：3年3カ月前　　　　　　胃潰瘍

- 
- 
- 
- 
- 

②身内の方の病気について教えて下さい。

- 身内の方（血縁関係のある方）で病気を患っている方はいますか？（はい・いいえ）

[はいと答えた場合]

- その方とはどのような関係ですか？（　　　　　　　　　　　　　）
- 病名を教えて下さい。
    - ・脳卒中　・高血圧　・心臓疾患　・糖尿病　・胃腸疾患　・アレルギー疾患
    - ・リウマチ　・婦人科疾患　・神経痛　・腰痛　・喘息　・精神病
    - ・癌（部位　　　　　　　　　　　　　　　　　　　）
    - ・その他（　　　　　　　　　　　　　　　　　　　）

初診日：　　年　　月　　日　　二十四節：　　　　風向：　　　　天気：　　　　月齢：

③現在の症状やしばしば起こる症状に○、ときどき起こる症状には△を各番号に付けて下さい。
　また（　）内の該当するものを○で囲んで下さい。

1. 最近、髪の毛が（細くなった・抜ける・ぱさつく）
2. 白髪が増えた
3. 頭が痛い
4. 寝違いを起こしやすい
5. 首・肩・背中が（こる・痛い）
6. 関節が痛い
7. 手・足が（痛い・だるい・ほてる・痺れる・震える・ひきつる）
8. 朝、手がこわばる
9. 腰が痛い
10. ぎっくり腰を起こしやすい
11. 現在、風邪をひいている
12. よく風邪をひく
13. 背中がぞくぞくする（寒気がする）
14. 熱がある
15. 鼻がつまる
16. （くしゃみ・鼻水）が出る
17. 咳が出る
18. しゃっくりが出る
19. ゲップが出る
20. あくびが出る
21. ため息がよく出る
22. 痰が出る
23. 胸が苦しい
24. 動悸がする
25. 息が切れる
26. 眩暈がする
27. 目が（疲れる・かすむ・乾燥する・痒い）
28. 光をまぶしく感じる
29. 涙が出る
30. 目の病気がある
31. 視力に異常がある
32. （悩み・心配事・不安）がある
33. 眠れない
34. 雨の日に身体が重くなる
35. 食欲がない
36. 食後、眠くなる
37. よく（便秘・下痢）になる
38. 吐き気がする
39. 乗り物酔いをする
40. 胃が（痛い・もたれる）
41. 胸やけする
42. 腹が（脹る・痛い）
43. 身体が痒い
44. アレルギーがある
45. 湿疹ができやすい
46. むくみがある（部位：　　　　　　　　）
47. 小便の出が悪い
48. 小便の後、不快感がある
49. 耳鳴りがある
50. 聴力に異常がある
51. 扁桃腺が腫れたことがある
52. のどが（つまる・痛い）
53. のぼせる
54. 痙攣する
55. 冷え症である（部位：手・足・腹・腰）
56. 痔である
57. 疲れやすい（朝・夕方・一日中）
58. 先天性の異常がある
59. 精力が減退した
60. 体重の（減少・増加）がある（　　kg →　　kg）
61. その他（　　　　　　　　　　　　　　）

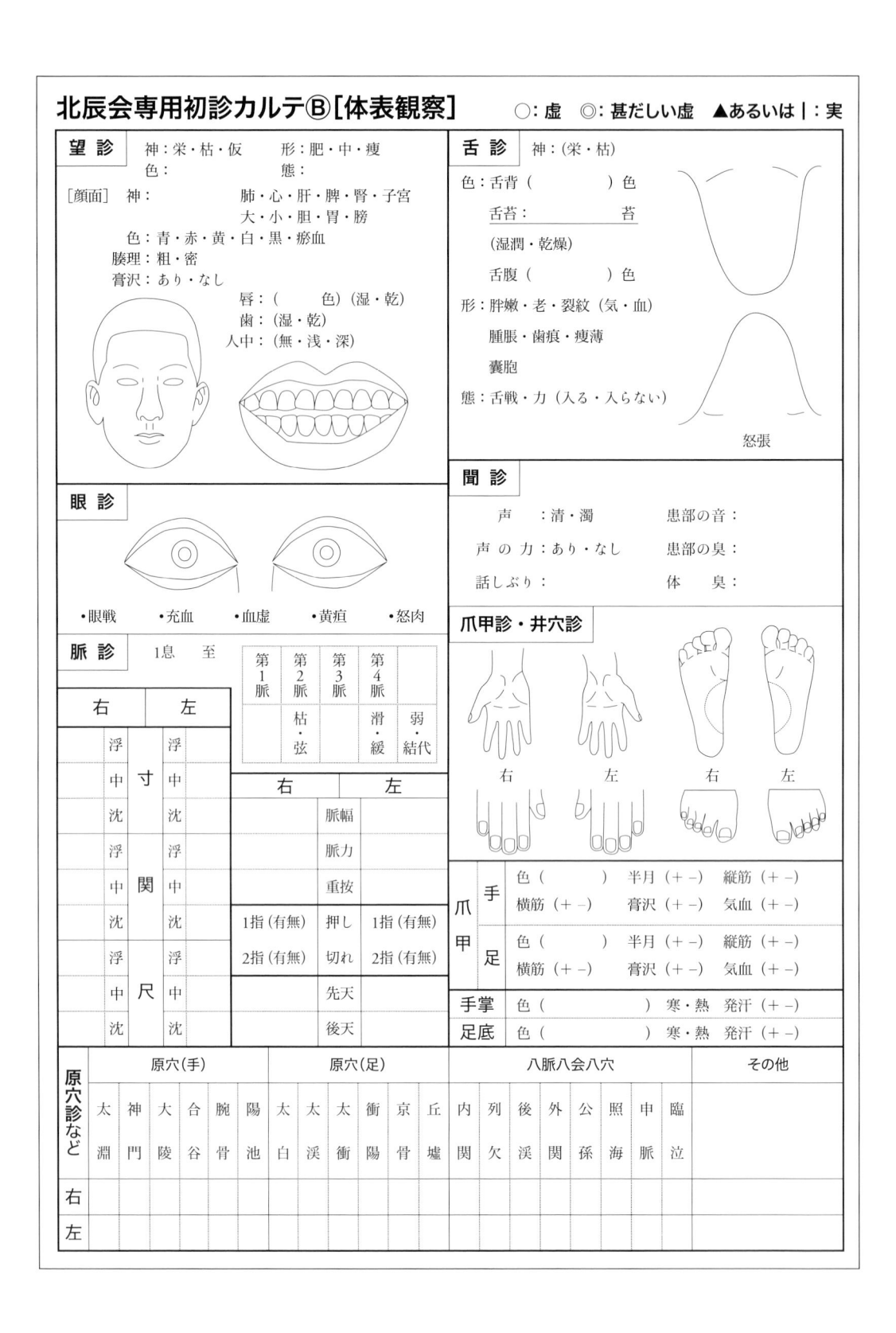

# 北辰会専用初診カルテⒷ[体表観察]

○：虚　◎：甚だしい虚　▲あるいは｜：実

## 望診

神：栄・枯・仮　　形：肥・中・痩
色：　　　　　　　態：

[顔面]　神：
　　　　　　　　肺・心・肝・脾・腎・子宮
　　　　　　　　大・小・胆・胃・膀
　　　色：青・赤・黄・白・黒・瘀血
　　　膝理：粗・密
　　　膏沢：あり・なし

唇：（　　色）（湿・乾）
歯：（湿・乾）
人中：（無・浅・深）

## 舌診　神：(栄・枯)

色：舌背（　　）色
　　舌苔：_____苔
　　（湿潤・乾燥）
　　舌腹（　　）色

形：胖嫩・老・裂紋（気・血）
　　腫脹・歯痕・痩薄
　　囊胞

態：舌戦・力（入る・入らない）

怒張

## 眼診

・眼戦　・充血　・血虚　・黄疸　・怒肉

## 聞診

声　　：清・濁　　　患部の音：
声の力：あり・なし　患部の臭：
話しぶり：　　　　　体　臭：

## 脈診　1息　至

| 第1脈 | 第2脈 | 第3脈 | 第4脈 |
|---|---|---|---|
| | | 枯・弦 | 滑・緩 | 弱・結代 |

|  | 右 |  | 左 |
|---|---|---|---|
| | 浮 | | 浮 |
| 寸 | 中 | 寸 | 中 |
| | 沈 | | 沈 |
| | 浮 | | 浮 |
| 関 | 中 | 関 | 中 |
| | 沈 | | 沈 |
| | 浮 | | 浮 |
| 尺 | 中 | 尺 | 中 |
| | 沈 | | 沈 |

|  | 右 | 左 |
|---|---|---|
| | 脈幅 | |
| | 脈力 | |
| | 重按 | |
| 1指(有無) | 押し切れ | 1指(有無) |
| 2指(有無) | | 2指(有無) |
| | 先天 | |
| | 後天 | |

## 爪甲診・井穴診

右　　左　　　　右　　左

| 爪甲 | 手 | 色（　）半月（+ -）縦筋（+ -）<br>横筋（+ -）膏沢（+ -）気血（+ -） |
|---|---|---|
| | 足 | 色（　）半月（+ -）縦筋（+ -）<br>横筋（+ -）膏沢（+ -）気血（+ -） |

| 手掌 | 色（　　）寒・熱　発汗（+ -） |
|---|---|
| 足底 | 色（　　）寒・熱　発汗（+ -） |

## 原穴診など

| | 原穴(手) | 原穴(足) | 八脈八会八穴 | その他 |
|---|---|---|---|---|
| | 太淵 神門 大陵 合谷 腕骨 陽池 | 太白 太渓 太衝 衝陽 京骨 丘墟 | 内関 列欠 後渓 外関 公孫 照海 申脈 臨泣 | |
| 右 | | | | |
| 左 | | | | |

付録5 ● 北辰会専用カルテ

▰:索状の実　★:甚だしい実　▲:虚中の実　↓:沈んでいる　✓:圧痛　♨:熱感　❄:冷感　♡:喜按

### 空間診

右(右)　(左)左

百会　　臍　　懸枢
　　　（形も記載）

### 腹診

表在　　深在　　その他

### 尺膚診・その他体表所見

### 背候診

　　　　　　　　大椎
　　　　大杼・陶道・大杼
附分・風門・　　・風門・附分
魄戸・肺兪・身柱・肺兪・魄戸
膏肓・厥陰兪・巨闕兪・厥陰兪・膏肓
神堂・心兪・神道・心兪・神堂
譩譆・督兪・霊台・督兪・譩譆
膈関・膈兪・至陽・膈兪・膈関
　・膈肝・八椎下・膈肝・
魂門・肝兪・筋縮・肝兪・魂門
陽綱・胆兪・中枢・胆兪・陽綱
意舎・脾兪・脊中・脾兪・意舎
胃倉・胃兪・接脊・胃兪・胃倉
肓門・三焦兪・懸枢・三焦兪・肓門
志室・腎兪・命門・腎兪・志室
　　気海兪・下極兪・気海兪
　　大腸兪・陽関・大腸兪
　　関元兪・十七椎下・関元兪
　　小腸兪・鳩杞・上・小腸兪
胞肓・膀胱兪・腰奇・次・膀胱兪・胞肓
　中膂内兪・下椎・中・中膂内兪
　白環兪・玉田・下・白環兪

### 五臓の色体表

| 五気 | 五労 | 五果 | 五菜 | 五畜 | 五穀 | 成数 | 生数 | 五位 | 五調子 | 五音 | 五声 | 五役 | 五変 | 五液 | 五精 | 五志 | 五悪 | 五味 | 五香 | 五色 | 五兄弟 | 五方 | 五季 | 五支 | 五主 | 五根 | 五親 | 五行 | 五腑 | 五臓 |
|---|---|---|---|---|---|---|---|---|---|---|---|---|---|---|---|---|---|---|---|---|---|---|---|---|---|---|---|---|---|---|
| 上 | 歩 | 李 | 韮 | 雞 | 麦 | 八 | 三 | 震 | 雙調 | 角 | 呼 | 色 | 握 | 泣 | 魂 | 怒 | 風 | 酸 | 臊 | 青 | 甲乙 | 東 | 春 | 爪 | 筋 | 目 | 水子 | 木性 | 胆 | 肝 |
| 緩 | 見 | 杏 | 薤 | 羊 | 黍 | 七 | 二 | 離 | 黄鐘 | 徴 | 言 | 臭 | 憂 | 汗 | 神 | 笑 | 熱 | 苦 | 焦 | 赤 | 丙丁 | 南 | 夏 | 毛(顔色) | 血脈 | 舌 | 木子 | 火性 | 小腸 | 心 |
| 結 | 坐 | 棗 | 葵 | 牛 | 稷(粟) | 十 | 五 | 坤 | 一越 | 宮 | 歌 | 味 | 噦 | 涎 | 意智 | 思 | 湿 | 甘 | 香 | 黄 | 戊己 | 中央 | 土用 | 乳(口) | 肌肉 | 唇(口) | 火子 | 土性 | 胃 | 脾 |
| 消 | 臥 | 桃 | 葱 | 馬 | 稲 | 九 | 四 | 兌 | 平調 | 商 | 哭 | 声 | 欬 | 涕 | 魄 | 憂慮 | 燥 | 辛 | 腥 | 白 | 庚申 | 西 | 秋 | 息 | 皮 | 鼻 | 土子 | 金性 | 大腸 | 肺 |
| 下(乱) | 立 | 栗 | 藿 | 豕 | 豆 | 六 | 一 | 坎 | 盤渉 | 羽 | 呻 | 液 | 慄 | 唾 | 精志 | 恐 | 寒 | 鹹 | 腐 | 黒 | 壬癸 | 北 | 冬 | 髪 | 骨 | 耳(二陰) | 金子 | 水性 | 膀胱 | 腎 |

371

# 北辰会専用初診カルテⒸ［問診事項］

## 【飲食】
[食事]
- 食　欲：あり・なし
- 　量　：大食・普通・少食
- 内　容　朝：

　　　　　昼：

　　　　　夜：


- 時　間：規則的・不規則

　　　　　朝：

　　　　　昼：

　　　　　夜：


- 夜間の食事：なし・あり（時刻：　　量：　　質：　　）
- 五　味：酸・苦・甘・辛・鹹
- 味つけ：濃い・普通・薄い
- 好　物

- 嫌　物

- 間　食

[飲み物]
- (口の乾き・咽喉の渇き・口粘・口苦) が（ある・ない）
- (氷入りの・冷たい・温かい) 飲み物を好む
- (潤す程度に・少しずつチビチビと・一気にゴクゴクと) 飲む
- 水分摂取量（1日に　　　　　　　　　　　）
- 摂取した水と尿との量の比較
- 飲み物の種類

[嗜好品]
- カフェイン類：　　　　ml／日
　種類：
- 飲　酒：なし、週・月に　　回、毎日、朝・昼・夜
　種類：ビール・焼酎・日本酒・ワイン・
　　　　ウイスキー・その他（　　　　　）
　飲酒後の体調変化：
- 喫　煙：タバコ　　　　本／日
- その他

## 【排泄物】
[大便]
- 回　数：　　　日に　　　回
- 一回量：
- 色　：
- 臭　：
- 残便感：なし・あり
- 状　態：兎糞状・硬・普通・軟・下痢気味・先硬後軟・
　　　　　血が混ざる・下痢と便秘を繰り返す・その他
- 排便後：疲れる（自汗・気短・少気・悪寒・腹痛・
　　　　　その他：　　　　　　　　　）・すっきりする
- 便器に（つきやすい・つかない）
- 排便時の肛門の違和感：痛い・熱い・脱肛がある・
　　　　　　　　　　　　切れる・その他（　　　　　）
- 旅行などの環境変化や精神的緊張により：
　（下痢・便秘・変化なし）

[小便]
- 回　数：1日に　　　～　　　回
- 一回量：
- 色　：透明・淡黄・濃黄・黄濁・血が混ざる・その他
- 臭　い：なし・あり（どのような臭い：　　　　　　）
- 残尿感：なし・あり
- 尿　勢：なし・ややなし・あり
- 尿　切：悪い・やや悪い・よい
- 尿もれ：なし・あり（どのようなとき：　　　　　　）
- 泡立ち：なし・あり
- 排尿時：熱い・痛い・冷える・不快感がある
- 夜間尿：なし・あり（　　回・時刻　　～　　時）
- 排尿後の疲労感：あり・なし

[発汗]
- 量　：多い・少ない・なし
- 上半身：顔・頭・額・鼻・首・胸・腋下・背・
　　　　　上肢・手背・手掌
　下半身：腹・腰・陰部・臀部・下肢・足背・足底
　その他：
- 左右差：なし・あり
- 盗汗(寝汗)：あり・なし
- (発汗・盗汗) 後、(疲れる・疲れない)
- 性　状：冷たい・熱い・しょっぱい・無味・不明

患者氏名（　　　　　　　　　　）

［痰］
- あり・なし
- 切れやすい・切れにくい
- 興奮や緊張で痰が（からむ・からまない）
- 色　：透明・白濁・黄・黄緑・血痰・その他
- 性　状：水状・やや粘・粘

［その他］
- 目やに：なし・あり（左・右）
- 耳　垢：乾・湿・臭：
- 鼻　水：なし・あり（水状・粘、　　色：　　　）
- 傷　：治りやすい・治りにくい
- 涙　：出やすい・普通・出ない
（どのようなとき：　　　　　　　　　　　　　）
- ケ　ガ：膿みやすい・膿みにくい
- 虫　：刺されやすい・刺されにくい

【目】
- 目が（疲れる・かすむ・乾燥する・痒い・ゴロゴロする・充血する・まぶしい・その他：　　　　　　　　）
（どのようなとき：　　　　　　　　　　　　　）

【歯】
- 齲歯（虫歯）：なし・あり（治療済み含む：　　本）
- 義　歯：なし・あり（全部・部分的、　年前から）
- 歯肉の出血：なし・あり
- 歯肉の腫れ：なし・あり
- 歯肉の痩せ：なし・あり
- 口内炎：できない・できやすい
（部位：　　　　　　　　　　　　　　　　　　）
- 歯　痛：なし・あり（部位：上歯・下歯、左・右）

【耳】
- 耳鳴り：なし・あり
（どのような音：　　　　　　　　　　　　　　）
- 耳　聾：なし・あり（左・右、　　　年前から）
- 既往歴：なし・あり

【手足などの寒暖】
- （手・足・その他）が（冷える・温かい）
- （暑がり・寒がり）で（ある・ない）
- （朝・昼・夜）の手足のほてりが（ある・ない）

【爪・毛髪】
- 爪　：割れやすい・異常なし・その他（　　　　）
- 毛　髪：（抜け毛・切れ毛・白髪）が（ない・多い）
　　　　パサつく・つやがない・フケが出る
　　　　（いつから：　　　　　　　　　　　　　）

【睡眠】
- 時　間：　　　～　　　時間
- 時　刻：就寝　～　　時、起床　～　　時
- 熟睡感：あり・なし
- 寝つき：寝床について（すぐ・約　　分後）に寝ることができる
- 寝起き：目が覚めて（すぐ・約　　分後に）行動することができる
- （いびき・歯ぎしり・寝言・夢遊癖・無呼吸状態）がある
- 食後に（眠くなる・眠くならない）
- 昼　寝：する・しない・ときどき・休日のみ（　　時間）
- 小さな物音で目が（覚める・覚めない）
- 一度目が覚めると眠れない・一度眠ると朝まで起きない
- 夢　：よくみる・時々みる・みない
　　　内容：追いかけられる・恐い・楽しい・過去・
　　　　　　日常生活・訳がわからない・非現実的・
　　　　　　色つき
　　　［具体的に］

## 北辰会専用初診カルテⓓ[既往歴〜現病歴]

| 年代(年齢) | 病状・環境・七情などの変化・職歴 |
|---|---|
|  |  |

| 年代(年齢) | 患者氏名(　　　　　　　　　) |
|---|---|
|  | 病状・環境・七情などの変化・職歴 |

# 北辰会専用初診カルテⒺ[主訴・環境]

【主　訴】　※現在の状況

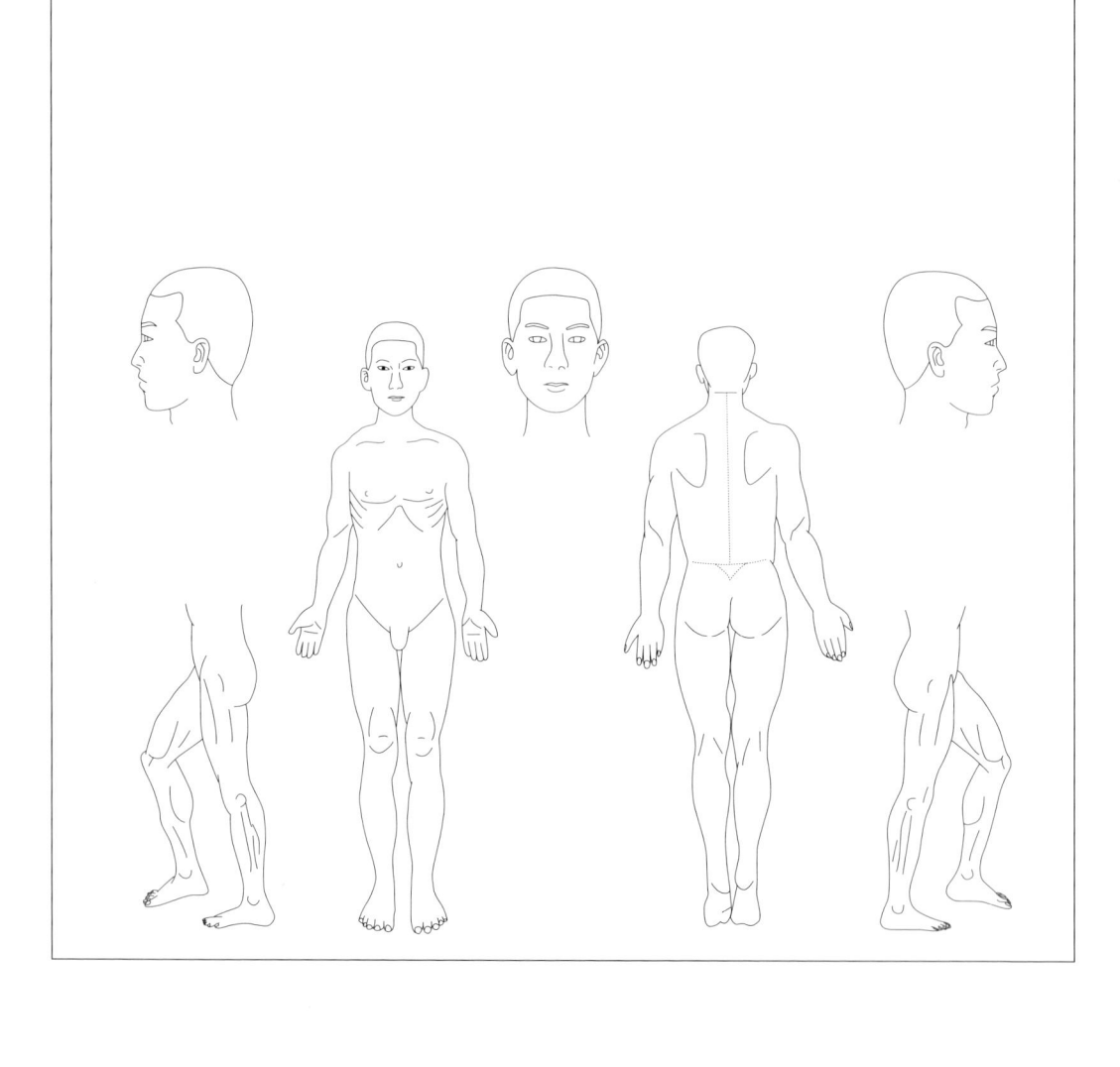

患者氏名(　　　　　　　　　　　)

| 主訴の増悪因子 | 主訴の緩解因子 |
| --- | --- |
|  |  |

## 負　荷　試　験

【入　浴】
- 全入浴時間：　　　分
- 温　度：(熱め・適温・ぬるめ)を好む、　　　℃
- 湯に浸かる時間：　　　分×　　　回
- 入浴後：すっきりして疲労感がとれる・
　　　　　疲労感があり(自汗がある・息切れする)・
　　　　　主訴は(緩解する・増悪する・不変)・
　　　　　のぼせ(る・ない)
- 主訴発症前後の変化：なし・あり
　　　　　　　　　　　[具体的に]

【運　動】
- 内　容：
- 時　間：
- 運動後の主訴・各症状の変化：
- 運動後：すっきりする・疲れる
　　　　　[具体的に]

- 主訴発症前後の変化：なし・あり
　　　　　　　　　　　[具体的に]

【季節・天候】
- 季節における主訴の変化

- 天候における主訴の変化

- 朝昼夜における主訴の変化

【排泄後】
- 大便後：主訴は(緩解・変わらない・増悪)
　　　　　身体は(すっきりする・変わらない・疲れる)

- 小便後：主訴は(緩解・変わらない・増悪)
　　　　　身体は(すっきりする・変わらない・疲れる)

- 発汗後：主訴は(緩解・変わらない・増悪)
　　　　　身体は(すっきりする・変わらない・疲れる)

## 環境・職歴・生活環境・家族構成・七情の乱れ

♀─┬─♂
　　◎

# 北辰会専用初診カルテⒻ[病因病理〜弁証]

【病因病理・チャート図】

| 弁病 | | 所在 | |
|---|---|---|---|
| 八綱（陰陽）弁証 || 臓脈経絡弁証 ||
| | | | |
| 六経・気血津液・衛気営血・三焦・病邪・正邪・空間弁証 ||||

| 証（順・逆） | 治則・治法 | 治療処置 | 効果判定 | 養生指導 |
|---|---|---|---|---|
| | | | | |

患者氏名（　　　　　　）

# 北辰会専用男性カルテ

このカルテは、女性の月経前後や妊娠前後の情報と同様に、男性の体質（寒熱虚実）および病理を把握するうえで非常に重要な情報です。決して恥ずかしいことではありませんので、正直に正確にお答えくださいますよう、ご協力をよろしくお願いいたします。

【初射精】　　　　　歳　　　　　　【射精不能】　　　　　歳

【性欲】

- 下記のうち、あてはまるものを○で囲んでください。
  頻繁に性的願望が起こる・毎日1回は性的願望が起こる・仕事中に性的願望が起こる・
  自宅で性的願望が起こる・減退ぎみ・日によってむらがある・ない日が多い・全くない

【射精頻度】

- 現在、性的行為（性交または自慰行為）をする場合、一度に何回射精しますか？
  射精しない・1回・2回・3回・4回・5回以上

- ［記入例］を参考に、射精頻度をグラフに正確に記入してください。

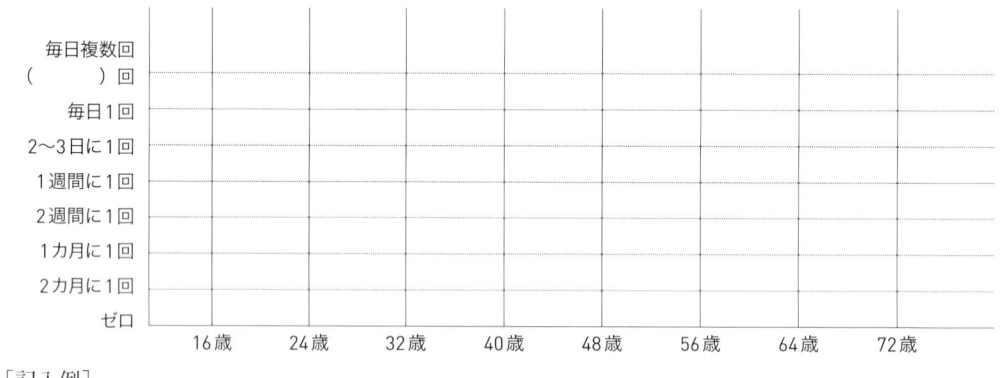

|縦軸：毎日複数回（　）回／毎日1回／2～3日に1回／1週間に1回／2週間に1回／1カ月に1回／2カ月に1回／ゼロ　横軸：16歳・24歳・32歳・40歳・48歳・56歳・64歳・72歳|

［記入例］

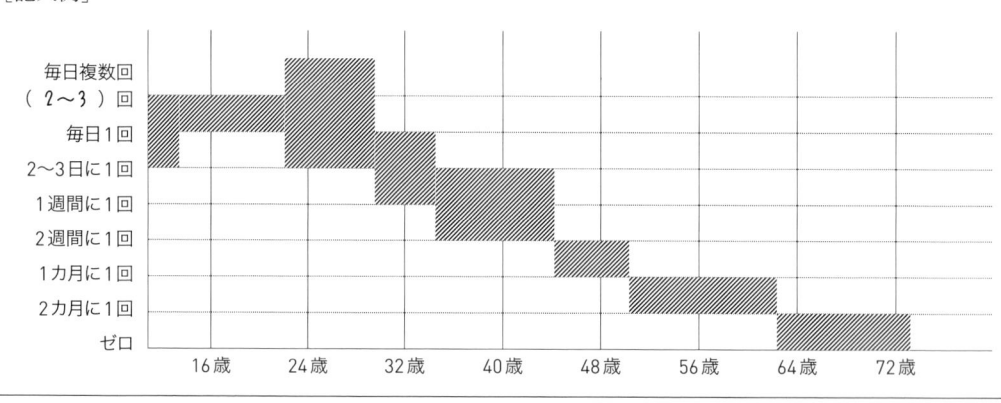

|縦軸：毎日複数回（2～3）回／毎日1回／2～3日に1回／1週間に1回／2週間に1回／1カ月に1回／2カ月に1回／ゼロ　横軸：16歳・24歳・32歳・40歳・48歳・56歳・64歳・72歳|

患者氏名（　　　　　　　　　　　　　）

【精液】
- 色　：（無色透明・淡白〜白濁・淡黄・黄・赤）
- 量　：（多い・並・少ない・出ない）
- 性　状：（水のようにサラサラ・少し粘り気あり・ゼリー状に近い）
- 臭　い：（全くなし・なまぐさい・きつい）

【勃起状況】
- 起床時に勃起　　　　　（する・しないときがある・しない）
- 性的行為時に勃起　　　（する・しないときがある・しない）
- 性的行為時は　　　　　（常に勃起している・途中で萎えることがある）
- 勃起時の陰茎の硬さ　　（十分硬い・少し柔らかい・中途半端）

【射精状況】
- 物理的刺激がないのに射精することがありますか？　はい・いいえ
- 性交前、または性交開始後2分以内に射精してしまうことがありますか？　毎回・たまに・いいえ
- 陰部に冷えを感じますか？　はい・いいえ
- 射精後に主訴が（緩解する・増悪する・変わらない）
- 射精後に起こる症状すべてを○で囲んでください。

| | | | |
|---|---|---|---|
|・しんどくなる|・腰がだるく痛くなる|・眩暈がする|・頭痛がする|
|・目がかすむ|・発汗過多|・動悸がひどい|・眠くなる|
|・眠れなくなる|・腹痛が起こる|・下痢する|・寒気がする|
|・手足が冷える|・手足がほてる|・すっきりして身体が軽くなる| |

・その他：

【特記事項】

# 北辰会専用女性カルテ

【初潮】　　　　　　　才
【閉経】　　　　　　　才　　　　子宮摘出（している・していない）
【月経】
　周期　　　定期的（　　　日型）・不定期（早・遅）
　期間　　　　　　　日間続く
　量の変化　増えた・減った・変わらない、いつから：
　色　　　　　・　・　　［色見本から該当する番号を記入。複数回答可］
　状態　　　さらさら、粘る、おりものが混ざる、熱感がある、その他：
　量　　　　多い日は昼用ナプキンを　　回、変える必要がある
　　　　　　　　　　　　夜用ナプキンを　　回、変える必要がある
　塊　　　　あり・なし［頻度・量の変化など］
　　　　　　色　［色見本から該当する番号を記入］
　　　　　　大きさ：(微・小豆大・10円玉大・500円玉大・細長い　　　cm)×　　個
　　　　　　状態　：どろどろ・ゼリー状・レバー状
【痛経】　　あり・なし
　時期
　頻度　　　毎月・時々［頻度］
　程度　　　気になる・服薬なしで我慢ができる・服薬で治まる・寝込む
　服薬　　　薬の名前：　　　　　　　　、量：
　状態　　　遊走性・固定性・間欠性・持続性、激痛・鈍痛・冷える・その他：
　部位　　　上腹部・小腹部・少腹部・腰臀部・仙骨部・尾骨部・その他：
　増減　　　緩解：温める・冷やす・さする・運動・入浴・排便・気分転換・天候・服薬
　　　　　　増悪：温める・冷やす・さする・運動・入浴・排便・肉体疲労・天候

【症状】
　主訴　　　月経（前・中・後）に（増加・変わらない・減少）
　体調　　　月経後に身体全体が（すっきりする・軽くなる・不変・だるい・疲れる）
　睡眠　　　月経（前・中・後）に（眠い・変わらない・眠れない）
　排便　　　月経（前・中・後）に（下痢・変わらない・便秘）
　食欲　　　月経（前・中・後）に（増加・変わらない・減少）
　気分　　　月経（前・中・後）に（大きく変わる・あまり変らない）
　その他　　頭痛・眩暈・肩こり・吐き気・鼻血・乳脹・乳頭（左・右・乳頭・　　側)、発熱、易感冒、易疲、身体がだるい、
　　　　　　発汗、冷感、肌荒れ、陰部掻痒感、味覚の変化、その他：

【おりもの】
　色　　　　　・　・　　［色見本から該当する番号を記入。複数回答可］
　状態　　　水っぽい・粘る・おから状・その他：
　量　　　　多い・少ない、おりものシートの使用：あり・なし
　臭い　　　あり・なし
　痒み　　　あり・なし
　変化　　　質や量の大きな変化：あり・なし
【性交】　　性交時痛：あり・なし

患者氏名（　　　　　　　　　　　　　）

【月経・症状の相関図】
（量）

　　　　　　　　　　　　　　　　　　　　　　　　　　　　　　　　　　　　　　　（日数）

| 【妊娠】 | 　　　回、自然・人工 |
| --- | --- |
| | 不妊治療をしたことが（ある・ない） |
| 【妊娠中】 | |
| つわり | なし・軽い・重い［時期、季節］ |
| 異常 | 妊娠中毒症・切迫流産・切迫早産・死産・その他： |
| 【出産】 | |
| 分娩 | 　　　回（自然分娩・鉗子分娩・吸引分娩・微弱陣痛・陣痛促進剤<br>　　　　　・逆子・帝王切開・早産・過期産・その他：　　　　　　　　　　　） |
| 流産 | 　　　回（自然　　　回・人工　　　回） |
| 【ミルク】 | 母乳・人工乳・混合乳 |
| 母乳 | 出た・出なかった、乳腺：あり・なし |
| 授乳期間 | 授乳期間　　　カ月間 |
| 【産後】 | |
| 肥立ち | 不調・普通・良好 |
| 悪露 | 状態は（正常だった・正常でなかった） |
| 子宮 | 子宮が戻るのは（正常だった・正常でなかった） |
| | 子宮脱：あり・なし |
| 痔 | 痔に（なった・ならなかった） |
| 体質 | 体質や体重の変化：あり・なし |
| その他 | （髪・爪・歯・視力）が（弱くなった・変わらない） |
| 月経 | 　　　カ月後に開始 |
| 月経変化 | あり・なし［具体的に］ |
| 【気持ち】 | 妊娠や出産、育児時に精神的にかなり不安定に（なった・ならなかった） |

# 文　献

**本文記載の文献**

『胃の気の脈診―図解鍼灸脈診法』藤本蓮風、森ノ宮医療学園出版部、2002 年　▶第 4 章 p.83

『鍼灸医学における実践から理論へ　パート 1 ―「北辰会」は何をアピールするのか』藤本蓮風、たにぐち書店、1990 年
　▶第 2 章 p.52、第 7 章 p.276

『鍼灸医学における実践から理論へ　パート 3 ―いかに弁証論治するのか　その 2』藤本蓮風、たにぐち書店、2004 年
　▶第 6 章 p.257

『鍼灸治療　上下左右前後の法則―空間的気の偏在理論　その基礎と臨床』藤本蓮風、メディカルユーコン、2008 年
　▶第 1 章 p.17、第 6 章 p.271、第 7 章 p.295、第 8 章 p.331

『臓腑経絡学』藤本蓮風監修、森ノ宮医療学園出版部、2003 年　▶第 1 章 p.17、第 4 章 p.95・111

『体表観察学―日本鍼灸の叡智』藤本蓮風、緑書房、2012 年　▶第 1 章 p.17、第 5 章 p.140、第 6 章 p.240

『東洋医学の宇宙―太極陰陽論で知る人体と世界』藤本蓮風、緑書房、2010 年
　▶第 1 章 p.17、第 2 章 p.56、第 5 章 p.139、第 9 章 p.350

『藤本蓮風　経穴解説（増補改訂新装版）』藤本蓮風、メディカルユーコン、2013 年　▶第 1 章 p.17、第 7 章 p.295

『弁釈鍼道秘訣集―打鍼術の基礎と臨床』藤本蓮風、緑書房、1978 年　▶第 2 章 p.56

『医学生のための漢方医学』安井廣迪、東洋学術出版社、2008 年　▶第 4 章 p.90

『漢方医学（新装版）』大塚敬節、創元社、2001 年　▶第 4 章 p.90

『漢方医学大系』（第 16 巻）龍野一雄、雄渾社、1978 年　▶第 4 章 p.90

『漢方診療の実際』大塚敬節・矢数道明・清水藤太郎、南山堂、1954 年　▶第 5 章 p.183

『基礎中医学』神戸中医学研究会編著、燎原書店、1995 年　▶第 6 章 p.252 〜 254・256・257・260、第 7 章 p.276

『気の思想―中国における自然観と人間観の展開』小野沢精一・福永光司・山井湧編、東京大学出版会、1978 年　▶第 3 章 p.62

『周易と中医学』楊力、伊藤美重子訳、医道の日本社、1992 年　▶第 2 章 p.35

『症状による中医診断と治療』（上・下巻）趙金鐸主編、神戸中医学研究会編訳、燎原書店、2001 年　▶第 5 章 p.141

『鍼灸治療　内経気象学入門―現代に甦る黄帝内経による気象医学』橋本浩一、緑書房、2009 年
　▶第 1 章 p.17、第 2 章 p.54、第 9 章 p.358

『新明解国語辞典（第 5 版）』金田一京助・山田忠雄・柴田武ほか、三省堂、1997 年　▶第 1 章 p.12

『中医症状鑑別診断学（第 2 版）』中国中医研究院、姚乃礼主編、人民衛生出版社、2013 年　▶第 5 章 p.141

『中医免疫学入門』劉正才・尤煥文、山内浩監訳、東洋学術出版社、1993 年　▶第 8 章 p.335

『中国医学思想史―もう一つの医学』石田秀実、東京大学出版会、1992 年　▶第 3 章 p.62、第 4 章 p.108

『中国医学の歴史』傅維康主編、川合正久編訳、東洋学術出版社、1997 年　▶第 3 章 p.62

『中国漢方医語辞典』中医研究院・広東中医学院・成都中医学院編著、中国漢方、1980 年　▶第 5 章 p.177・178・180

『東医寿世保元―韓国四象体質医学の原典』李濟馬、三冬社、1998 年　▶第 5 章 p.183

『東西の古医書に見られる病と治療―附属図書館の貴重書コレクションより』九州大学附属図書館、2007 年　▶第 8 章 p.320

『東洋医学概論』教科書執筆小委員会、東洋療法学校協会編、医道の日本社、1993 年　▶第 1 章 p.14

「鍼治療の基礎教育と安全性に関するガイドライン（翻訳改訂版 2000.4.7）」川喜田健治・中村行雄・石崎直人ほか訳
　『全日本鍼灸学会雑誌』50 巻 3 号、2000 年　▶第 1 章 p.18

『弁証論治のための論理学入門―会話形式で学ぶ東洋医学の実践思考法』堀内齊毉龍、緑書房、2011 年
　▶第 1 章 p.17、第 5 章 p.142、第 9 章 p.350

『WHO 西太平洋地域伝統医学国際標準用語集』（『WHO International Standard Terminologies on Traditional Medicine in the Western Pacific Region』）World Health Organization Western Pacific Region, WHO, 2007
　▶第 1 章 p.12・14・16、第 2 章 p.43、第 5 章 p.137、第 6 章 p.186、第 7 章 p.296

**書籍**

『鍼灸医学における実践から理論へ　パート 2 ―いかに弁証論治するのか　その 1』藤本蓮風、たにぐち書店、1993 年

『鍼灸医学における実践から理論へ　パート 4 ―いかに弁証論治するのか　その 3』藤本蓮風、たにぐち書店、2007 年

『針灸舌診アトラス─診断基礎と臨床の実際』藤本蓮風・平田耕一・山本哲齊、緑書房、1983年
『鍼灸治療　上下左右前後の法則─空間的気の偏在理論　その基礎と臨床』藤本蓮風、メディカルユーコン、2008年
『鍼灸臨床能力　北辰会方式　実践篇』藤本蓮風監修、北辰会、2011年
『伝統医学の諸問題─鍼灸医学からのアプローチ』藤本蓮風・藤原知、伝統医学新人の会、1973年
『臨床と古典Ⅰ─臨床実践から読み解く古典』藤本蓮風、北辰会事務局、2010年
『医学の歴史』小川鼎三、中央公論社、1964年
『医経六書』王暁萍・梁東主編、天津古籍出版社、1995年
『意釈黄帝内経素問』小曽戸丈夫・浜田善利、築地書館、1971年
『意釈黄帝内経霊枢』小曽戸丈夫・浜田善利、築地書館、1972年
『医療概論』東洋療法学校協会編、医歯薬出版、1991年
『宇宙全息自律』王大有、中国時代経済出版社、2006年
『易』本田済、朝日新聞社、1997年
『淮南子』楠山春樹、明徳出版社、1971年
『気の思想─中国における自然観と人間観の展開』小野沢精一・福永光司・山井湧編、東京大学出版会、1978年
『現代語訳　黄帝内経素問』（上巻）南京中医学院編、石田秀実監訳、東洋学術出版社、1991年
『現代語訳　黄帝内経素問』（中巻）南京中医学院編、石田秀実監訳、東洋学術出版社、1992年
『現代語訳　黄帝内経素問』（下巻）南京中医学院編、石田秀実監訳、東洋学術出版社、1993年
『現代語訳　黄帝内経霊枢』（上巻）南京中医薬大学編著、石田秀実・白杉悦雄監訳、東洋学術出版社、1999年
『現代語訳　黄帝内経霊枢』（下巻）南京中医薬大学編著、石田秀実・白杉悦雄監訳、東洋学術出版社、2000年
『黄帝内経詞典』郭靄春主編、李思源副主編、韓氷・高文鋳・魏祥武編著、天津科学技術出版社、1991年
『黄帝内経素問』柴崎保三、雄渾社、1979年
『黄帝内経太素校注』（下巻）李克光・鄭孝昌主編、郭仲夫・馬烈光副主編、人民衛生出版社、2005年
『黄帝内経霊枢』柴崎保三、雄渾社、1980年
『五行大義』中村璋八、明治書院、2005年
『古今図書集成医部全録』陳夢雷等編、人民衛生出版社、1959年
『ジーニアス英語辞典（改訂版）』小西友七編集主幹、大修館書店、1994年
『実用中医内科学』黄文東総審、方薬中主編、上海科学技術出版社、1985年
『実用中医弁証論治学』孫曽祺主編、中国中医薬出版社、2006年
『字統』白川静、平凡社、2004年
『周易与中医学（第三版）』楊力、北京科学技術出版社、1997年
『春秋繁露』日原利国、明徳出版社、1977年
『傷寒雑病論』日本漢方協会学術部編、東洋学術出版社、1981年
『針灸大成』楊継洲、人民衛生出版社、1963年
『鍼灸茗話』石坂宗哲原著、柳谷素霊頭註、医道の日本社、1975年
『荘子』安部吉雄、明徳出版社、1968年
『荘子　外篇』福永光司、朝日新聞社出版局、1978年
『荘子─古代中国の実存主義』福永光司、中央公論社、1964年
『荘子　雑篇』福永光司、朝日新聞社出版局、1978年
『荘子　内篇』福永光司、朝日新聞社出版局、1978年
『孫子』村山孚、PHP研究所、1987年
『中医学入門』神戸中医学研究会編著、医歯薬出版、1990年
『中医針灸学の治法と処方─弁証と論治をつなぐ』邱茂良・孔昭遐・邱仙霊編著、浅川要・加藤恒夫訳、東洋学術出版社、2001年
『中医臨床のための方剤学』神戸中医学研修会編著、医歯薬出版、1992年
『中国医学はいかにつくられたか』山田慶児、岩波書店、1999年
『中国名医列伝─呪術・漢方・西洋医学の十九人』吉田荘人、中央公論社、1992年
『月の魔力』アーノルド・L.リーバー著、藤原正彦・藤原美子訳、東京書籍、1996年
『日本鍼灸の診断学─伝統流派から中医学まで』森洋平・有馬義貴、メディカルユーコン、2011年
『日本鍼灸を求めて─松田博公対談集Ⅰ』松田博公、緑書房、2010年

『ハーマン英日中医学用語辞典』谷口雅紹、イデア出版局、2006年
『よく効く漢方と民間療法―病気別・症状別の治療と実例』山田光胤監修、山ノ内慎一著、永岡書店、1978年
『臨床鍼灸古典全書』（第1巻）篠原孝市監修、オリエント出版社、1988年
『老子』福永光司、朝日新聞社、1997年
『A Practical Dictionary of Chinese Medicene』Nigel Wiseman / Ye Feng, Paradigm Publications, 1998

### 雑誌

藤本蓮風「痛経の弁証論治」『鍼灸OSAKA』7巻2号、1991年
藤本蓮風「総合と総体」『東洋医学』21巻3号、1993年
藤本蓮風「疼痛に関する東洋医学の見解―『内経』を中心にして」『東洋医学とペインクリニック』23巻1・2号、1993年
藤本蓮風・神野英明・奥村裕一「鼻炎における弁証論治と少数鍼治療の一症例」『東洋医学とペインクリニック』23巻4号、1993年
藤本蓮風「刺絡をどのようなときに用いるか」『刺絡』4号、1994年
藤本蓮風「痺病の病因病理と治験例」『鍼灸OSAKA』11巻2号、1995年
藤本蓮風・坂本豊次・佐藤正人ほか「鍼灸の適応限界とはなにか―胸痛を中心として　1〜3」『医道の日本』55巻8〜10号、1996年
藤本蓮風・油谷直（真空）「顔面神経麻痺の二症例」『鍼灸OSAKA』13巻1号、1997年
藤本蓮風「日本の中医学と伝統鍼灸―何が問題？　どうすればいい？　上・下」『医道の日本』57巻10〜11号、1998年
藤本蓮風「『北辰会方式って何ですか？』藤本蓮風氏に聞く」『医道の日本』57巻6号、1998年
藤本蓮風・兵頭明・岡田明三ほか「中医学を臨床に生かす―日本における『中医学』の受容とその現状、今後の課題」『鍼灸OSAKA』14巻3号、1998年
藤本蓮風「狭心症における鍼灸治療と治法の要点」『東洋医学』27巻11号、1999年
藤本蓮風「日本中医鍼灸実践の立場から」『中医臨床』21巻1号、2000年
藤本蓮風「清熱解毒の鍼による異病同治の症例」『全日本鍼灸学会雑誌』51巻4号、2001年
藤本蓮風「内科疾患の伝統医学的診察法とその意義」『臨床鍼灸』15巻3号、2001年
藤本蓮風「消化器症状における舌診学」『鍼灸OSAKA』18巻2号、2002年
藤本蓮風「臨床現場からみた古典　1〜6」『鍼灸OSAKA』18〜20巻、2002〜2004年
藤本蓮風「易学の立場からの補瀉を論ずる」『医道の日本』62巻3号、2003年
藤本蓮風「実用標本学」『ほくと』33号、2003年
藤本蓮風「舌診がどれくらい有効か　急性白血病一症例における舌観察から」『鍼灸OSAKA』19巻2号、2003年
藤本蓮風・油谷直（真空）「排尿痛の一症例」『鍼灸OSAKA』19巻1号、2003年
藤本蓮風「『霊枢』経脈篇をめぐって―実感する経絡の存在」『伝統鍼灸』32巻2号、2006年
藤本蓮風・堀内秀訓（齊甓龍）「『医療面接』考」『鍼灸OSAKA』21巻2号、2005年
藤本蓮風・村井和「舌診を中心とする症例、とりわけ画像診断とのかかわりについて」『鍼灸ジャーナル』1号、2008年
藤本蓮風「撓入鍼法実技解説　1〜2」『鍼灸ジャーナル』11・12号、2009〜2010年
藤本蓮風・堀内齊甓龍・藤本彰宣ほか「瘟疫病について―未知なるウィルスをどう捉えるか」『鍼灸ジャーナル』9号、2009年
藤本蓮風「打鍼法実技解説」『鍼灸ジャーナル』14号、2010年
藤本蓮風「北辰会　難病診療シリーズ―理解のための基礎知識」『鍼灸ジャーナル』16号、2010年
藤本蓮風「北辰会男性カルテ活用のすすめ―より的確に虚実を弁別するために」『鍼灸ジャーナル』23号、2011年
藤本蓮風「古代鍼法実技解説」『鍼灸ジャーナル』24号、2012年
奥村裕一「排尿異常の弁証論治」『鍼灸OSAKA』9巻1号、1993年
奥村裕一・遠藤美咲・竹下イキコほか「更年期障害への対応」『鍼灸OSAKA』10巻4号、1994年
奥村裕一「胸痛（心疾患中心）の東洋医学的アプローチ」『鍼灸OSAKA』11巻3号、1995年
奥村裕一「口眼歪斜の弁証論治」『鍼灸OSAKA』13巻1号、1997年
奥村裕一「北辰会方式における穴の構造　その探り方」『伝統鍼灸』35巻2号、2009年
酒井蓮哲「眩暈の弁証論治」『鍼灸OSAKA』7巻3号、1991年
藤本彰宣「弁証論治による顎痛の一症例」『鍼灸OSAKA』11巻2号、1995年
油谷直（真空）「花粉症の弁証論治」『鍼灸OSAKA』12巻1号、1996年

# 索　引

## 【あ】

秋吉質 ……………………… 314
浅田宗伯 …………………… 74
足厥陰肝経 ………………… 103
足三里
　……297, 298, 303, 309, 314, 326
足少陰腎経 ………………… 105
足太陰脾経 ………………… 100
葦原英俊 …………………… 323
足陽明胃経 ………………… 100
足臨泣 …… 305, 311, 312, 315, 332
安神（法） …………… 293, 300

## 【い】

意 …………………………… 80
胃 …………………………… 99
胃陰 ………………………… 100
胃陰虚（証） …………… 167, 233
医易学 …………………… 17, 55
胃快の鍼 …………………… 284
『医学心悟』 ………………… 283
胃火熾盛 …………………… 168
胃家実 …………………… 167, 252
胃寒（証） ………… 122, 167, 234
胃気 ………………………… 83
胃気虚（証） …………… 167, 233
胃気上逆 …………………… 168
胃虚寒証 …………………… 233
異極は相求め、同極は相反発する
　法則 ……………………… 58
胃虚証 ……………………… 233
石坂宗哲 ……………… 319, 330
『医心方』 ……………… 13, 71
『医宗金鑑』 ………………… 73
一源三岐 …………………… 112
一念三千論 ………………… 68
胃腸気滞証 ………………… 235
溢飲（証） ……………… 225, 284
一気留滞説 ………………… 64, 90
『一本堂薬選』 ……………… 90
胃内停水 …………………… 122

胃熱（証） ……………… 168, 234
胃の気 ……………………… 295
胃の気の脈診 …………… 338, 356
異病同治 …………………… 283
胃兪 ………………… 272, 309, 314
胃陽虚（証） …………… 167, 233
飲 …………………………… 316
陰 …………………………… 35
陰黄 ……………………… 232, 265
引火帰原 …………………… 312
陰気 ………………………… 84
陰虚（証） ……………… 146, 210
陰虚火旺（証） ………… 146, 211
陰虚血瘀証 ………………… 212
陰虚湿熱証 ………………… 211
陰虚水停証 ………………… 211
陰虚動風証 ………………… 212
陰虚内熱（証） ………… 146, 211
陰虚陽亢（証） ………… 146, 211
陰竭陽脱証 ………………… 214
陰谷 ………………………… 307
因時制宜 …………………… 280
飲証 ………………………… 224
陰証 ………………………… 209
飲食不節 …………………… 134
陰暑証 ……………………… 195
因人制宜 …………………… 280
陰盛格陽証 ………………… 213
陰盛陽衰証 ………………… 213
陰損及陽証 ………………… 213
因地制宜 …………………… 280
陰中に陽あり、陽中に陰ありの
　法則 ……………………… 58
飲停心包証 ………………… 228
陰陽 ………………………… 34
陰陽格拒 …………………… 147
陰陽学説 ………………… 15, 34
陰陽魚太極図 ……………… 55
陰陽互根 …………………… 43
陰陽失調 …………………… 145
陰陽消長 …………………… 43
陰陽自和 …………………… 145
陰陽調和 …………………… 44
陰陽転化 ……………… 44, 256
陰陽不和 …………………… 145
陰陽平衡 …………………… 43

陰陽偏衰 …………………… 145
陰陽偏盛 …………………… 145
陰陽離決 …………………… 145
陰陽両虚（証） ………… 147, 211
飲留胃腸証 ………………… 236
陰陵泉 …… 298, 303, 311, 323

## 【う】

宇津木昆台 ………………… 90
烏梅丸 ……………………… 257
『温疫論』 ……………… 72, 258
『温疫論私評』 ……………… 314
運化 ………………………… 101
瘟毒下注証 ………………… 192
温病 ………………………… 258
雲門 ………………………… 272

## 【え】

営陰 ………………………… 81
営衛 ………………………… 333
営衛不和 ………… 177, 204, 333
営気 ………………………… 81
営血 ………………………… 86
営分証 ……………………… 258
営養 ………………………… 84
衛営同病（証） ………… 177, 259
易 …………………………… 37
衛気 …………………… 81, 332
液 …………………………… 87
衛気営血弁証 …………… 73, 259
『易経』 …………………… 22, 54
衛気同病（証） ………… 177, 259
衛気不固 …………………… 151
衛強営弱 …………………… 177
疫癘 ………………………… 129
衛弱営強 …………………… 177
益気 ………………………… 288
益気健脾 …………………… 303
益気固表 …………………… 297
益気生津 …………………… 299
益気昇提 …………………… 297
益気摂血 ……………… 297, 303
益気補血 …………………… 299
越婢加朮湯 ………………… 225
『淮南子』 ……………… 23, 26
衛表不固証 ………………… 204

387

衛分証 …………… 197, 198, 258
衛陽 …………………………… 81

## 【お】

王叔和 ………………………… 68
王燾 …………………………… 69
王冰 …………………………… 69
『王文成公全書』 …………… 72
王陽明 …………………… 51, 72
往来寒熱 ………………… 203, 263
黄連阿膠湯 ………………… 256
緒方洪庵 ……………………… 74
岡本一抱 ………………… 99, 363
屋漏 ………………………… 328
瘀血気滞 ………… 136, 155, 332
押し切れの脈法 ……… 268, 354
瘀阻胃絡証 ………………… 234
瘀阻脳絡証 ………………… 228
瘀痰（証） ……………… 190, 315
瘀血 ………………… 136, 220
瘀熱 ………………… 136, 251
温胃散寒 …………………… 304
温煦 ………………………… 84
温下 ………………………… 285
温経回陽 …………………… 287
温経散寒 …………………… 287
温経止痛 …………………… 294
温経通絡 …………………… 286
温経養血 …………………… 287
温散解表 ……………… 284, 286
温腎 ………………………… 287
温腎健脾 …………………… 309
温腎壮陽 …………………… 309
温燥証 ……………………… 188
温中 ………………………… 302
温中健脾 …………………… 303
温中散寒 …………………… 287
温中止嘔 …………………… 302
温中和胃 …………………… 302
『温熱論』 …………………… 73
温肺 ………………………… 287
温肺化飲 …………………… 315
温肺化痰 …………………… 301
温肺散寒 …………………… 301
『温病条弁』 ……………… 258
温法 ………………………… 286

温補心陽 …………………… 300
温補腎陽 …………………… 307
温補法 ……………………… 289
温補命門 …………………… 306
温陽行水 …………………… 309
温陽利水 …………………… 307

## 【か】

開胃 ……………… 121, 302, 314
外因 ………………………… 126
解鬱 ………………………… 297
解鬱瀉火 …………………… 297
解鬱理気 …………………… 305
外関 …………………… 273, 311
外感（病） ……………… 127, 310
開竅（法） ……………… 292, 297
開竅清神 …………………… 293
開結 ………………………… 315
開闔 …………………………… 87
開闔補瀉 …………………… 345
外燥証 ……………………… 188
開達膜原 …………………… 312
解表 ………………………… 283
外風証 ……………………… 186
回陽救逆 ……………… 286, 300
回陽固脱 …………………… 286
化飲 ………………………… 298
化飲導滞 …………………… 310
華蓋 …………………………… 97
香川修庵 ………………… 73, 90
牙関緊急 …………………… 261, 266
下気降逆 …………………… 305
下気消痰 …………………… 313
格陰 ………………………… 147
角弓反張 ………… 208, 259, 261
膈兪 ……… 298, 301, 312～316
格陽 …………………… 147, 310
加減復脈湯 ………………… 260
加減方 ……………………… 283
化湿 ………………………… 291
化湿解表 …………………… 284
化湿行気 …………………… 296
火邪 ………………………… 128
梶原性全 …………………… 70
華佗 ……………………… 67, 322
化痰 ………………………… 298

化痰開竅 …………………… 293
活血化瘀 …………………… 298
活血行気 …………………… 299
活血止痛 …………………… 294
葛根湯（証） …………… 198, 252
合三為一 …………………… 56
滑寿 ………………………… 70
豁痰開竅 …………………… 300
豁痰清心 …………………… 293
滑肉門 …………………… 272, 311
瓜蒂散 ……………………… 284
河図 …………………… 40, 45
火毒証 ……………………… 193
火熱証 ……………………… 188
火熱迫肺 …………………… 170
寒 …………………………… 199
肝 …………………………… 101
肝陰 ………………………… 103
肝陰虚（証） …………… 161, 237
肝鬱（証） ……………… 163, 237
肝鬱化火証 ………………… 239
肝鬱気滞証 ………………… 238
肝鬱血瘀証 ………………… 239
肝鬱脾虚（証） ………… 163, 249
簡易 ………………………… 38
肝火上炎（証） ………… 162, 239
肝火犯肺（証） ………… 162, 249
肝気 ………………………… 83
肝気（上）逆（証） …… 160, 238
肝気鬱結（証） ………… 163, 237
肝気横逆 …………………… 160
肝気虚（証） …………… 161, 237
肝気実 ……………………… 160
肝気犯胃（証） ………… 161, 249
寒凝気滞（証） ………… 154, 218
寒凝血瘀証 ………………… 191
寒下 ………………………… 284
肝経湿熱（証） ………… 163, 240
肝血 ………………………… 103
肝血虚（証） …………… 161, 237
間歇術 ……………………… 328
関元
　　… 122, 297, 298, 305, 309, 313
含三為一 …………………… 56
『管子』 …………………… 25, 65
寒実結胸 …………………… 316

## 索引

寒湿困脾（証） …………… 165, 232
寒湿証 ……………………… 194
寒邪 ………………………… 128
『漢書』 …………………… 326
寒証 ………………………… 207
関衝 …………………… 311, 313
鑑真 …………………………… 69
肝腎陰虚（証） …… 120, 164, 249
肝腎同源 ………………… 107, 304
肝腎両虚 …………………… 120
寒滞胃腸証 ………………… 235
寒滞肝脈（証） ………… 163, 240
肝胆気鬱 …………………… 163
肝胆湿熱（証） ………… 163, 240
寒痰証 ……………………… 189
寒痰阻肺証 ………………… 230
環跳 ………………………… 323
寒入血室 …………………… 174
寒熱 ………………………… 149
寒熱格拒 …………………… 152
寒熱錯雑（証） …… 152, 201, 207
肝火 ………………………… 162
肝脾不和（証） ………… 119, 249
肝風内動（証） ………… 162, 238
汗法 ………………………… 283
顔面診 ……………………… 273
肝兪 ………………………… 305
肝陽 ………………………… 103
肝陽化火 …………………… 162
肝陽化風（証） ………… 162, 238
肝陽虚（証） …………… 161, 237
肝陽上亢（証） ………… 161, 239

### 【き】

気 …………………………… 25, 81
気陰両虚（証） ………… 156, 219
気鬱（証） ……………… 154, 218
気鬱化火（証） ………… 154, 218
気営両燔（証） ………… 178, 259
危亦林 ………………………… 70
気化 …………………………… 84
気海 …… 297, 305, 307, 309, 325
気海兪 ……………………… 307
機械論 ……………………… 112
気化不利 …………………… 153
気陥（証） ……………… 154, 215

気機 …………………………… 84
気機鬱滞（証） ………… 154, 217
気機失調（証） …… 85, 153, 217
気機不利（証） ………… 153, 217
気逆（証） ……………… 154, 216
気虚（証） ……………… 153, 215
気虚外感証 ………………… 219
気虚血瘀（証） ………… 154, 223
気虚湿阻証 ………………… 218
気虚水停証 ………………… 219
気虚発熱証 ………………… 218
気虚不摂証 ………………… 218
奇経八脈 …………………… 112
『奇経八脈考』 ……………… 72
気血失調 …………………… 153
気血津液弁証 ……………… 186
気血水（論） ………………… 90
気血両虚（証） ………… 156, 222
気血両清 …………………… 288
気血両燔（証） ………… 178, 260
技巧 ………………………… 106
奇恒の腑 ………………… 92, 113
気随血脱（証） ………… 156, 223
気滞（証） ……………… 154, 215
気滞血瘀（証） ………… 155, 222
気滞水停証 ………………… 225
気滞病理学説 …………… 34, 215
揆度奇恒 …………………… 124
気脱（証） ……………… 155, 216
帰脾湯証 …………………… 247
肌膚甲錯 …………………… 220
気不摂血（証） ………… 153, 223
気分湿熱証 ………………… 261
気分証 ……………………… 258
気分熱 ……………………… 177
気閉（証） ……………… 155, 216
逆証 ……………………… 181, 338
逆治 ………………………… 281
逆伝 ………………………… 180
逆伝心包 ………… 158, 208, 262
鳩杞 ………………………… 97
丘墟 ………………………… 306
九竅 ………………………… 92
九鍼 ………………………… 322
鳩尾 ………………………… 325
虚 …………………………… 149

境界の法則 ………………… 57
侠渓 ………………………… 306
嬌臓 ………………………… 97
胸痺心痛 …………………… 299
虚火 ………………………… 146
虚火上炎（証） ………… 146, 189
虚寒（証） ……………… 151, 209
曲泉 ………………………… 305
魚際 …… 301, 309, 311, 313, 315
虚実挟雑（証） …… 149, 202, 266
祛湿法 ……………………… 291
虚証 ………………………… 201
許慎 …………………………… 25
祛痰排膿 …………………… 301
虚中の実 …………………… 344
虚熱証 ……………………… 209
祛風 ………………………… 289
祛風止痒 …………………… 311
祛風痰 ……………………… 315
祛風通絡 …………………… 311
虚陽上浮 …………………… 147
帰来 ……………………… 205, 272
銀翹散（証） …… 198, 204, 260
『金匱要略』 ……………… 68, 193
金元四大家 ………………… 71
筋縮 …………… 101, 305, 309

### 【く】

空間配穴 …………………… 295
空間弁証 …………………… 271
駆瘀血 …………………… 288, 298
君火 ………………………… 117
君主の官 …………………… 95

### 【け】

『景岳全書』 ……………… 72, 199
経気 ………………………… 83
経気逆乱 …………………… 174
経穴学 ……………………… 17
『経穴密語集』 …………… 363
形而下学 …………………… 40
桂枝加芍薬大黄湯 ………… 254
桂枝加芍薬湯 ……………… 254
桂枝加朮附湯 ……………… 310
桂枝加苓朮附湯 …………… 310
形式論理学 ……………… 60, 350

| | | |
|---|---|---|
| 形而上学 … 39 | 元気 … 33, 81 | 五運六気 … 37 |
| 桂枝湯（証）… 56, 198, 204, 252 | 弦急脈 … 338 | 五液 … 88 |
| 迎随補瀉 … 340 | 原穴診 … 295 | 五官 … 92 |
| 鶏足刺 … 290, 305, 313, 315 | 懸枢 … 273 | 呼吸補瀉 … 339 |
| 『啓迪集』… 13 | 『原人論』… 69 | 五行 … 47 |
| 経脈 … 326 | 玄の思想 … 66 | 五行学説 … 16 |
| 鶏鳴泄瀉 … 250 | 健脾益気 … 303 | 『五行大義』… 26, 45 |
| 京門 … 307 | 健脾豁痰 … 316 | 互根の法則 … 58 |
| 経絡経筋病 … 197 | 健脾養血 … 298 | 五志 … 133 |
| 『外科精義』… 71 | 健脾利湿 … 291 | 五志化火 … 134 |
| 下脘 … 303, 309 | 健脾利水 … 303 | 五志過極 … 134 |
| 解肌発表 … 284 | | 固渋法 … 293 |
| 下焦 … 111 | 【こ】 | 呉茱萸湯 … 257 |
| 下焦湿熱証 … 263 | 孔穎達 … 55 | 五常 … 49 |
| 下焦証 … 263 | 攻瘀 … 285 | 腰陽関 … 99 |
| 『外台秘要』… 69 | 降火 … 312 | 五神 … 78 |
| 血 … 85 | 亢害承制 … 49 | 固精 … 307 |
| 結陰 … 148 | 行間 … 305, 309, 313 | 後世派 … 71 |
| 厥陰寒厥証 … 256 | 口眼喎斜 … 175 | 固摂 … 84 |
| 厥陰熱厥証 … 256 | 降気 … 297 | 五臓 … 92 |
| 厥陰病 … 256 | 行気解鬱 … 315 | 五臓の色体表 … 50 |
| 血瘀（証）… 155, 220 | 降気化痰 … 313 | 五臓六腑の海 … 100 |
| 血瘀風燥証 … 191 | 行気止痛 … 294 | 五体 … 92 |
| 血寒（証）… 155, 192 | 降逆胃気 … 304 | 古代鍼 … 269, 295, 334, 360 |
| 血虚（証）… 155, 219 | 降逆止嘔 … 304 | 固脱 … 300 |
| 結胸 … 316 | 降逆止咳平喘 … 309 | 誤治 … 283 |
| 血虚寒凝証 … 219 | 後渓 … 121, 300, 305, 308, 309, 311, 312, 315, 332 | 五遅五軟 … 244 |
| 血虚挟瘀証 … 219 | | 骨 … 114 |
| 血虚血瘀 … 219 | 合穴 … 324 | 呉瑭（呉鞠通）… 73, 258 |
| 血虚生風証 … 220 | 膏肓 … 272, 297 | 後藤艮山 … 64, 73, 90 |
| 血虚腸燥証 … 235 | 合谷 … 297, 311, 314, 315 | 固表止汗 … 297 |
| 血虚風燥証 … 220 | 『敖氏傷寒金鏡録』… 70 | 古方派 … 73 |
| 血室 … 114 | 剛臓 … 101 | 五味偏嗜 … 134 |
| 穴性 … 295 | 公孫 … 298, 300, 303, 308, 309 | 枯脈 … 272 |
| 血脱気脱 … 156 | 降濁 … 102 | 五腧 … 324 |
| 血脱証 … 221 | 交通心腎 … 309 | 呉有性 … 72, 258 |
| 血熱（証）… 155, 221 | 『黄帝内経』… 64 | 虚里の動 … 226, 247 |
| 血熱血瘀 … 296 | 『黄帝内経太素』… 69, 355, 359 | 五苓散 … 251, 252 |
| 血熱妄行 … 155 | 後天の精 … 77 | 魂 … 79 |
| 血府 … 114 | 後天八卦 … 40 | |
| 血分証 … 259 | 行痺 … 311 | 【さ】 |
| 血脈 … 326 | 合病 … 181 | 臍 … 273 |
| 結陽 … 148 | 高武 … 72 | 犀角地黄湯 … 260 |
| 解毒 … 310 | 合方 … 283 | 再経 … 180 |
| 下法 … 284 | 皇甫謐 … 68 | 細絡 … 329 |
| 懸飲 … 225 | 黄老思想 … 65 | 作強の官 … 103 |

| 澤田健 | 14 |
| --- | --- |
| 三因 | 126 |
| 『三因極一病証方論』 | 69, 126 |
| 三陰交 | 297, 298, 303, 305, 313, 315 |
| 三因制宜 | 279 |
| 散瘀 | 298 |
| 『山海経』 | 64 |
| 散寒袪湿 | 292 |
| 三焦 | 108 |
| 三焦湿熱証 | 263, 312 |
| 三焦弁証 | 73, 262 |
| 三焦兪 | 272, 307, 309 |

## 【し】

| 志 | 80 |
| --- | --- |
| 至陰 | 307 |
| 滋陰 | 298 |
| 滋腎益陰 | 307 |
| 滋陰潤肺 | 301 |
| 滋腎潤肺 | 309 |
| 滋陰清熱 | 307 |
| 滋陰潜陽 | 305 |
| 滋陰熄風 | 290, 305 |
| 滋陰寧心 | 293 |
| 滋陰補陽 | 299 |
| 滋陰養液 | 313 |
| 四関穴 | 325 |
| 直中 | 181 |
| 四逆散 | 58 |
| 四逆湯 | 256, 257 |
| 子午陰陽流注 | 31 |
| 子午流注鍼法 | 70 |
| 志室 | 307 |
| 四象 | 38 |
| 四診 | 124 |
| 四診合参 | 125 |
| 滋水涵木 | 304 |
| 史崧 | 318 |
| 七情 | 132 |
| 実 | 149 |
| 湿遏衛陽証 | 261 |
| 実寒（証） | 151, 187 |
| 湿困脾陽証 | 232 |
| 湿邪 | 128 |
| 湿証 | 187 |
| 実証 | 202 |
| 室女病 | 135 |
| 湿痰証 | 190 |
| 湿痰阻肺 | 118 |
| 湿毒証 | 194 |
| 湿熱鬱阻気機証 | 264 |
| 湿熱蘊脾証 | 232 |
| 湿熱下注（証） | 152, 192 |
| 湿熱困脾 | 166 |
| 湿熱証 | 194 |
| 実熱証 | 187 |
| 湿熱浸淫証 | 265 |
| 湿熱毒蘊証 | 192 |
| 湿熱痺 | 312 |
| 滋補脾陰 | 303 |
| 瀉肝法 | 304 |
| 邪気 | 81 |
| 積聚 | 234 |
| 尺沢 | 301 |
| 雀啄 | 328 |
| 尺膚診 | 273, 295 |
| 瀉下逐飲 | 298 |
| 瀉下法 | 284 |
| 瀉熱逐水 | 316 |
| 瀉肺平喘 | 299 |
| 邪伏膜原証 | 263 |
| 瀉法 | 347 |
| 『周易』 | 38 |
| 従化 | 179 |
| 柔肝（法） | 103, 120, 289 |
| 『十四経発揮』 | 70 |
| 従治 | 282 |
| 渋腸固脱 | 308 |
| 渋腸止瀉 | 308 |
| 州都の官 | 107 |
| 十二経脈 | 95 |
| 宗密 | 69 |
| 朱熹 | 71 |
| 朱震亨 | 71 |
| 受盛の官 | 97 |
| 受納 | 100 |
| 淳于意 | 66 |
| 循環の法則 | 58 |
| 潤下 | 285 |
| 『春秋左氏伝』 | 64 |
| 『春秋繁露』 | 26, 44 |
| 順証 | 181 |
| 潤燥化痰 | 315 |
| 潤腸 | 308 |
| 順伝 | 180 |
| 潤肺 | 301 |
| 潤肺止咳 | 301 |
| 至陽 | 312, 313, 315 |
| 証 | 141, 276 |
| 常 | 124, 342 |
| 滋養胃陰 | 304 |
| 傷陰 | 146 |
| 少陰寒化（証） | 180, 255 |
| 少陰熱化（証） | 180, 255 |
| 少陰病 | 255 |
| 少陰表寒証 | 255 |
| 照海 | 58, 273, 298, 305, 307～309, 312, 313 |
| 滋養肝陰 | 305 |
| 上寒下熱証 | 207 |
| 『傷寒雑病論』 | 67 |
| 滋養肝腎 | 310 |
| 『傷寒論』 | 68, 250 |
| 承気湯類 | 257, 260 |
| 上虚下実 | 152 |
| 将軍の官 | 101 |
| 葉桂 | 73 |
| 小結胸 | 315 |
| 小建中湯 | 56, 254 |
| 昇降出入 | 85 |
| 上巨虚 | 311, 314, 326 |
| 消穀善飢 | 234 |
| 小柴胡湯 | 254 |
| 承山 | 307 |
| 焼山火 | 328 |
| 上実下虚 | 152 |
| 消腫 | 310 |
| 少商 | 301, 313 |
| 少衝 | 300 |
| 上焦 | 111 |
| 上焦湿熱証 | 263 |
| 上焦証 | 262 |
| 消食 | 314 |
| 消食導滞 | 288, 304, 314 |
| 傷津 | 156 |
| 少数穴（鍼）治療 | 295, 353 |
| 昇清 | 101 |

| | | |
|---|---|---|
| 消積導滞 …………………… 314 | 心 ……………………………… 95 | 腎精不足（証）………… 171, 244 |
| 少沢 …………………… 301, 313 | 津 ……………………………… 87 | 心胆気虚 …………………… 160 |
| 条達 ……………………………102 | 神 ……………………………… 77 | 身柱 ……… 97, 297, 301, 311, 315 |
| 消痰軟堅 …………………… 315 | 腎 …………………………103, 105 | 人中 …………………… 297, 311 |
| 滌痰破結 …………………… 316 | 心陰 …………………………… 95 | 神堂 ………………………… 272 |
| 小腸 …………………………… 97 | 腎陰 ………………………… 105 | 神道 |
| 小腸気滞証 ………………… 236 | 腎陰虚 ………………… 172, 255 | ……95, 116, 300, 305, 309, 313 |
| 小腸虚寒 …………………… 160 | 腎陰虚火旺証 ……………… 244 | 『鍼道秘訣集』……… 103, 110, 351 |
| 小腸実熱 …………………… 160 | 心陰虚（証）………… 157, 226 | 真熱仮寒（証）……… 208, 256 |
| 消長の法則 ………………… 57 | 津液 …………………………… 86 | 『神農本草経』……………… 66 |
| 小腸兪 ……………………… 308 | 辛温解表 …………………… 284 | 心肺気虚（証）……… 160, 247 |
| 葉天士 ……………………… 73 | 心火亢盛 …………………… 158 | 心脾両虚（証）……… 159, 247 |
| 常と変の法則 ……………… 56 | 心火上炎（証）……… 158, 226 | 腎不納気（証）……… 172, 245 |
| 暑入陽明証 ………………… 266 | 心肝火旺 ……………… 116, 159 | 心包（絡）…………………… 96 |
| 衝任不固 …………………… 174 | 真寒仮熱（証）… 152, 208, 256 | 申脈 …………………… 273, 309 |
| 衝任不調 …………………… 174 | 心肝血虚（証）… 116, 159, 248 | 心脈痺阻証 ………………… 227 |
| 上熱下寒（証）……… 152, 208 | 腎間動気 ……………………… 83 | 神門 ………… 300, 308, 309, 315 |
| 昇発 ………………………… 102 | 心気 ……………………………… 83 | 心兪 ………………… 300, 309, 315 |
| 消痞散積 …………………… 288 | 真気 …………………………… 81 | 腎兪 ………………… 272, 307, 309 |
| 少府 ………………………… 300 | 心気虚（証）………… 157, 225 | 心陽 …………………………… 95 |
| 少（小）腹硬満 …………… 220 | 腎気虚（証）………… 172, 244 | 腎陽 ………………………… 105 |
| 消法 ………………………… 288 | 津虧血瘀 …………………… 156 | 心陽虚（証）………… 157, 226 |
| 衝脈 ………………………… 112 | 腎気不固（証）……… 172, 244 | 腎陽虚（証）…… 172, 245, 255 |
| 章門 ………… 309, 312, 313, 316 | 心気不寧 …………………… 157 | 心陽虚脱証 ………………… 226 |
| 傷陽 ………………………… 146 | 『鍼灸甲乙経』……………… 68 | 辛涼解表 …………………… 284 |
| 商陽 …………………… 311, 313 | 『鍼灸聚英』………………… 72 | |
| 衝陽 ………………………… 309 | 『鍼灸大成』………………… 330 | 【す】 |
| 少陽病 ………………… 253, 312 | 『鍼灸茗話』…………… 328, 330 | 髄 …………………………… 114 |
| 『書経』……………………… 46 | 腎虚（証）…… 119, 122, 171, 243 | 水火既済 …………………… 117 |
| 舒筋活絡 …………………… 297 | 『鍼経』……………………… 318 | 水火未済 …………………… 117 |
| 食積（滞）証 ……………… 189 | 『鍼経原始』………………… 319 | 水気凌心（証）……… 159, 227 |
| 暑湿困阻中焦証 …………… 264 | 真虚仮実（証）……… 153, 209 | 水穀 …………………………… 99 |
| 暑湿襲表証 ………………… 204 | 腎虚水泛（証）……… 172, 245 | 水停証 ……………………… 224 |
| 暑湿証 ……………………… 265 | 心血 …………………………… 95 | 推動 …………………………… 84 |
| 徐疾補瀉 …………………… 344 | 神闕 ……… 272, 297, 300, 311, 312 | 水道（経穴名）……… 205, 272 |
| 女子胞 ……………………… 114 | 心血瘀阻（証）… 115, 157, 227 | 水道（通調）…………… 98, 99 |
| 暑邪 ………………………… 128 | 心血虚（証）………… 157, 226 | 水土不服 …………………… 137 |
| 暑証 ………………………… 187 | 津血同源 …………………… 90 | 『杉山流三部書』…………… 13 |
| 暑傷津気証 ………………… 266 | 真実仮虚（証）……… 153, 209 | 杉山和一 …………………… 13 |
| 暑傷肺絡証 ………………… 230 | 臣使の官 …………………… 96 | |
| 暑熱証 ……………………… 265 | 心神 …………………………… 78 | 【せ】 |
| 暑熱動風証 ………………… 266 | 心腎相交 ……………… 105, 117 | 精 ……………………… 76, 80 |
| 徐発 ………………………… 141 | 心腎不交（証） | 清胃瀉火 …………………… 304 |
| 『諸病源候論』……………… 69 | ………… 117, 159, 247, 255 | 清営泄熱 …………………… 313 |
| 暑閉気機証 ………………… 266 | 心腎陽虚証 ………………… 247 | 清営湯 ……………………… 260 |
| 女労復 ……………………… 141 | 腎精 …………………………… 77 | 清営透疹 …………………… 313 |

392

| | | |
|---|---|---|
| 清営涼血 …………………… 288 | 清陽不昇証 ………………… 214 | 臓腑経絡学 ……………… 17, 95 |
| 制化 …………………………… 49 | 清利湿熱 …………………… 291 | 『臓腑経絡詳解』 …………… 99 |
| 清化熱痰 …………………… 301 | 石阻証 ……………………… 193 | 臓腑経絡弁証 ……………… 186 |
| 清肝 ………………………… 305 | 脊中 ……… 99, 303, 308, 310, 315 | 倉廩の官 …………………… 99 |
| 清肝火 ……………………… 305 | 『舌鑑弁正』 ………………… 73 | 疏肝化瘀 …………………… 305 |
| 清肝解鬱 …………………… 309 | 切診 ………………………… 337 | 疏肝健脾 …………………… 309 |
| 清肝瀉火 …………………… 305 | 接脊 …………………… 100, 303 | 疏肝降気 …………………… 305 |
| 清肝粛肺 …………………… 309 | Zの法則 ……………………… 59 | 疏肝養血 …………………… 304 |
| 正気 …………………………… 81 | 『説文解字』 ………………… 25 | 疏肝理気 …………………… 305 |
| 精気学説 ………………… 15, 33 | 『千金方』 …………………… 69 | 疏肝和胃 …………………… 309 |
| 清気泄熱 …………………… 287 | 『千金翼方』 ………………… 69 | 熄風 ………………………… 290 |
| 清気涼営 …………………… 313 | 浅深補瀉 …………………… 345 | 熄風化痰 …………………… 315 |
| 生気論 ……………………… 112 | 宣通心脈 …………………… 300 | 熄風止痙 …………………… 290 |
| 井穴診 ……………………… 295 | 先天の精 …………………… 76 | 疏散鬱火 …………………… 312 |
| 精血同源 …………………… 90 | 先天の本 …………………… 105 | 疏散風熱 ……………… 287, 301 |
| 生津 ………………………… 298 | 先天八卦 …………………… 40 | 疏泄 ………………………… 102 |
| 正邪相争 …………………… 140 | 宣肺 ………………………… 299 | 卒中（風） ………………… 175 |
| 清瀉肺熱 …………………… 301 | 宣肺化痰 …………………… 298 | 卒発 ………………………… 141 |
| 正邪弁証 …………………… 267 | 宣肺（止咳）平喘 ………… 301 | 疏風 ………………………… 290 |
| 清汁 ………………………… 103 | 宣肺利水 …………………… 298 | 疏風散寒 …………………… 290 |
| 清暑益気 …………………… 311 | 宣発粛降 …………………… 98 | 疏風泄熱 …………………… 290 |
| 清暑化湿 …………………… 284 | 宣痺通陽 …………………… 299 | 『素問』 | |
| 清暑熱 ……………………… 311 | 先表後裏 …………………… 278 | 　─陰陽応象大論篇 ……… 27, |
| 精神 …………………………… 78 | | 　　29, 36, 54, 199, 278, 351 |
| 清心（瀉）火 …………… 300, 309 | 【そ】 | 　─陰陽別論篇 …………… 89 |
| 清心開竅 …………………… 293, 300 | 増液承気湯 ………………… 260 | 　─陰陽離合論篇 ………… 29 |
| 整体観念 ………………… 14, 124 | 相火 ………………………… 117 | 　─気穴論篇 ………… 30, 32 |
| 生痰の器 …………………… 118 | 相火妄動 …………………… 146 | 　─逆調論篇 ……………… 87 |
| 清胆和胃 …………………… 315 | 臓気 ………………………… 82 | 　─玉機真蔵論篇 ………… 131 |
| 正治 ………………………… 281 | 桑菊飲 ……………………… 260 | 　─挙痛論篇 ………… 23, 132 |
| 斉徳之 ……………………… 71 | 巣元方 ……………………… 69 | 　─金匱真言論篇 ……… 31, 35, 76 |
| 『世医得効法』 ……………… 70 | 相克 ………………………… 49 | 　─経脈別論篇 …………… 87 |
| 清熱解表 …………………… 284 | 『荘子』 ……………………… 22 | 　─五運行大論篇 ………… 40 |
| 清熱化湿 …………………… 291 | 荘子 …………………… 60, 65 | 　─五蔵生成篇 …………… 86 |
| 清熱化痰 ……………… 306, 315 | 燥湿 ………………………… 291 | 　─三部九候論篇 ………… 41 |
| 清熱解毒 ………… 288, 301, 310 | 燥湿化痰 …………… 301, 315 | 　─示従容論篇 …………… 350 |
| 清熱瀉火 …………………… 312 | 燥湿健脾 …………………… 303 | 　─刺志論篇 ……………… 345 |
| 清熱生津 …………………… 313 | 燥湿和胃 …………………… 303 | 　─至真要大論篇 …… 278, 281 |
| 清熱燥湿 …………………… 291 | 燥邪 ………………………… 129 | 　─刺熱論篇 ……………… 117 |
| 清熱熄風 …………………… 290 | 燥邪犯肺証 ………………… 229 | 　─上古天真論篇 ………… 22 |
| 清熱法 ……………………… 287 | 相乗 ………………………… 49 | 　─鍼解篇 ……… 42, 329, 337 |
| 清熱利湿 ……………… 291, 303 | 臓象学説 …………………… 91 | 　─水熱穴論篇 …………… 324 |
| 清熱涼血 …………………… 298 | 相生 ………………………… 48 | 　─生気通天論篇 ………… 134 |
| 清熱和胃 …………………… 304 | 燥痰証 ……………………… 190 | 　─宣明五気篇 …………… 135 |
| 清肺 ………………………… 301 | 相伝の官 …………………… 97 | 　─疏五過論篇 ………… 24, 280 |
| 清法 ………………………… 287 | 相侮 ………………………… 49 | 　─調経論篇 ……………… 340 |

―微四失論篇 …… 24
―著至教論篇 …… 24
―天元紀大論篇 …… 45, 77
―熱論篇 …… 250
―八正神明論篇 …… 339
―標本病伝論篇 …… 278
―腹中論篇 …… 134
―方盛衰論篇 …… 351
―宝命全形論篇 …… 25, 27, 29, 337, 352, 355
―離合真邪論篇 …… 28, 339
―霊蘭秘典論篇 …… 108
―六節蔵象論篇 …… 28, 92
―六微旨大論篇 …… 32, 85
疏利肝胆 …… 305
素髎 …… 297
『孫子』 …… 329, 341
孫思邈 …… 69
『存真環中図』 …… 70

【た】

太陰中風証 …… 254
太陰病 …… 254
太淵 …… 301, 309
大横 …… 308
太極 …… 34, 38
太極陰陽魚図 …… 55
太極陰陽論 …… 53, 56
太極図 …… 55
太渓 …… 307
内経気象学 …… 17
大結胸 …… 316
大巨 …… 273, 307～309, 311, 313
体質医学 …… 181
体質素因 …… 182
太衝 …… 58, 305, 309
大青竜湯 …… 150, 206
対待関係 …… 43
大腸 …… 99
大腸寒結 …… 170
大腸虚寒 …… 171
大腸湿熱（証） …… 171, 236
大腸津虧証 …… 236
大腸熱結（証） …… 171, 236
大腸兪 …… 314
胎毒 …… 138

太敦 …… 305, 313
第二衝陽 …… 252
第二内庭 …… 252, 259
第二厲兌 …… 252
太白 …… 303, 309
体表観察 …… 295, 358
体表観察学 …… 17
大補元気 …… 297
戴陽（証） …… 147, 214, 310
太陽傷寒証 …… 198, 251
太陽蓄水証 …… 251
太陽蓄血証 …… 251
太陽中風証 …… 198, 251
太陽病 …… 251
対立の統一の法則 …… 56
多紀元孝 …… 74
多紀元簡 …… 74
田代三喜 …… 73
打鍼 …… 295, 360
試し鍼 …… 269, 337, 338, 358
多面的観察 …… 295
胆 …… 103
痰 …… 88
痰飲 …… 136
胆鬱痰擾証 …… 241
痰火擾心（証） …… 159, 227
胆気 …… 83
胆気虚証 …… 241
痰気互結（証） …… 190, 315
胆経腰痛 …… 331
痰湿証 …… 195
痰証 …… 224
痰濁阻肺（証） …… 169, 229
膻中 …… 300, 309
痰熱動風証 …… 191
痰熱内擾証 …… 190
痰熱内閉証 …… 191
丹波康頼 …… 71
痰迷心竅 …… 159, 315
胆兪 …… 305, 312, 315

【ち】

智 …… 80
逐飲 …… 298
逐水 …… 285
知行合一論 …… 72

治則 …… 277
蓄血証 …… 222
治病求本 …… 277
治法 …… 277
着（著）痺 …… 311
中医学 …… 74
中脘 …… 297, 301, 303, 309, 314～316
中寒（証） …… 175, 187
中気 …… 83
中気下陥（証） …… 154, 218
中極 …… 307
中湿 …… 175
中焦 …… 111
中焦証 …… 262
中枢 …… 103, 315
中西医結合 …… 16
中正の官 …… 103
『中蔵経』 …… 103, 109, 111
中府 …… 272
中風 …… 175
中風脱証 …… 187
中風閉証 …… 187
腸虚滑脱証 …… 308
張景岳（張介賓） …… 36, 72, 327
張志聡 …… 327, 354, 356
張従正 …… 71
張仲景 …… 67
調和営衛 …… 311
調和気血 …… 299
調和脾胃 …… 303
貯痰の器 …… 99, 118
陳言（陳無択） …… 69, 126
鎮痛法 …… 294

【つ】

通降胃気 …… 304
通仙散 …… 74
痛痺 …… 311
通脈四逆湯 …… 256, 257

【て】

程国彭 …… 283
抵当湯 …… 252
デカルト …… 72
手厥陰心包経 …… 121

手十井穴 ……………… 297, 300, 301, 305, 311〜313
手少陰心経 ……………………… 96
手少陽三焦経 …………………… 113
手太陰肺経 ……………………… 97
手太陽小腸経 …………………… 97
伝化 …………………………… 178
転化の法則 ……………………… 58
天癸 …………………………… 105
転帰 …………………………… 196
『伝習録』 …………………… 52, 72
天人合一（思想） ………… 15, 27
天人相応 ………………………… 27
天人地三才思想 ………………… 32
天枢 ………… 272, 297, 305, 309, 312, 313
天台智顗 ………………………… 68
伝統医学 ………………………… 12
伝導の官 ………………………… 99
伝変 ………………… 140, 178, 196

【と】
道 ……………………………… 59
道家 …………………………… 22
桃核承気湯 …………………… 252
竇漢卿 ………………………… 70
当帰四逆加呉茱萸生姜湯 …… 257
当帰四逆湯 …………………… 257
統血 …………………………… 101
竇材 …………………………… 70
透疹 …………………………… 294
董仲舒 …………………… 44, 66
透天涼 ………………………… 328
撓入鍼法 …… 295, 345, 348, 360
透熱転気 ……………………… 313
透表 …………………………… 293
同病異治 ……………………… 283
毒 ……………………………… 129
督脈 …………………………… 112
督兪 …………………………… 303
吐法 ………………………… 284, 314
『頓医抄』 ……………………… 70

【な】
内因 …………………………… 126

内関 ………… 121, 273, 297, 300, 305, 309, 312〜315
内傷 …………………………… 131
内生五邪 ……………………… 136
内燥証 ………………………… 188
内風証 ………………………… 186
内閉外脱（証） ………… 148, 207
永田徳本 ……………………… 73
永富独嘯庵 …………………… 74
名古屋玄医 …………………… 73
『難経』 ………… 67, 108, 109
軟堅化痰 ……………………… 315
軟堅散結 ……………………… 315

【に】
肉体負荷試験 ………………… 267
日晡所潮熱 ………… 235, 253
日本古流派 …………………… 17
日本鍼灸 ……………………… 13
任脈 …………………………… 112

【ね】
熱 ……………………………… 200
熱鬱 …………………………… 176
熱極生風（証） …… 162, 208, 266
熱極動風証 …………………… 208
熱結傍流 ………… 122, 235, 253
熱実結胸 ……………………… 316
熱邪 …………………………… 128
熱証 …………………………… 207
熱擾心神証 …………………… 227
熱傷神明 ……………………… 158
熱盛傷津 ……………………… 152
熱盛動血証 …………………… 261
熱盛動風証 …………………… 261
熱積膀胱証 …………………… 246
熱痰証 ………………………… 190
熱毒証 ………………………… 194
熱毒閉肺証 …………………… 230
熱入営血証 …………………… 260
熱入血室（証） …… 114, 174, 254
熱入血分（証） ……… 178, 260
熱入心包（証） ……… 158, 261
熱痹 …………………………… 312
熱伏衝任 ……………………… 174
熱閉証 ………………………… 208

熱閉心包証 …………………… 261

【の】
脳 ……………………………… 114
納気 …………………………… 106
納気平喘 ……………………… 307

【は】
肺 ……………………………… 97
肺陰 …………………………… 97
肺陰虚（証） ………………… 169
肺火 …………………………… 170
梅核気 ………………………… 238
肺寒 …………………………… 170
肺気 …………………………… 83
肺気虚（証） ………… 170, 228
肺気上逆 ……………………… 169
肺気不宣 ……………………… 169
肺気不利 ……………………… 169
背候診 ………………………… 295
肺腎陰虚（証） ……… 169, 248
肺腎気虚（証） ……… 169, 248
肺腎陽虚証 …………………… 248
肺熱（証） …………… 170, 229
肺魄 …………………………… 118
肺脾気虚 ……………………… 168
肺脾両虚 ……………………… 168
肺兪 ………………… 301, 309, 315
肺陽 …………………………… 97
肺陽虚証 ……………………… 228
破瘀 …………………………… 285
吐かす鍼 ……………………… 313
破気 ………………… 290, 297
魄 ……………………………… 79
魄戸 …………………………… 299
魄門 …………………………… 99
馬蒔 ………………… 327, 356
八味丸 …………………… 58, 245
八脈交会八穴 …………………… 70
八卦 ……………………… 38, 42
八綱弁証 ……………………… 195
八法 …………………………… 283
華岡青洲 …………………… 70, 74
原南陽 ………………………… 354
斑 ………………… 221, 259
反治 …………………………… 282

| | | |
|---|---|---|
| 半表半裏 …………… 148, 197 | 表寒裏熱（証）…… 150, 206 | 風府 …………………… 323 |
| 半表半裏証 ……………… 203 | 病機学説 ………………… 139 | 風門 …………………… 311 |
| 万物斎同論 ……………… 60 | 表虚（証）……………… 150 | 不易 ……………………… 38 |
| | 脾陽虚（証）……… 165, 231 | 浮火 …………………… 310 |
| 【ひ】 | 表虚裏実（証）…… 150, 206 | 腑気 ……………………… 82 |
| 脾 ………………………… 99 | 表実 ……………………… 150 | 伏邪 …………………… 129 |
| 脾胃陰虚（証）…… 166, 233 | 表実裏虚（証）…… 151, 206 | 腹診 …………………… 295 |
| 脾胃虚寒（証）…… 166, 232 | 病邪弁証 ………………… 186 | 『福田方』 ………………… 13 |
| 脾胃湿熱（証）…… 166, 232 | 表証 ……………………… 203 | 復溜 ……………… 307, 309 |
| 脾胃不和証 ……………… 233 | 病勢 ……………………… 196 | 藤本蓮風 …… 14, 111, 318, 343 |
| 脾胃陽虚証 ……………… 232 | 病性 ……………………… 196 | 腐熟 …………………… 100 |
| 脾陰 ……………………… 100 | 標治法 …………………… 279 | 扶正解表 ………………… 284 |
| 脾陰虚（証）……… 164, 231 | 表熱（証）………… 150, 204 | 扶正と祛邪 ……………… 279 |
| 脾気 ……………………… 83 | 表熱裏寒（証）…… 150, 206 | 伏気 …………………… 129 |
| 脾気虚（証）……… 164, 230 | 表病 ……………………… 197 | 不内外因 ………………… 126 |
| 『備急千金要方』 ………… 69 | 標本 ……………………… 278 | 浮脈 …………………… 198 |
| 脾虚（証）………… 164, 230 | 標本緩急の法則 ………… 58 | 不容 …………………… 300, |
| 脾虚水泛証 ……………… 232 | 標本主従 …… 267, 276, 295 | 301, 303, 311, 312, 315, 316 |
| 脾虚肝実 ………………… 119 | 表裏 ……………………… 148 | 聞診 …………………… 337 |
| 脾虚気陥証 ……………… 231 | 表裏倶寒証 ……………… 205 | |
| 罷極の本 ………………… 104 | 表裏倶虚証 ……………… 206 | 【へ】 |
| 脾虚湿困（証）…… 165, 231 | 表裏倶実証 ……………… 206 | 平肝潜陽 ………………… 305 |
| 脾虚生風（証）…… 165, 231 | 表裏倶熱証 ……………… 205 | 平肝熄風 ………………… 290 |
| 脾失健運（証）…… 166, 231 | 表裏双解 ………………… 279 | 平衡の法則 ……………… 57 |
| 微鍼 ……………………… 326 | 表裏同病 ………………… 151 | 閉証 …………………… 228 |
| 脾腎陽虚（証）…… 166, 249 | 『瀕湖脈学』 ……………… 72 | 併病 …………………… 181 |
| 脾腎両虚 ………………… 120 | | 変 ………………… 124, 342 |
| 脾肺気虚証 ……………… 248 | 【ふ】 | 変易 ……………………… 38 |
| 脾肺両虚（証）…… 168, 248 | 風火証 …………………… 194 | 扁鵲 ……………………… 64 |
| 火曳きの鍼 ……………… 347 | 風火熱毒証 ……………… 192 | 『扁鵲心書』 ……………… 70 |
| 癖病 …………………… 116 | 風寒証 …………………… 193 | 『扁鵲倉公列伝』 ………… 124 |
| 脾不統血（証）…… 120, 165, 231 | 風寒束肺（証）…… 169, 229 | 弁証 ………………… 125, 277 |
| 百会 …………………… 271, | 風寒束表（証）…… 175, 203 | 弁証法論理（学）…… 60, 350 |
| 297, 305, 309, 312, 313, 315 | 風湿襲表証 ……………… 204 | 弁証論治 ……………… 125, 295 |
| 百会（左）、百会左 …… 271 | 風湿証 …………………… 194 | 弁証論治論理学 …… 17, 295 |
| 百会（右）、百会右 …… 271 | 風邪 ……………………… 127 | 砭石 ………………… 62, 320 |
| 白虎加人参湯 …………… 260 | 風水（証）………… 225, 313 | 弁病 …………………… 277 |
| 白虎湯 ……………… 257, 260 | 封蔵 ……………………… 106 | |
| 脾兪 …………………… 297, | 風燥証 …………………… 194 | 【ほ】 |
| 298, 303, 309, 311, 314～316 | 風痰証 …………………… 189 | 補陰 …………………… 289 |
| 表 ………………………… 197 | 風池 ……………………… 323 | 亡陰（証）………… 147, 214 |
| 脾陽 ……………………… 100 | 風中血脈 ………………… 175 | 防衛 ……………………… 84 |
| 病位 ……………………… 196 | 風毒証 …………………… 192 | 芳香化湿 ………………… 292 |
| 病因病理 …………… 277, 295 | 風熱疫毒証 ……………… 264 | 胞肓 …… 273, 297, 307, 309, 311 |
| 病因病理チャート図 …… 141 | 風熱証 …………………… 193 | 膀胱 …………………… 107 |
| 表寒（証）………… 149, 203 | 風熱犯肺証 ……………… 229 | 膀胱気閉 ………………… 173 |

396

| | | |
|---|---|---|
| 膀胱虚寒（証） ………… 173, 246 | 【ま】 | 陽虚水泛証 …………………… 212 |
| 膀胱湿熱（証） ………… 173, 246 | 麻黄湯（証） ……… 198, 203, 252 | 陽虚痰凝証 …………………… 212 |
| 膀胱失約 ……………………… 173 | 麻杏甘石湯 …………………… 260 | 楊継洲 …………………………… 72 |
| 膀胱不利 ……………………… 173 | 曲直瀬道三 …………………… 13, 73 | 陽証 …………………………… 210 |
| 膀胱兪 …… 273, 297, 307, 309, 311 | 麻沸散 …………………………… 67 | 楊上善 ……………………… 69, 355 |
| 望診 …………………………… 337 | 魔法陣 …………………………… 47 | 養心 …………………………… 300 |
| 亡陽（証） …………… 148, 214 | 『萬安方』 ……………………… 13 | 養心安神 ……………………… 293 |
| 豊隆 …………… 298, 312, 315 | 万病一毒論 ……………………… 90 | 陽損及陰証 …………………… 213 |
| 房労 …………………………… 135 | | 陽脱証 ………………………… 214 |
| 補益肝気 ……………………… 305 | 【み】 | 陽池 …………………… 300, 309 |
| 補益心気 ……………………… 300 | 右命門学説 …………………… 103 | 陽は昇り陰は降るの法則 …… 59 |
| 補益心肺 ……………………… 309 | 御園意斎 ……………………… 73 | 陽は発散、陰は収斂（凝縮）する |
| 補益心陽 ……………………… 300 | 脈 ……………………………… 114 | 　法則 ………………………… 59 |
| 補益胆気 ……………………… 306 | 『脈経』 ………………………… 68 | 陽は陽へ、陰は陰へ集まる法則 |
| 補益中気 ……………………… 303 | | ……………………………… 59 |
| 補肝陰 ………………………… 305 | 【む】 | 陽明気分証 …………… 258, 266 |
| 補気 ……………………… 288, 297 | 夢分流（打鍼術） ……… 13, 313 | 陽明経証 ……………………… 252 |
| 補気滋陰 ……………………… 299 | | 陽明病 ………………………… 252 |
| 補気生血 ……………………… 299 | 【め】 | 陽明腑証 ……………………… 252 |
| 補気摂血 ……………………… 299 | 命門（の火） ………… 103, 307 | 楊雄 …………………………… 66 |
| 墨子 …………………………… 64 | 命門火衰 ……………………… 306 | 陽陵泉 ………………… 297, 323 |
| 北辰会方式 ……………… 17, 360 | | 予後 …………………………… 356 |
| 補血 ……………………… 289, 298 | 【も】 | 予後診断学 …………………… 18 |
| 補血活血化瘀 ………………… 298 | 『孟子』 ………………………… 25 | 吉田流 ………………………… 13 |
| 補血祛風潤燥 ………………… 298 | 孟子 …………………………… 65 | 吉益東洞 ……………… 73, 90, 310 |
| 補血養肝 ……………………… 305 | 木乗土 ………………… 119, 161 | 吉益南涯 ……………………… 90 |
| 補瀉 …………………………… 346 | 木腎 …………………………… 245 | 余熱未清証 …………………… 264 |
| 補心 …………………………… 289 | | |
| 補腎 …………………………… 289 | 【や】 | 【ら】 |
| 補心陰 ………………………… 300 | 『薬徴』 ………………………… 90 | 『礼記』 ………………………… 25 |
| 補腎陰 ………………………… 307 | 『薬能方法辨』 ………………… 90 | 洛書 …………………………… 40, 46 |
| 補腎益精 ……………………… 307 | 山脇東洋 ……………………… 73 | |
| 補腎益気 ……………………… 307 | | 【り】 |
| 補腎固摂 ……………………… 307 | 【ゆ】 | 裏 ……………………………… 197 |
| 補腎納気 ……………………… 307 | 湧泉 …………… 297, 307, 312 | 利咽 …………………………… 310 |
| 『補注黄帝内経素問』 ………… 69 | | 裏寒（証） …………… 150, 204 |
| 補肺 …………………………… 289 | 【よ】 | 理気 …………………………… 297 |
| 補肺益気 ……………………… 301 | 陽 ……………………………… 35 | 理気化痰 ……………………… 315 |
| 補脾 …………………………… 289 | 陽黄 ……………… 232, 261, 265 | 理気活血化瘀 ………………… 299 |
| 補法 ……………………… 288, 347 | 楊介 …………………………… 70 | 理気健脾 ……………………… 303 |
| 補陽 ……………………… 289, 297 | 腰奇 …………………………… 107 | 理気止痛 ……………………… 305 |
| 補養心血 ……………………… 300 | 陽気 …………………………… 84 | 理気二元論 …………………… 71 |
| 補養心脾 ……………………… 309 | 陽虚（証） …………… 147, 210 | 裏虚（証） …………… 150, 205 |
| 『本草綱目』 …………………… 72 | 陽虚寒凝証 …………………… 213 | 六淫の外邪 …………………… 127 |
| 本治法 ………………………… 279 | 陽虚気滞証 …………………… 212 | 陸象山 ………………………… 71 |
| | 陽虚湿阻証 …………………… 212 | 離経の血 ……………………… 155 |

397

李杲 …………………………… 71
李時珍 ………………………… 72
利湿 …………………………… 291
裏実（証） ………………… 150, 205
李朱医学 ……………………… 71
裏証 …………………………… 203
利水滲湿 ……………………… 292
利水消腫 ……………………… 298
理中 …………………………… 302
理中湯 ………………………… 254
六経弁証 ……………………… 250
裏熱（証） ………………… 150, 205
理・法・方・薬 ………………… 67
劉完素 ………………………… 71
梁玉瑜 ………………………… 73
劉涓子 ………………………… 68
『劉涓子鬼遺方』 ……………… 68
涼肝 …………………………… 305
涼肝熄風 ………………… 290, 313
両儀 …………………………… 38
梁丘 …………………………… 308
苓桂朮甘湯 …………………… 313
涼血 …………………………… 298
涼血散瘀 ……………………… 296
涼血止血 ……………………… 313
涼燥証 ………………………… 188
梁門
　　…… 300, 301, 303, 311, 315, 316
臨床古典学 …………………… 318
稟賦（不足） ……………… 138, 182

【る】
『類経』 ……………… 46, 72, 78
『類経附翼』 …………………… 36

【れ】
羚角鉤藤湯 …………………… 260
癘気 …………………………… 259
戻気学説 ……………………… 72
霊亀八法 ……………………… 70
蠡溝 …………………………… 305, 306
『霊枢』
　—陰陽繋日月篇 …………… 24, 28
　—営衛生会篇 …… 31, 110, 333
　—衛気行篇 ………………… 344
　—衛気失常篇 ……………… 338
　—官能篇 ………… 30, 340, 359
　—逆順肥痩篇 ……………… 280
　—逆順篇 …………………… 338
　—禁服篇 …………………… 332
　—九鍼十二原篇 ……… 319, 353
　—経水篇 …………………… 27, 28
　—経脈篇 ………………… 76, 334
　—決気篇 …………………… 87
　—厥病篇 …………………… 338
　—行鍼篇 …………………… 353
　—口問篇 …………………… 334
　—五変篇 ………………… 52, 182
　—五乱篇 …………………… 30
　—五癃津液別篇 …………… 109
　—根結篇
　　…… 24, 332, 335, 338, 352
　—歳露論篇 ………………… 27
　—刺節真邪篇 ……………… 29
　—邪客篇 ………… 27, 32, 334
　—終始篇 ……… 335, 345, 356
　—小鍼解篇 ………………… 336
　—通天篇 …………………… 336
　—天年篇 …………………… 77
　—動輸篇 …………………… 100
　—百病始生篇 ………… 53, 182
　—平人絶穀篇 ……………… 80
　—本神篇 …………………… 78
　—本蔵篇 ………………… 108, 333
　—本輸篇 …………………… 108
　—癰疽篇 ………………… 28, 110
　—論疾診尺篇 ……………… 29
厲兌 …………………………… 304
霊台 …………………………… 303, 310
霊道 …………………………… 300
列欠 …………………………… 301, 309
連続性と不連続性の法則 …… 56
斂肺止咳 ……………………… 301
蓮風打鍼術 …………………… 347

【ろ】
労倦 …………………………… 134
『老子』 ………………………… 25
老子 …………………………… 59
労復 …………………………… 141
六鬱 …………………………… 176
六味丸 ………………………… 244
『呂氏春秋』 ………………… 25, 34
六腑 …………………………… 92
『論語』 ………………………… 63

【わ】
和胃 …………………………… 286
和解少陽 ………………… 285, 312
和法 …………………………… 285
腕骨 …………………………… 308

# 監修者・編著者紹介

監修　藤本蓮風（ふじもとれんぷう）
編著　一般社団法人 北辰会 学術部
　　　森 洋平（もりようへい）——第1、5、6章
　　　堀内齊毉龍（ほりうちさいりゅう）——第2章～第9章

校正協力　村井美智代、堀内齊毉龍——全章
　　　　　奥村裕一、森 洋平、藤本新風、油谷真空
作図協力　森 洋平、大八木敏弘、堀内齊毉龍

**藤本蓮風**

1943年、歴代鍼灸医・漢方医の14代目として大阪市に生まれる。1965年、関西鍼灸柔整専門学校（現・関西医療学園専門学校）を卒業し、大阪府堺市にて「藤本漢祥院」を開業する。1979年、「北辰会」を設立し、同会代表となる。診療の傍ら、鍼灸医学の研究および後進の育成に力を入れており、関西鍼灸柔整専門学校講師、日本刺絡学会・日本伝統鍼灸経絡学会（現・日本伝統鍼灸学会）評議員、森ノ宮医療大学および森ノ宮医療学園専門学校の特別講師などを歴任。多くの学術大会で講演。2004年、『臓腑経絡学』（森ノ宮医療学園出版部）で第18回間中賞を受賞。2009年、第37回日本伝統鍼灸学会学術大会にて会頭、2016年、世界鍼灸学会連合会学術大会（WFAS）にて副会頭として活躍。『2016年版　国民のための名医ランキング』（桜の花出版）では鍼灸師として唯一紹介される。現在、一般社団法人 北辰会代表理事、日本伝統鍼灸学会顧問。

主な著書・共著に『弁釈鍼道秘訣集―打鍼術の基礎と臨床』『針灸舌診アトラス―診断基礎と臨床の実際』『東洋医学の宇宙―太極陰陽論で知る人体と世界』『鍼の力―知って得する東洋医学の知恵』『体表観察学―日本鍼灸の叡智』（ともに緑書房）、『胃の気の脈診―図解鍼灸脈診法』『臓腑経絡学』（ともに森ノ宮医療学園出版部）、『鍼灸医学における実践から理論へ　パート1～4』『臨床というもの』（ともにたにぐち書店）、『鍼1本で病気がよくなる』（ＰＨＰ研究所）、『藤本蓮風　経穴解説（増補改訂新装版）』『鍼灸治療上下左右前後の法則―空間的気の偏在理論　その基礎と臨床』『鍼狂人の独り言』（ともにメディカルユーコン）、『数倍生きる』（探求社）などがある。また、雑誌「鍼灸ジャーナル」（緑書房）の「難病診療最前線シリーズ」などで難病診療の症例を多数紹介。その他、論文多数。

**一般社団法人 北辰会**

藤本蓮風を創始者とする「北辰会方式」を正しく啓蒙・伝承するための鍼灸学術団体。2009年、一般社団法人として法人格を取得。鍼灸医学も西洋医学と同様、れっきとした「医学」であるという信念のもと、学と術を徹底的に追究し、定例会や大型研修会などの開催、機関誌「ほくと」や講義録に基づく学術書籍の製作、会内での研修制度や講師昇格試験制度の充実化を通じ、後進育成と啓蒙に力を入れている。全国の鍼灸師、内科・小児科・精神科・外科などの医師・薬剤師、鍼灸学校や医学部の学生・教員などが会員として日々研鑽している。

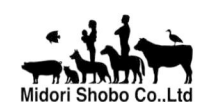

鍼灸臨床能力　北辰会方式　理論篇

2016 年 9 月 1 日　第 1 刷発行 ⓒ

| 監修者 | 藤本蓮風 |
|---|---|
| 編著者 | 一般社団法人 北辰会 学術部 |
| 発行者 | 森田　猛 |
| 発行所 | 株式会社 緑書房 |
|  | 〒103-0004 |
|  | 東京都中央区東日本橋 2 丁目 8 番 3 号 |
|  | TEL 03-6833-0560 |
|  | http://www.pet-honpo.com |

| 編　集 | 福本尚子、粕川　雅 |
|---|---|
| 編集協力 | 川音いずみ |
| 本文デザイン | アイダックデザイン |
| カバーデザイン | メルシング |
| 印刷・製本 | 廣済堂 |

ISBN 978-4-89531-270-7　Printed in Japan
落丁・乱丁本は弊社送料負担にてお取り替えいたします。

本書の複写にかかる複製、上映、譲渡、公衆送信（送信可能化を含む）の各権利は株式会社緑書房が管理の委託を受けています。
[JCOPY]〈(一社) 出版者著作権管理機構　委託出版物〉
本書を無断で複写複製（電子化を含む）することは、著作権法上での例外を除き、禁じられています。
本書を複写される場合は、そのつど事前に、(一社) 出版者著作権管理機構（電話 03-3513-6969、FAX03-3513-6979、e-mail：info@jcopy.or.jp）の許諾を得てください。また本書を代行業者等の第三者に依頼してスキャンやデジタル化することは、たとえ個人や家庭内の利用であっても一切認められておりません。